精油芳療教科書

嚴選75款精油詳解×165帖多元對症處方

天然手作保養品×專家級芳療按摩

各情境情緒處方，以植物能量完整調理身體・肌膚・心靈

日本芳療教學中心「イシス」 創辦人暨芳療師 小野江里子 著

Everything about Aromatherapy

使用前請務必詳讀

芳香療法是自古流傳的傳統療法，同時也是自然療法之一。所使用的精油(Essential oil)是萃取自天然植物的芳香成分，能透過五感中的嗅覺和觸覺，影響我們心靈、精神、身體。巧妙運用精油，可保健、預防疾病，有助於身心健康及美容，請用來進行有效的自我管理，維持健康又豐富的每一天。

然而，芳香療法絕非醫療行爲，精油也非醫藥品。孕婦或是病患等健康狀況有疑慮者，請務必事前諮詢醫師或專業人士，並充分地閱讀本書的注意事項，正確使用精油。本書已盡最大努力確保內容正確，但若內容有訛誤或誤植之處，恕無法承擔責任，敬請見諒。

此外，因按摩等，使用本書介紹之內容或精油所導致之傷害、損失，以及其他所有問題，本公司皆無法負責，再次懇請諒解。

前言

「讓自己幸福，

能實現喜悅與豐富的人生」

這是與芳香療法相遇後，植物告訴我最重要的一段話。

誕生在這世上，我們都會希望能總是帶著笑容並感到幸福。然而現實中，卻因為人際關係等各種因素而產生壓力，也有不少人因過往的經驗在情感上有著創傷。自己現在幸福嗎？開心嗎？決定這件事的不是心靈，而是大腦；並非其他人，而是由自己決定。

枝葉間灑落陽光的美麗森林、花朵茂盛綻放的草原、清脆嘹亮的鳥囀，接觸到這些大自然的產物與美景時，能讓人心靈感到平靜、煥然一新。而充滿天然植物能量的精油能夠影響大腦，幫助我們控制情緒。比方說，當情緒有點低落時，聞聞能促進多巴胺分泌的葡萄柚香氣，就能夠以開朗的心情度過一整天。無論何時都能輕鬆使用的精油，是來自地球的美妙贈禮。雖然純粹享受其香氣也是一種用法，但瞭解每個贈禮的作用，選擇適合自己的精油並用於日常生活中，便可療癒心靈，帶來積極正向的情緒。進而提升自我、洋溢自信，甚至能培養可達成任何目標的強大心靈。

精油能調理肌膚、身體、精神、由大腦所控制的心靈，全方位修復人們因各種創傷所產生的傷口。並以自然的方式引導出每個人原有的獨特性和感受性，蘊含著使人生耀眼輝煌的力量。

本書配合容易理解的圖文內容，介紹具有科學根據的精油用法。同時透過各種角度介紹使用方式，幫助讀者不僅在健康和美容方面，也能在工作等各種情況正確應用芳香療法。希望能藉由本書，讓香氣幫助各位總是帶著笑容並洋溢幸福，並期盼這股能量能擴散至周圍的人們，讓全世界都充滿著幸福與豐裕。

小 野 江 里 子

本書的使用方式

本書Chapter 1 介紹「芳香療法基礎知識」，Chapter 2 爲「精油與調配方式」，Chapter 6 爲「可在家中施行的精油按摩」，Chapter 8 則是「腦內神經傳導物質與芳香療法」。此外，Chapter 3、7 中提及的作用(如抗菌、抗病毒等)，在Chapter 3 的P147、148有詳盡解說。

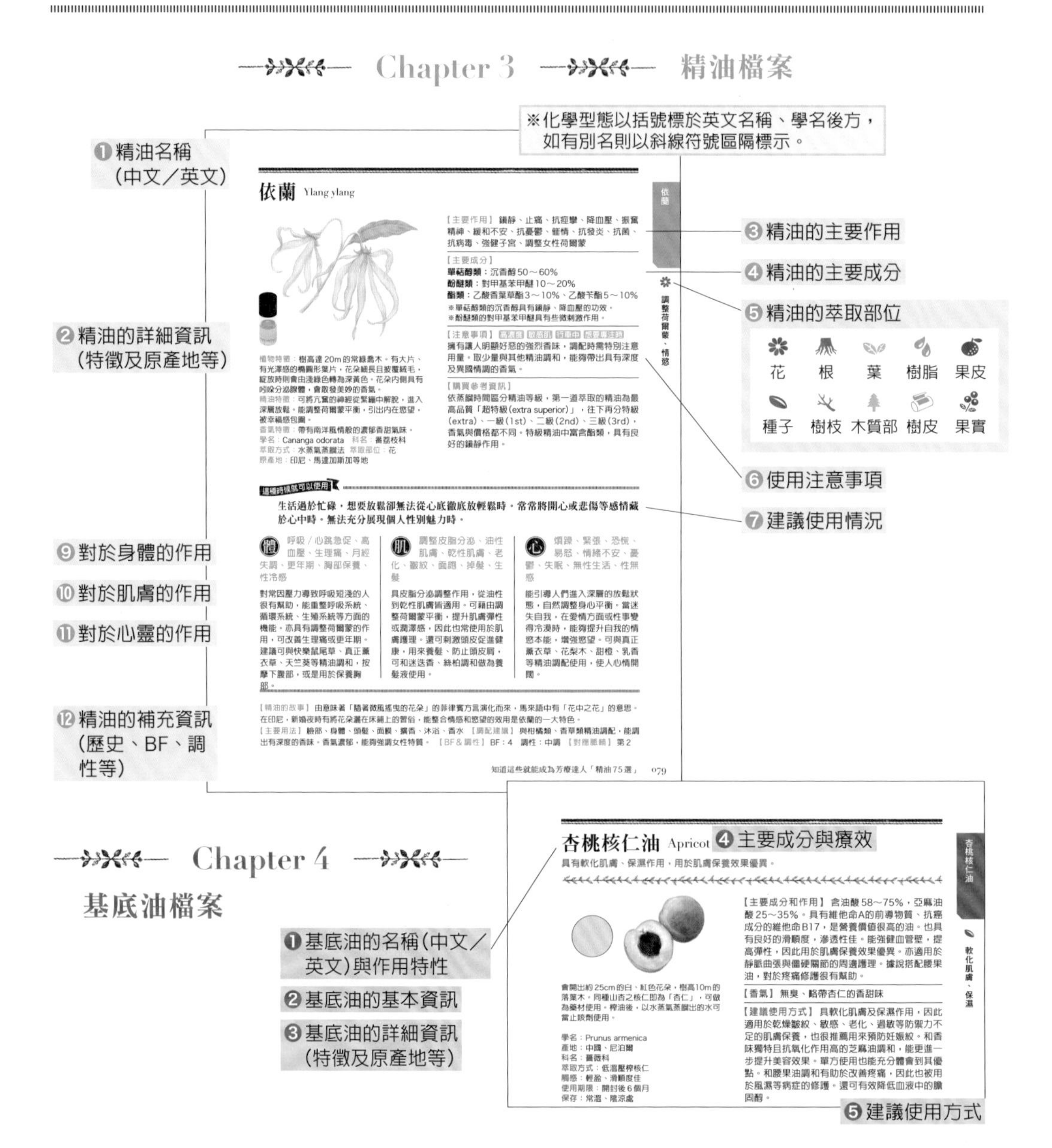

Chapter 5 手作精油日用品

❶手作用品類別

❷手作用品名稱

美容

01 化妝水

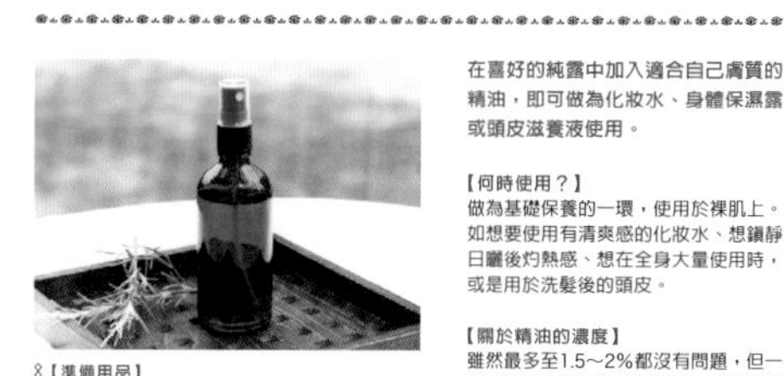

在喜好的純露中加入適合自己膚質的精油，即可做為化妝水、身體保濕露或頭皮滋養液使用。

❺建議使用情況

【何時使用？】
做為基礎保養的一環，使用於裸肌上。如想要使用有清爽感的化妝水、想鎮靜日曬後灼熱感、想在全身大量使用時，或是用於洗髮後的頭皮。

【關於精油的濃度】
雖然最多至1.5～2%都沒有問題，但一開始使用添加精油的化妝水，或是敏感性肌膚的人，建議使用0.5%(10滴)以下即可。示範作法為濃度0.5%。

❸準備材料、工具

【準備用品】
喜好的精油5～10滴、純露100ml(使用純水時，則將純水90ml＋無水酒精10ml)、噴霧容器、燒杯、標籤貼紙

❹作法

作法

1 在噴霧容器中倒入純露。

2 於❶滴入喜好的精油(處方請參照Chapter7)

3 蓋上蓋子搖晃容器，貼上標籤貼紙。

在噴霧容器中裝入純露和精油

❻注意事項、保存期限以及重點建議等等

【注意事項】
- 由於純露會和精油分離，使用前務必要搖勻。
- 混合無水酒精與純水可製成酒精水。酒精對於敏感性肌膚者有時可能過於刺激，建議不要塗抹於肌膚，盡量使用純露。

【保存期限】 冰箱冷藏保存 2 個月

【想提昇保溼效果時】 加入甘油或植物油，可提升滋潤感。可先以95ml純露加入5ml甘油，裝入按壓式容器較方便使用。

【重點建議！】 若選擇有益於油性肌膚、頭皮屑、生髮等頭皮用精油，並使用噴霧容器，就變成頭皮用噴霧。建議洗髮後噴在頭皮上，按摩頭皮加以刺激。

【推薦精油】 提升保濕效果 羅馬洋甘菊、玫瑰草、胡蘿蔔籽、花梨木等 緊緻毛孔 桉油醇迷迭香、雪松等 美白保養 葡萄柚、檸檬、甜橙、佛手柑、芹菜籽等 肌膚老化 玫瑰、橙花、天竺葵、乳香等 日曬後灼熱 真正薰衣草、胡椒薄荷、乳香等 頭皮用 絲柏、迷迭香、月桃等

※柑橘類精油具有光毒性，需考慮使用時段。

168 Chapter 5

Chapter 7 對症處方

❶症狀類別

❷症狀名稱

體／呼吸系統

咳嗽、生痰、支氣管炎、喉嚨痛

喉嚨為病毒或細菌的入侵途徑，喉嚨疼痛或有異樣時，就以有抗菌、抗發炎、抗病毒效果的精油來對付吧！可選擇能使用原液的茶樹或真正薰衣草，咳嗽時就用有抗痙攣作用的精油；痰液則用有化解黏液或分解脂肪作用的精油。

❸建議精油

【建議精油】
具抗菌、抗病毒、抗發炎、增強免疫力、化痰、化解黏液作用的精油
茶樹、尤加利(藍膠、澳洲)、羅文莎葉、胡椒薄荷、綠花白千層、桉油醇迷迭香、檸檬、真正薰衣草、日本柚子等

❹針對症狀的改善方式

❺建議處方

❻注意事項

1 塗抹1滴原液就清爽！塗抹茶樹原液

茶樹、真正薰衣草、羅文莎葉可在皮膚上小範圍塗抹原液，事先常備於化妝包中，外出時就能立即使用，非常方便。

・茶樹 塗抹1滴原液

※在喉嚨疼痛或異樣感部位周圍的皮膚直接塗上1滴。

2 隨身攜帶，出門在外也方便！口腔噴霧

一旦乾燥，喉嚨的疼痛感會更加劇烈。方便攜帶、能在外使用的口腔噴霧，不僅是喉嚨痛，也可用於餐後清新口氣。

・攜帶用噴霧容器(30ml)
・無水酒精3ml＋水27ml
・胡椒薄荷2滴、茶樹2滴(或是羅文莎葉、綠花白千層2滴)、檸檬2滴
・茶樹7滴＋檸檬3滴

作法 裝入無水酒精和水，滴入精油充分搖勻。

目錄

Chapter 2
爲人生增添豐裕與潤澤「精油與調配方式」

Chapter 3
知道這些就能成爲芳療達人「精油75選」

Chapter 4
尋找適合體質的植物油！「20種基底油」

Chapter 5
天然素材＋手工製作最安心！「手作精油日用品」

Chapter 6

在家進行專家級護理！「可在家施行的精油按摩」

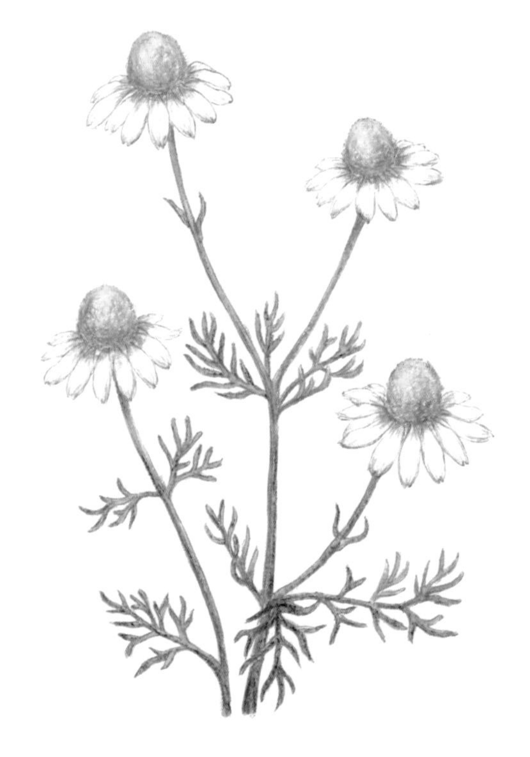

Chapter 7

應用範圍竟然如此多元！「芳香療法的165帖對症處方」

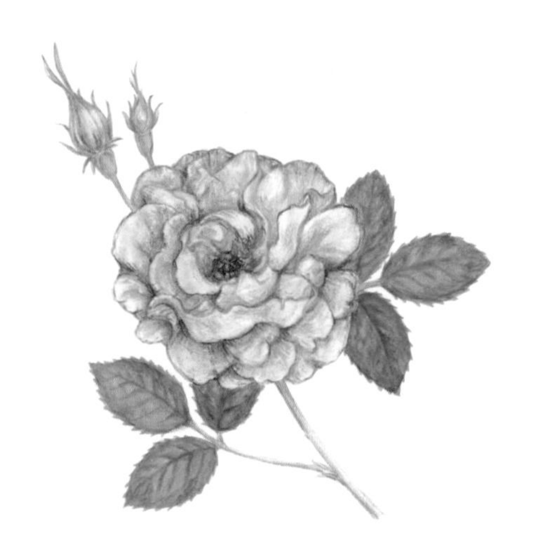

Chapter 8

進一步提升你的魅力！「腦內神經傳導物質與芳香療法」

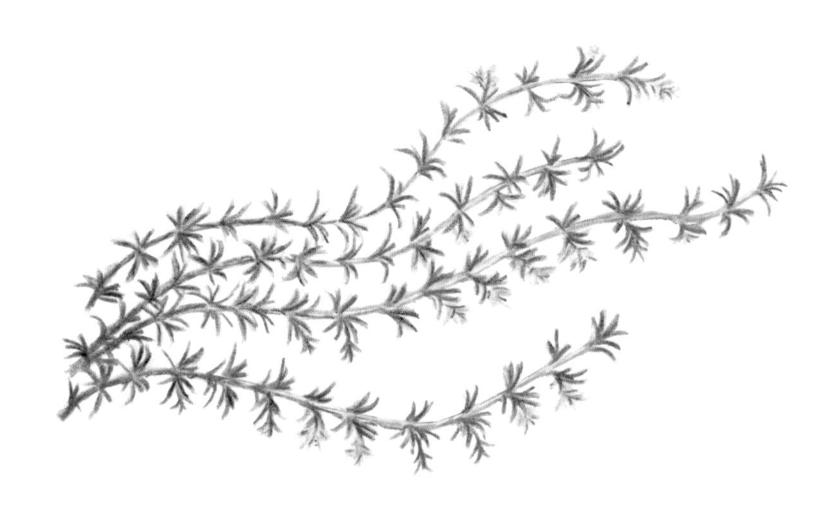

参考文献

- アロマトピア118号（FRAGRANCE JOURNAL社）
- 美しい脳図鑑　木村泰子著／篠浦伸禎監修（笠倉出版社）
- からだのしくみ　水野嘉夫監修（新星出版社）
- 徹底図解 脳のしくみ―脳の解剖から心のしくみまで（新星出版社）
- 植物油の事典 ～料理に、美容に、植物油を自分で楽しむ～山田豊文、青木敦子、登石麻恭子監修（毎日コミュニケーションズ）
- マイ・キャリアオイル・バイブル　三上杏平著（牧歌舎）
- チャクラを活かす―あなたの生命エネルギーの流れをコントロールし、バランスを整える Patricia Mercier著／吉井知代子譯（産調出版）
- 花草能量芳香療法：融合陰陽五行發揮精油情緒調理的功效　Gabriel Mojay著／陳麗芳譯（生命潛能出版）
- ナチュラルテストステロン―男性更年期とハーブの活用　Stephen Buhner著／飯嶋慶子譯（FRAGRANCE JOURNAL社）
- エッセンシャルオイル総覧〈2007〉 三上杏平著（FRAGRANCE JOURNAL社）
- アロマの香りが認知症を予防・改善する　浦上克哉著（宝島社）
- ビジュアルガイド精油の化学ーイラストで学ぶエッセンシャルオイルのサイエンス　長嶋司著（FRAGRANCE JOURNAL社）
- アロマテラピーを学ぶためのやさしい精油化学　Esther Joy Bowles著／熊谷千津譯（FRAGRANCE JOURNAL社）
- 脳のなかの匂い地図　森 憲作著（PHP研究所）
- ファラオの秘薬―古代エジプト植物誌　Lise Manniche著（八坂書房）
- ハーブ&スパイス館―Herb & spice book（小学館）
- 日本の森から生まれたアロマ　稲本正著（世界文化社）
- 症状別アロマケア実用ガイド アロマを家庭の薬箱に！　楢林佳津美著（BABジャパン）
- 心を癒すアロマテラピー―香りの神秘とサイコアロマテラピー／Julia Lawless著／林 サオダ譯（FRAGRANCE JOURNAL社）
- 芳香療法的藝術　羅伯・滴莎蘭德（Robert Tisserand）著／林榆譯（世茂出版）
- 香りの生理心理学　S. Van Toller、G.H. Dodd著／印藤元一譯（FRAGRANCE JOURNAL社）
- Essential Oil Safety : A Guide for Health Care Professionals　羅伯・滴莎蘭德（Robert Tisserand）著（Churchill Livingstone）
- ケモタイプ精油事典（NARD JAPAN）
- 実用百科ホリスティックハーブ医学　David Hoffman著／松永直子譯（FRAGRANCE JOURNAL社）
- 花のもつ癒しの魅力―フラワーヒーリング図鑑　Anne McIntyre著／飯岡美紀譯（産調出版社）
- ハーブ大全Richard Mabey著（小学館）
- 超神奇！腦內物質工作術：7種人人都有的效率潛能，幫你即效提升工作力 樺澤紫苑著（麥田出版社）

Chapter

1

一定要先學起來「芳香療法基礎知識」

芳香療法能夠大量汲取植物的能量。本章配合淺顯易懂的圖文，為各位解說自古傳承至今，並延續到未來的香氣魅力，以及香氣所帶來的各種效用。

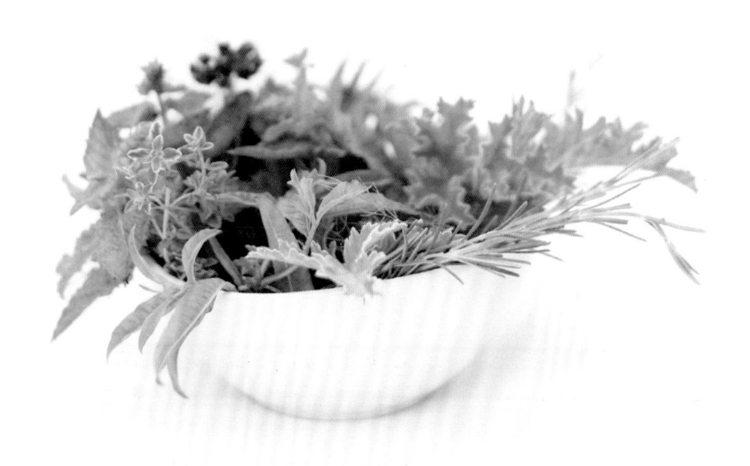

01 何謂芳香療法？

5千多年以前，古埃及人們認爲「『香氣』是奉獻給神明的供品」，並於醫療、宗教、個人儀容等，日常生活的各種場合中使用「芳香植物」。在現代，隨著科學的發達，已證實香氣可用來預防、改善失智症，因而備受矚目。自古流傳下來的智慧「芳香療法」，首先來看看它的機制吧！

充滿自然的恩典！「芳香療法的定義」

芳香療法的定義

芳香療法的英文Aromatherapy，即是由香氣(Aroma)和治療(Therapy)所組成的詞彙。

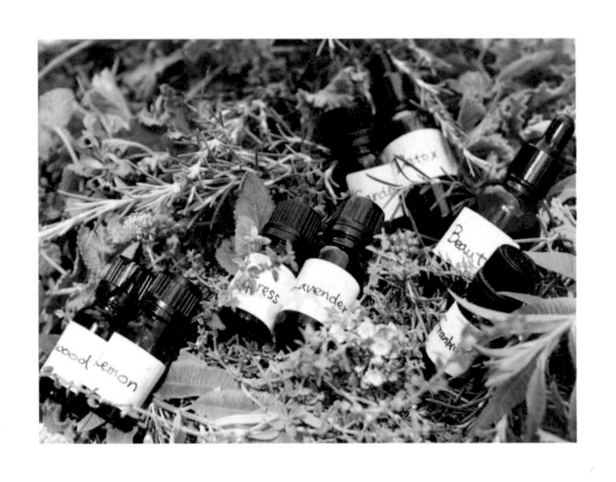

簡單來說，芳香療法是使用從植物萃取芳香成分的精油(Essential oil)，以維持心靈、精神、身體健康的自然療法之一。

平常走在路上時，不經意聞到七里香的香氣而感到療癒；將花瓣泡在浴缸中以享受其芬芳，或者是聞到蒜香便胃口大開……各位應該都有過像這樣因香氣使身心有所變化的經驗吧？這也可說是廣義的「芳香療法」。

芳香療法是藉由嗅聞精油香氣，刺激大腦進而療癒心靈，同時刺激內分泌腺以促進荷爾蒙分泌。除了享受香氛之外，還可以植物油稀釋過的精油進行身體和臉部按摩等，有各種使用方式。

像這樣將充滿大自然精華的植物能量吸收進體內的療法，正是芳香療法。

Aromatherapy與Aromathérapie

或許有人曾經在芳香美體沙龍的招牌或是雜誌等處，看過「Aromatherapy」或是「Aromathérapie」這樣的字眼，不知是否曾想過「何者才是正確的呢」？

「Aromatherapy」是英文，「Aromathérapie」則是法文。並非誰對誰錯，而是英國和法國在精油使用的方式上有所差異。

在法國，有些地方會先由醫師診斷身體狀況，再以精油進行治療。雖然並不常見，但會使用精油取代藥物開立處方，幫助病人提升自然治癒力。另一方面，在英國則是以預防疾病、保健與美容為目的，將精油使用於日常生活之中。

由植物萃取的精油，使用方式也會因國情而不同。雖然在台灣禁止精油產品宣稱有醫療效能，但可採用芳香療法做為緩和不適的護理方式，不僅能放鬆身心，還可運用在各種領域當中。

將精油使用於日常生活當中，除了能夠預防疾病，也可以在健康和美容方面帶來良好的實用性。

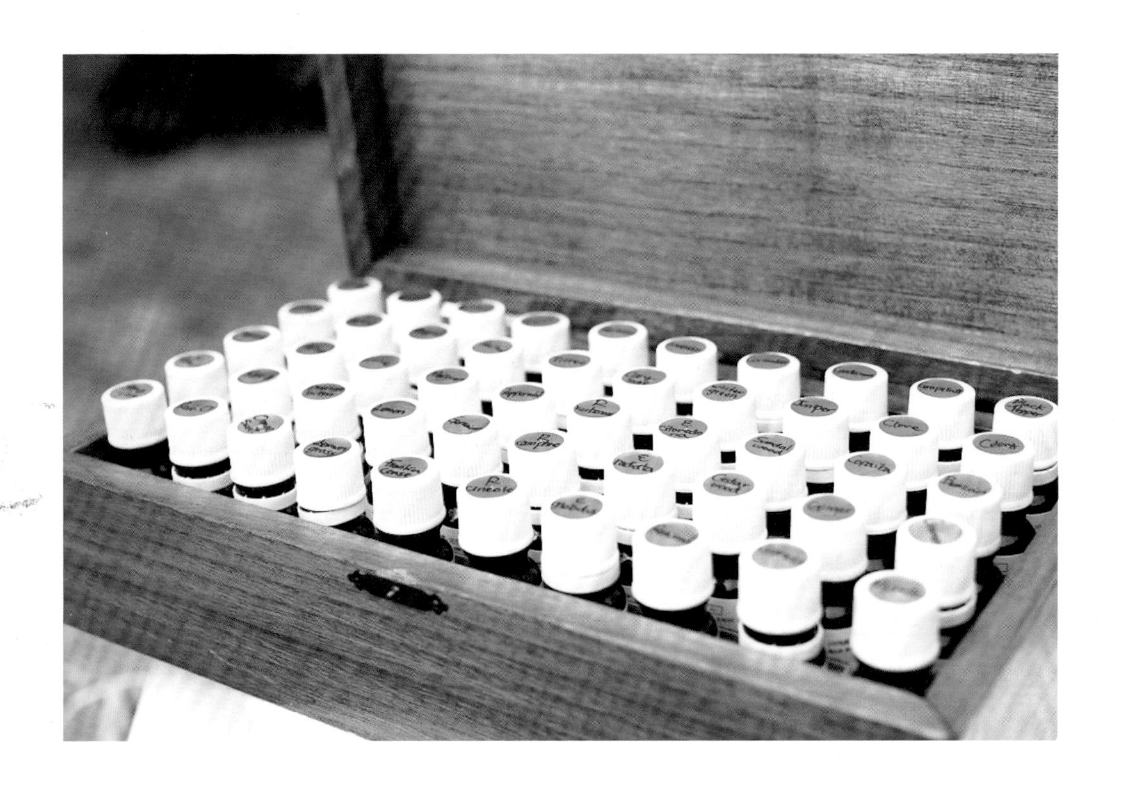

以香氣瞬間改變身心！「嗅覺的機制」

對於維生相當重要的「嗅覺」

對於包含人類在內的所有動物，嗅覺是生存方面所不可或缺，最重要的感官。

聞到甜美的玫瑰香氣時會感覺優雅，一聞到腐敗食物的討厭氣味則停止食用，這些都多虧了嗅覺的作用。不僅是哺乳類，魚類、鳥類、兩棲類也都具備了嗅覺。判斷是敵是友、是否有毒等，藉此避開危機，或是靠著費洛蒙等氣味分子尋找異性，在繁衍後代的方面，嗅覺也充分發揮了作用。

像這樣，嗅覺能讓我們的心靈產生變化，或是面對生命危險時啓動防禦機制等，與本能有著密不可分的關係。

嗅覺的運作模式

如「我喜歡這個香味！」、「我討厭這個味道……」等，每個人都有各自的香氣偏好，而左右香氣偏好的則是大腦，到底大腦是以什麼樣的機制判斷氣味呢？

由於香氣是揮發性物質，因此漂浮於空氣之中。一旦吸氣，空氣中懸浮的氣味分子就會隨著空氣一同進入鼻腔內。位於鼻腔深處的副鼻腔頂端，存在著具有特殊粘膜的嗅上皮(參右頁上圖)。雖然嗅上皮僅 1 張郵票大小，但具有可分泌特殊黏液的嗅腺，於嗅上皮表面分泌黏液。

嗅上皮單側分布約 5 千萬個嗅覺細胞，嗅覺細胞會從嗅粘膜表面伸出約10～30根特殊嗅毛，嗅腺所分泌的黏液則覆蓋著這些嗅毛。這層粘膜具有能溶解揮發性物質(香氣來源)的特性，能迅速捕捉物質。嗅毛具有豐富的嗅覺受體蛋白，能捕捉溶解於黏液中的香氣物質(芳香成分)。一旦捕捉到香氣物質，嗅覺細胞便會亢奮，並將香氣轉換為電訊號，傳遞至大腦邊緣系統(參右頁下圖)。嗅覺與其他的感官系統最大的差異，在於感官資訊的傳遞方式。視覺、聽覺、味覺等皆會經由視丘進入大腦皮質的感覺區，但嗅覺則會直接將資訊傳遞至海馬迴和杏仁核。

◆嗅覺的運作模式

香氣的資訊是以「❶鼻腔⇒❷嗅上皮⇒❸嗅覺神經⇒❹嗅球⇒❺大腦邊緣系統的海馬迴、杏仁核」的路徑傳遞。嗅覺細胞之間的縫隙布滿著支持細胞。

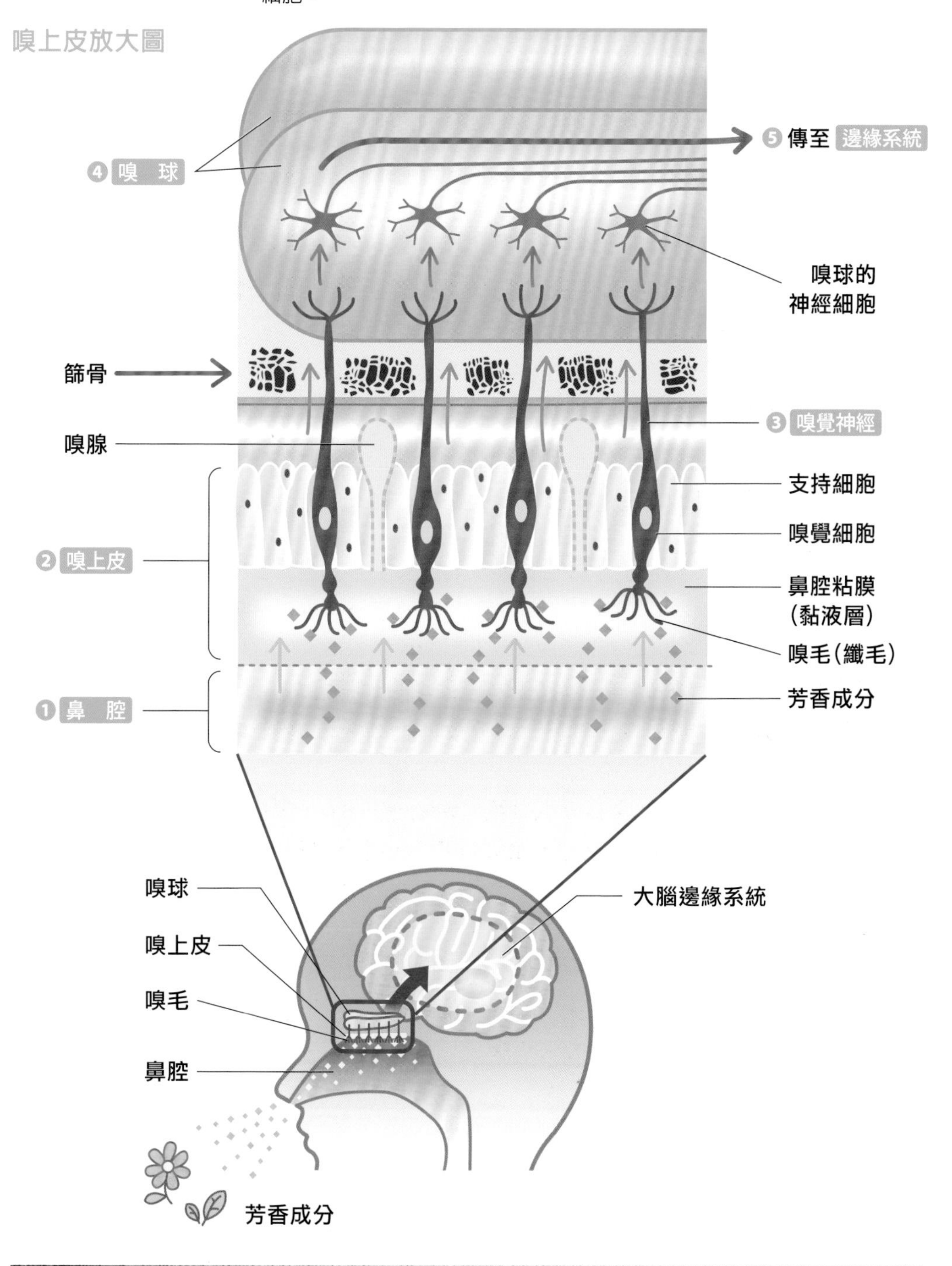

能讓人瞬間轉換心情的芳香神效

香氣可透過嗅覺神經傳遞至大腦的「邊緣系統」。在邊緣系統之中，有「海馬迴」和「杏仁核」這兩個與本能反應、情緒及記憶相關的部位，目前已知香氣能透過嗅覺神經直接刺激海馬迴(參右頁圖)。在五感(視覺、觸覺、聽覺、嗅覺、味覺)當中，嗅覺傳遞至大腦的速度非常快，短達0.15秒。也就是說，聞到令人放鬆的香氣時，大腦會在0.15秒之內做出「感覺很舒服」的判斷。順帶一提，如果捏一下手，大腦感受到疼痛需要0.9秒。對於大腦的刺激，嗅覺比觸覺迅速許多。

・香氣分子和嗅覺受器

嗅覺細胞的嗅毛上分布著能偵測氣味的感測器(氣味分子的受體)。由於受體必須判斷氣味分子的立體構造，因此呈現口袋狀的立體結構。這就相當於鑰匙和鑰匙孔，當氣味分子嵌入口袋狀立體結構的鑰匙孔中，嗅覺細胞內就會產生反應。據說氣味分子約有40萬種。

雖然人類能夠分辨數千到1萬種左右的氣味，但嗅覺受體(鑰匙孔)卻只有數百種左右。鑰匙和鑰匙孔並非精確的1對1機制，鑰匙孔僅是概略成形，與其說是將鑰匙嵌入鑰匙孔中，不如說只要氣味分子能進入鑰匙孔內，嗅覺受體就會產生反應(參下圖)。

◆氣味分子和嗅覺受體(示意圖)

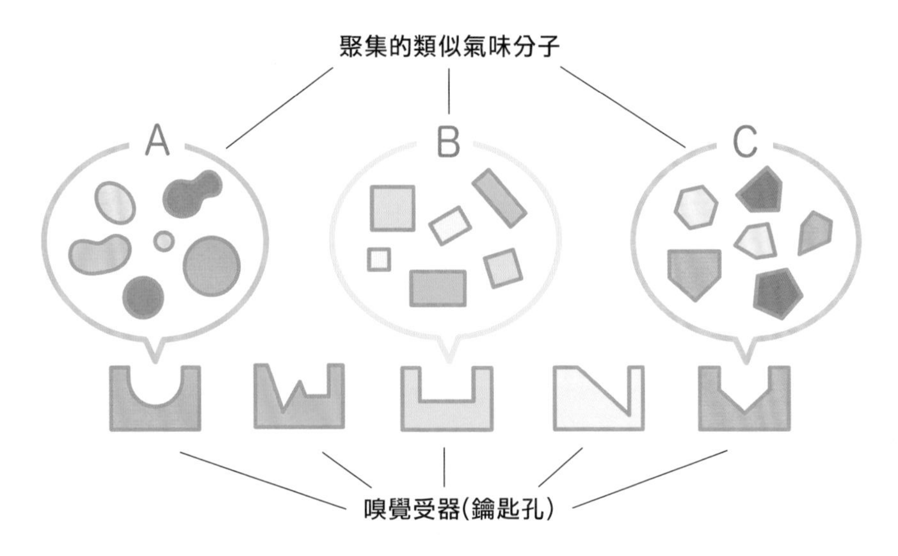

並非1個氣味分子對1個受體，而是相似的氣味分子聚集於同一個受體，使其產生反應。

◆邊緣系統的位置與嗅覺相關部位

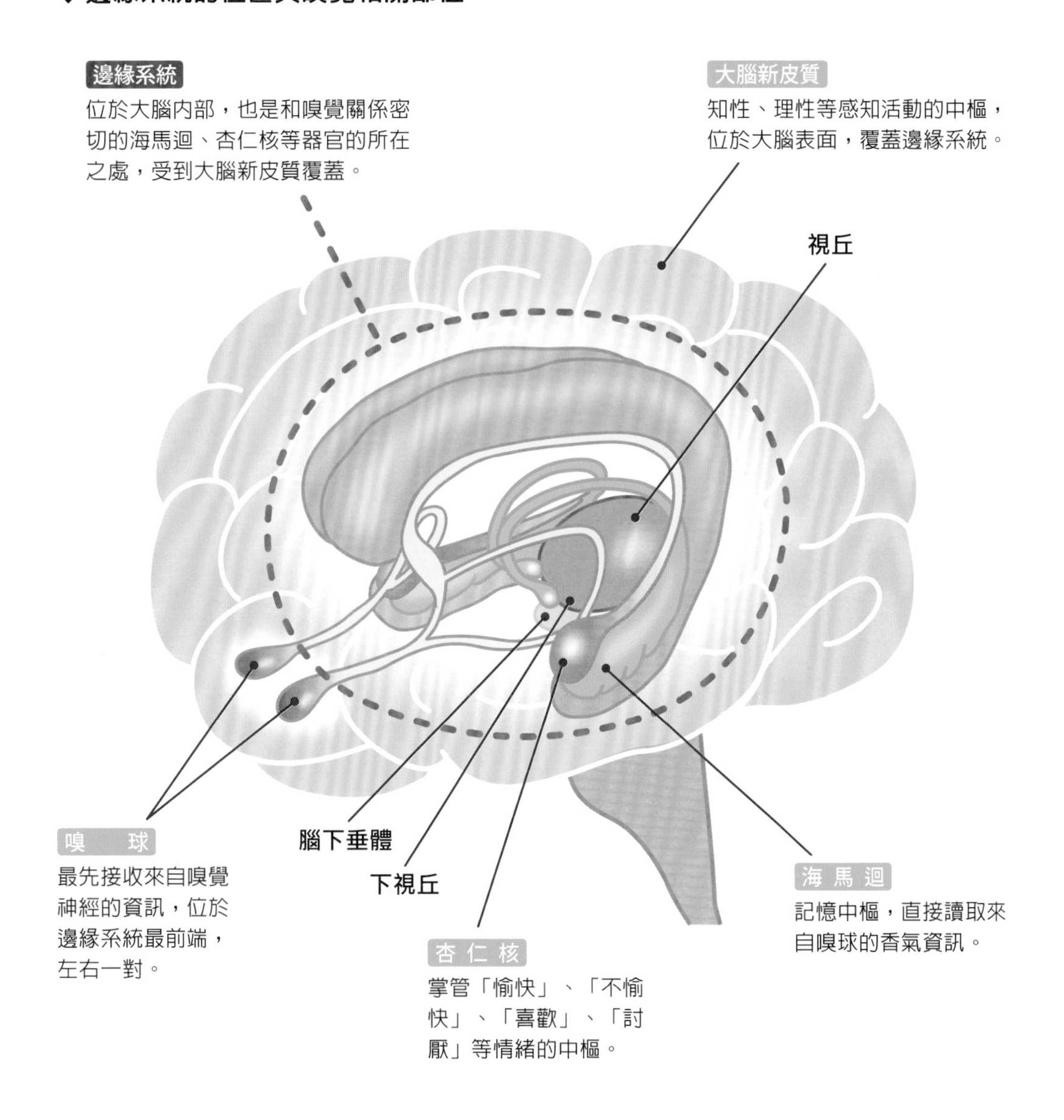

嗅覺是相當敏銳的感覺，能讓人感到興奮的最小刺激強度「閾值」相當低，所以對微弱的香氣也容易產生反應。嗅覺也是較容易適應的感覺，若持續聞同樣的香氣，就會變得對該香氣無感。然而，就算對某一種香氣的感受度變低，也不會降低對其他香氣的感受度。

・轉換成電訊號的香氣路徑

由嗅毛取得的氣味資訊會轉變為電訊號，經由嗅覺細胞延伸出的軸突傳遞至大腦。這些軸突穿過鼻腔上方的篩骨，與其他帶有同樣氣味資訊的軸突聚集成束，形成嗅小球。單側約有 2 千個嗅小球，它們位於嗅球之中，向大腦傳遞資訊。左右鼻孔各有一個嗅球。

◆嗅小球與嗅球

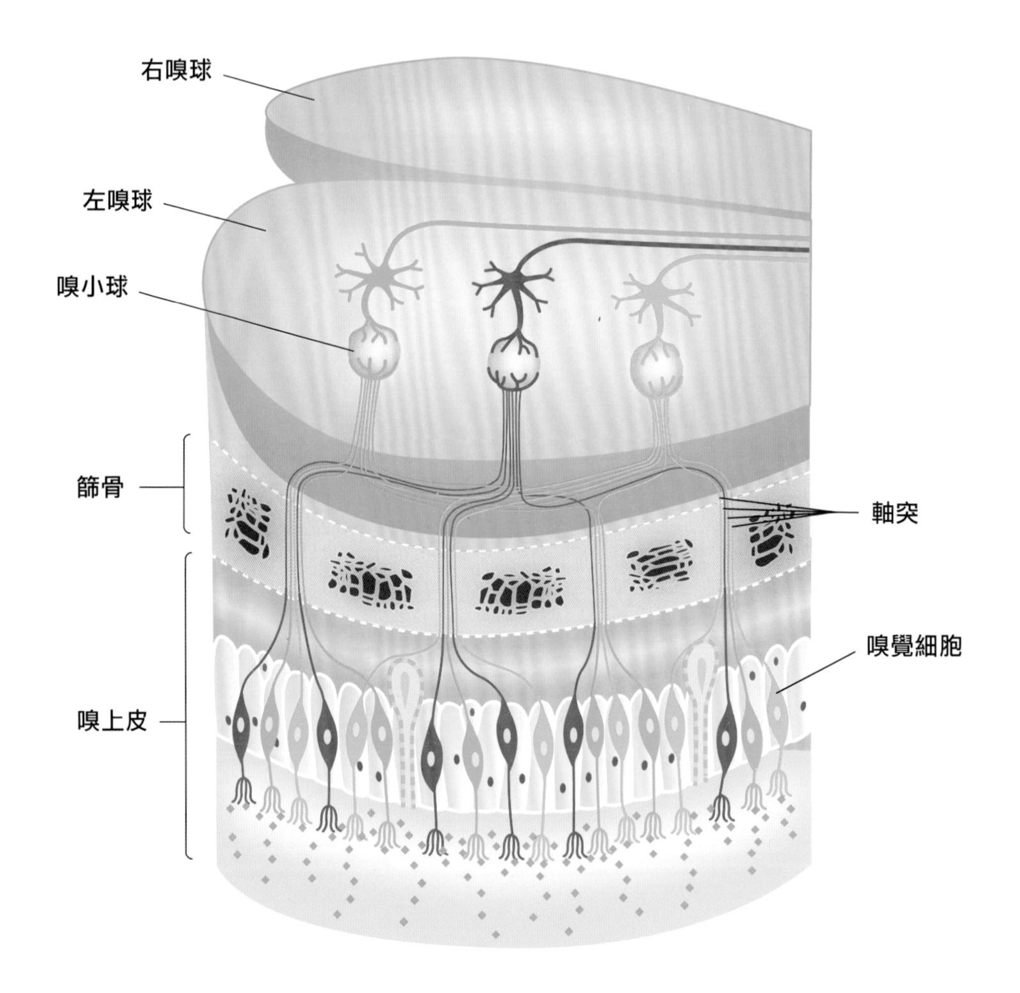

位於嗅球內的嗅小球，是由攜帶相同的氣味資訊的軸突聚集而成，向大腦傳遞訊息。
篩骨位於鼻腔上方，與手腳的骨骼相比密度較低，如浮石般疏鬆。

氣味能刺激３大慾望(食慾、睡眠、性慾)的原因

・香氣會直接刺激掌管本能需求的邊緣系統

香氣的資訊會直接送達邊緣系統，而邊緣系統亦被稱作情緒腦，是從我們的祖先開始演化的部位之一。同時也被視為本能中樞，是掌控我們食慾、睡眠、性慾３大需求的部位。此部位由尾狀核(表情・態度)、伏隔核(行動力・衝勁)、海馬迴(學習・記憶)、杏仁核(愉快・不愉快・認知)共同發揮中樞功能，而海馬迴和杏仁核是從嗅覺神經直接接收嗅絲。

・香氣改變記憶和情緒的原理

邊緣系統的海馬迴掌管記憶，杏仁核則是控管情緒的部位，這些部分與嗅覺神經直接連結，藉由聞取香氣直接接受刺激。聞香氣能使人有情緒變化，或是突然想起過往的回憶，都是因為香氣直接刺激海馬迴和杏仁核所致。

◆構成大腦的三層構造

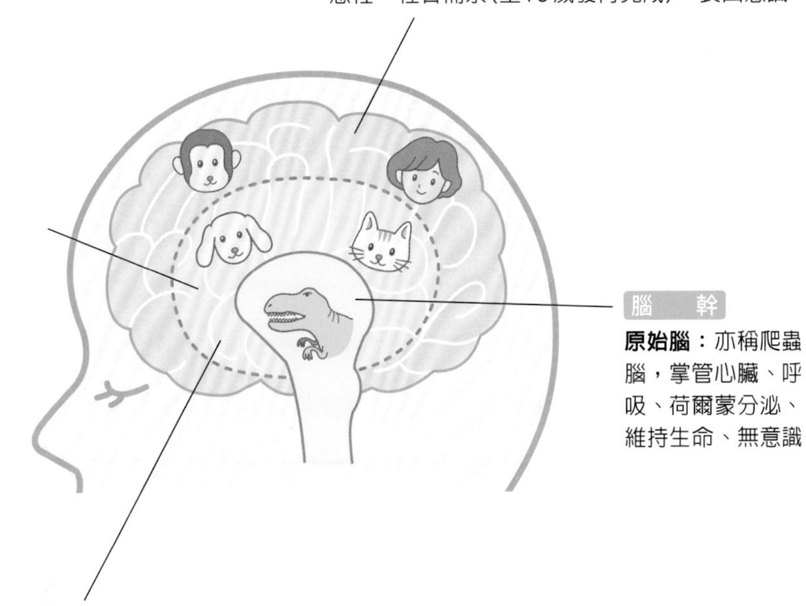

邊緣系統由尾狀核、伏隔核、海馬迴、杏仁核共同發揮功能。

・因香氣增強記憶力

人的記憶可分成「短期記憶」和「長期記憶」，目前已知若與香氣一同記憶，該記憶便能被長期保存。

舉例來說，眼前送來 2 道美觀又美味的前菜。其中一道散發著能勾起食慾的香氣，另一道則完全沒有香味。由於帶有香氣的前菜能變成長期記憶，因此無論是料理的外觀還是味道，都能詳細地長時間停留於記憶之中。若在日常生活的各種情況運用香氣，就能製造出深刻的回憶。

香氣能刺激感知程序的原因

香味不僅能刺激邊緣系統，也能影響只有人類與猿類才擁有的大腦新皮質。就目前所知，來自嗅球的香氣資訊，會經由梨狀皮質(被大腦新皮質覆蓋)刺激大腦新皮質。由於大腦新皮質是掌管知覺、思考、意識等功能的部位，故嗅聞香氣也能影響感知程序。

・利用香氣提高工作效率

香氣是如何影響感知程序的呢？曾經有個實驗，讓事務人員分別在有香氣與無香氣的狀態下，調查其打字速度與失誤率。結果有香氣的一方不但打字速度上升，失誤率也較低，因此可說是利用香氣提升了工作效率。

香味與荷爾蒙分泌的關聯性

我們已經瞭解，香氣和邊緣系統的海馬迴與杏仁核有著密切關係。那麼傳遞至邊緣系統後，香氣的電訊號又會往哪裡去、產生什麼樣的作用呢？

・刺激維持生命不可或缺的部位

傳遞至邊緣系統的電訊號，會再送往視丘、下視丘、腦下垂體。「下視丘」是控制荷爾蒙等內分泌活動及自律神經，調節呼吸、體溫、消化、睡眠等機能的中樞所在。而「腦下垂體」亦會產生用以調節內分泌系統的荷爾蒙等，能影響腎上腺皮質。香氣除了記憶與感情之外，對於內分泌系統也有很大的影響。

・9成的人會因香氣產生脈搏變化

先來做個簡單測試吧！在嗅聞具放鬆效果的薰衣草香氣前後，分別測測看自己30秒的脈搏數。先測量一般狀態下的脈搏數，接著在面紙滴上1滴薰衣草精油後嗅聞，經過2、3分鐘後再次測量脈搏數。幾乎所有人在聞過香氣後會減少3～5下，30秒鐘減少3～5下，就表示1分鐘脈搏數減少6～10下。

據說從活動狀態轉為躺臥狀態時，脈搏會減緩10下，因此這代表著身體進入舒適、悠閒的休息狀態。由於薰衣草有鎮靜功效，嗅聞香氣能使副交感神經占優勢。當心情亢奮或焦躁不安等情況時，也很建議聞薰衣草香氣，可讓心情平靜、穩定下來。除了薰衣草之外，具鎮靜作用的精油亦能達到相同效果，說明了光是嗅聞香氣，就能在瞬間讓身體產生變化。

總結 香氣的傳導路徑

◆腦內的香氣途徑

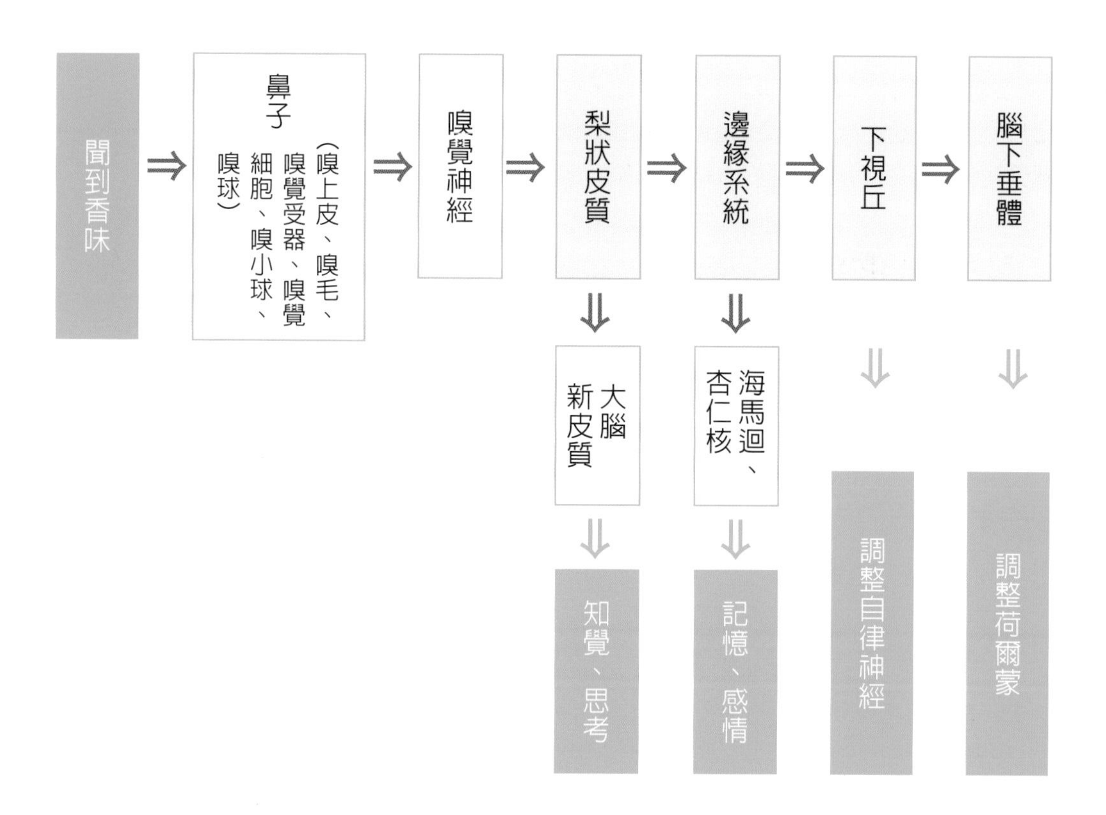

總結 香氣所帶來的情緒與行為變化

看到這裡，相信各位已經瞭解香氣對腦部的刺激。我們會有「開心」、「幸福」、「快樂」等情緒，從事「工作」、「家務」、「育兒」、「打掃」、「購物」、「享受娛樂活動」等行為。控制情緒和行為的是大腦，也就是說，嗅聞香氣可刺激大腦，使腦內產生變化。接下來為各位彙整嗅聞香氣所產生的情緒和行為：

◆改變情緒和行為的「香氣力量」

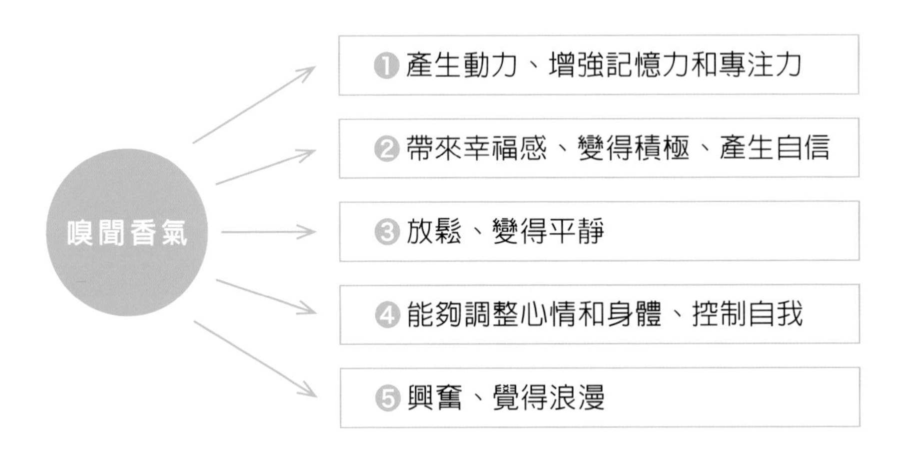

芳香療法的主要作用

身體吸收精油的 3 種途徑

身體吸收精油的主要途徑有以下 3 種：

Ⓐ經由「呼吸」進入血液，循環至全身
Ⓑ經由「嗅覺」向大腦傳送電訊號
Ⓒ由「皮膚」或「粘膜」吸收，進入血液，循環至全身

精油的分子極小，可藉由嗅聞香氣，將精油分子吸收至體內。先從右頁圖片確認 3 種進入體內的主要途徑吧！

◆身體吸收香氣的3種途徑

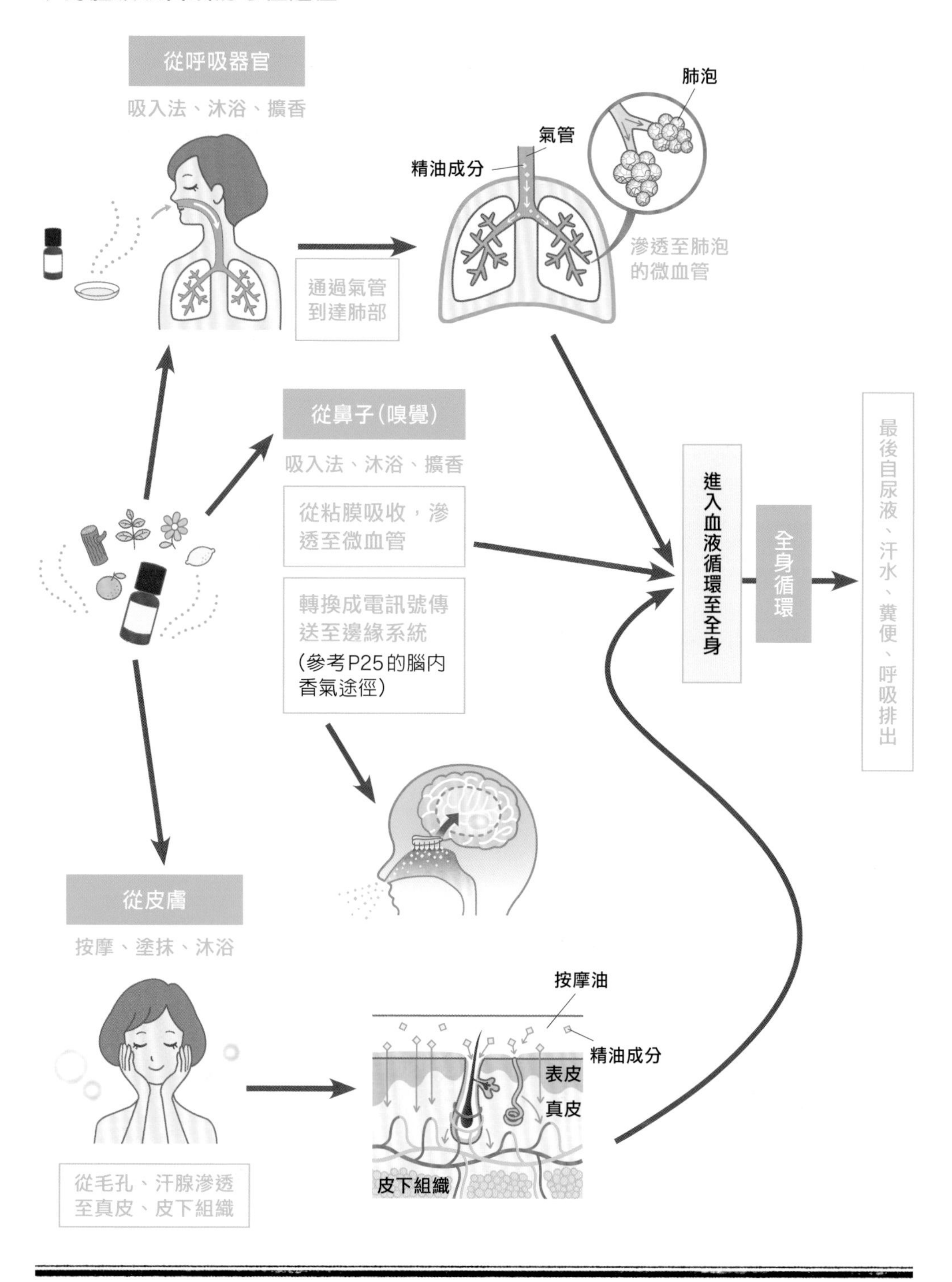

芳香療法的3大功效

❶對身體的效果

精油對於身體，有下列4種等各種作用。可藉由身體或臉部按摩等方式，讓皮膚吸收精油以發揮良好功效。

Ⓐ當病毒或細菌欲入侵體內時，可防止病毒入侵的抗病毒作用
Ⓑ促進血液或淋巴液等，全身體液流動的促進體液循環作用
Ⓒ減緩疼痛的止痛作用
Ⓓ使副交感神經占優勢，讓腸胃運作回歸正常的調整自律神經作用　等等

❷對肌膚的效果

精油對於肌膚，有下列3種等各種作用。除了改善面皰、乾燥、皺紋、暗沉、鬆弛之外，也可提升針對過敏等症狀的預防能力，並有助於肌膚保養。由於帶有香氣，可在進行保養的同時放鬆身心，讓人邊提升美容效果邊紓壓。

Ⓐ改善面皰(毛孔阻塞所致)等症狀的殺菌作用
Ⓑ加速肌膚再生的促進細胞生長作用
Ⓒ防止肌膚水分蒸發，使肌膚柔嫩的保濕作用　等等

❸對心靈的效果

香氣無法被肉眼看見，但也正因不可視，所以對於不具形體的心靈或精神具有影響力。目前研究已知，嗅聞精油可促使大腦分泌血清素或多巴胺等各種腦內神經傳導物質。由於心靈是由大腦控制，因此利用香氣改變腦內狀態，便可讓人變得積極或平靜等，改變心靈或精神狀態。身體的症狀與心靈或精神狀態環環相扣，心理層面的保健也十分重要。

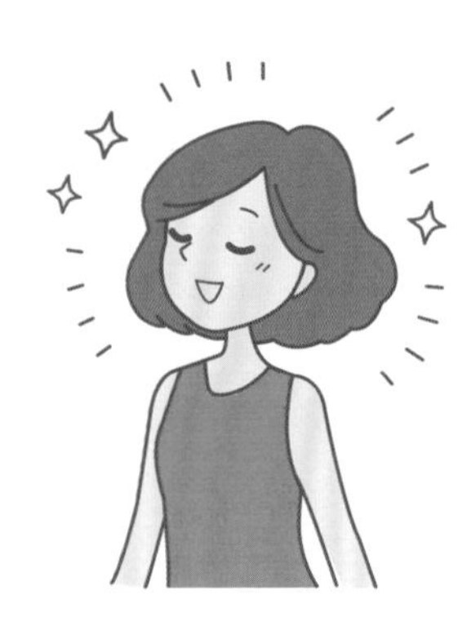

02 芳香療法的歷史

前面提到，在5千多年前的古埃及認爲「『香氣』是奉獻給神明的供品」，而植物和香氣的歷史，亦可追溯至5千多年前的古埃及時代。自古至今，人們一直喜愛著植物和香氣，並視其爲日常生活中不可或缺的重要物品而加以運用。接下來一起回顧，可說是先人智慧的植物與香氣歷史吧！

香氣乃神聖之物！「在古埃及也用來製作木乃伊」

西元前三千年左右，於古文明發源地埃及，香氣在生活中扮演著相當重要的角色。香氣主要是奉獻給神的供品，被視為連繫神明與眾人心靈的工具，同時也被用來驅魔、治療生病或受傷、維持儀容以及進行性行為。

Perfume的意義

Perfume源自於拉丁文Per fumum，為「香氣」之意。「Per」是英文的「though(穿過)」，「fumum」則是英文的「to smoke(煙霧)」的意思。可由此想像人們燃燒具有芳香成分的植物，隨著裊裊上升的煙霧與香氣，託付著心願和祈願的情景。

奉獻給神明的香氣也滲透至民間

埃及人相當重視神祇，特別是太陽神Ra對人民有莫大的影響，十分受愛戴。據說人們為了祈求死後太陽神Ra能引導靈魂乘著煙霧前往天國，有1天祭拜3次的習俗，分別是在早晨焚燒乳香、中午焚燒沒藥，傍晚則焚燒奇斐(kyphi)。

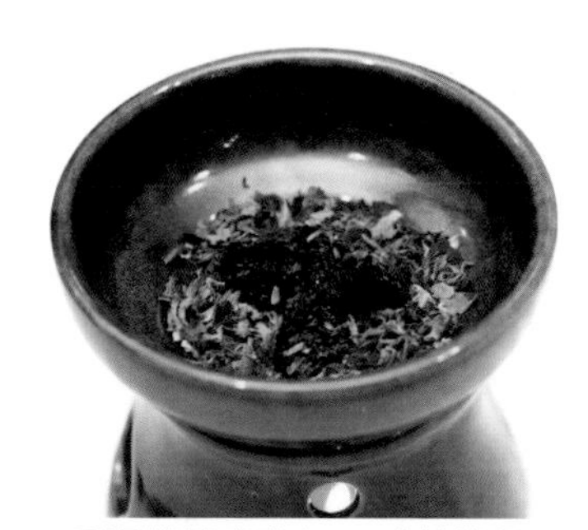

重現燃燒奇斐(kyphi)的情景

所謂的奇斐(kyphi,前頁圖),是將葡萄乾浸漬於紅酒1晚後,再加入包含沒藥、杜松、肉桂、玫瑰、檸檬香茅等約16種芳香植物,可燃燒享受其香氣。當時不限於法老王或神官等上位者,平民們也廣泛地使用香氣。

製作木乃伊也使用香料

說到埃及,最著名的就是木乃伊,而在製作木乃伊時也會使用到含芳香成分的植物。埃及人的生死觀中,認為今世是邁向來世的過程,因此保存死後的肉體,以便來世生活之需。人們相信亡者的靈魂會回到木乃伊中重生,再度復活。

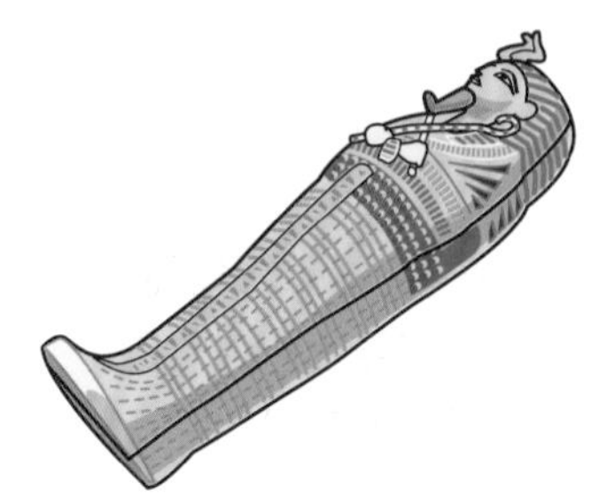
製作木乃伊時也會使用香料

從屍體取出大腦與內臟,以棕櫚酒為體腔進行消毒之後,填入沒藥和肉桂等香料,再以碳酸鈉粉末覆蓋70天,進行脫水處理,最後以浸泡過雪松精油的繃帶纏繞屍體。據說之所以使用具有殺菌作用的雪松,不僅是藉由殺菌來保存木乃伊,也代表是淨化身體散發香氣,以獲得神明准許通往來世。

開始將植物用於「軟膏」和「香油」

埃及人並非只是享受香氣,還會使用香油來保護皮膚,抵擋強烈的日曬,或是使用乳香粉末保護眼睛。尼羅河沿岸植物豐富,如沒藥、乳香、雪松、指甲花、杜松、胡椒薄荷、芫荽等,人們便將各種植物用於製作香油或軟膏。

特別是女性會使用各種植物製作軟膏,外出時再將圓錐狀的軟膏放置於頭頂,藉由日照使軟膏融化,享受其散發的香氣。

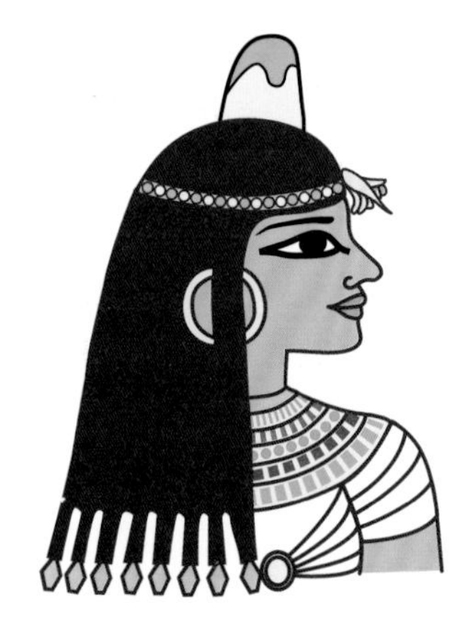
為了對抗強烈紫外線,以乳香粉末畫眼線,並將圓錐狀的軟膏放在頭頂的埃及女性

連結神與人的各種香氣！「以色列的香料與油」

舊約聖經的舞台為以色列(西元前1,500～300年左右)，而在「出埃及記」中也出現了各種香氛。

舊約聖經中的「出埃及記」

在摩西率領著以色列人民逃離埃及的場景當中，出現了下列這段內容：

「你要用皂莢木做一座燒香的壇。」

「耶和華吩咐摩西說：你要取馨香的香料，就是拿他弗、施喜列、喜利比拿；這馨香的香料和淨乳香各樣要一般大的份量。你要用這些加上鹽，按做香之法做成清淨聖潔的香。」

如上所述，人們調和聖香做為獻給神的供品。從這樣的內容可得知，香氣扮演著連結神與人的角色。

新約聖經中的「耶穌誕生」

耶穌基督誕生的場景，出現了經常用於芳香療法的乳香。據說當耶穌基督誕生時，從供奉的3件物品中選擇了乳香，新約聖經馬太福音第2章敘述的內容如下：

「東方三博士俯伏拜那孩子，揭開寶盒，把黃金(偉大證人的象徵)、乳香(偉大預言者的象徵)和沒藥(偉大醫師的象徵)做為禮物獻給他」

即使到了現代，乳香依然是猶太人在舉行儀式時會焚燒的重要薰香材料之一，也是安息日不可或缺的供品。

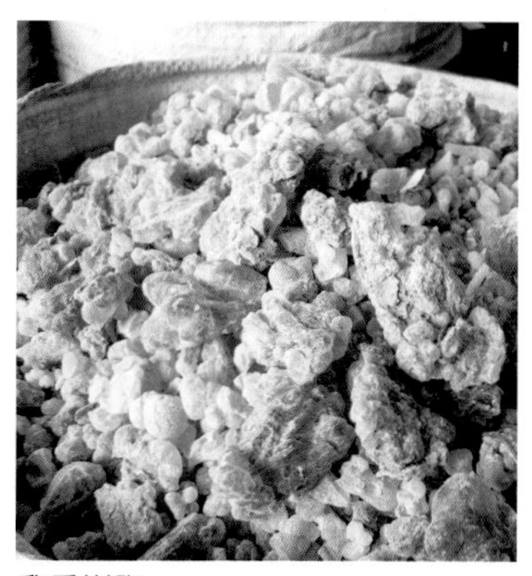

乳香樹脂

四體液學說的倡導與第一本藥草書！
「古希臘羅馬的奢華玫瑰生活」

隨著植物研究的進步，進入喜愛玫瑰的奢華年代

古希臘(約西元前９～４世紀)的哲學、美術、文學、科學為歐洲文化的起源，自古至今在歷史上有著重大的影響。希臘人向埃及人學習了香料的製造方式和用法，希臘神話中女神出場時也有描寫到香氣，似乎也把香氛認為是神明的所有物。之後亞歷山大大帝(西元前356年～323年)東征，征服了中亞、印度，建立起龐大的帝國。此時香草與香料開始大量流通，漸漸地香氣不再專屬於神明，進入眾人的生活之中。

羅馬帝國時代(約西元前７～５世紀)初期，香料從希臘傳入。當時貿易也開始變得繁盛，金銀自海外湧入，生活便越來越奢華。人們偏好擁有華麗香氣的玫瑰，生活與玫瑰密不可分。不但於晚宴及各種儀式中使用玫瑰，宮殿內的噴泉也漂浮著玫瑰，加入玫瑰的紅酒、玫瑰首飾及枕頭，甚至連洗滌時也使用玫瑰水，可見在古希臘羅馬時代，玫瑰是如此地備受喜愛。

醫學之父，希波克拉底倡導的「四體液學說」

被稱作「醫學之父」的希臘人希波克拉底留下這段話：「治療人體需要瞭解關於人體通盤的知識」。在此之前醫學與巫術並未加以區隔，但希波克拉底以化學的方式思考疾病，奠定了往後西方醫學的基礎。他將食物分成「冷」、「熱」、「乾」、「濕」４種特性，並主張疾病是由「血液」、「黏液」、「黃膽汁」、「黑膽汁」４種體液混合所致，提倡「四體液學說」。此外，亦以「生活場所的自然環境會對健康造成影響」、「植物外觀特徵近似於其擁有的效果」、「將芳香植物以沐浴及按摩等方式，積極用於治療」等說法，闡述芳香植物的重要性。

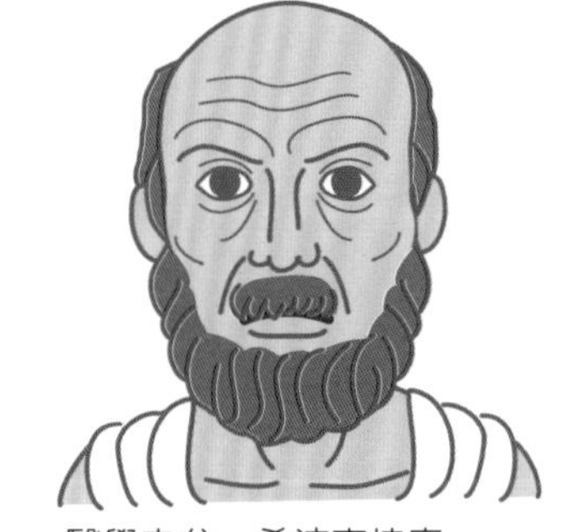
醫學之父　希波克拉底

藥學之父，迪奧斯克理德斯編纂「藥物論」

身為醫師的迪奧斯克理德斯，以軍醫的身分走遍各地，編纂出記載約700種植物或藥物效果的「藥物論」(De Materia Medica)。此書流傳數千年，是非常重要的藥學參考書。

開啓現代精油萃取法！「古伊斯蘭香料貿易與鍊金術師伊本・西那」

在東西貿易中，珍貴且具影響力的香料與香氛

十字軍時代(5～11世紀)，羅馬帝國滅亡後，繼起的是伊斯蘭文化圈。伊斯蘭位於亞洲大陸和歐洲大陸的樞紐位置，在東西交流網絡中擔任相當重要的角色。

從東方運送到西方的是胡椒、肉桂、檀香、丁香、肉豆蔻、沉香、麝香等；西方則將琥珀、靈貓香(麝香貓的分泌物，被做為香料使用)等運至東方。特別是香料，在當時與黃金等值，是高價位的珍貴物品。

鍊金術師伊本・西那發現「水蒸氣蒸餾法」

身兼醫生、化學家、哲學家的阿拉伯人伊本・西那(980～1036年)，在試圖將非黃金的金屬鍊成黃金的鍊金過程中使用玫瑰時，發現可從玫瑰提煉出精油和純露，這就是現代精油萃取方式「水蒸氣蒸餾法」(參照P56)的開端。此外也因為鍊金術而發明出香水。不同於以往植物與酒精的混合物，可以聞到植物原本的香氣，因此受到衆人青睞。

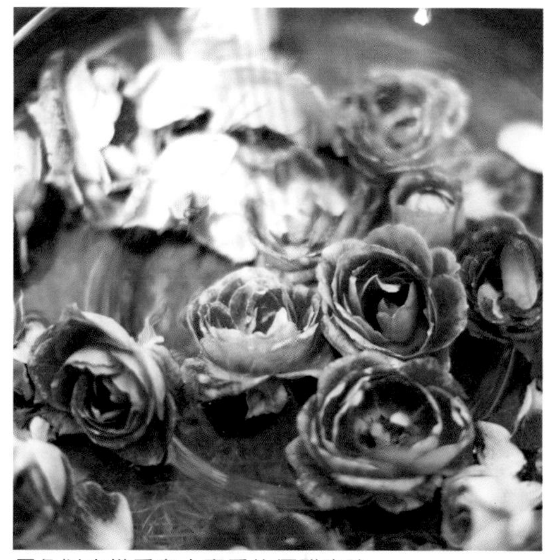
長久以來備受衆人喜愛的優雅玫瑰

香氛文化大放異彩！
「中世紀歐洲—— 香氛文化迅速竄起」

香氛文化是在中世紀的歐洲（6～17世紀）迅速發展起來。隨著十字軍東征（約11～12世紀），阿拉伯的蒸餾技術、精油、蒸餾水、香料等亦傳入歐洲。

一切的起源「薰衣草純露」

相傳由德國本篤會的修女赫德嘉，於12世紀左右發明了「薰衣草純露」。爾後，法國及英國等地也開始生產薰衣草純露，修道院中則不僅有薰衣草，也開始栽種起各種香草。

回春香水「匈牙利皇后水」

將迷迭香、玫瑰、胡椒薄荷、檸檬皮等材料，浸泡在酒精水中製成的匈牙利皇后水是著名的「回春媚藥」。據說效果驚人，當年70歲的匈牙利皇后，在使用了匈牙利皇后水後，不但治癒了痛風、回復年輕柔嫩肌膚，甚至還被鄰國年紀較輕的波蘭國王求婚。

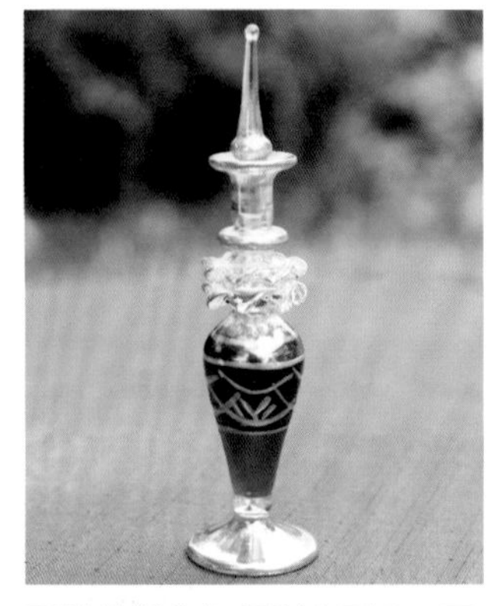

現代仿製的匈牙利皇后水，可做為化妝水使用

因製作成書籍而得以發展的芳香療法

進入16世紀後，德國醫師了編纂《新完全蒸餾讀本》及《植物讀本》等書籍，為植物療法確立體系。

對於大規模流行的黑死病也有效果

英國爆發黑死病時，據說在香水工廠工作的人們較不易罹患黑死病。據推測是由於製作香水時，需要使用殺菌、消毒效果好的酒精和香草之故。

芳香療法的誕生！「18世紀～現代」

自古以來，植物和香氣與人們的生活密不可分，但回顧過去漫長的歷史，「芳香療法」一詞的誕生，且在台灣變得較廣為人知都還是不久前的事。

因為戰爭而分離的「化學藥劑」和「藥草治療」

18世紀以後，戰爭導致了大量傷患。於是為了治療大量傷兵，外科手術和化學藥物以驚人的速度發展。在西方醫學逐漸興盛的同時，區分成「使用化學藥物的醫師」和「以藥草治療的醫師」2派。據說在第二次世界大戰時，由於無法製造藥物，因此使用「茶樹精油」來處理傷兵的傷口。

芳香療法之父雷內・摩利斯・蓋特佛賽開啓了「芳香療法 Aromatherapy」

1920年代，由法國化學家雷内・摩利斯・蓋特佛賽(René-Maurice Gattefossé)創造了芳香療法一詞。蓋特佛賽在實驗中被燙傷時，他直接將手浸泡於一旁的薰衣草精油中，燙傷竟漸漸痊癒且沒有留下傷疤，讓他感到十分驚訝。於是蓋特佛賽開始熱衷於精油的研究，並創造了「Aromatherapy(芳香療法)」這個字彙。由蓋特佛賽所撰寫的《Gattefossé's AROMATHERAPY》(雷内・摩利斯・蓋特佛賽 著／羅伯・滴莎蘭德 編輯／C W Daniel發行)亦十分著名，被許多人視為聖經。

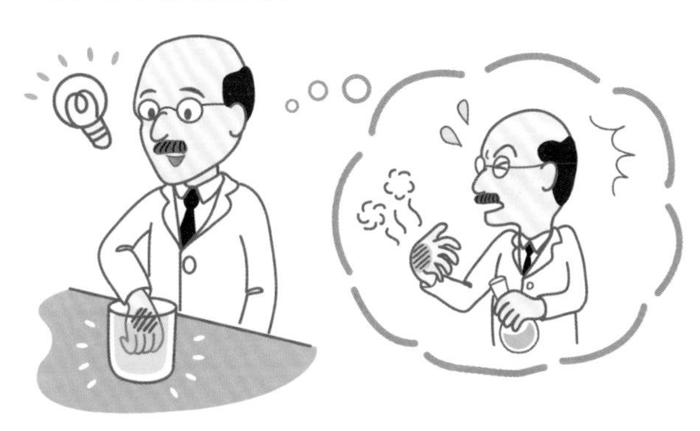

薰衣草原液可塗抹於皮膚上，具有鎮靜、止痛作用，對於燒傷或曬傷等症狀具有療效

追求芳香療法可能性的醫學博士尚瓦涅

曾任軍醫的法國醫師尚瓦涅(Jean Valnet)，利用精油治療第二次世界大戰中的傷兵，獲得優異的成果。他從大量的臨床結果證實了芳香療法的莫大可能性，並將精油使用在各種症狀上以發展研究。1964年出版了《Aromatherapy》一書，可說是研究芳香療法能夠帶給人們何種影響的先驅。此外，據說尚瓦涅的研究，也是法國和比利時將芳香療法做為醫療方式發展的契機。

世界知名芳香療法大師——羅伯・滴莎蘭德

英國人羅伯・滴莎蘭德(Robert Tisserand)研究了蓋特佛賽、尚瓦涅等人著作，以及各種芳香療法相關文獻，以精油研究者而聞名。1977年，他出版了第一本著作《芳香療法的藝術(The Art of Aromatherapy)》(世茂出版)，書中彙整了芳香療法基礎和精油的使用方式。目前擁有自己的芳香療法品牌，並創立了芳香療法教育機構。

雖然芳香療法在台灣的發展時日尚淺，但隨著療癒、健康、美容需求的增加，芳香療法已逐漸深入日常生活，並受到衆人關注。

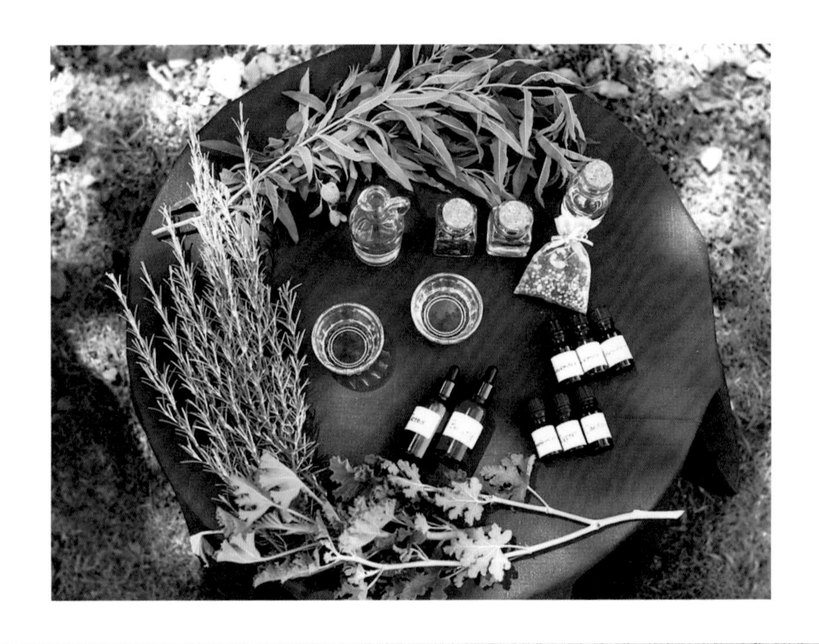

03 芳香療法的未來展望

隨著時代演進，針對芳香療法效果的研究也不斷地發展。一直以來「療癒」與「女性」形象強烈的芳香療法在進化的同時，來自高齡化社會的需求也逐漸增加。芳香療法不但可快樂、舒適地實行，也有助於身心保健及預防失智症，讓我們來看看其不爲人知的利用價値吧！

以芳香療法節省醫藥費！「進入高齡社會的現況」

7人中就有1人65歲以上的時代來臨

根據台灣內政部戶政司的資料顯示，我國65歲以上老年人口占總人口比率在2018年3月底達14.05%，也就是說7個人中就有1個是老人，臺灣正式宣告邁入「高齡社會」，國家發展委員會亦推估將於2026年邁入超高齡社會(國際上將65歲以上人口占總人口比率達到7%稱為高齡化社會，14%為高齡社會，20%則為超高齡社會)。

盼以芳香療法減輕醫療費用的負擔

高齡化社會和醫療費用息息相關，當我們受傷或生病，國家會負擔部分醫療費用。人的身體隨年齡增長而衰老是自然現象，進入了高齡化社會後，受傷或生病等醫療費用的需求人數將會增加，國家的醫療費用負擔也就越來越龐大。因此國家為了減輕醫療費用負擔，會採取穩固新財源，以及增加個人醫療負擔等因應措施。

然而，即使採取相關因應措施，仍舊無法根除問題。而芳香療法能透過嗅覺刺激腦部，改善記憶力衰退並預防失智症，因此越來越受到人們矚目。

用芳香療法即可達成！「延長健康壽命的3步驟」

平均壽命與健康壽命

所謂的健康壽命，是指在健康無礙的狀態下生活的期間。根據衛生福利部發布的統計資料，2016年平均壽命和健康壽命之間，男性相差了8.1歲，女性則相差9.6歲。也就是說男女皆在人生的最後約10年間，過著需要別人照料的生活。今後，隨著持續高齡化社會的進展，一旦平均壽命持續增加，擴大與健康壽命的差距，不僅是國家和個人的醫療費，恐怕也須擔憂長照費用的增加。只要每個人能提高健康意識、吸收知識並實踐健康生活便可延長健康壽命，健康地度過每一天。

◆平均壽命和健康壽命的差距

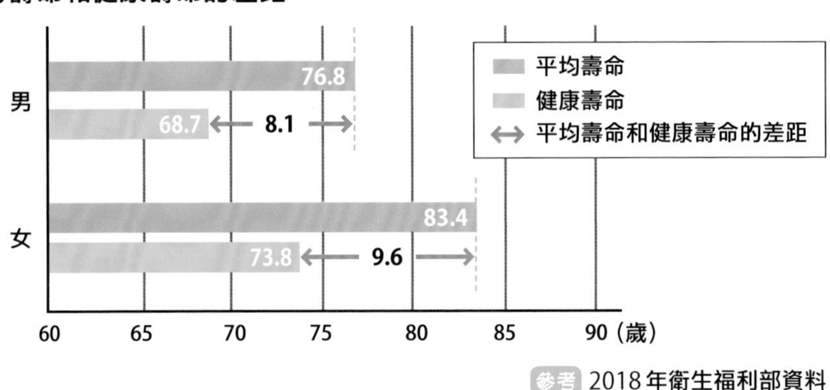

參考 2018年衛生福利部資料

預防疾病的芳香療法

屬於自然療法之一的芳香療法不僅對身體溫和，並且能接觸植物能量，藉由聞香刺激嗅覺。由於嗅覺直通大腦掌管記憶的部位，藉由聞香療癒的同時，還可刺激維持記憶力的部位。也就是說每日刺激大腦，便可預防失智症和老化。由於控制我們身心的是大腦，想要打造總是年輕有活力的身體，芳香療法擁有極佳的效果。

延長健康壽命的３步驟

STEP1 提升免疫力！

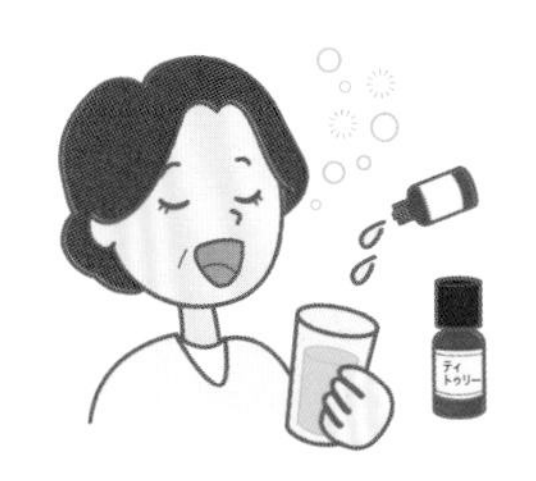

許多精油都具有抗病毒、殺菌、提升免疫力作用，就算僅以擴香或漱口方式使用精油，也能夠打造強健的體魄。

STEP2 擺脫疼痛！

越來越多人隨著年齡增長，身體的關節周圍，特別是支撐體重的膝蓋會感到疼痛。相較於男性，女性因退化性關節炎感到疼痛的比率偏高，60～69歲的女性約40%，80～89歲女性則高達80%。

「疼痛」會嚴重妨礙日常生活，特別是膝蓋疼痛會影響步行。走路時的震動會傳遞至腦部，甚至有走路速度和失智症惡化有極大關聯性的說法。換言之，擺脫疼痛即可幫助活化腦部。此時，具有止痛、抗發炎作用的精油便能派上用場。

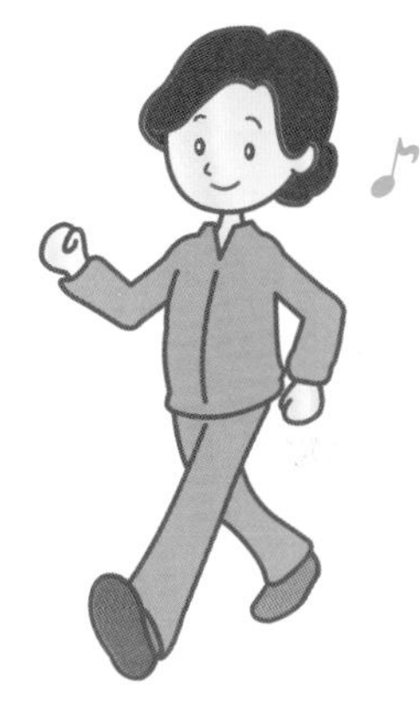

有論文指出走路速度較慢，失智症的發生率將提高７倍

STEP3 調整腦內時鐘！

為了每天健康地生活，規律度過１天是相當重要的。隨著日出清醒、進入活動狀態，再隨著日落進入休眠模式是最理想的。身體配合地球自轉的24小時週期，以１天的節奏改變體溫、血液、荷爾蒙分泌等基本運作，這個節奏即稱為「晝夜節律(circadian rhythm)」。晝夜節律是依照生理時鐘進行，一旦生理時鐘混亂，也會擾亂身體的節奏。年齡越大，晝夜節律也越容易混亂，導致失眠、缺乏活力等各種症狀。

早上醒來使用具有活化腦部作用的精油，睡前再使用具有放鬆效果的精油，便可調整晝夜節律和大腦時鐘。

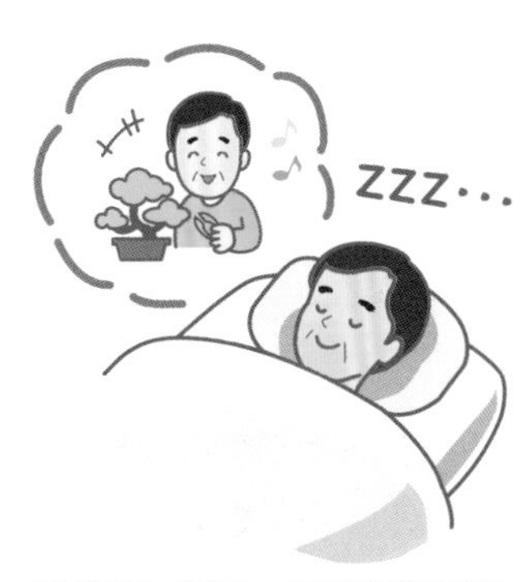

睡前使用精油，可獲得深層睡眠(每個人效果不同)

只要0.15秒就好！
「以芳香療法預防失智症」

2014年，在電視節目中播出「運用芳香療法能夠預防、改善失智症」的特輯，廣泛地讓大衆瞭解到芳香療法預防失智症的效果，造成一股精油風潮，結果節目介紹到精油立刻銷售一空，甚至變得難以取得(日本方面)。發表「運用芳香療法可預防、改善失智症」這項研究的是，鳥取大學醫學部教授兼醫學博士，同時也是日本失智症預防學會理事長──浦上克哉先生。他提倡白天使用樟腦迷迭香和檸檬2：1；晚上則使用真正薰衣草和甜橙2：1所調成的精油。

前面「能讓人瞬間轉換心情的芳香神效」曾提到，從聞到香氣至大腦受到刺激的時間約為0.15秒。透過嗅覺，能夠在瞬間活化大腦，也可以防止生活節奏混亂、改善記憶力。一起來瞭解電視上未提及，以芳香療法可做到的失智症預防和改善方式吧！

65歲以上，12人中就有1人罹患的失智症是什麼疾病？

根據台灣失智症協會的調查，以2017年12月人口統計資料估算，包括極輕度失智症患者，全國患有失智症的人口約為27萬人，65歲以上的老人中，每12人即有1位失智者。

隨著高齡化社會進展，長期照護的問題陸續登上新聞版面，失智症亦為首要因素之一。之所以會罹患失智症，其中一個原因便是生活模式的改變。特別是慢性病的增加、方便的24小時社會型態變化、因電腦和網路化社會導致人際關係的實際交流不足、不動腦的生活等等，都被認為是主要因素。

失智症又分成「阿茲海默症」、「血管性」、「路易氏體」、「額顳葉型」等各種類型。大腦是控制體溫、呼吸、荷爾蒙分泌、內臟運作、情緒等各種活動的中樞，但因各種因素導致腦細胞死亡、運作不良而產生障礙，進而影響生活的症狀即稱為失智症。失智症是在20～30年間，腦中慢慢產生病變所致，因此並非發病後才開始防治，而是從30歲起就事先預防，便有望抑制將來發病。通常30、40歲的人或許還不會意識到失智症問題，但卻是工作繁忙、身體容易累積疲勞的年齡層。所以現在就先來認識一下，透過芳香療法體會放鬆身心的同時，還能預防失智症的方式吧！

能有效預防失智症的精油

有報告指出，出現失智症狀的人嗅覺能力較差。嗅覺神經直接連結掌管記憶的「海馬迴」（參照P21圖片），因此可推斷記憶力衰弱與嗅覺機能衰退有著密不可分的關係。腦內有許多神經傳導物質，其中「乙醯膽鹼」是與學習、記憶、睡眠和甦醒等活動關係密切的物質。據瞭解，若乙醯膽鹼不足，會引起認知障礙等症狀。目前已知實際罹患阿茲海默症的患者腦中，乙醯膽鹼的分泌是不足的。而會減少乙醯膽鹼的是名為「乙醯膽鹼酯酶」的酵素，因此干擾乙醯膽鹼酯酶的活動，避免乙醯膽鹼不足是相當重要的。

有些精油富含妨礙乙醯膽鹼酯酶活動的成分，使用這些精油便可預防失智症發病。

◆芳香成分和乙醯膽鹼的突觸關係圖

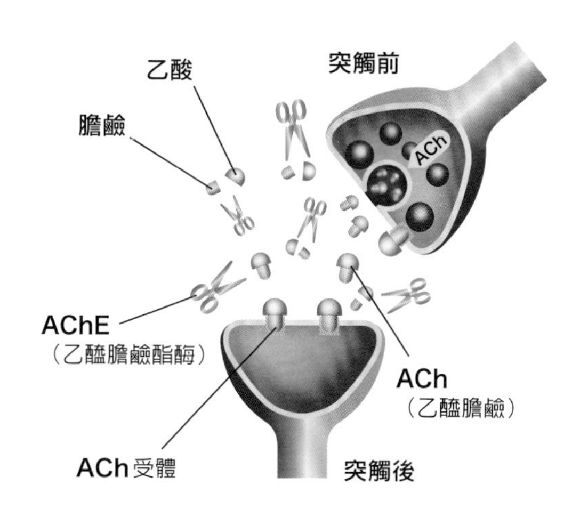

●乙醯膽鹼酯酶妨礙乙醯膽鹼運作

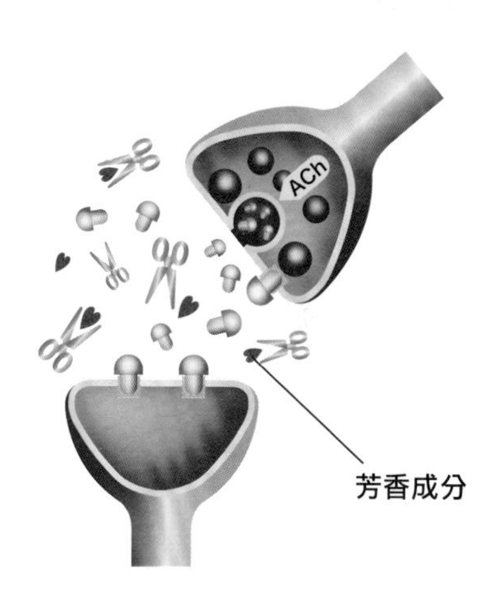

●藉由攝取能夠阻礙乙醯膽鹼酯酶運作的芳香成分，避免乙醯膽鹼不足，便可恢復記憶、學習能力

含有妨礙乙醯膽鹼酯酶成分的精油

富含檸檬烯的精油	檸檬、葡萄柚、甜橙、佛手柑、橘子、萊姆
富含桉油醇的精油	藍膠尤加利、澳洲尤加利、綠花白千層、桉油醇迷迭香、羅文莎葉、月桂
富含松油烯-4-醇的精油	茶樹
富含α-蒎烯、β-蒎烯的精油	杜松、絲柏、乳香、羅文莎葉、藍膠尤加利、桉油醇迷迭香
富含γ-松油烯的精油	胡椒薄荷、茶樹
富含沉香醇的精油	薰衣草、花梨木
富含α-松油烯的精油	茶樹

關於樟腦迷迭香 迷迭香精油分為「桉油醇」、「樟腦」、「馬鞭草酮」3種，其中樟腦迷迭香具有酮類所含的神經毒成分，使用於按摩時需注意用量。但也正因為具有神經毒性，因此有刺激神經細胞的效果。也就是說，樟腦迷迭香對於改善失智症非常有用【參考：《アロマの香りが認知症を予防・改善する》浦上克哉著／宝島社發行】。

關於薰衣草、花梨木 也有報告指出單萜醇類的沉香醇可活化多巴胺，因此含有沉香醇的薰衣草、花梨木亦被認為具有預防失智症的效果。

從上述的精油中，中午前選擇能讓交感神經占優勢，活力充沛度過1天的精油；傍晚以後則選擇能讓副交感神經占優勢，使人悠閒放鬆的精油，靈活調整晝夜節律（參照P39）吧！

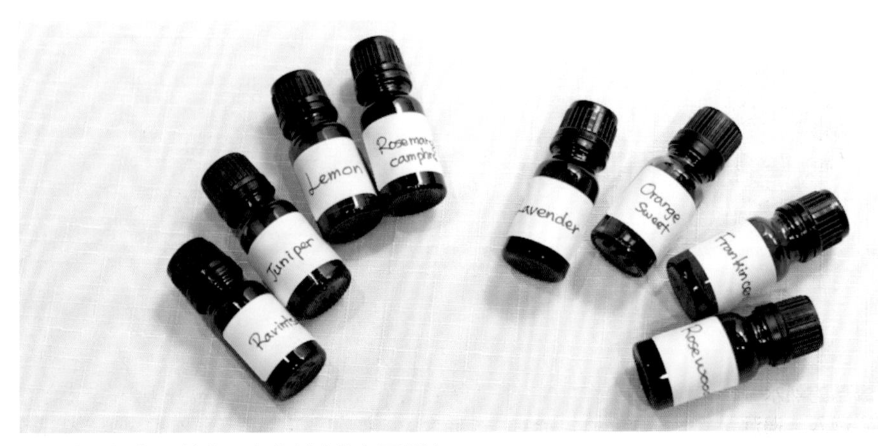

建議使用於白天（左）、夜晚（右）的主要精油

早上清爽甦醒，展開活力充沛每一天！「早晨的芳療習慣」

利用芳療清爽甦醒，度過開朗、有活力的 1 天吧！早上選擇具有讓頭腦清晰和強健作用等，能讓交感神經占優勢的精油。

◆推薦早上使用的精油

● 樟腦迷迭香　● 桉油醇迷迭香　● 葡萄柚　● 胡椒薄荷　● 杜松　● 羅文莎葉
● 茶樹　● 檸檬 等

高血壓患者在使用樟腦迷迭香、桉油醇迷迭香、胡椒薄荷時需要特別注意，使用前請先向醫師諮詢。

擴香

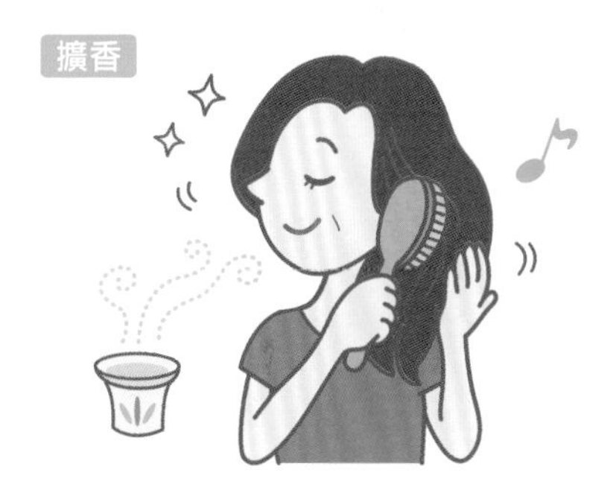

邊享受香氛邊整理儀容吧！
濃度可配合房間大小做調整。

手浴

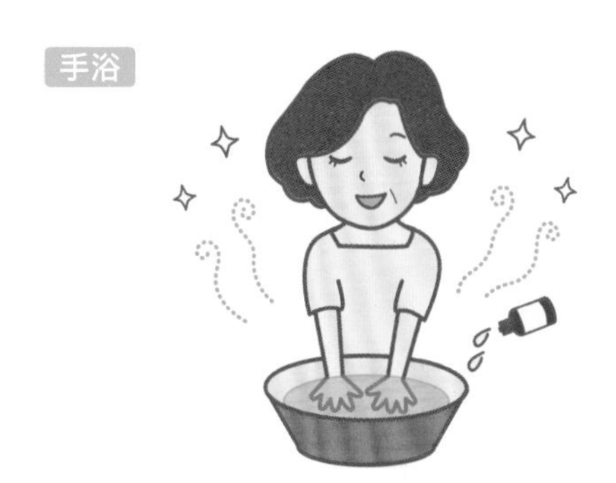

用臉盆裝溫度較高的熱水，滴入 1 ～ 2 滴精油充分混合後將雙手泡入，邊沉浸於香氣中，邊享受片刻手浴吧！只要雙手溫暖，全身也暖呼呼。

精油鍊

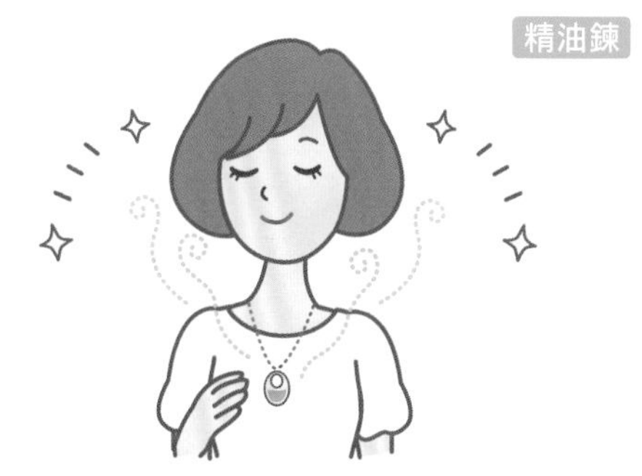

配戴滴入精油的精油鍊，就算出門在外也能輕鬆享受香氛。部分柑橘類精油有光毒性，配戴時須避免接觸皮膚。

以優良的睡眠品質一覺到天亮！「夜晚的芳療習慣」

為了能獲得品質優良的睡眠，從傍晚到深夜的時間帶，就選用能讓副交感神經占優勢，可悠閒放鬆的精油吧。

◆推薦傍晚～深夜使用的精油

●甜橙　●薰衣草　●花梨木　●乳香　●茶樹　●佛手柑 等

沐浴

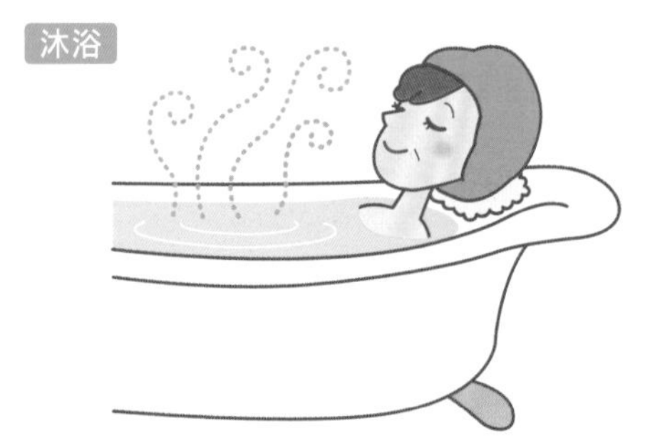

用精油製作浴鹽（參照P173），放鬆地享受沐浴時光吧！

擴香

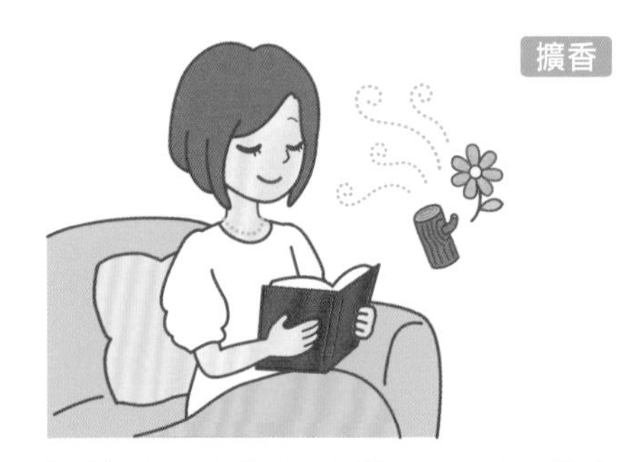

邊沉浸在香氛中，邊做自己喜歡的事，腦內就會產生α波，進入放鬆狀態。

睡前讓頭腦產生α波！

α波是當腦部呈現放鬆狀態時所產生的腦波。在睡前讓腦內充滿α波，就能更容易入睡、獲得深層的優質睡眠，因此在睡前的30分～1小時營造α波狀態是很重要的。

產生α波的重點在於「做自己喜歡、感覺舒服的事」。試著在愜意地聽音樂或看書時，使用上方列舉的推薦精油吧！若在睡前看電視或使用電腦的話會產生β波，使腦部呈現活動狀態，應盡量避免。

擴香

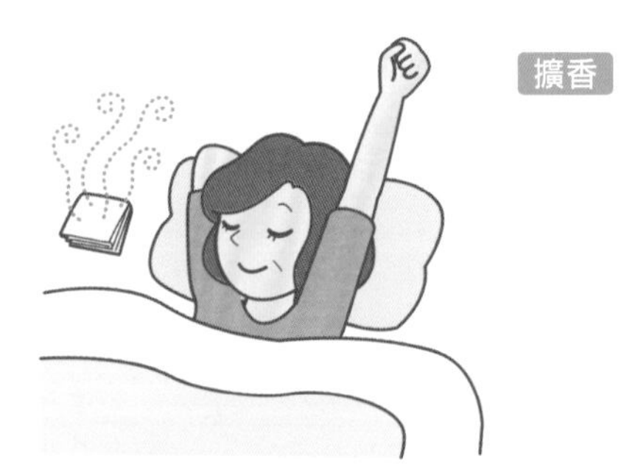

試著在睡前進行10～13次深呼吸吧！只需滴1、2滴精油在面紙上，放置在枕邊，就能充分享受香氣。藉此更加提升放鬆度，獲得優質睡眠。

Chapter

2

為人生增添豐裕與潤澤「精油與調配方式」

本章將為各位解說植物的生命力與特徵、正確的精油使用方式，以及香氛所交織出無限寬廣的世界。雖然內容略微艱澀，但確實掌握精油知識，為自己的人生增添豐裕與潤澤吧！

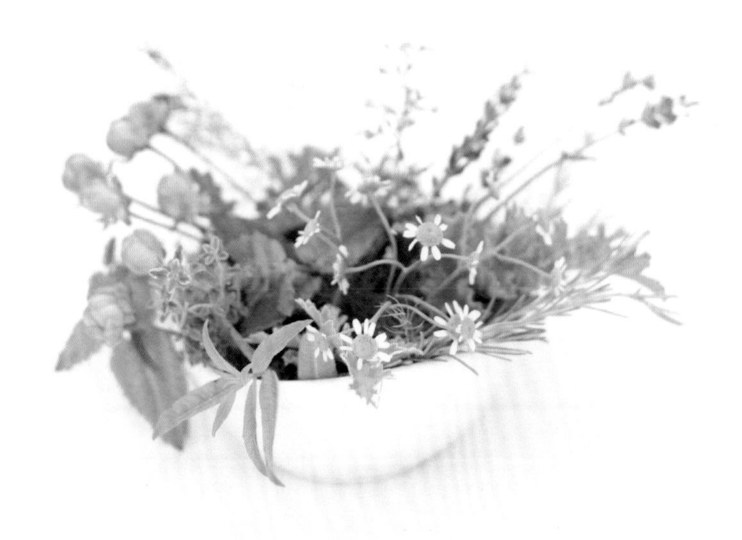

01 精油(Essential oil)

芳香療法中所使用的精油，濃縮了植物的生命能量，力量十分強大。讓我們更深入瞭解精油來源的植物特徵、精油性質與正確用法的相關知識，使精油更加容易融入日常生活中。植物亦爲大自然的贈禮，一起來充分瞭解植物的魅力吧！

充滿了植物能量的「精油」

何謂精油？

芳香療法主要使用精油。所謂精油，即是僅萃取植物芳香成分的油脂。從香草萃取出的精油不但集合了多種藥理成分，同時也凝聚了植物所擁有的生命能量。雖然對於身體、肌膚、心靈等方面有顯著效果，但依個人狀態或症狀，也含有使用時必須注意的藥理作用。

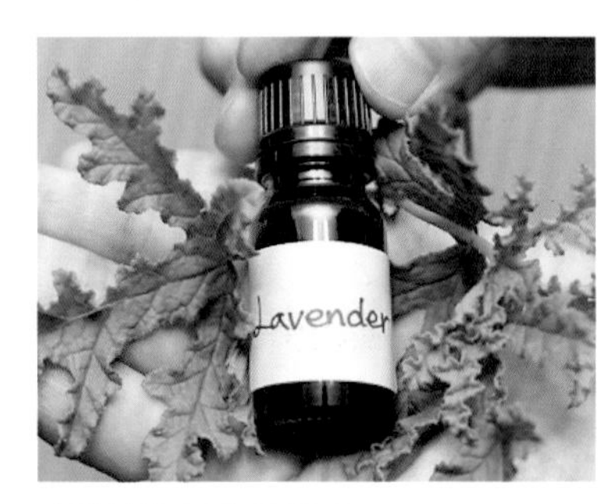

充滿植物恩惠的精油

何謂香草？

香草的英文寫作Herb，語源是意為「草」或「野草」的拉丁語Herba。這並非特定的植物名稱，而是迷迭香、薰衣草、胡椒薄荷等多種植物的總稱。雖然說到香草，給人的印象是散發香氣的植物，但沒有香氣卻具有藥理成分的植物也稱為香草。

香料、藥、染料、乾燥花等，自古以來便是各種場合不可或缺的存在，與人們的生活息息相關。可享受香氛、用於料理、維持健康等，用途相當廣泛。台灣也有九層塔、香菜、八角、花椒等各種香草存在。

植物和人類的關係

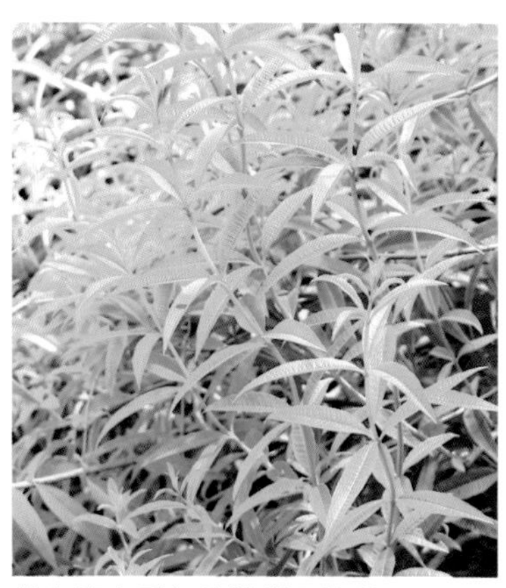
帶有清爽香氣的檸檬馬鞭草

人類在呼吸時，吸入氧氣並排出二氧化碳。氧氣是我們維持生命、製造營養成分不可缺少的材料，而製造氧氣的則是植物。植物吸收人類呼出的二氧化碳後，製造排放出氧氣。人類因植物而得以維生，兩者是共生關係。

舉例來說，當我們走在自然豐饒，被衆多樹木環繞之處時，心情就會變得舒暢對吧？心情之所以會變好，是因為吸收了植物所釋出的α-蒎烯（森林香氣）香氣成分，使副交感神經占優勢，讓血壓趨於安定、血流量增加、免疫力增強等，身體產生了良好的變化所導致。

植物香氣的偉大力量

植物藉由行光合作用以維持生命，但它們不像人類擁有腦或神經，因此並非自行思考，再製造出維持生命所需的營養素。植物一旦生根，便無法依照自己的意思改變居住環境（生根位置）。當氣溫或濕度產生變化時，我們能夠增減衣物應付環境的改變，但植物就無法這麼做了。不僅是氣溫或濕度的變化，還會受到害蟲的侵襲。

植物吸收空氣中的二氧化碳，從土壤吸取水分和礦物質，再利用太陽的能量行光合作用維持生命並成長。過程中，植物的一次代謝產物是製造自己身體所需的醣類、蛋白質、脂質等物質。二次代謝產物則是合成維持生命所需的重要物質，具有復原傷口、抵禦病菌和害蟲，以及吸引昆蟲靠近以散播花粉繁衍後代等各種作用，其中便富含了製作精油的芳香成分。植物是為了自己而產生二次代謝產物，絕非是以作用於人類身上為前提而產生芳香成分。但是人類和植物是共生關係，而且人類與植物同樣都擁有細胞，因此人類能接受植物許多恩惠，並對植物的香氣有十足的反應。

◆植物的光合作用與二次代謝產物

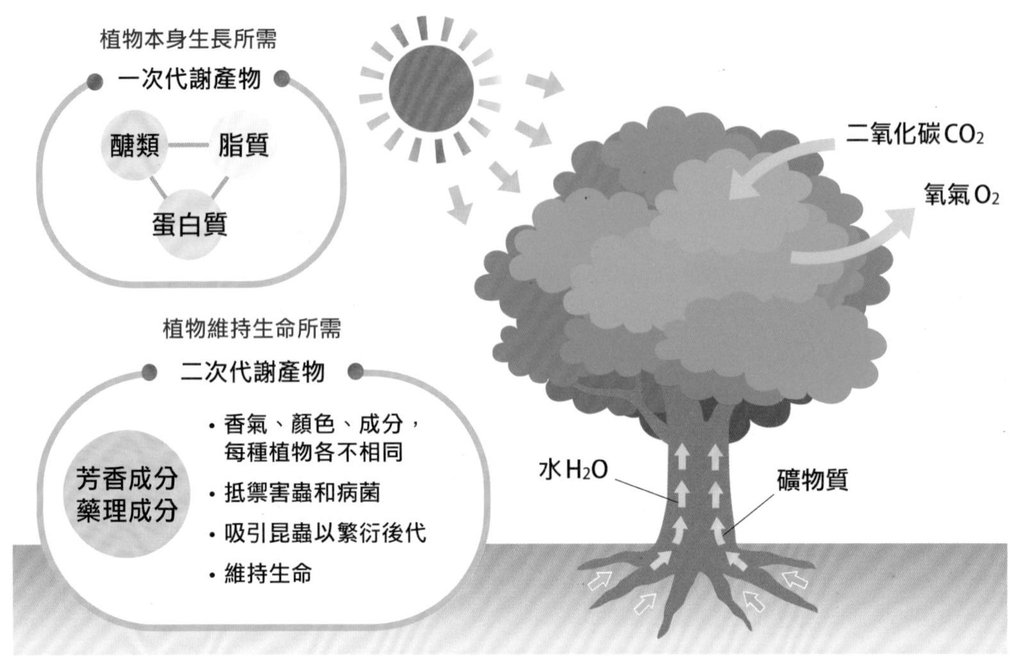

植物經過幾億年的演化，形成了一套生存機制。將植物中的芳香成分和藥理成以精油的形式使用，也為人們帶來美好的功用。

為什麼相同的植物，香味卻不同？

即使是同種的薰衣草，也會有香味略微不同的情況。如前文所述，精油是從天然植物僅萃取芳香成分的油，因此依照來源植物的生長環境、收成時期、栽種方式、蒸餾時間、蒸餾時的狀態，香味會有所不同。

舉例來說，雖然種類相同，但自然生長於海拔1,600m以上的野生薰衣草和有機栽培的薰衣草，在香味上會有顯著的差異。高海拔的自然環境嚴峻，因此薰衣草會產出能夠生存於當地環境所需的成分。人工栽種的薰衣草就沒有這樣的需求，所以相較於自然生長的薰衣草，香味與成分就會有所差異。不僅如此，就算是生長在相同地點的植物，也會因氣溫和濕度的變化，改變香味或成分。若以紅酒比喻，就像薄酒萊新酒的香氣和味道年年不同是一樣的道理。薰衣草是在花開七成時收成，還是在花蕾狀態下收成？採收後立即進行蒸餾，還是乾燥一段時間後再蒸餾？隨著條件不同，製成精油時香味也會不同。

什麼是化學型態？

精油是藥理成分的集合體。同種類的植物，之所以會因產地和收成時期的不同而產生不一樣的香味，即是成分不同所致。香味及成分僅有些微差異的話，精油名稱便相同。但若香味及內含成分有大幅差異的話，精油的功效也會不同，這種時候便會依成分改變精油名稱的標示。雖為同種植物，但依成分增加名稱標示的精油就叫做「化學型態(Chemotype」，簡稱CT。

有不同化學型態的代表性精油有迷迭香、百里香等。像是迷迭香(學名：Rosmarinus officinalis)因產地不同，成分中含有桉油醇較多的稱為「桉油醇迷迭香」，樟腦成分較多的稱為「樟腦迷迭香」，馬鞭草酮較多的則稱為「馬鞭草酮迷迭香」。由於精油所含成分不同，用途也會隨之不同。

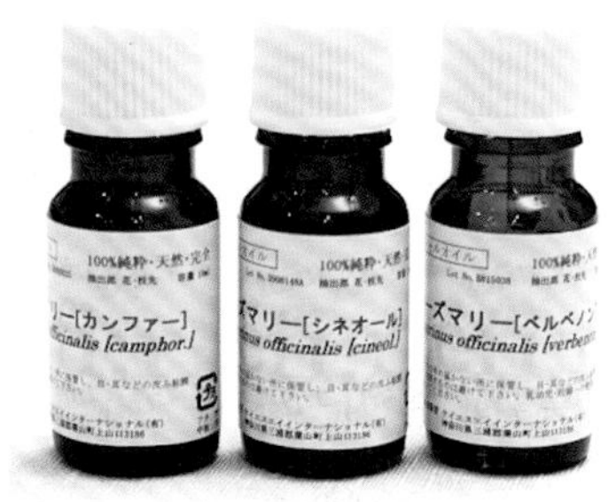

學名相同，但主要成分不同的3種迷迭香

精油和香薰油（Aroma oil）一樣嗎？「選擇精油的正確方式」

一定要使用100%天然精油

「香料」分為「❶天然香料」、「❷人工香料」，以及由天然和人工香料調和而成的「❸調和香料」3種，芳香療法所使用的精油即是萃取自植物的天然香料。與人工香料相比，香味的萃取耗費時間，相當珍貴。

天然香料又可以進一步分成「Ⓐ動物性」和「Ⓑ植物性」2種。在香水等香氛中所使用的動物性天然香料僅數種，但植物性則存在約200種。此外，用於食品的動物性香料(鰹魚、扇貝等)則存在約400種。

人工香料分為「Ⓐ單離香料」和「Ⓑ合成香料」2種。單離香料是從天然香料只抽取出某種成分的香料，合成香料則是以天然資源或單離香料為原料所合成之香料。上述2種合計約有3,500種的人工香料。

目前在市面上，具有香氣的油有「精油」、「香薰油(Aroma oil)」、「香氛精油(Fragrance oil)」等各種產品。不少香薰油、香氛精油是使用人工香料，或是將天然香料以酒精稀釋的產品。

天然香料與人工香料的差異，在於香氣帶給人們的效果。天然香料透過嗅覺直接刺激大腦，可藉此改變腦內神經傳導物質，引起情緒變化或刺激內分泌系統，使身體狀態有所變化(參照 P286)。但是嗅聞人工香料，對於大腦幾乎不會造成任何影響，也無法改變腦內神經傳導物質。

例如，聞了薰衣草精油(天然香料)身心就會放鬆，脈搏數亦減緩，但若聞薰衣草的人工香料，通常脈搏數或情緒、身體狀況不會產生變化。芳香療法所使用的油並非「香薰油」，而會標示為「精油」，請選擇100% 天然的產品。

購買時要確認原料和學名

一般來說，精油瓶身的標籤都會註明「原料」、「學名」、「萃取部位」等資訊，或是另外註記於說明書。真正薰衣草的學名是「Lavandula angustifolia/officinalis」，但就算同樣是薰衣草，學名為Lavandula grosso的葛羅索醒目薰衣草成分就不同，因此香味和用法也不一樣。請仔細確認記載的原料，注意不要買錯。

此外，精油通常也會有英文名稱標示，但有些國家的英文標示不同，需多加注意。同樣為英語圈的美國和英國，也會有標註的英文名稱不同的情況，或是中文名稱相同但學名不同等狀況，相當複雜。

譬如說，名為「雪松」的精油中，有分「維吉尼亞雪松(Juniperus virginiana，柏科)」和「大西洋雪松(Cedrus atlantica，松科)」2種。這2種精油的原料是不同植物，所以是完全不同的精油。特別是在國外購買精油時，不只是原料的英文標示，建議學名也要一併確認。

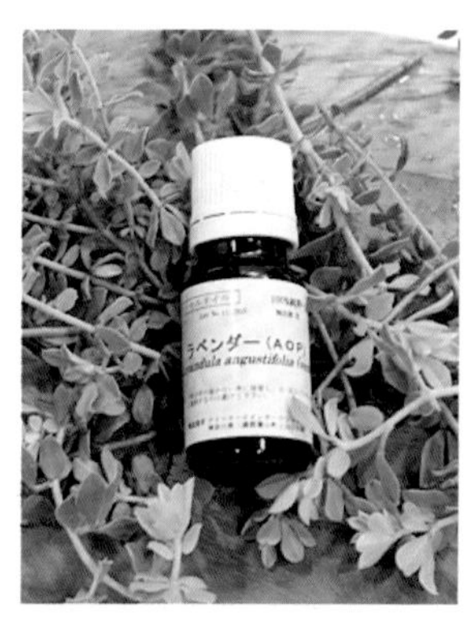

市面上賣的真正薰衣草精油(Lavandula angustifolia)

確定裝入遮光瓶

由於精油是天然產物，會隨時間慢慢變質。為避免受到紫外線照射，選擇裝在遮光瓶中的產品吧！

用錯就有危險！「精油的正確使用方式」

精油是藥理成分的集合體，雖然含有許多對身體有益的成分，但也有一些會損傷粘膜或帶有毒性的成分，請遵守以下事項安全使用。

◆安全使用精油的13個注意事項

注意事項	原　因
❶不可將原液直接塗抹於肌膚	除了薰衣草、茶樹、羅文莎葉，可將原液小面積塗抹在肌膚上，其他精油都必須以植物油稀釋到3%以下使用。肌膚較敏感的人，就算是薰衣草、茶樹、羅文莎葉，建議也都稀釋過再使用。
❷絕對不要服用精油	雖然在國外也有內服的案例，但有些精油含有微量神經毒性，或是刺激皮膚的成分，自行判斷服用非常危險，請絕對不要嘗試。為避免兒童誤食，也請放在孩子無法取得之處。如果不慎誤食，請服用大量牛奶或水，讓精油從體內排出。萬一身體感到不適，有可能是影響到肝臟或腎臟，請盡速就醫。
❸遵守1天中可使用的精油量	成人1天可用的精油量為5～6滴(以1滴0.05cc計算)。雖然國外的使用範例中，也有使用更多滴數的情形，但身體能夠代謝的精油量是有限的，建議適用量為最多5～6滴。
❹進行過敏測試	初次使用的精油請先稀釋約10倍，塗抹於手腕內側進行過敏測試，確認是否適合體質之後再開始使用。若紅腫起疹子或是有發癢的情形發生，就立即以流水沖洗，並且避免使用。
❺注意使用期限與存放環境	由於精油為天然產品，因此有安全使用期限。柑橘類精油建議在開封後6個月以內，其他精油則建議在開封後1年內使用完畢。精油一旦受到光線照射就會開始變質，為避免陽光直射，建議裝入木盒等容器中保存。使用變質的精油、基底油會使皮膚粗糙，對身體產生不良影響，尤其基底油一旦出現油耗味就要立即丟棄。

注意事項	原　因
❻注意不可於火源或窗簾附近使用	精油具易燃性，使用於火源附近時需特別注意。若使用點蠟燭式的薰香台擴香，也請勿在窗簾等易燃物附近使用。
❼注意光毒性和光敏性	有些柑橘類精油具有光毒性，或是會引發過敏的光敏感特性。若將具有光毒性的精油塗抹於肌膚，受到紫外線照射時便會引起發炎等症狀，應避免於照射紫外線前使用(參照P55)。
❽精油並非藥物	雖然精油具有許多有益於身體、心靈和皮膚的保健作用，但絕非藥物。若在一知半解的情況下使用於急性病症等狀況，可能會造成無法挽回的後果。雖然對芳香療法瞭解得越深，就越容易依賴精油的效果，但有急性病症或需要醫師診斷時，請至醫院就診。
❾長期治療或正在服藥的人，請務必與主治醫師討論後再使用	部分精油具有妨礙藥效的作用，正在進行長期治療或服藥的人，請先徵得主治醫師的同意後再使用精油。
❿懷孕或哺乳時，需特別謹慎選擇精油	在身心較敏感的懷孕期間，精油能給予很大的幫助，但部分精油具有通經作用(使月經通暢的作用)，即使選擇能安心使用的精油，也有可能產生平時不會有的反應，因此懷孕期間請謹慎選擇精油。此外，哺乳期間請避免在使用精油後的2小時內哺乳。
⓫嬰幼兒、孩童、高齡人士的使用注意事項	成長發育中的孩童，嗅覺比成人更加敏銳，因此容易受到外在影響。嬰兒(0～1歲)原則上僅能以擴香的方式使用，而且施行時間約為成人的10分之1，並只使用茶樹或薰衣草；幼兒(1～7歲)則可使用較淡的擴香，或是進行按摩(以15cc植物油稀釋1～2滴精油)；孩童(8～14歲)和65歲以上年長者，雖然用法與成人無異，但精油的濃度請減半使用。
⓬用於寵物	由於寵物的身體大小和代謝特性與人類不同，無法和人類一樣使用精油。曾經有使用後寵物狀態惡化的案例，因此應避免使用精油。不過可將稀釋過的純露噴在梳子上梳毛，只是動物會自行理毛，應避免使用香味強烈的純露。

注意事項	原　因
⑬精油瓶的用法	為了能一次只滴落 1 滴，通常精油瓶都會有付滴管的瓶塞，各家廠商的滴管樣式不盡相同。 中間滴管上方有氣孔：讓氣孔朝上，傾斜瓶身 45 度角使用。 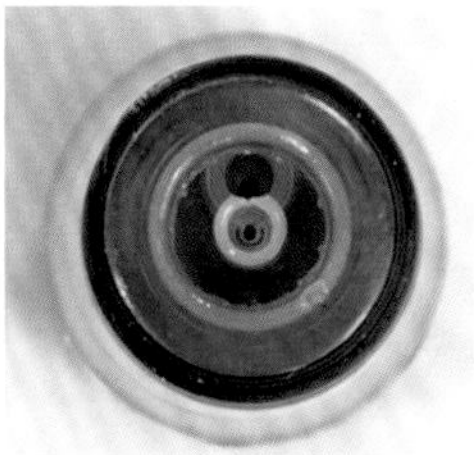 黏稠度高的精油：先以體溫溫暖瓶子，精油較容易滴落。 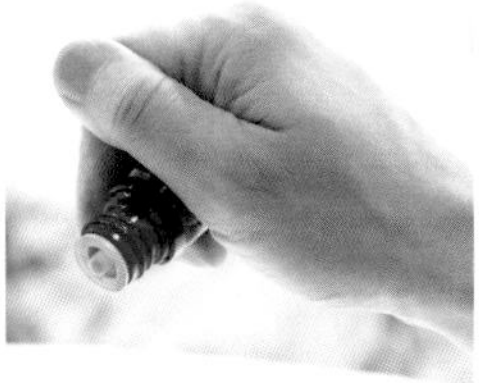

正因為有美妙功效，也可能變成毒藥！「精油與按摩的禁忌」

雖然精油具有各種功效，但事實上依症狀或身體狀態，也有許多情況不建議使用。正在進行長期治療、處於服藥的狀態，或是身體狀況不佳時，先向醫師或專業人士諮詢後再使用吧！

◆ 症狀分類 避免使用之精油一覽表

症　狀	應避免使用之精油＆注意事項	原　因
高血壓	迷迭香(特別是樟腦迷迭香)、胡椒薄荷、藍膠尤加利	可有效促進循環，會加劇血液流動，恐導致出血性腦中風等狀況發生。
懷孕期	懷孕初期、中期、後期，整個孕期都必須謹慎使用。 《懷孕時可放心使用的精油》 柑橘類精油、花梨木、乳香	有些精油具有通經作用或神經毒性等成分。身體也容易變得較敏感，使用所有精油時都必須特別注意。
哺乳期	除上述《懷孕時可放心使用的精油》，其他精油都必須避免使用。 使用精油後，至少要經過 2 小時後才能進行哺乳。	有些精油具有神經毒性等成分。身體容易變得較敏感，使用所有精油時都必須特別注意。
月經過量、大量月經	快樂鼠尾草、杜松、胡椒薄荷、迷迭香、沒藥、甜馬鬱蘭等	會暫時增加月經流量。
曬太陽	佛手柑、萊姆、甜橙、苦橙、橘子、葡萄柚、檸檬、日本柚子(柑橘類僅可使用水蒸氣蒸餾的精油)等	含有內酯類的呋喃香豆素。
敏感性肌膚	冬青、豆蔻、丁香、肉桂、天竺葵、黑胡椒、胡椒薄荷、佛手柑、香蜂草、西洋蓍草、檸檬香茅、胡椒木、日本柚子、日本扁柏等	含有刺激皮膚的成分。
癲癇	迷迭香(特別是樟腦迷迭香)、胡椒薄荷、藍膠尤加利、頭狀薰衣草等	含有神經毒性。

症　狀	應避免使用之精油＆注意事項	原　因
腎臟疾病	杜松	具有促進體液循環的作用，會暫時造成腎臟負擔。
想要專注時	依蘭、快樂鼠尾草、茉莉、橙花、安息香等	具良好的止痛作用，導致難以集中注意力。
飲酒前後	基本上體內有殘留酒精的情況下應避免按摩。按摩後也會比平時更容易酒醉，需多加注意。尤其應避免使用快樂鼠尾草。	可能會產生想吐的症狀。
服藥期間	先與主治醫師討論後再使用。 《服藥期間可放心使用的精油》 花梨木、乳香、柑橘類精油	視個人情況，有些精油會產生交互作用。

關於光毒性和光敏性

・何謂光毒性？

所謂的光毒性，就是把精油塗抹在皮膚上，照射紫外線後所引起的皮膚發炎反應。只是將精油塗抹於皮膚上並不會引起發炎，但成分吸收紫外線能量後，會引發皮膚色素沉澱及發炎等症狀，所以會產生反應的僅有塗抹的皮膚部位。引起光毒性的成分是內酯類的呋喃香豆素，具有吸收紫外光的作用，等累積到一定程度便會一次釋放光線，造成皮膚受損。不只是陽光，日曬沙龍的紫外線也會引起相同反應，需要多加注意。

・何謂光敏性？

光敏性則是將精油塗抹於皮膚上，具有過敏性的精油成分進入體內，一旦照射紫外線就會引發過敏反應。塗抹處以外的皮膚也可能會出現症狀，甚至會少量就引發反應。

珍惜植物生命！
「精油的萃取方式」

植物含有芳香成分的部位和濃度

植物的芳香成分儲存在「油細胞」、「腺道」、「油囊」、「腺毛」這些特別的植物組織當中。雖然每種植物不盡相同，但主要位於「果皮」、「葉」、「花」、「根」等部位。這些部位中含有約 1～3% 的芳香成分，只萃取出植物芳香成分的產物便是精油。

◆植物中所含芳香成分與精油瓶

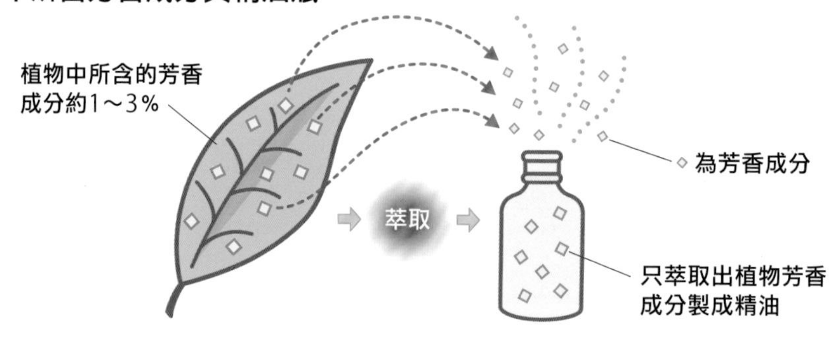

最普遍的萃取方式「水蒸氣蒸餾法」

精油的萃取方式有許多種，但大多數精油都是採水蒸氣蒸餾法萃取。將植物跟水放入蒸餾鍋內加熱，使之產生蒸氣。待熱度與壓力破壞了含有芳香成分的細胞壁後，芳香成分便隨著蒸氣釋出。蒸氣進入導管後被冷卻降溫就成了液體，而該液體會分離成「精油」和「水」。精油與水的比重為0.9：1，精油較輕，因此會浮在上方，沉積於下方的則是純露(花水)。

如蒸餾薰衣草時，上方是薰衣草精油，下方則是薰衣草純露。每種植物的蒸餾時間、壓力、溫度都不同。萃取出的精油會先存放於陰暗處，直到芳香成分穩定為止，這段期間也會因植物而不同。

除此之外，也有直接將蒸氣注入鍋爐的「濾蒸法(percolation)」。要從種子或樹木等堅硬部位萃取精油時，需要花費較長的時間，但以此法僅需約 3 分之 1 的時間即可完成。同樣的植物分別以水蒸氣蒸餾法和濾蒸法萃取的話，香味也會不同。

◆水蒸氣蒸餾法

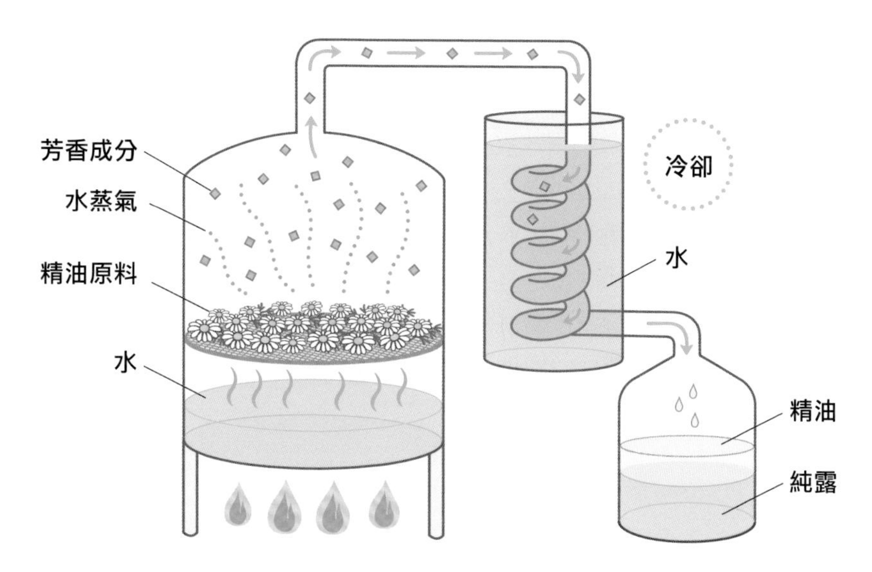

以短時間高溫高壓蒸餾植物的話，雖然可以萃取出較多精油，但不含揮發較慢的物質，所以會影響成分與品質。配合植物細心地進行蒸餾，方可製造出高品質的精油。

◆蒸餾時間和萃取成分

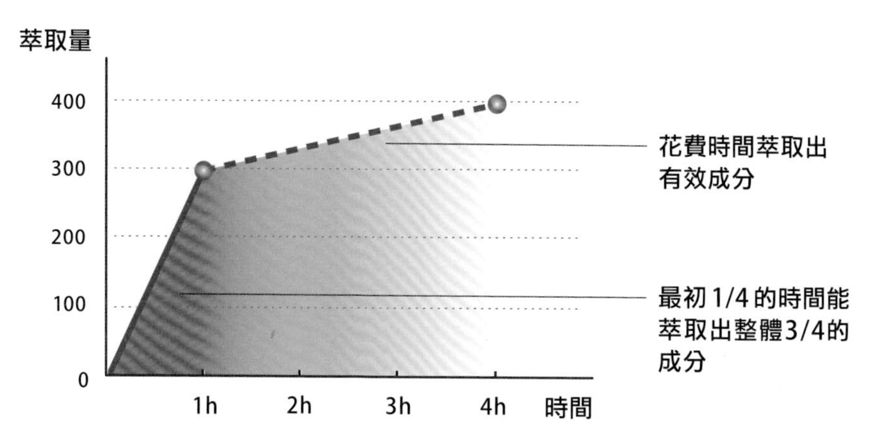

舉例來說，含有400種成分的精油，需花4小時萃取。這400種成分中，有300種在開始蒸餾的1小時內就會被萃取出來，剩下的100種成分則必須在接下來的3小時慢慢萃取。後面耗費3小時慢慢萃取的成分，便含有藥理效果佳的有效物質。蒸餾時間因植物而異。

無法使用水蒸氣蒸餾法時 使用「脂吸法」

以動物性脂肪吸付芳香成分的傳統方法。使用於芳香成分過重，無法以水蒸氣蒸餾法萃取的植物(玫瑰或茉莉等)。

先在木框的玻璃板塗上牛脂或豬脂，並以耙子刮出紋路，增加與花朵香味接觸的面積。接著在脂肪上鋪滿花瓣，讓油脂吸收芳香成分。每1～2天重複更換花瓣的步驟，直到無法再吸收芳香成分的飽和狀態，就變成含有芳香物質的固體「香脂」。接著再將香脂與酒精混合攪拌1天，讓香氣轉移至酒精。之後再讓酒精蒸發，便能取出純粹的芳香成分，以此方式所取得的芳香成分即稱為「原精(Absolute)」。

◆脂吸法

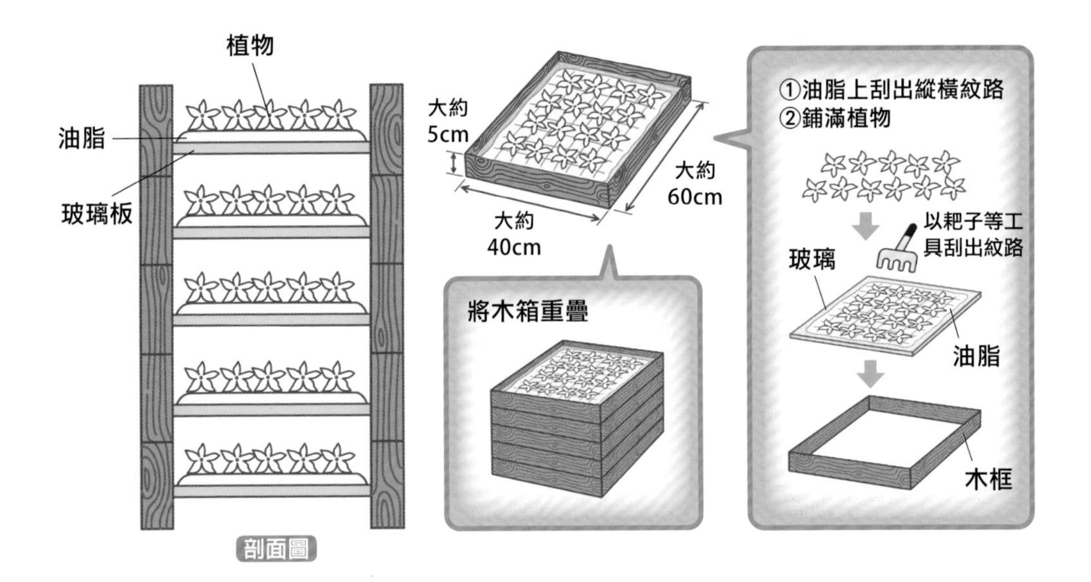

- 1層的花量約為200g
- 花朵要放置1～2天(依植物種類而異)
- 玻璃板重疊數層

將脂吸法簡化的工業製法「溶劑萃取法」

使用石油醚或己烷等揮發性有機溶劑，萃取芳香成分的方法，是將費工的脂吸法經工業化改良的萃取方式。在玫瑰、茉莉、乳香等花或樹脂的芳香成分中加入有機溶劑，等芳香成分溶出後使溶劑蒸發，就會留下含有芳香成分的固體「凝香體」。將酒精加入凝香體並冷卻，去除多餘物質及酒精就成為精油。從花中萃取出的精油稱為「原精」，樹脂所萃取的精油則稱為「香料浸膏(Resinoid)」。

壓榨法

在製作成漏斗型，宛如磨泥器般的機械中壓入果皮，是從柑橘類的果皮萃取精油的方式。以前的人是用手擠壓果皮，再以海綿吸收果汁(海綿吸取法)，或是把果實放入有釘子的桶中滾動，破壞果皮並抽取果汁(手工釘刺法)。由於未經加熱，能獲得最接近原始的香氣，但容易氧化也是一大特徵。目前柑橘類果皮也有以水蒸氣蒸餾法萃取出的精油，但香氣和內含成分都與壓榨法不同。

◆果皮中含有芳香成分

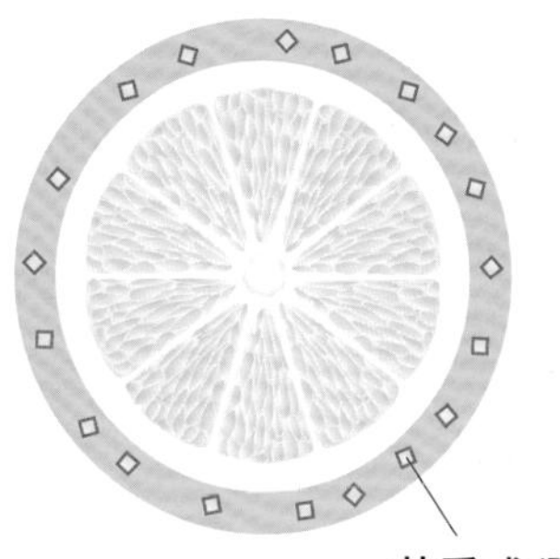

萃取出最接近植物自然的香氣「超臨界流體萃取法」

這是利用超高壓二氧化碳氣體，萃取芳香成分的方法。能夠萃取出比水蒸氣蒸餾法更接近植物自然的香氣，但由於成本不低，以此方式製造的精油並不常見。以100大氣壓的壓力施加於植物時會呈現霧狀，再採集此霧氣，即可萃取出水蒸氣蒸餾法所無法取得的成分，因此會更加接近植物的天然香氣。以此法所取得的芳香成分便稱為「萃取物(Extract)」。

從植物外觀便知功效？「植物的萃取部位和特色」

精油的萃取部位

檸檬精油是從果皮，薰衣草精油則是從葉子與花的部分萃取，芳香成分存在於植物的各種部位。就算是相同植物，也會因萃取部位不同而成為不同的精油。植物能以拉丁文的學名識別，但精油還可藉由芳香成分的萃取部位識別。

舉例來說，有「橙花」、「苦橙」、「苦橙葉」這3種精油，但它們全部都是由苦橙(Citrus aurantium)所萃取而來。橙花是從花朵，苦橙是從果皮，苦橙葉則是從細枝或樹葉萃取。像這樣萃取部位不同，精油名稱也會不同。雖然記住學名也很辛苦，但瞭解精油萃取部位對於調和精油時非常有幫助，所以好好記起來吧！

◆精油的萃取部位

萃取部位	精油
果皮	柳橙、葡萄柚、佛手柑、橘子、檸檬、日本柚子、萊姆、胡椒木
葉子	冬青、廣藿香、尤加利、檸檬香茅、月桃、釣樟、柳杉、庫頁冷杉、日本薄荷、芳樟、柳葉木蘭、日本冷杉、綠花白千層、羅文莎葉
花朵	依蘭、洋甘菊、丁香、茉莉、橙花、西洋蓍草、玫瑰、永久花
葉與花	快樂鼠尾草、天竺葵、胡椒薄荷、甜馬鬱蘭、香蜂草、真正薰衣草(有些只使用花朵)、迷迭香、百里香、羅勒、醒目薰衣草
樹脂	古巴香脂、乳香、安息香、沒藥
木頭	檀香、雪松、花梨木、羅漢柏、樟樹
樹皮	肉桂

萃取部位	精油
樹果	杜松、黑胡椒
樹果和葉	絲柏
種子	豆蔻、芫荽、胡蘿蔔籽、黑胡椒

自古流傳的藥草治療起源？「藥效形象說」

精油是萃取自植物的各種部位，而從相同部位萃取的精油具有共同的特徵。約西元前5世紀，有「醫學之父」之稱的希臘人希波克拉底(參照P32)將健康和疾病視為自然現象，並奠定了以科學為根本的醫學基礎，與自古流傳下來的巫術治療做出區隔。他主張植物的形狀和顏色，以及生長環境等特徵，代表了該植物的功效，亦即所謂的「藥效形象說」。

例如名為小米草(eyebright／學名Euphrasia officinalis)的香草，從它的名稱eye(眼睛)bright(明亮)便可以聯想到，因對眼睛有各種功效而聞名。小米草開著白色小花，花瓣上帶有紅色條紋，擁有宛如雙眼充血般的外觀。自古人們便會使用小米草的浸泡液(倒入熱水後過濾的液體)，因花粉症或結膜炎導致眼睛充血時即可用來清洗，在現代也被做成各種保健產品。

要將藥效形象說套用在所有植物與其作用或許很困難，但古時候的人們可能就是將這套藥效形象說使用在藥草治療上。

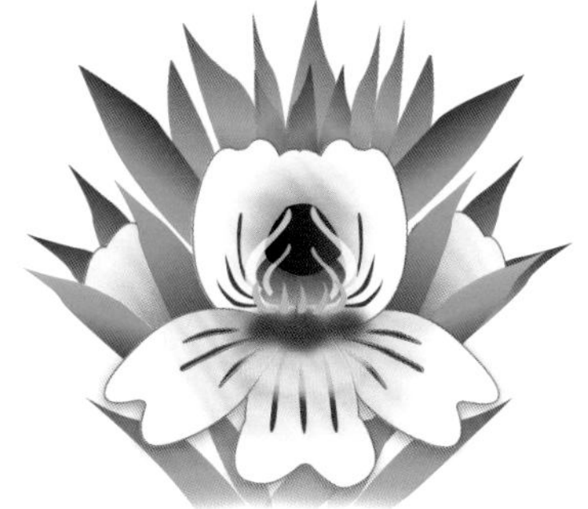

看起來宛如充血眼睛的小米草，
一直被當作眼藥使用

◆精油萃取部位的特色

精油萃取部位	從該部位聯想的印象	主要特徵、作用
果皮	果皮表面的凹凸、顏色 黃色、太陽、面皰、橘皮組織	讓心情變開朗積極，有助於改善消化系統、面皰與橘皮組織
葉子	葉片形狀 刀刃 香氣 清爽、鮮明	消滅病毒、細菌、真菌，強健免疫系統、使頭腦清晰
花朵	散播花粉 傳宗接代、生殖器	調節荷爾蒙、催情作用、保濕作用
葉與花	同時擁有葉子和花朵的特徵	除了花和葉子的作用之外，也有止痛作用，有助於改善消化系統
樹脂	從樹幹流出的樹脂 滲血、流出體液	有助於改善潰瘍、足癬等，濕黏的滲出性疾病
木頭	巨大的樹幹 堅定、穩定感、輸送營養和水分的路徑	穩定心臟與呼吸器官，有助於改善代謝水分的泌尿系統
種子	播種於土地即可孕育新生命 精力充沛、成長	具活化作用，強化肝臟、腎上腺、腎臟

◆真正薰衣草成分分析表

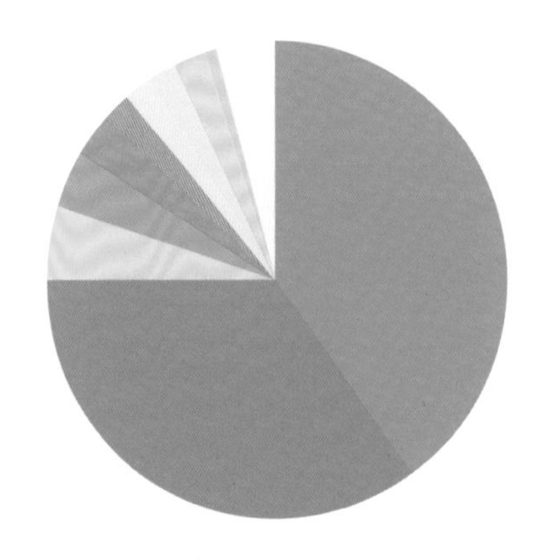

成分	比例
乙酸沉香酯	40～45%
沉香醇	35～45%
乙酸薰衣草酯	5%
α-松油醇	4%
桉油醇	3%
沉香醇氧化物	2%
乙酸己酯	2%
乙酸橙花酯	2%
松油烯-4-醇	2%
β-石竹烯	1%
其他	4%

分析精油成分，便可瞭解內含各種有效成分

連西藥都做不到！
單一精油具有多種功效的「精油魅力」

精油所含多種效用及其原因

精油是藥理成分的集合體。由於精油在台灣不屬於藥物，因此不會有醫師看診後開立精油處方的情形，但在將芳香療法做為醫療方式實行的法國，則會以精油代替藥物做為處方。

例如針對失眠病患，西醫通常會開立具鎮靜作用的藥，同時給予胃藥以避免造成胃部負擔。但若是芳香療法，則會使用含有沉香醇(具止痛作用)的薰衣草，或是含白芷酸的羅馬洋甘菊等精油。此外，薰衣草和羅馬洋甘菊能調整自律神經，使胃部回復正常機能，兼具了鎮靜與健胃功效。將薰衣草精油的成分加以分析(左頁下圖)，其中包含了止痛作用、殺菌作用、抗病毒作用等各種效果。如上述，芳香療法不同於西藥，1種精油中兼具了多種功效。

2種以上的元素透過化學鍵結合而成的純物質

越深入瞭解芳香療法的相關知識，就會越常見到「單萜烯」、「醇類」這類的用語和化學式。為了更安全、更有效地使用精油，這裡先來聊聊必備的化學基礎知識。

精油中含有各種成分，這些成分皆屬於「有機化合物」。所謂的有機化合物是指含碳(C)的大部分化合物，也構成了精油成分。由光合作用所獲得的碳(C)、氫(H)、氧(O)，3種元素進行組合變化。依這些元素的排列和組合方式會產生不同香氣，形成各種香味。這些香味可分成幾種香氣類別，每個類別具有共同的特徵，其中每個基礎成分也都含有藥理作用。

精油成分的香味和類別

❶以萜烯分類

萜烯是指以5個碳和8個氫的異戊二烯(C_5H_8)為結構單位的類別。依照異戊二烯的單位數量，又可更詳細地分類。

◆異戊二烯單位(C_5H_8)

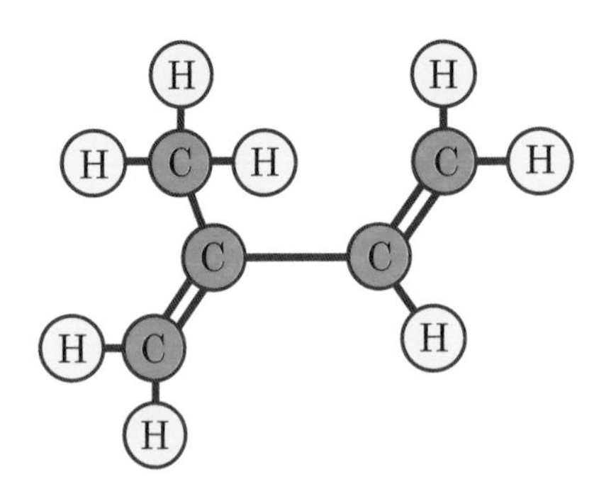

Ⓐ 2個異戊二烯單位組成的是單萜烯($C_{10}H_{16}$)類
Ⓑ 3個異戊二烯單位組成的是倍半萜烯($C_{15}H_{24}$)類
Ⓒ 4個異戊二烯單位組成的是雙萜($C_{20}H_{32}$)類

碳氫數會根據精油成分有所變化。依照異戊二烯單位數量進行分類，每種類別香味也不同。雖然肉眼無法看見碳和氫，但分子越大，重量也會越重。比起具有10個碳的單萜烯，具有15個碳的倍半萜烯，甚至是20個碳的雙萜，分子重量也會越重。

譬如說，甜橙精油約90%是由單萜烯所構成，由於分子較輕，因此揮發速度快，香氣擴散也較迅速；而沒藥精油含有90%比單萜烯更重的倍半萜烯，因此揮發速度就會較慢(右頁上圖)。

❷以官能基分類

如異戊二烯，僅以碳與氫構成的物質稱作「碳氫化合物」。在碳氫化合物中，若具有各種辨識用的「官能基」，便可以此進行分類。

例如有官能基「-OH」的話就是「醇類」，有「-CHO」的話則是「酮類」等等，具有相同官能基的成分就會有相似性質。

❸結合❶(萜烯：異戊二烯)和❷官能基

下頁以表格結合❶、❷，將精油成分一一分類，便能瞭解效用的特徵和揮發速度。

每個成分要分到哪個類別，大致上可以成分名稱的語尾進行判斷(也有無法以此判斷的物質)。

◆依異戊二烯單位分類的類別名稱和特徵

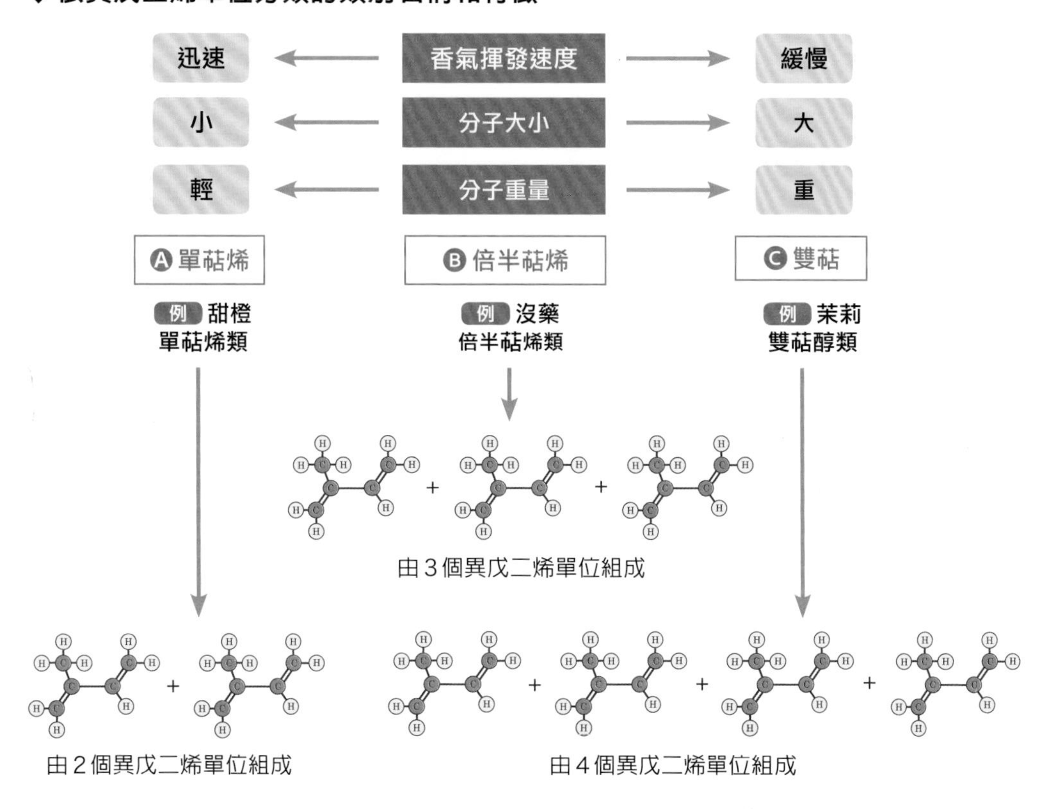

◆精油成分類別與特徵

成分類別名稱	代表成分	主要功效	注意事項、特徵
碳氫化合物 語尾特徵 -ene			
單萜烯類 精油 柑橘類、絲柏、杜松等	α-蒎烯、β-蒎烯、γ-松油烯、莰烯、水芹烯、月桂烯、檸檬烯等	抗菌、抗病毒、促進體液循環、強健、類可體松作用、促進組織再生	容易氧化，使用較高濃度時會刺激皮膚。富含於柑橘類、具森林香氣的精油。
倍半萜烯類 精油 沒藥、德國洋甘菊、廣藿香	大根香葉烯-D、β-石竹烯、古巴烯、柏木烯、檀香烯、沒藥烯、金合歡烯、母菊天藍烴等	抗過敏、止癢、抗哮喘、抗發炎、促進體液循環、降血壓、止痛、抗痙攣	香味強烈，通常需以少量使用。依精油所含成分不同，效果也不同。

成分類別名稱	代表成分	主要功效	注意事項、特徵
醇 官能基 -OH　語尾特徵 -OH/			
單萜醇類 精油 天竺葵、玫瑰草、花梨木、薰衣草等	香葉醇、香茅醇、側柏醇、松油醇、松油烯-4-醇、橙花醇、薰衣草醇、龍腦、薄荷醇等	抗真菌、抗病毒、調節免疫力、鎮靜、提振精神、驅蟲	香葉醇具有提升肌膚彈性、軟化肌膚的作用，適合調理肌膚。
倍半萜醇類 精油 檀香、廣藿香等	杜松醇、藍桉、胡蘿蔔次醇、檀香醇、柏木醇、廣藿香醇等	抗真菌、活血化瘀、類雌激素作用	具類雌激素作用，因此懷孕、哺乳期間，以及婦科疾病患者服藥期間禁止使用
雙萜醇類 精油 茉莉、快樂鼠尾草等	快樂鼠尾草醇、異植醇、植醇等	類雌激素作用、促進體液循環、強化靜脈	類雌激素作用比倍半萜醇類更強。注意事項同倍半萜醇類。
醛 官能基 -CHO　語尾特徵 -al/、aldehyde/			
醛類 精油 檸檬香茅、香蜂草、天竺葵等	乙醛、檸檬醛、小茴香醛、橙花醛、香茅醛、香葉醛等	抗病毒、抗發炎、增強免疫力、降血壓、止痛、鎮靜、解熱、粘膜與皮膚刺激性	可能會出現皮膚刺激或過敏反應，因此禁止高濃度、長時間使用，必須以低濃度使用。許多含有醛類的精油使用時需要多加注意，所以事先記住為佳。
氧化物 官能基 O-　語尾特徵 -ole/、-oxide/			
氧化物類 精油 尤加利（藍膠、澳洲）、桉油醇迷迭香、綠花白千層等	桉油醇、石竹烯氧化物、快樂鼠尾草醇氧化物、玫瑰氧化物、沉香醇氧化物等	化痰、抗黏膜炎、化解黏液、抗病毒、抗菌、增強免疫力	化痰、抗黏膜炎效果良好，適合用於調理呼吸器官，如預防或調理流感、感冒、花粉症症狀。

此處記載使用須注意的精油，亦有非本書介紹之精油。

成分類別名稱	代表成分	主要功效	注意事項、特徵
酮 官能基 >C=O 語尾特徵 -one/			
酮類 精油 胡椒薄荷、鼠尾草、樟腦迷迭香等	樟腦、香芹酮、小茴香酮、側柏酮、薄荷烯酮、胡薄荷酮、馬鞭草酮等	化解黏液、化痰、增強免疫力、促進膽汁分泌、分解脂肪、強化肝臟、抗病毒、抗真菌、促進傷口結痂	具神經毒性，孕婦、哺乳期、嬰幼兒不可使用。必須以低濃度使用。
酚 官能基 -OH ※苯環與羥基結合 語尾特徵 -Ol			
酚類 精油 丁香、百里香(百里酚)、肉桂等	丁香酚、百里酚、香芹酚等	抗菌、增強免疫力、類可體松作用、抗真菌、抗病毒、皮膚刺激性、肝毒性	會刺激皮膚並具有肝毒性，須以短期間、低濃度使用。
酚醚 官能基 -Ol			
酚醚類 精油 茴香、大茴香、羅勒、香艾菊、依蘭等	茴香腦、黃樟素、甲基丁香酚、甲基蒟酚等	皮膚刺激性、神經毒性、肝毒性、鎮靜、抗痙攣、止痛、類雌激素作用	和酚同樣必須小心使用。存在於茴香、羅勒、大茴香、香艾菊等植物中。
酯 官能基 -COOR 語尾特徵 ○○○酸-yl			
酯類 精油 茉莉、羅馬洋甘菊、快樂鼠尾草等	歐白芷酸異丁酯、苯甲酸甲酯、甲酸香葉草酯、甲酸沉香酯、乙酸沉香酯、乙酸丁香酯、甲基水楊酸等	抗痙攣、抗發炎、抗病毒、抗真菌、降血壓、鎮靜、止痛	對神經系統有良好的鎮靜作用，富含於花類精油之中，是由醇類與酸發生反應所生成。
內酯 官能基 -CO-O- 語尾特徵 無			
內酯類 精油 茉莉、柑橘類精油，中含有微量	香豆素、茉莉內酯、茉莉酮、呋喃香豆素等	呋喃香豆素具有光毒性，香豆素具有肝毒性、化解黏液、抗凝血、化痰、增強免疫力	塗抹含有呋喃香豆素的柑橘類精油後，須注意勿照射紫外線。也有以水蒸氣蒸餾法萃取，不含呋喃香豆素的柑橘類精油。

02 何謂調配精油？

如花香帶有「優雅感」，樹脂香氣則具有「平穩感」般，香氣皆有其個性。正因爲將這些個性進行各種組合，才能打造出多采多姿的芳香世界。這個世界邀請我們進入無法以理性因應的無意識領域中，爲我們開啓了通往新世界的大門。來看看在寬廣無垠的香氣世界中，先瞭解就很方便的法則吧！

香氣交織出的和弦

精油具有各種效用，調和多種精油使用的話，就能產生相乘效果。香氣也會因調配比例而改變，就算以相同精油調和，也能夠讓香氣產生深度，或是同時呈現華麗和安定感等相反的印象。此外，每個人使用香氣的目的不同，選擇的精油也不同，調出的香氣就會有差異。嗅覺和邊緣系統(掌管本能的部位)有著密切關係，以多種精油所調配出的香氣便隱藏著潛在訊息，所以能調出自己真正需要的香味，盡情享受香氣所演奏出的美妙和弦。

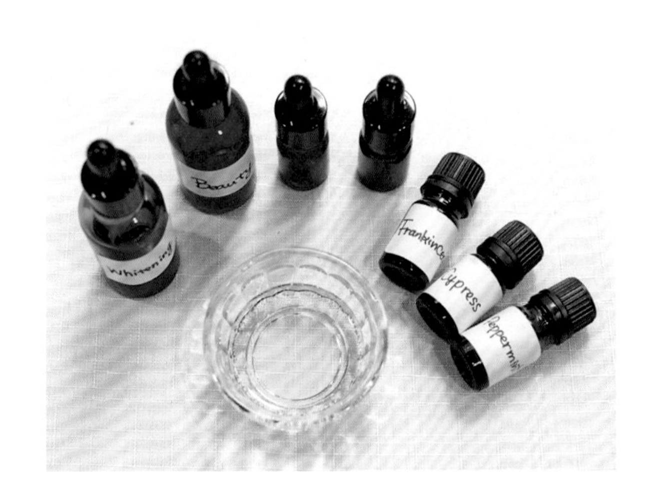

◆加強效果的6個調配技巧

重　點	原　因
❶決定目的	調配精油時，重點在於要將調好的成品使用在何種目的上。此時好好正視自我，瞭解自己目前的狀態也是非常重要的。舉例來說，您有便秘的困擾，所以決定要選用幾種對便秘有效的精油來調配。會造成便秘的原因，有時是自律神經失調所致，也有可能是肌力不足所產生，不同原因選擇的精油也不一樣。此外，在香氣效果方面，要選擇對身體有效，還是對精神有效的精油也是一大重點。先掌握好自己目前的狀態，再來決定調配目的吧！
❷決定製作物品	調配精油能製成按摩油、乳霜、噴劑等各種日用品。決定目的，再想好要以什麼樣的方式使用之後，就能決定該做成什麼用品比較好(參照Chapter 5)。
❸考量使用時段	接下來是選擇要使用的精油，但在這之前，先想想使用時段吧。是早上或晚上使用，掌握約略的時間即可。由於柑橘類精油含有內酯類的呋喃香豆素，塗抹後照射紫外線可能會產生黑斑，所以須避開白天使用(也有無呋喃香豆素的柑橘類精油)。此外，若加入能提神醒腦或促進循環等效果較強的精油，就會提振交感神經，以致於難以入睡，因此夜間使用時需特別注意。
❹選擇合適精油	到❸為止決定好之後，就參考Chapter 3「精油75選」，聞過香味後選擇2～3種喜好的精油吧。在這邊要注意的是，必須選擇自己喜歡的香氣。就算是對自己的身心相當有益的精油，若不喜歡香氣的話就不需選擇。能讓自己直覺地認為「我喜歡這個香味！」的精油，即是自己身心所需之證明。
❺決定香氣的協調性	建議分別選用從不同部位萃取的精油。例如要選3種精油時，分別選從果皮萃取的葡萄柚、從葉和花萃取的薰衣草、從樹脂萃取的乳香。像這樣選擇萃取部位不同的精油，就能調出協調性佳的香氣。
❻決定調配比例	有的精油香氣較強烈，有的較輕盈，還有些精油是具毒性或強烈刺激性。調配數種精油時，並非所有精油都採相同滴數，請參考接下來介紹的Blend Factor，考慮成品的香氣和作用的協調性吧！

Blend Factor與調配比例

Blend Factor是什麼？

調配精油時，並非全部以相同比例(滴數)混合，應考量精油濃度或對皮膚的刺激性等，安全性是非常重要的。假設我們要以禁忌較多的藍膠尤加利、可小範圍使用原液塗抹的薰衣草、具光毒性的檸檬，這3種精油共15滴做調配的話，並非各取5滴，而是以尤加利2滴、薰衣草9滴、檸檬4滴的比例進行調配使用。為了計算出滴數而賦予精油的比例數值就稱作「Blend Factor」(簡稱BF)，是由著名的英國芳香療法先驅，羅伯・滴莎蘭德所發明。

各精油的BF

- **BF以1～7標示**
- **數值較低的精油 因具刺激性等因素，須少量使用**
- **數值較高的精油 可以使用較多**

◆常見精油的BF(各精油的BF請參照Chapter 3)

BF	精油名稱
數值較低 1～2	冬青、洋甘菊(羅馬、德國)、薑黃、野馬鬱蘭、豆蔻、丁香、黑胡椒、芫荽、肉桂、薑、茉莉、鼠尾草、胡椒薄荷、永久花、檸檬香茅、香蜂草、西洋蓍草、尤加利(藍膠、檸檬、澳洲)、迷迭香(樟腦、桉油醇、馬鞭草酮)、橙花、安息香、沒藥、日本薄荷、胡椒木、日本冷杉、樟樹等
中間 3～5	甜橙、苦橙、胡蘿蔔籽、快樂鼠尾草、葡萄柚、古巴香脂、絲柏、杜松、天竺葵、百里香、茶樹、羅勒、佛手柑、甜馬鬱蘭、橘子、檸檬、玫瑰(奧圖、原精)、雪松、綠花白千層、乳香、苦橙葉、玫瑰草、萊姆、醒目薰衣草、羅漢柏、日本扁柏、柳杉、日本柚子、釣樟、月桃、庫頁冷杉、芳樟等
數值較高 6～7	檀香、真正薰衣草、花梨木等

手作日用品所需精油滴數的算法

● **以50ml荷荷芭油製成2%濃度的按摩油**

使用精油 真正薰衣草、葡萄柚、丁香（各精油1滴約0.05cc）

❶ **確認每個精油的BF**

真正薰衣草＝7、葡萄柚＝4、丁香＝1

❷ **算出總滴數**

50ml×2%（0.02）＝1ml

⇒1ml÷0.05cc（1滴精油的量）＝20滴

⇒總共可加入20滴精油

❸ **依照各個精油的BF，將真正薰衣草、葡萄柚、丁香以7：4：1的比例共添加20滴**

真正薰衣草 20 × 7/12 = 11.67 ⇒ 11滴

葡萄柚 20 × 4/12 = 6.67 ⇒ 7滴

丁香 20 × 1/12 = 1.67 ⇒ 2滴

※ 為了達到20滴，還需2滴，因此將滴數較少的精油各添加1滴。但若3種都是選擇BF數值較低的精油時，則不加滿20滴，而是將比率再降至60%左右，算出總滴數。以上述例子的情況即為12滴（20滴×60%）。

記住BF的訣竅

要記住所有精油的BF並不容易，所以只要先記住數值較低的種類即可。

- **作用較強的精油**
- **具有皮膚刺激性的精油**
- **從花朵萃取的精油**
- **香味甘甜的精油　等**

各種手作日用品的精油調配濃度

用各種基材稀釋精油，即可做成按摩油或乳霜等自製保養品。製作這些用品時，除了需要參考精油的BF之外，每個用品的精油濃度也有所不同。由於直接使用於肌膚的用品也較多，先確認好濃度再來享受手作樂趣吧！

◆各種手作日用品使用的精油滴數

手作日用品	最高濃度	50cc所使用的滴數	基　材
按摩油(身體、臉部、頭髮)	～3%	～30滴	植物油
液態洗髮精、沐浴乳	～3%	～30滴	無添加洗髮精、無添加沐浴乳
乳霜	～3%	～30滴	蜜蠟、植物油或凝膠等
牙膏	～3%	～30滴	礦泥和水
泥膜	0.2%	2滴	礦泥、水和蜂蜜
化妝水	～2%	～20滴	純露(膚質強韌者可使用酒精和水)
室內噴霧	2～5%	20～50滴	酒精和水
香水	15～30%	150滴～300滴	酒精和水

※此處標示的是最高濃度，膚質敏感者建議調低濃度使用。

調香高手須知！「香氣的調性」

精油是揮發性油類，每種精油在空氣中的揮發速度(香氣擴散)也不一樣。成分的分子較小、較輕盈，香氣便會迅速擴散(揮發性高)；分子較大、較重，香氣擴散便較緩慢(揮發性低)。精油的揮發速度亦稱作「調性(Note)」，可分為前調、中調、基調3種類型。

◆精油調性分類表

調性	特徵	精油
前調	香氣清爽又輕盈，擴散迅速，可維持2～3小時，主要為柑橘類和萃取自葉子的精油。	柳橙、豆蔻、葡萄柚、茶樹、胡椒薄荷、佛手柑、橘子、尤加利、檸檬、檸檬香茅、萊姆、日本薄荷、日本柚子、薰衣草、羅文莎葉、丁香等

調性	特徵	精油
中調	揮發速度介於前調和基調之間，香氣可維持3～4小時，主要為萃取自葉子、花朵的精油。雖說是中調，也有略偏前調或基調的香氣。	依蘭、古巴香脂、絲柏、薑、茉莉、天竺葵、廣藿香、杜松、香蜂草、花梨木、玫瑰、橙花、乳香、苦橙葉等
基調	香氣較厚重、深沉，擴散緩慢，可維持5、6小時，主要為萃取自樹木、樹脂、樹根的精油。	檀香、雪松、廣藿香、安息香、沒藥等

※各精油的調性請參照Chapter 3。

均衡協調的香氣

調配精油時，最重要的就是協調搭配「香氣調性」。舉例來說，如果都選擇前調的3種精油調配，整體香氣就只會感覺輕盈，沒有深度或焦點。建議可以高調：中調：基調＝2：2：1為準則調配。

香氣的分類

除了「BF」和「香氣調性」以外，還可以香調做分類。特別是製作香水等情況時，依此分類可調出想要的效果。

◆香調的特徵

香調	特徵
柑橘、森林香調	給人清爽、年輕、自然、草本、生意盎然的印象，如檸檬等柑橘類、絲柏和杜松等。
花香調	給人女性化、溫柔、優雅且高貴的印象，如玫瑰、天竺葵、花梨木等。
香甜調	具甜美、可愛的感覺，如安息香、橘子等。
木質調	給人安全感、自然、乾燥等印象，如檀香、雪松等。
香草調	具有自然、草原、清爽開朗的感覺，如薰衣草、尤加利、迷迭香等。
香料調	帶有刺激性、活力的感覺，如豆蔻、肉桂、丁香、黑胡椒等。

世界上獨一無二「獨創香氛製作」

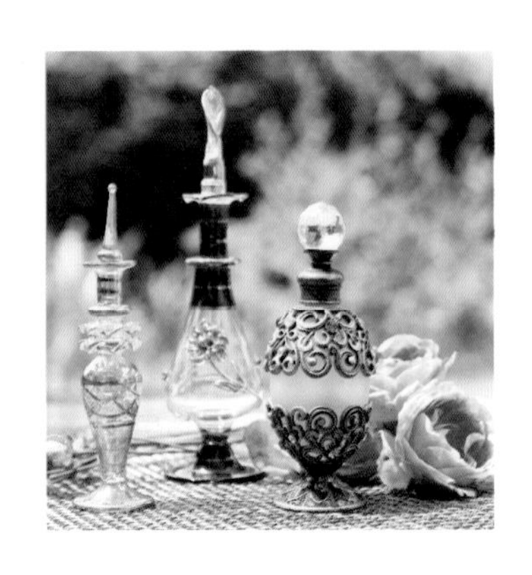

香氛(Fragrance)是指香精(Perfume)、淡香精(Parfum de Toilette)等，為了讓身體散發香氣所使用之產品總稱。香氛是以酒精稀釋香料製成，可再依香料比例(賦香率)區分等級。從賦香率較高者開始，依序為香精(Perfume)＞淡香精(Parfum de Toilette)＞香水(Eau de Parfum)＞淡香水(Eau de Toilette)＞古龍水(Eau de Cologne)。

雖然目前用於香氛產品中的香料約90%為人工香料(關於香料請參照P49)，但依然有許多加入天然香料的香水。在深入瞭解芳香療法相關知識後，試著調配萃取自植物的天然香料(精油)製成香水吧。動手做出世界上獨一無二的獨創香氛，說不定完成的香水將會引領我們進入未知的領域喔！

◆香氛種類和賦香率

香氛名稱	賦香率	維持時間	特徵
香精(Perfume)	15～30%	5～10小時	賦香率最高，因此香氣持久又華美，價位偏高。
淡香精(Parfum de Toilette)	10～20%	約5小時	賦香率較香精低，但用法相同，價格略低。
香水(Eau de Parfum)	5～10%	3～4小時	可輕鬆地享受香氣。
淡香水(Eau de Toilette)	約5%	2～3小時	可維持數小時淡淡的香氣。
古龍水(Eau de Cologne)	約2～5%	1～2小時	可在運動或淋浴後使用。

做出期望中香水的6個步驟

要用精油製作賦香率最高的香精，需要調配約10種精油製作。基本上沒有硬性規定要調配的精油數量，若增加種類改變調配比例，也可做出香氣豐富的成品。不同於以２～３種精油製作的按摩油，一開始可能會覺得有點困難。使用香水，便是用香氣展現自我。為了做出符合自我形象的香水，在此介紹幾招私房密技。

STEP1 想像使用香水的場合和時段

看是要在白天工作時使用，還是夜晚派對使用，呈現自我的方式也不一樣。首先考慮使用香水的時段，以及使用的場合。接著再想像看看，想要如何展現自我、希望給別人什麼樣的印象，像是工作俐落的幹練型和無憂無慮的療癒型，就會給人不同的感覺。

STEP2 想像擦上香水的心情

想像擦上香水時，自己想處於什麼樣的心情中，例如想要平靜放鬆，或是開朗積極，又或是帶有嫵媚的感覺等。

STEP3 想像完成的香水香味

完成的香水會是什麼樣的香味呢？華麗的花調香氣、自然風格的清爽香氣，又或是神祕的異國風香氣，照自己平常喜好的香氣就 ok，但想像和平時不同風格的香氣也很有趣喔！

STEP4 聞香決定幾種可能使用的精油

先大量試聞各種香氣，只要有「就是這個！」或「我喜歡這個香味！」的感覺就納入考慮。在此階段先不需以頭腦思考，用直覺多選一些備用吧。

STEP5 選定實際要調配的精油

到了這個步驟，應該已經將精油範圍縮小至一定程度，接著就使用試香紙掌握想調配出的感覺。

試香紙的用法，是在試香紙的前端滴上１滴精油，並寫下精油名稱。１張試香紙使用１種精油，所以有多少精油就準備多少試香紙。先聞過所有試香紙的香氣再來調整香味，像是「這個香

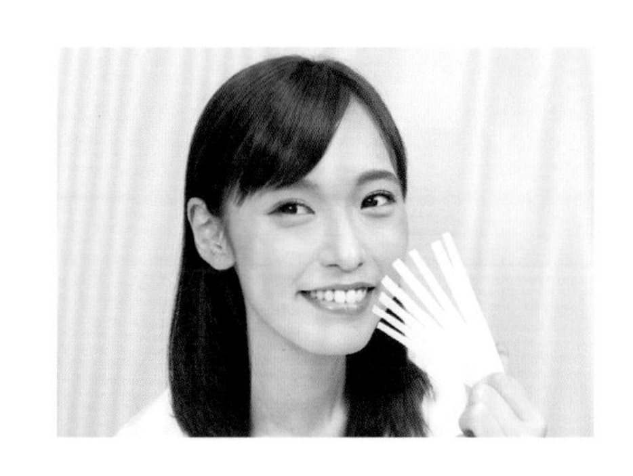

氣想要再多一點」或是「不要用這個香氣好了」等，依自己的直覺增減香味。此時無需在意精油本身的功效，只要依自己的喜好判斷即可。

STEP6 決定精油的滴數

將實際要用的精油和滴數寫下。製作香水時不需以BF計算，只要想像最後完成的香氣，決定各精油所使用的滴數即可。決定好精油和滴數後，就在酒精水中加入精油，裝入瓶中蓋上蓋子，放置1個月左右使香氣熟成、融合。剛把精油裝入瓶中時，會有明顯的酒精味或是前調香氣等，氣味不均的狀況，但經過數小時後香味就會產生變化。隨著2週、3週過去，每隔段時間聞聞就能感受到香氣轉變，也是等待香水完成的樂趣之一。第4週後，所有的香味將會融為一體，專屬於自己的香水就此誕生。

製作香水需準備的材料和注意事項

準備材料 **例** **要製作5cc的香水時**

- 5cc玻璃容器
- 90%酒精水4cc(在3.6cc無水酒精中加入0.4cc礦泉水)
- 精油共25滴(8～10種)

注意事項

- **若有加入柑橘類的精油，勿直接接觸肌膚**
- **1個月的香味熟成期間，不可受陽光照射**

香水「核心」和世界上最棒的香氣

苦橙葉的精油萃取自苦橙細枝或嫩葉，調性為中調，亦被稱作香水的心臟(核心)。若加入苦橙葉，就能使整體香氣更加鮮明、協調。

據說在調香師之間，「檀香：依蘭：茉莉＝3：2：1」的調配比例是「世界上最棒的香氣」。

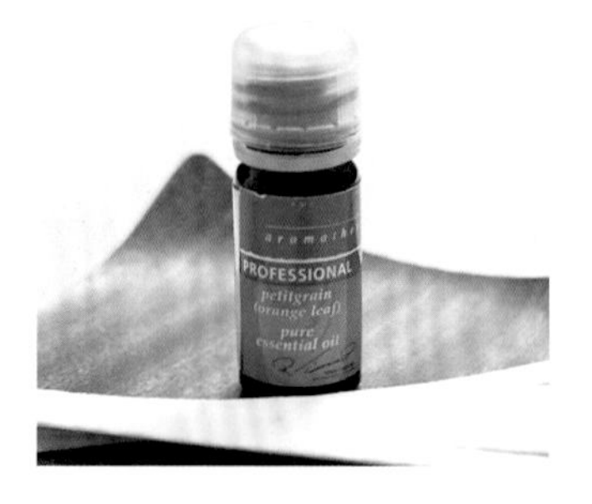

Chapter 3

知道這些就能成為芳療達人「精油 75 選」

本章精選日常生活中方便使用的 75 種精油。除了詳細資訊外，亦收錄對應的脈輪，以及可瞭解與精油特徵相關聯的精油色彩，配合美麗的植物插畫進行解說。

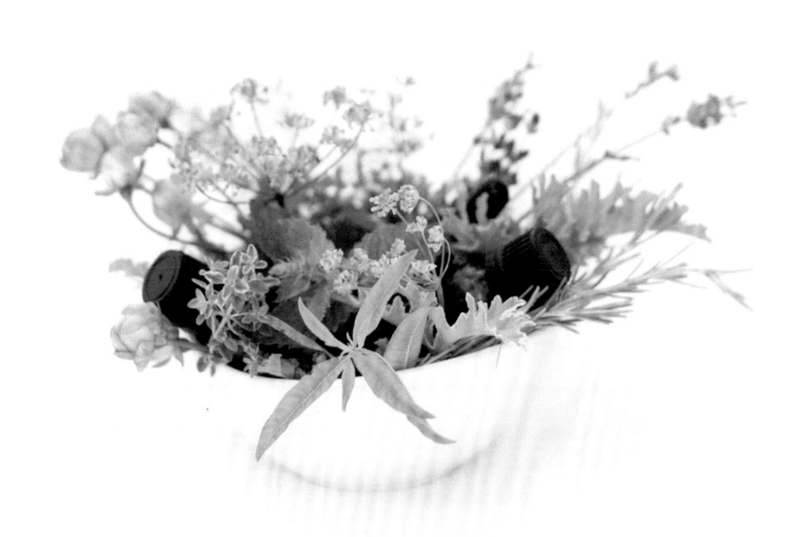

01 脈輪與精油的關係

自古以來，世界上的宗教便以「脈輪」稱呼肉眼看不見的生命能量匯聚之處，用「氣場」稱呼肉眼看不見、象徵著個人全貌的光芒。人們要活化肉眼不可見的脈輪和氣場，需要借用源於大自然，乃至於源於宇宙的植物或礦石的力量，而肉眼看不見的香氣力量亦被視爲具有功效。

脈輪與氣場

印度瑜伽認為，脈輪是在「生命能量匯聚之處」的「漩渦狀色彩團」，會滲透肉體並與肉體相互影響。雖然人體存在著許多脈輪，但自古以來認為主要的 7 個脈輪為生命之源，每個脈輪都有固定的色彩，為生命能量出入的管道。各脈輪關係著內分泌系統、中樞神經系統等器官運作，一旦脈輪的能量狀態變弱，各相對應的部位亦會呈衰弱狀態，因而產生不適。使用精油按摩可刺激脈輪，調理身體的不適。

而氣場則是數層「包覆著身體，搖擺不定的蛋形能量領域」。人們認為，宇宙及大自然的能量會流入包圍身體的氣場，進入脈輪，再從脈輪流出氣場並返回宇宙。

◆脈輪及氣場的色彩與對應部位

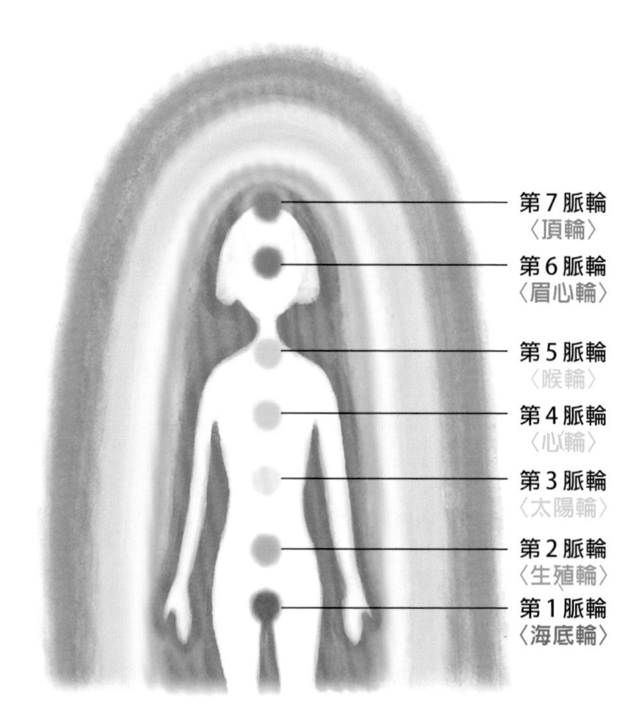

※根據各個脈輪的特性，於各精油頁面中將對應的脈輪記載於【對應脈輪】。

依蘭 Ylang ylang

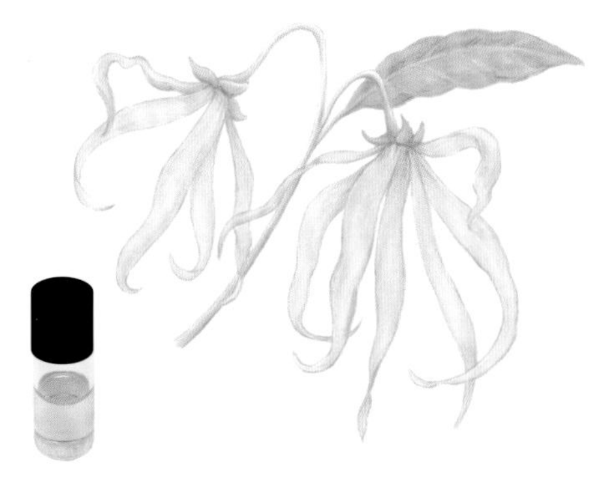

【主要作用】鎮靜、止痛、抗痙攣、降血壓、振奮精神、緩和不安、抗憂鬱、催情、抗發炎、抗菌、抗病毒、強健子宮、調整女性荷爾蒙

【主要成分】
單萜醇類：沉香醇50～60%
酚醚類：對甲基苯甲醚10～20%
酯類：乙酸香葉草酯3～10%、乙酸苄酯5～10%
※單萜醇類的沉香醇具有鎮靜、降血壓的功效。
※酚醚類的對甲基苯甲醚具有些微刺激作用。

【注意事項】高濃度 敏感肌 行車中 想要專注時
擁有讓人明顯好惡的強烈香味，調配時需特別注意用量。取少量與其他精油調和，能夠帶出具有深度及異國情調的香氣。

【購買參考資訊】
依蒸餾時間區分精油等級，第一道萃取的精油為最高品質「超特級(extra superior)」，往下再分特級(extra)、一級(1st)、二級(2nd)、三級(3rd)，香氣與價格都不同。特級精油中富含酯類，具有良好的鎮靜作用。

植物特徵：樹高達20m的常綠喬木。有大片、有光澤感的橢圓形葉片，花朵細長且披覆絨毛，綻放時則會由淺綠色轉為深黃色。花朵內側具有吲哚分泌腺體，會散發美妙的香氣。
精油特徵：可將亢奮的神經從緊繃中解脫，進入深層放鬆。能調整荷爾蒙平衡，引出內在慾望，被幸福感包圍。
香氣特徵：帶有南洋風情般的濃郁香甜氣味。
學名：Cananga odorata　科名：番荔枝科
萃取方式：水蒸氣蒸餾法　萃取部位：花
原產地：印尼、馬達加斯加等地

這種時候就可以使用

生活過於忙碌，想要放鬆卻無法從心底徹底放輕鬆時。常常將開心或悲傷等感情藏於心中時。無法充分展現個人性別魅力時。

呼吸／心跳急促、高血壓、生理痛、月經失調、更年期、胸部保養、性冷感

對常因壓力導致呼吸短淺的人很有幫助，能重整呼吸系統、循環系統、生殖系統等方面的機能。亦具有調整荷爾蒙的作用，可改善生理痛或更年期。建議可與快樂鼠尾草、真正薰衣草、天竺葵等精油調和，按摩下腹部，或是保養胸部。

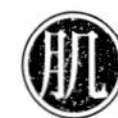

調整皮脂分泌、油性肌膚、乾性肌膚、老化、皺紋、面皰、掉髮、生髮

具皮脂分泌調整作用，從油性到乾性肌膚皆適用。可藉由調整荷爾蒙平衡，提升肌膚彈性或潤澤感，因此也常使用於肌膚護理。還可刺激頭皮促進健康，用來養髮、防止頭皮屑，可和迷迭香、絲柏調和做為養髮液使用。

煩躁、緊張、恐慌、易怒、情緒不安、憂鬱、失眠、無性生活、性無感

能引導人們進入深層的放鬆狀態，自然調整身心平衡。當迷失自我，在愛情方面或性事變得冷漠時，能夠提升自我的情慾本能，增強慾望。可與真正薰衣草、花梨木、甜橙、乳香等精油調配使用，使人心情開闊。

【精油的故事】由意味著「隨著微風搖曳的花朵」的菲律賓方言演化而來，馬來語中有「花中之花」的意思。在印尼，新婚夜時有將花朵撒在床鋪上的習俗，能整合情感和慾望的效用是依蘭的一大特色。
【主要用法】臉部、身體、頭髮、面膜、擴香、沐浴、香水　【調配建議】與柑橘類、香草類精油調配，能調出有深度的香味。香氣濃郁，能夠強調女性特質。　【BF&調性】BF：4　調性：中調　【對應脈輪】第2

冬青（白珠樹）Wintergreen

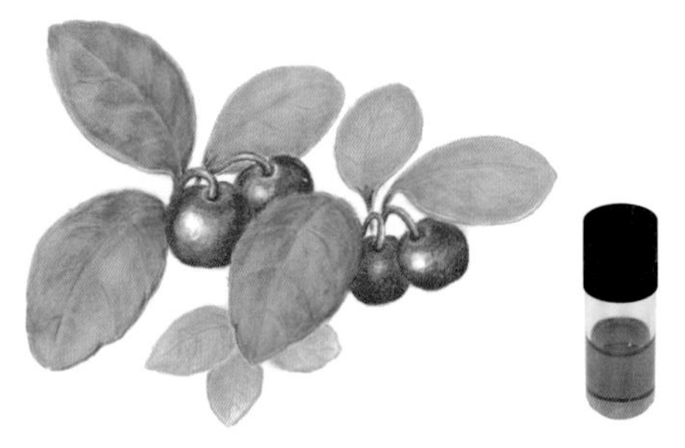

植物特徵：生長於加拿大、北美的杜鵑花科常綠灌木。樹幹呈匍匐狀，約15cm高。7～9月會綻放白色花朵，結紅色果實。雖然精油是從葉片中萃取，但由於是以醣苷形式存在，因此需進行酵素處理。將葉片浸泡於50℃的熱水一晚再進行蒸餾。
精油特徵：具強力的抗發炎、止痛、鎮靜作用，改善疼痛的效果很好。與藥物阿斯匹靈的效果相似，1ml約相當於1.4g的阿斯匹靈。
香氣特徵：帶有強烈清涼感的木質調香氣。
學名：Gaultheria procumbens
科名：杜鵑花科
萃取方式：水蒸氣蒸餾法　萃取部位：葉
原產地：加拿大、北美、中國、尼泊爾

【主要作用】抗發炎、鎮靜、止痛、抗痙攣、抗風濕、抗凝血、利尿、止咳、化痰

【主要成分】
酯類：甲基水楊酸96～99%
醛類：己烯醛微量

【注意事項】懷孕期 哺乳期 嬰幼兒 敏感性肌膚 光敏性 刺激皮膚 服用凝血藥物中
雖然刺激性強，使用時應十分注意，但正確使用可確實體會到精油效果。必須要以低濃度使用，約整體0.5%的濃度較安全，對阿斯匹靈有過敏反應者須注意。會與藥品產生交互作用，需要特別注意。主成分的甲基水楊酸，是市售貼布及止痛劑中也含有的成分，具有良好的止痛、抗痙攣、抗發炎等功效，然而過量可能導致中毒，因此在台灣被列為藥品管制成分。

【用於風濕、關節周圍疼痛】感到強烈疼痛時，建議在植物油30ml中加入冬青2滴＋絲柏4滴＋真正薰衣草4滴，調配成常備用油，用來進行按摩。對於會感到疼痛的浮腫部位（體液滯留）也很有效，若無發炎、灼熱感則可進行按摩。

這種時候就可以使用

因受傷或風濕造成關節、肌肉等方面有疼痛困擾時。特別是因身體不適（疼痛）的壓力，導致的精神耗弱時。想要找回堅強的自我時。

風濕、關節炎、肌肉痠痛、頭痛、牙痛、扭傷、肩頸僵硬、神經痛、浮腫

冬青的主要作用是「從疼痛中解脫」。因風濕等因素，一觸摸皮膚就會感到疼痛時，與其按摩，不如大量塗抹調配精油使皮膚充分吸收，就能感覺到效果。也推薦用於礦泥濕敷，只要用1～2滴冬青就十分足夠。針對浮腫護理，可和葡萄柚及絲柏調和按摩使用。雖然也有益於呼吸系統，但刺激性較強，僅可使用擴香。對皮膚的刺激性也很強，不適合臉部保養，只可用於身體保養。建議剛開始以0.5%左右的濃度使用，最多也只能到1%。由於香氣具有暢快的清涼感，和柑橘類及花香調的香氣搭配性較佳。

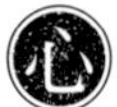

因疼痛所造成痛苦、壓力、消沉、精神上的疲勞、提不起勁

可從疼痛造成的精神痛苦中解脫，讓人心情變得正向積極。將具清涼感、清爽木質香的冬青，與讓人心情開朗的柑橘類精油調和，有助於找回失去的動力。想恢復活力、讓頭腦變清晰時，可與檸檬和胡椒薄荷調和進行擴香。

【精油的故事】美國印地安人將其做為藥草使用。在美國獨立戰爭時，則將葉片用來替代中國茶葉，並稱之為「Teaberry」。【主要用法】身體、濕敷、擴香【調配建議】香味具有衝擊性，僅使用少量調配，便可和其他精油取得平衡。【BF＆調性】BF：1　調性：中調【對應脈輪】第6

薑黃 Termeric

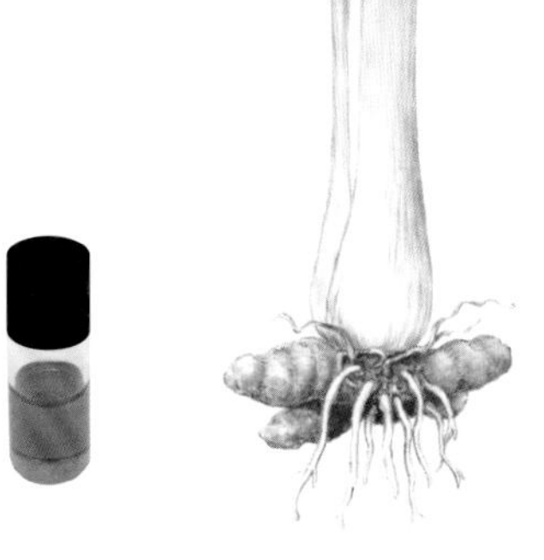

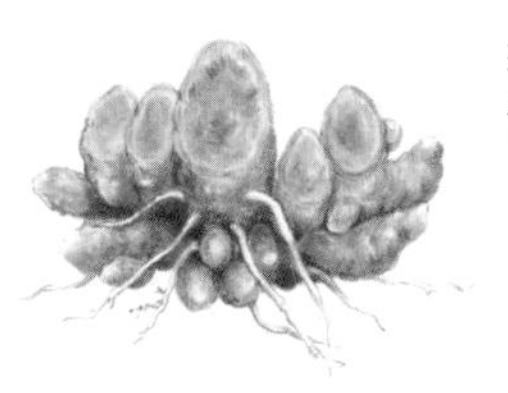

精油萃取自根莖，莖內部呈橘色。

植物特徵：薑科薑黃屬多年生草本植物。精油取自根莖部位。顏色比薑的根部更深，呈橘色。可分為秋薑黃和春薑黃等，一般認為秋薑黃的解肝毒功能較佳。
精油特徵：有益於消化機能，亦具有強化肝臟作用，平常攝取較多油脂或酒精的人可用來預防慢性疾病。
香氣特徵：如薑，具有深度香氣與特殊苦味。
學名：Curcuma longa　科名：薑科
萃取方式：水蒸氣蒸餾法
萃取部位：根莖　原產地：印度

【主要作用】促進消化、強化肝臟、淨化血液、抗發炎、抗菌、抗氧化、化痰、抗黏膜炎、增強免疫力與精神、降血糖

【主要成分】
酮類：β-薑黃酮24%、α-薑黃酮18%、ar-薑黃酮20%
單萜醇類：α-水芹烯3%、β-倍半水芹烯4%
倍半萜烯類：薑烯～4%
氧化物類：桉油醇～3%

【注意事項】懷孕期　嬰幼兒　刺激皮膚　光敏性
呈深黃色，需小心避免沾染衣物。對皮膚刺激性較強，須以低於整體1%的濃度使用。

這種時候就可以使用

經常攝取酒精或高油脂飲食者可用於預防慢性疾病。因夏季倦怠引起腸胃疲勞時。睡眠充足卻依然想睡、感到疲勞時。想要清爽有活力時。

倦怠感、夏季倦怠、消化不良、胃部不適

和預防宿醉的薑黃飲料有相同作用。經常攝取酒精及油膩食物，飲食習慣易造成肝臟負擔者，可和檸檬、馬鞭草酮迷迭香調和，於肝臟四周按摩(右側肋骨附近)。就算睡眠充足也無法消除疲勞時，可與羅文莎葉、綠花白千層、茶樹、檸檬等精油調和進行身體護理。

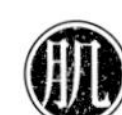

面皰、青春痘、過敏

由於對皮膚刺激性較強，因此不適合用於臉部保養，但可透過使用於身體進行體內排毒。藉由活化肝功能，有助於改善皮膚各種症狀。依照左側處方保養肝臟的同時，可以保濕效果良好的玫瑰草、羅馬洋甘菊等精油調理臉部。

無精打采、倦怠感、精神耗弱、負面情緒

無特殊原因，卻因肝臟功能不佳，導致無法擺脫倦怠感等症狀時可使用。身體和心靈會變得輕鬆，自然能增加活力，產生振奮感、專注力。容易有悲觀想法時，建議與乳香、古巴香脂、檀香等木質調以及柑橘類精油調配使用。

【精油的故事】自古以來即做為香辛料、染料及藥方使用。英文名稱為Termeric，近幾年來在台灣也是極受歡迎的保健食品。【主要用法】身體、濕敷【調配建議】和檸檬、迷迭香調和，可提升強化肝臟的效果。由於香氣中帶有苦味，會令人有明顯的好惡。【BF&調性】BF：1　調性：中調【對應脈輪】第3

野馬鬱蘭 Oregano

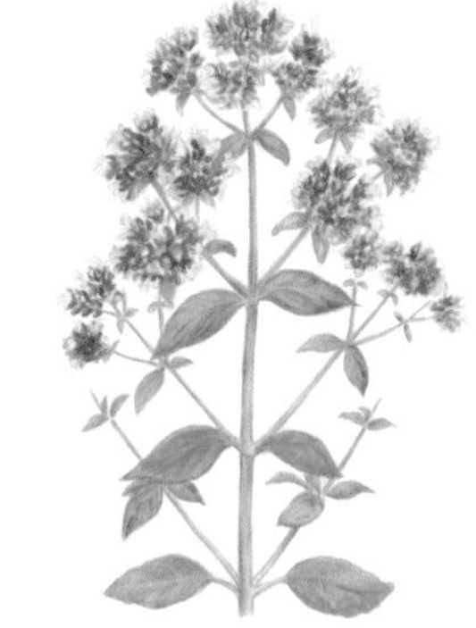

植物特徵：30～70cm高的多年生草本植物。葉片小，會綻放可愛的淺紫色花朵。亦稱牛至、奧勒岡，這個屬有許多種類，學名及俗名也很容易讓人搞混，奧勒岡葉也是非常受歡迎的香料。
精油特徵：可打造不受病毒感染、不生病的強健身體，有益於消化器官、呼吸器官。
香氣特徵：令人平靜的葉片香氣。
學名：Origanum compactum
科名：唇形科
萃取方式：水蒸氣蒸餾法　萃取部位：葉與花
原產地：摩洛哥、西班牙、義大利、土耳其

【主要作用】抗菌、抗真菌、抗病毒、增強免疫力、驅蟲、止痛、鎮靜、化痰、健胃、通經

【主要成分】
酚類：香芹酚40%、百里酚22%
單萜烯類：對-傘花烴21%、γ-松油烯14%、α-松油烯～3%
單萜醇類：沉香醇～3%

【注意事項】懷孕期 哺乳期 嬰幼兒 敏感性肌膚 刺激皮膚
皮膚刺激性強，以低於整體1%的比例調和為佳。

【方便好用的野馬鬱蘭油】這種草自古以來便是地中海沿岸深受人們喜愛的香草，用盆栽也很容易栽種，等到可採收新鮮葉片時，也可試著製成野馬鬱蘭油。用水清洗後拭乾水分，浸漬於橄欖油中熟成2週左右，讓橄欖油充分吸收香氣，再瀝除葉片就完成了。可當成沾醬或料理用油，加入蒜片和辣椒做變化也很有趣。

這種時候就可以使用

適用於預防感冒或流感、緩解感冒初期症狀。當免疫力下降、有咳嗽或生痰的症狀時。胃部不適或食慾不振時。想要變得充滿活力、心情爽朗且正面積極時。

體質虛弱、免疫力衰退、感冒、流感、咽喉炎、支氣管炎、胃部不適

病毒是由喉嚨入侵。外出回家時，可使用添加茶樹、胡椒薄荷的漱口水漱口。將同樣的配方加入無添加洗手乳，可提升抗菌作用。也可以加入礦泥和鹽製成牙膏使用，但對皮膚刺激性較強，需注意不要碰到嘴巴周圍的皮膚。

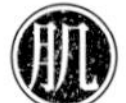

透明感、暗沉、帶狀疱疹、單純疱疹

刺激性較強，不適用於臉部保養。具有很好的抗氧化作用，和排毒功能佳的杜松，或具清潔血液功效的檸檬調和，可打造出透明感肌膚。出現病毒引起的帶狀疱疹或單純疱疹症狀時，可塗抹與茶樹、真正薰衣草調和而成的化妝水。

專注力不足、無精打采、倦怠感、憂鬱、神經疲勞

想要放鬆，同時又暢快、具有活力時可使用。想要專注於事務時，亦可讓人邊產生α波，同時有效率地進行作業。與杜松、迷迭香、胡椒薄荷、羅文莎葉等精油調和早上聞香，能夠為1天帶來清爽的開始。想要集中注意力時，用於擴香也很不錯。

【精油的故事】學名的由來是希臘語orus（山）和ganus（喜悅）組成的複合語Origanum（山之喜悅）。自古以來，被用於藥草、儀式、宗教、料理等各方面。此外，也用來當成製作國王或貴族木乃伊時的防腐劑。
【主要用法】身體、漱口、刷牙、擴香　【調配建議】適合搭配柑橘類或花香調香氣。
【BF＆調性】BF：1　調性：中調　【對應脈輪】第3

甜橙&苦橙 Orange sweet & Orange bitter

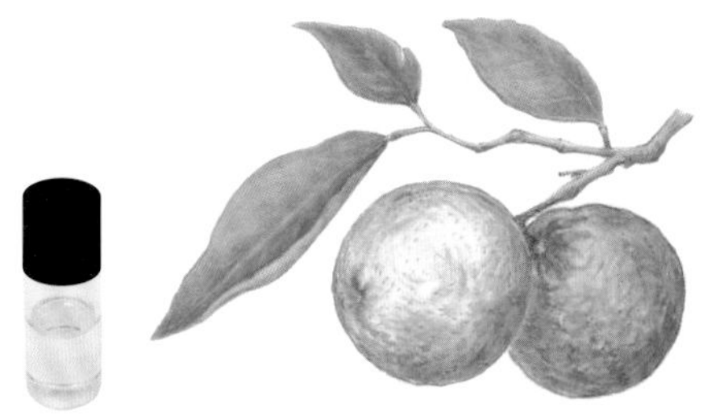

● 甜橙

植物特徵：樹高約10m的常綠喬木。柳橙精油分為甜橙與苦橙2種。從苦橙的果皮中可萃取苦橙精油、葉片與細枝可萃取苦橙葉精油、花朵則可萃取橙花精油。
精油特徵：能帶來積極開朗的情緒，在柑橘類精油中鎮靜、止痛的效果最好，亦有助於消化系統機能。苦橙具有多種對精神方面的效果。
香氣特徵：清爽甘甜的柳橙香味。苦橙則是較甜橙略偏苦味的香氣。
學名：Citrus sinensis（甜橙）
Citrus aurantium（苦橙）
科名：芸香科 萃取方式：壓榨法
萃取部位：果皮 原產地：義大利、巴西、美國、墨西哥、西班牙

【主要作用】抗憂鬱（特別是苦橙）、振奮精神、鎮靜、健胃、促進消化、止痛、抗菌、抗病毒、抗痙攣、抑制乙醯膽鹼酯酶活性

【主要成分】※（）內為苦橙
單萜醇類：檸檬烯90～95%（80～90%）、α-蒎烯～3%（～2%）
單萜醇類：沉香醇～5%
內酯類：呋喃香豆素微量
※苦橙除了上述成分之外，還含有具安定精神作用的酯類，如乙酸香葉草酯、乙酸橙花酯、乙酸沉香酯，以及醛類的檸檬醛、香茅醛等成分。

【注意事項】光毒性 敏感性肌膚 刺激皮膚
剛使用後不可照射陽光，最低6小時內亦須避免陽光曝曬。苦橙的光毒性比甜橙強。柳橙是許多人喜愛的香氣，只要遵守注意事項，即是可頻繁使用的好用精油。特別適合剛接觸芳香療法的新手及銀髮族的手足護理。

這種時候就可以使用

想消除一整天下來的疲憊，讓隔天能充滿活力工作時。因壓力導致睡眠不足、無法熟睡、腸胃不適時。

消化不良、腹瀉、食慾不振、便秘、腸脹氣、孕婦護理、銀髮族保健

柑橘類的特徵在於能使人心情愉快，對消化系統亦有良好功效。柳橙在柑橘類精油中，含有鎮靜、止痛的成分最多，因此是放鬆效果優異的精油，能讓壓力引起的內臟不適回歸正常狀態。同時具有抑制乙醯膽鹼酯酶活性作用（參照P41），因此常用於銀髮族保養。

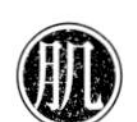

調整皮脂分泌、皺紋、乾性肌膚、暗沉、浮腫、生髮

具排毒作用，對於修復不舒爽的浮腫、暗沉肌有良好效果。能促進膠原蛋白增生，可與玫瑰草、天竺葵、花梨木等精油調和，調理皺紋及乾性肌膚。亦能刺激毛囊，也很建議用於生髮護理。可在純露中調和迷迭香、絲柏，洗髮後噴灑於頭皮並按摩鬆弛。

消沉、精神疲憊、不安、煩躁、憂鬱、負面情緒、失眠

當長期處於壓力狀態，無法自我肯定，或感到身體不適時，是能夠讓人變得開朗積極，重拾自信的精油。睡前和真正薰衣草、乳香調配進行擴香，會較容易入睡，進入深層睡眠。沒有擴香器時可用面紙代替，放置在枕邊。

【精油的故事】源自於梵語中，意指「水果」的Naranj。柳橙的藥效最早於中國古代受到關注，柳橙在中國亦象徵著幸運和繁榮。【主要用法】身體、臉部、擴香、頭髮、香水、濕敷、打掃【調配建議】樹脂、木質部、葉片與花等精油。【BF&調性】BF：4 調性：前調【對應脈輪】第3

德國洋甘菊 German chamomile

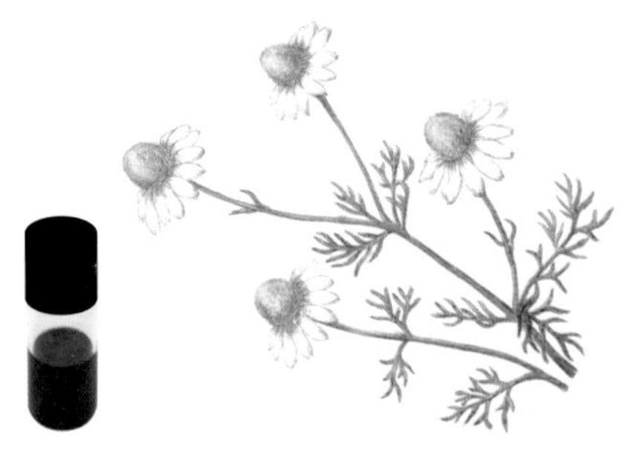

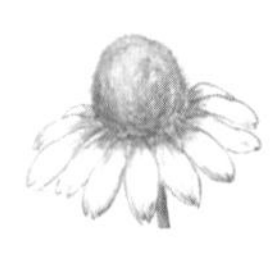

與羅馬洋甘菊相比，黃色的花芯高高地隆起。

植物特徵：於3～5月開花，草長50～70cm的1年生草本植物，外觀與羅馬洋柑菊(見右頁)不同之處在於高高隆起的黃色花芯。花草茶用的洋甘菊是乾燥德國洋甘菊。
精油特徵：精油呈深藍色。有助於改善過敏性搔癢、潰瘍、發炎，對於因搔癢所導致的精神壓力也有效用。
香氣特徵：帶有濃郁的藥草味，是會讓人明顯好惡的香氣。
學名：Matricaria chamomilla
Chamomilla recurtita
科名：菊科
萃取方式：水蒸氣蒸餾法　萃取部位：花
原產地：匈牙利、埃及、保加利亞

【主要作用】抗發炎、抗過敏、抗組織胺、止癢、促進肌膚再生、促進傷口結痂、抗菌、抗真菌、抗氧化、抗潰瘍、鎮靜、止痛、抗痙攣、通經

【主要成分】
氧化物類：沒藥醇氧化物A10～40%、沒藥醇氧化物B～5%
倍半萜烯：β-金合歡烯20～30%、母菊天藍烴10～20%、大根香葉烯-D～10%
酮類：樟腦2～15%
倍半萜醇類：α-沒藥醇～10%、金合歡醇～5%
※酮類的樟腦具有振奮中樞神經的作用。
※羅馬洋甘菊所不含的倍半萜醇類具有類雌激素作用。

【注意事項】懷孕期 哺乳期 菊科過敏
由於香味獨特，須以較淡的濃度使用。請先塗抹於手腕內側，測試過敏反應。

這種時候就可以使用

因過敏性疾病等導致搔癢、想根治過敏原時。想取得體內協調增強免疫力時。因消化道壓力性潰瘍等身體病症導致精神疲憊時。

月經失調、經前症候群、感冒、鼻炎、膀胱炎、潰瘍、消化不良、花粉過敏

精油呈深藍色，是因為含有倍半萜烯類的母菊天藍烴(羅馬洋甘菊所沒有的成分)。母菊天藍烴在以水蒸氣蒸餾法萃取時，會因熱而產生變化。即使將盛開花朵用手捏碎也不會變成藍色。母菊天藍烴對於過敏等症狀具良好的功效，羅馬洋甘菊則無此效用。此外因含有倍半萜醇類，能發揮如雌激素(女性荷爾蒙之一)般的作用，對於經期問題亦有幫助。同時富含氧化物類，能夠強健免疫系統，因過敏症狀使抵抗力較差時即可使用。欲改善過敏，可和香蜂草、羅文莎葉、綠花白千層、茶樹、佛手柑、西洋蓍草等精油調和，定期進行按摩護理。

過敏、濕疹、搔癢、皮膚炎、乾性肌膚、傷口

針對過敏、濕疹、乾性肌膚等因素造成的皮膚癢痛，若持續以按摩油按摩，不僅可緩解搔癢，也有助於改善肌膚本質。和保濕效果好的花梨木、玫瑰草、乳香等精油調和按摩，能幫助因乾燥、皮膚炎導致防禦機能衰弱的肌膚。只要耐心持續按摩，就能感受到變化。

【精油的故事】學名中的拉丁語Matricaria來自於意味著「母親」的matrix和「子宮」的mater。也是獻給古埃及太陽神Ra的香草。【主要用法】身體、臉部、頭髮、濕敷【調配建議】需小心避免沾染衣物。香氣非常獨特，在調配時應考慮協調性少量使用。【BF&調性】BF：1　調性：中調【對應脈輪】第2

羅馬洋甘菊 Roman chamomile

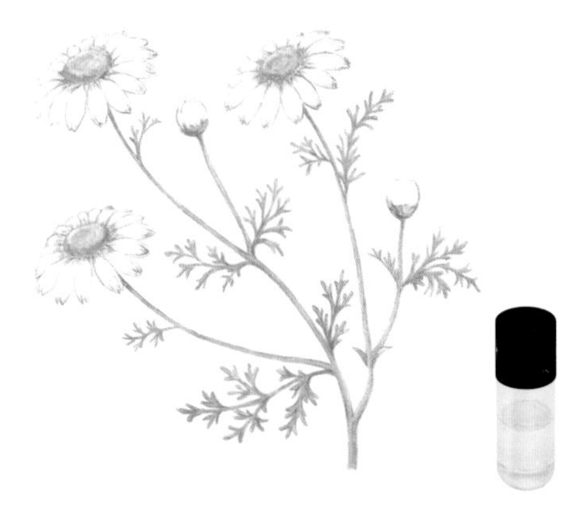

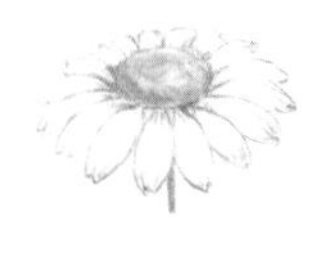

黃色花芯較低，也會將葉片蒸餾使用。

植物特徵：6～7月開花，草長50～70cm的1年生草本植物。和德國洋甘菊外觀不同之處在於黃色花芯較低。
精油特徵：放鬆作用良好，又具有保濕功效，對肌膚保養很有幫助。能讓人放鬆，變得較寬容。
香氣特徵：如蘋果般香甜清爽的香氣。
學名：Anthemis nobilis
科名：菊科
萃取方式：水蒸氣蒸餾法　萃取部位：花
原產地：法國、摩洛哥、匈牙利

【主要作用】鎮靜、止痛、抗痙攣、抗發炎、降血壓、止癢、抗菌、抗真菌、抗病毒、抗過敏、驅蟲

【主要成分】
酯類：歐白芷酸異丁酯30～40%、歐白芷酸異戊酯10～20%
單萜烯類：檸檬烯～10%、α-蒎烯～5%
酮類：松香芹酮～5%
※酮類的松香芹酮若大量使用會產生神經毒性。

【注意事項】懷孕期 哺乳期 菊科過敏 想要專注時
建議瞭解和德國洋甘菊之間的差異後再使用。壓力大、精神性疼痛等症狀可選擇羅馬洋甘菊；過敏、細菌感染、發炎、潰瘍等症狀則使用德國洋甘菊。

這種時候就可以使用

持續煩躁或緊張的狀態時。想要消除精神性、肉體性疲勞所造成的身心緊繃時。想提高保濕效果、擁有彈潤肌膚時。

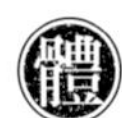

體 神經痛、生理痛、月經失調、經前症候群(PMS)、肌肉痠痛、胃部不適、胃潰瘍、消化不良、腸脹氣、發炎

具鎮靜、抗痙攣的作用，對消化系統和疼痛皆有效，有助於改善因長期緊張狀態所導致的胃潰瘍和身體僵硬等症狀。雖然不含直接作用於荷爾蒙的成分，但可讓人放鬆使副交感神經占優勢，恢復各器官運作。

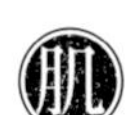

肌 乾燥、皺紋、黑斑、老化肌、濕疹、皮膚炎、搔癢

可修復受損的微血管，提升彈性，並具有保濕效果，有助於改善肌膚的各種問題，常用於肌膚保養。建議可和真正薰衣草、胡蘿蔔籽、玫瑰草、天竺葵、乳香等精油調和，進行臉部按摩。以相同配方製作防止乾燥的蜜蠟乳霜，則可做為唇部、頭髮和手部的滋潤霜。

心 精神與肉體的緊張、不安、失眠、易怒、驚嚇、自責、疲勞

能夠消除身心緊張。若在睡前邊深呼吸邊聞香，可獲得深度放鬆的效果，獲得良好的睡眠品質。藉由消除疲勞，讓心情也變得開闊。特別適合無法適當紓壓，導致腸胃容易出問題的人，可輕撫胃部(心窩下方)進行按摩。

【精油的故事】擁有類似蘋果的香氣，因此名稱源自於意為「地上的蘋果」的希臘語chamaimelon。在英國都鐸王朝時期，人們會將洋甘菊鋪在地面上，讓家中充滿著淡雅的香氣。【主要用法】身體、臉部、頭髮、濕敷、擴香、泡澡、沐浴【調配建議】適合搭配任何精油。搭配柑橘類、樹脂或木質精油，能夠享受香氣的各種變化。【BF＆調性】BF：1　調性：中調【對應脈輪】第6

豆蔻 Cardamon

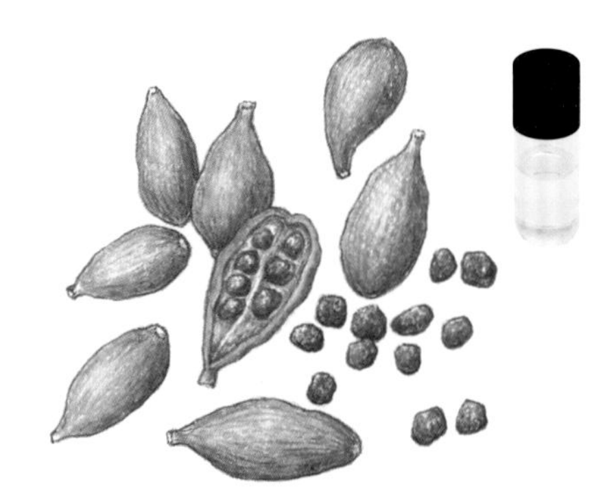

植物特徵：與印度產的薑十分相似的多年生草本植物，高度達2～3m，葉片細長，會綻放黃色小花。果實呈淡黃綠色，內部含有紅褐色橢圓形種子。精油是萃取自種子。
精油特徵：有助於改善消化系統疾病，能活化精神與肉體，使活力湧現。
香氣特徵：混合著檸檬與香料，並帶有少許苦味的香氣。
學名：Elettaria cardamomum
科名：薑科
萃取方式：水蒸氣蒸餾法　萃取部位：種子
原產地：印度、斯里蘭卡、柬埔寨

【主要作用】鎮靜、止痛、抗痙攣、抗發炎、強健神經、增強免疫力、促進血液循環、提高體溫、使頭腦清晰、促進消化、化痰、止咳、抗菌、抗真菌、抗病毒

【主要成分】
氧化物類：桉油醇30～40%
酯類：乙酸松油酯30%、乙酸沉香酯～5%
單萜烯類：檸檬烯～5%、α-蒎烯～5%
單萜醇類：沉香醇～5%
其他還含有香葉醇、香茅醛、對-傘花烴等多種微量成分。

【注意事項】刺激皮膚 敏感性肌膚

【豆蔻咖啡】將乾燥豆蔻連同豆莢一起熬煮出的汁液，用來泡咖啡就會散發出少許豆蔻香氣，十分美味，也是中東及近東地區常用來招待賓客的咖啡。若對於咖啡因感到不適的話，可用以蒲公英根烘烤製成的蒲公英咖啡替代。
【豆蔻香料茶】以刀子切開豆蔻豆莢，只使用豆蔻所製作的香料茶也相當好喝。

這種時候就可以使用

消化系統不適，或因夏季倦怠而無精打采時。因緊張、不安、心事而無法專注，思考力不佳時。想要精力充沛地行動或活動，或是重新下定決心時。

食慾不振、腸脹氣、消化不良、腹瀉、便秘、慢性疲勞、寒性體質、口臭、感冒、支氣管炎

無法消除疲勞、沒有幹勁時，是能帶來活力的精油。能調整消化系統問題進而改善口臭，維持原本的正常狀態。由於能夠提高體溫，不僅是冬天，在冷氣房中感到寒冷時，和迷迭香、黑胡椒、杜松等精油調和按摩腹部，不僅可從源頭改善寒性體質，同時打造不易生病的身體。若感到強烈疲憊時，與甜橙、薰衣草、花梨木、羅馬洋甘菊等具有良好鎮靜效果的精油調和，能讓大腦深處放鬆、重整狀態。由於是萃取自種子，因此具有能量，同時又富含多種有放鬆效果的酯類，是支協調性佳的精油。有助於徹底消除疲勞，提升行動力。

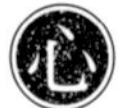

無精打采、憂鬱、冷漠、壓力、驚嚇、心事、專注力不足、考驗、空虛感

聞香後會瞬間讓頭腦清醒，湧現活力，使全身充滿生命力。想要擺脫驚嚇或心事、什麼事都不想做的狀態時，和有促進循環效果的杜松、迷迭香，以及帶來積極開朗情緒的柑橘類精油調和即可，也有助於改善夏季倦怠。

【精油的故事】在印度、歐洲、中東和近東地區，被喻為「樂園的穀物」、「香料之王」，昂貴卻備受歡迎。古埃及人會用來薰香，即使到了現代，埃及人依然喜愛飲用加入豆蔻的咖啡。【主要用法】身體、擴香、頭髮【調配建議】適合搭配任何精油。搭配柑橘類、樹脂或木質精油，能夠享受香氣的各種變化。
【BF＆調性】BF：1　調性：中調【對應脈輪】第3

胡蘿蔔籽 Carrot seed

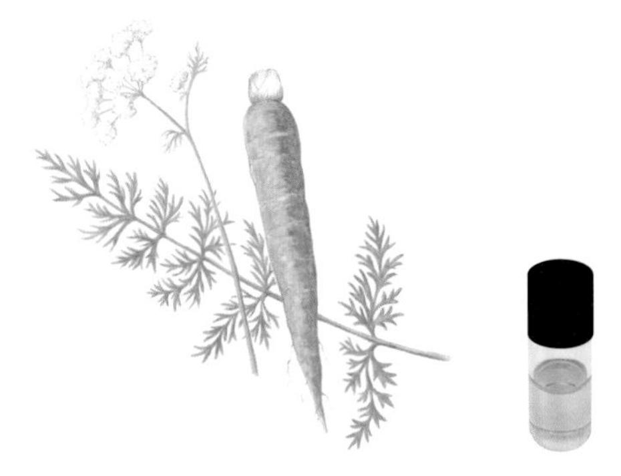

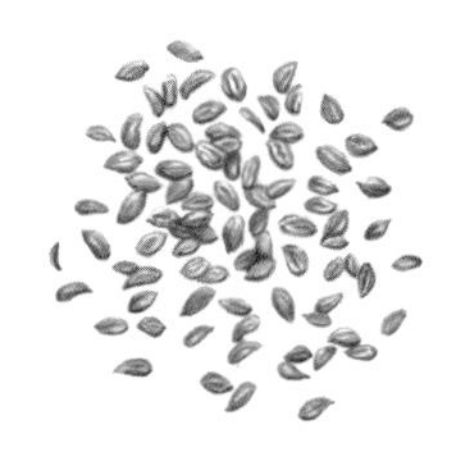

精油萃取部位是野生的野胡蘿蔔種子。

植物特徵：草可生長至 1.5m，會開出白色蕾絲般花朵的 1 年生草本植物(也有 2 年生的情形)。精油是萃取至種子，莖葉則可做成乾燥香草，增添茶飲或利口酒的香氣。
精油特色：會讓人明顯好惡的味道。可改善肌膚的各種狀況，抗老化效果佳。具有強化肝臟的作用，因此也具有排毒功能，能淨化體內環境。
香氣特徵：可感受到些微的胡蘿蔔香，具有苦味和野生感的香氣。
學名：Daucus carota 科名：繖形科
萃取方式：水蒸氣蒸餾法 萃取部位：種子
原產地：法國、德國、匈牙利

【主要作用】 促進皮膚再生、促進細胞生長、抗菌、抗病毒、強化肝臟、強健腎臟、抗貧血

【主要成分】
倍半萜醇類：胡蘿蔔次醇 30～40%
單萜烯類：α-蒎烯 10～15%
倍半萜烯類：β-石竹烯 5～15%
其他還含有微量檸檬烯、沉香醇、松油烯-4-醇成分。
※胡蘿蔔次醇具有促進細胞生長的作用。

【注意事項】 懷孕期 哺乳期
由於香氣特殊且強烈，須以較低濃度使用。是會讓人明顯好惡的精油，建議先確認味道後再使用。

這種時候就可以使用

發現皺紋、乾燥、鬆弛、暗沉、黑斑等各種肌膚衰退症狀時。累積疲勞、浮腫，感覺身體沉重不舒爽時。疲憊及忙碌導致無法彙整思緒，自己也不確定想怎麼做時。

疲勞、浮腫、靜脈曲張、肝腎機能衰退

具有強化肝臟作用，排毒及淨化的效果可期，也擅於代謝一累積便會快速老化的活性氧類物質。若要提高身體排毒中樞的肝功能，可與馬鞭草酮迷迭香、檸檬、絲柏、杜松、天竺葵等精油調配使用，能消除疲勞、自然湧現活力。亦可用於抗老保養。

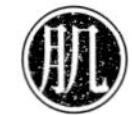

乾燥、皺紋、黑斑、暗沉、皮膚粗硬

一般常說「皮膚就是內臟的鏡子」，內臟的健康狀態會直接反應在皮膚上。想維持外在美觀，保持體內潔淨也是相當重要的。胡蘿蔔籽有良好的體內排毒作用，因此同時進行身體調理與臉部保養，效果更加。要改善黑斑和皺紋，與具有美白功效的檸檬、葡萄柚、芹菜籽精油調和使用尤佳。

憂鬱、情緒不安、無精打采、專注力不足

當專注力下降導致思緒無法彙整，沒有腳踏實地感時，能帶來沉穩的心情。有陰晴不定、情緒不安的傾向時，建議女性可搭配天竺葵、玫瑰、快樂鼠尾草、茉莉、葡萄柚等精油調和；男性則選擇和甜馬鬱蘭、檸檬、胡椒薄荷、絲柏等精油調和，進行擴香。

【精油的故事】 胡蘿蔔有許多種類，而精油是萃取自野生的野胡蘿蔔種子。根與葉具有藥理成分，也有許多與野胡蘿蔔相似的藥草。 【主要用法】 身體、臉部、面膜、頭髮、擴香 【調配建議】 由於香氣獨特，需以少量調和，和柑橘類或香草類等具有清新感的精油搭配為佳。 【BF＆調性】 BF：2 調性：中調(略偏基調) 【對應脈輪】 第 3

快樂鼠尾草 Clary sage

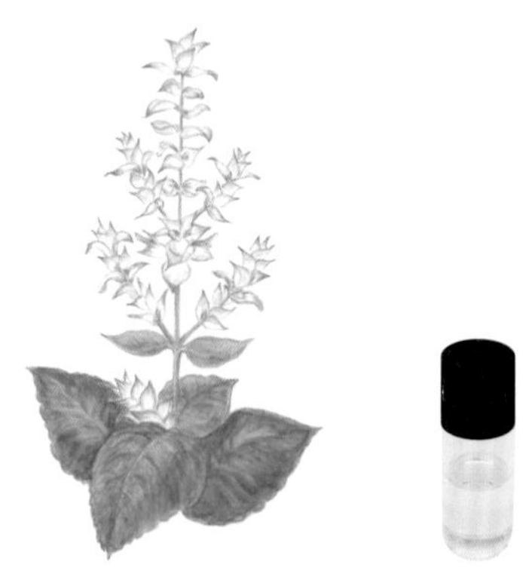

植物特徵：草長約70～120cm的多年生草本植物，葉片覆蓋絨毛呈愛心形，會綻放略帶粉紅的淺紫色或白色花朵。原產地為南歐，種類可多達450種。
精油特徵：有助於改善月經、生產、更年期等婦科方面的困擾，能讓精神與身體深層放鬆。
香氣特徵：平靜青草香中，略帶苦甜和香料味的香氣。
學名：Salvia sclarea　科名：唇形科
萃取方式：水蒸氣蒸餾法　萃取部位：葉與花
原產地：法國、摩洛哥、西班牙

【主要作用】鎮靜、抗痙攣、止痛、調整女性荷爾蒙、抗菌、抗病毒、抗真菌、抗發炎、降血壓、調整自律神經、抗憂鬱、緩和不安、強健神經、通經

【主要成分】
酯類：乙酸沉香酯60～70%
單萜醇類：沉香醇10～15%
雙萜醇類：快樂鼠尾草醇2～7%
倍半萜烯類：大根香葉烯-D～10%、α-石竹烯～5%
其他還含有微量香葉醛、β-石竹烯成分。
※倍半萜烯類的α-石竹烯具有活化血液循環的作用。
※酯類的乙酸沉香酯，具有緩解交感神經緊張的鎮靜作用，但大量使用會產生亢奮效果。
※雙萜醇類的快樂鼠尾草醇，具有類雌激素作用(類似促進排卵的女性荷爾蒙功效)。

【注意事項】懷孕期　哺乳期　想要專注時　月經過多　大量經血
婦科患者正在服用停經藥物時不可使用。雖然可用於促進分娩，但不適合微弱陣痛者。

這種時候就可以使用

因經前症候群(PMS)等因素，難以控制情緒時。想要感受從大腦深處獲得解脫般的放鬆感時。呼吸短淺、產後憂鬱症時。

生理痛、月經失調、月經過少、更年期、經前症候群(PMS)、生產、喉嚨痛、頭痛、肌肉痠痛、降血壓

此精油有助於改善婦科疾病，類似女性荷爾蒙作用的快樂鼠尾草醇效果，能緩解因女性荷爾蒙紊亂所導致的各種症狀。由於具抗痙攣的作用，在生產時亦可發揮效用。此外，改善疼痛的效果也不錯。

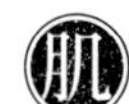

面皰、出油、掉髮、生髮、調整皮脂分泌

由於可調整皮脂分泌平衡，用於油性頭皮和肌膚的保養時，可與迷迭香、乳香、絲柏等精油調和使用。針對掉髮、生髮等頭皮護理時，則可與迷迭香和薰衣草調和製成養髮液，洗頭後噴灑於頭皮，從髮根處按摩頭皮，便可加強血液循環。也可加入洗髮精中使用。

恐慌、情緒不安、歇斯底里、憤怒、產後憂鬱症

因女性荷爾蒙的影響，導致無法克制自我情感，特別是情緒激動，對自己的行為感到懷疑與憤怒等狀況時，可藉由快樂鼠尾草引導進入深層放鬆，從自我否定感中解脫。擺脫各種束縛，帶來心情上的穩定。產後憂鬱時，和柑橘類精油調和使用即可。

【精油的故事】Clary源自於拉丁語中「清晰」之意。熬煮其種子，當成藥物塗抹於眼部，便可使視線清晰，因此又稱「See bith」、「Eye Bith」。【主要用法】身體、頭髮、臉部、沐浴、擴香【調配建議】特別是女性，會因當天荷爾蒙的狀態對氣味有不同反應的有趣精油。若以放鬆為目的的話，在柑橘類中和柳橙的搭配性最佳。【BF&調性】BF：4　調性：中調【對應脈輪】第2

葡萄柚 Grapefruit

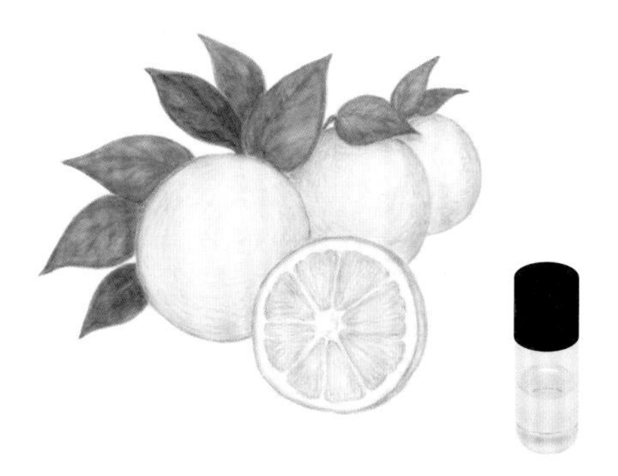

植物特徵：樹高8～10m的常綠喬木，有具光澤的碩大深綠色葉片，綻放出白色星形花朵。精油並非萃取自果實的果肉，而是來自果皮。據說是18世紀，於西印度群島的巴貝多島發現的文旦突變種。
精油特徵：有益於肝臟，對於浮腫、排毒、減緩壓力所造成的不適、美白保養都有效果。自然會被幸福感包圍，釋放出開朗能量。
香氣特徵：呈現葡萄柚本身的新鮮香氣。
學名：Citrus paradisi　科名：芸香科
萃取方式：壓榨法　萃取部位：果皮
原產地：義大利、以色列、美國、巴西

【主要作用】調整食慾、健胃、分解脂肪、振奮精神、抗憂鬱、促進體液循環、利尿、擴張血管、抗病毒、抗菌、抑制乙醯膽鹼酯酶活性、帶來幸福感

【主要成分】
單萜烯類：檸檬烯90～99%、α-蒎烯微量
內酯類：呋喃香豆素微量
酮類：諾卡酮微量
其他還含有辛醛、癸醛等微量成分。

【注意事項】光毒性
塗抹於肌膚後，6小時內避免陽光照射。

【添加葡萄柚的化妝水能去黑斑？】
曾有過這樣的案例：將具有美白功效的葡萄柚，和具有促進細胞生長作用的薰衣草，調和製成美白化妝水每天大量使用，結果黑斑逐漸淡化，某一天竟然完全消失了。再加入芹菜籽的話，美白作用會增強2倍，配方請參照P246。

這種時候就可以使用

想改變心情消沉的狀態、想被幸福感包圍時。想要去除黑斑和暗沉等，進行美白調理時。想讓總是浮腫的雙腿變輕盈時。想讓氣氛變得開朗祥和時。

浮腫、宿醉、消化不良、瘦身、消除橘皮組織、淨化

具有刺激淋巴系統，促進體液循環的作用，因此可排除體內多餘的水分。亦可用於停藥後淨化身體，以及宿醉時排除酒精。與馬鞭草酮迷迭香、杜松調和使用可強化肝臟。也具有分解脂肪的功用，和天竺葵、杜松調和後，可進行塑身按摩去除橘皮組織。

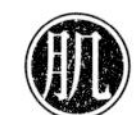

暗沉、黑斑、面皰、調整皮脂分泌

具有去除死亡細胞的作用，可和芹菜籽、薰衣草調和成臉部按摩油，修護暗沉和黑斑，或加入化妝水中於夜晚使用。同時具有調整皮脂分泌的作用，適合只有T字部位呈油性肌膚者的護理保養。針對面皰的調理，可與茶樹、薰衣草調和，定期進行臉部按摩。

暴食、食慾不振、不安、消沉、憂鬱、陰晴不定

只要嗅聞香氣，即可讓大腦分泌使人產生幸福感的多巴胺，使大腦處於幸福狀態。因壓力造成的暴食或食慾不振時，可藉由累積小小的幸福感減輕壓力，進而回復成自我原有的狀態。可使用在想要好好地自我控制、保持愉快心情時。

【精油的故事】學名Citrus paradisi的paradisi是「樂園」的意思。源自於嗅聞葡萄柚時會分泌多巴胺，帶給人們宛如置身於樂園般的幸福感。【主要用法】身體、臉部、頭髮、面膜、沐浴、擴香、香水
【調配建議】適合搭配任何精油，只要有調配葡萄柚的精油，就能增添開朗活力的元素。
【BF＆調性】BF：4　調性：前調【對應脈輪】第3

丁香 Clove

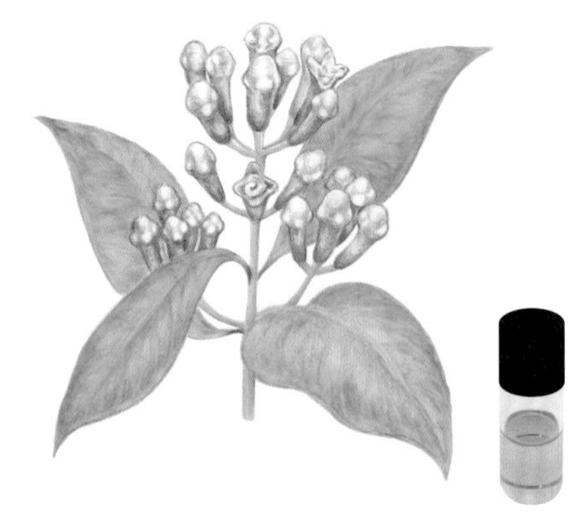

植物特徵：樹高15m左右的常綠樹，樹齡可達100年左右。亦為自古以來常使用的香料之一，無論是香料或精油，皆使用開花前的花蕾製作。
精油特徵：具有良好的抗氧化作用，具有去除活性氧類等排毒抗老功效，能使活力湧現。
香氣特徵：讓人瞬間清醒的香料清香。
學名：Eugenia caryophyllata
科名：桃金孃科
萃取方式：水蒸氣蒸餾法　萃取部位：花蕾
原產地：馬達加斯加、印尼、印度

【主要作用】抗氧化、抗血栓、抗發炎、抗菌、抗真菌、抗病毒、抗痙攣、止痛、驅蟲、促進消化、健胃、增強免疫力

【主要成分】
酚類：丁香酚75～90%
酯類：乙酸丁香酯10～15%
氧化物類：石竹烯氧化物5～15%
倍半萜烯類：β-石竹烯5～7%
其他還含有多種微量成分。

【注意事項】懷孕期 哺乳期 刺激皮膚 敏感性肌膚

【購買參考資訊】
亦有萃取自葉片的精油，價格較低。

【用丁香增添湯品深度！】在香料當中香味強烈的丁香，市面上有販售丁香粉與整朵花蕾乾燥的丁香粒。添加少量於料理中便能夠增加滋味深度，建議可使用於不含動物性蛋白質的蔬菜或豆類湯品、燉煮料理等。使用丁香粒的話，在食用前必須取出。與味道香甜的水果點心也很合。

這種時候就可以使用

長期忽略自我保養，累積疲勞時。因慢性疲勞導致沒有活力時。亦適用於「疼痛」的緊急處理、疲勞時容易受病毒感染的人。

體　消化不良、腸脹氣、低血壓、慢性疲勞、免疫力不足、牙痛、口內炎

可消除疲勞或照射紫外線所產生的活性氧物質，發揮體內的抗老化效果。與杜松、絲柏、檸檬香茅、檸檬等精油調和使用尤佳。因夏季倦怠等因素使消化系統和身體狀況不佳時，能夠提升活力。低血壓的人在早上聞香氣可使頭腦變清醒。

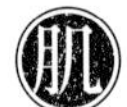

肌　皮膚真菌感染、發炎

具優異的抗真菌、抗菌作用，適合用於修護足癬或白癬等真菌造成的症狀。可在10cc基底油中加入20滴茶樹、20滴檸檬香茅、10滴檸檬、10滴丁香，調製成濃度較高的按摩油塗抹於患部。毒性較高，不可長期使用。也因為刺激性較強，不適合用於臉部，但用於身體上則具有抗老化效果。

心　無精打采、專注力不足、精神疲勞、性慾降低、驚嚇

感到精神或身體疲憊、想要以全新的狀態朝目標出發時，可和杜松、迷迭香等精油調和使用。搭配鎮靜止痛效果良好的薰衣草或快樂鼠尾草等精油，則能在舒適放鬆心情的同時受到活化。乍看之下是相反的作用，卻可適當地平衡身心。

【精油的故事】做為原料的花蕾被稱作Clou，由於形狀似針，在中國又稱「丁子香」。將乾燥的花蕾插在新鮮柳橙上，就能夠預防感染、防蟲，並為室內帶來芳香。【主要用法】身體、頭髮、擴香
【調配建議】適合搭配任何精油，但由於香氣濃郁且具刺激性，需以少量調和。
【BF＆調性】BF：1　調性：中調【對應脈輪】第7

古巴香脂 Copaiba

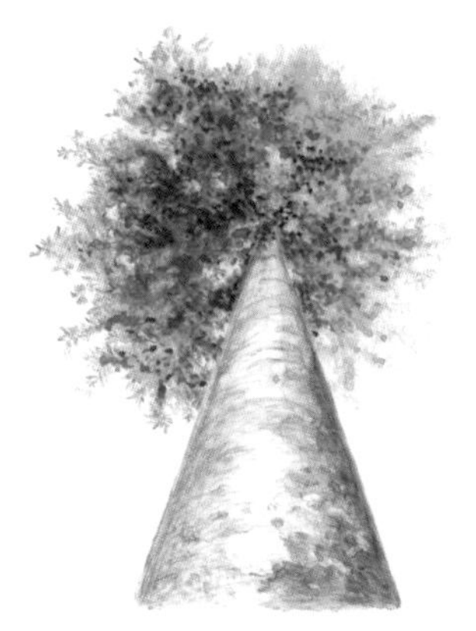

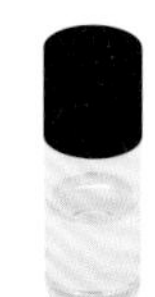

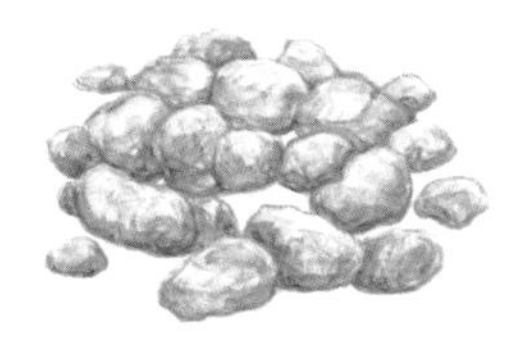

在亞馬遜流域，小孩出生時會用來塗抹在臍帶切口上。

植物特徵：生長於熱帶地區，樹高可達30m，從樹齡100年以上的樹木中，萃取出含有芳香成分的樹脂。在亞馬遜被稱之為「森林女王」、「神聖之木」。

精油特徵：可使人心情平靜、保持平常心，有助於改善呼吸系統和皮膚方面的問題。

香氣特徵：如日本冷杉般清爽的溫和木質香氣。

學名：Copaifera officinalis　科名：豆科

萃取方式：水蒸氣蒸餾法　萃取部位：樹脂

原產地：巴西、委內瑞拉、可倫坡

【主要作用】抗發炎、止痛、鎮靜、緩和刺激、抗菌、抗真菌、利尿、化痰、增強免疫力、抗氧化

【主要成分】

倍半萜烯類：β-石竹烯55～70%、α-葎草烯7～10%、α-古巴烯～3%、大根香葉烯-D3～5%、β-沒藥烯～2%

內酯類：香柑油烯～5%

【注意事項】遵守基本注意事項(參照P51)

【運用古巴香脂短暫冥想】每天全力以赴地忙碌工作時，晚上就邊享受古巴香脂的香味，閉上眼睛約5分鐘，試著讓意識集中在呼吸上進行深呼吸吧！在約有4萬5千種植物的亞馬遜叢林中，被尊敬為「神聖之木」的古巴香脂能量將充滿體內，使身心獲得平靜。

這種時候就可以使用

快要迷失自我、持續緊張造成呼吸紊亂時。想冷靜專注在事務上時。也可用於感冒初期症狀、鼻塞或皮膚發炎護理。

咳嗽、生痰、肌肉痠痛、關節炎、各種發炎症狀

具抗發炎、鎮靜作用，有助於改善感冒初期的呼吸道症狀。可與茶樹、檸檬、胡椒薄荷、葡萄柚等精油調和進行擴香。針對風濕、膝蓋疼痛、肩頸痠痛，則可調和檸檬尤加利、杜松、薰衣草等精油進行按摩。因香氣溫和方便使用，建議呼吸系統不適時採用吸入法。

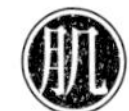

面皰、青春痘、調整皮脂分泌

具有抗菌功效，可改善所有因毛孔阻塞造成的肌膚問題。與玫瑰草、天竺葵、花梨木、胡蘿蔔籽、薰衣草、乳香等精油調和，可提升肌膚再生作用，將肌膚導回正常狀態。用於調理面皰或青春痘時，於洗臉盆裝熱水，滴入1滴古巴香脂，進行臉部三溫暖，讓蒸氣去除毛孔髒汙，使肌膚清爽舒暢。

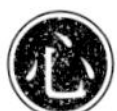

無法冷靜、煩躁、憤怒、亢奮、無精打采

過著忙碌的每一天，變得容易失去自我時，古巴香脂溫和卻又清爽的木質香氣，可除去心靈的紛擾，保持平常心。宛如置身於充滿精靈的舒適森林之中，能讓人意識到自己重要的事物。想要踏實向前、提高精神力時，建議也可使用。

【精油的故事】亞馬遜原住民將古巴香脂樹視為神聖的樹木進行膜拜，並且不砍伐樹木，僅抽取樹脂。由於古巴香脂樹從1萬3千年前便生長於亞馬遜叢林，當地原住民便視其為充滿亞馬遜森林精氣、治癒力的精油，自古以來使用至今。【主要用法】身體、臉部、頭髮、擴香、吸入法【調配建議】木質調香氣通常為高齡人士所喜愛，但古巴香脂也很受到年輕人歡迎。搭配花香類、柑橘類精油進行調和，可在華麗的香氣中展現出沉著感。【BF&調性】BF：3　調性：中調【對應脈輪】第1

芫荽 Coriander

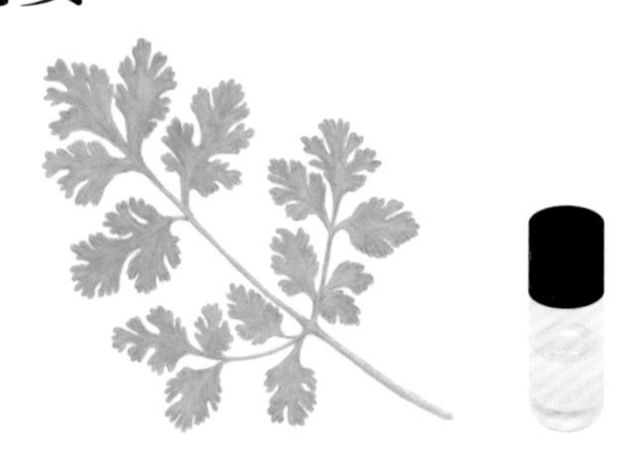

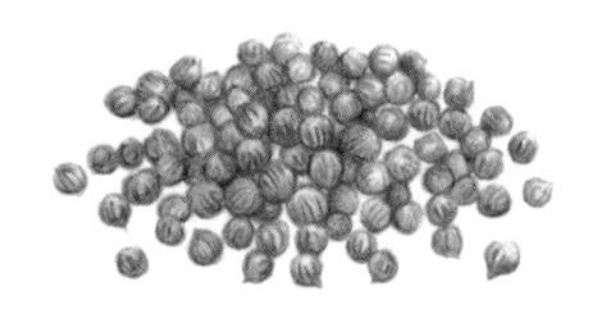

精油並非來自散發特殊香味的葉片，而是從種子萃取。

植物特徵：草長50～90cm的耐寒性1年生草本植物，擁有細緻鮮豔的葉片，會綻放出可愛的白色花朵。葉片與種子含有芳香成分，精油是萃取自種子。雖然尚未成熟的果實具有和葉片相同的強烈特殊香氣，但完全成熟後會轉變為辛辣清爽的香氣。俗稱香菜，泰文是Ph̄ạkchī，西班牙文則為Cilantro。
精油特徵：可鎮靜亢奮的神經，帶來放鬆沉靜的心情。調整消化系統及抗氧化效果優異，適用於抗老化。
香氣特徵：並非食用葉片的特殊香氣，而是呈木質調、辛辣感，宛如樟腦般的香氣。
學名：Coriandrum sativum　科名：繖形科
萃取方式：水蒸氣蒸餾法　萃取部位：種子
原產地：俄羅斯、埃及、印度、匈牙利

【主要作用】抗病毒、抗菌、抗真菌、抗痙攣、抗憂鬱、促進消化、強健神經、健胃、排氣、止痛、鎮靜

【主要成分】
單萜醇類：沉香醇65～75%
酮類：樟腦4～6%
單萜烯類：α-蒎烯5～7%、γ-松油烯2～5%
其他還含有乙酸香葉草酯、香葉醇等多種微量成分。

【注意事項】遵守基本注意事項(參照P51)

【不同於新鮮葉片的精油香氣】由於是將種子加熱後以水蒸氣蒸餾，所以精油與新鮮葉片的香氣截然不同。

這種時候就可以使用

可能因煩躁而遷怒他人時。想放鬆，但也想要充滿活力，或是想要精力充沛地活動時。適用於改善食慾不振、胃痛等消化器官的問題，以及呼吸系統的不適。

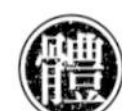

抗氧化、食慾不振、腹瀉、便秘、肌肉痠痛、神經痛、抗菌、抗病毒

主成分的沉香醇可溫和紓緩神經和肉體，在自然放鬆的同時也能改善體液循環，讓身體湧現活力。抗氧化效果良好，用於排毒和抗老化方面時，與杜松、天竺葵、葡萄柚、丁香等精油調和使用。自古以來在中國象徵長壽，被用於強健胃部與心臟。

調整皮脂分泌、青春痘、面皰、老化

由於具優異的鎮靜作用，使用於臉部按摩等方面，可感受到深層放鬆。具抗菌效果，可用於臉部三溫暖(參照P91肌)，改善因毛孔堵塞造成的肌膚問題。與玫瑰、迷迭香調和，不但可用來緊緻肌膚，同時還能抗老化。

不安、煩躁、得不到滿足、面無表情、沒自信、快要失去夢想

清爽的香料香氣可喚起心中安詳平靜的情緒，讓心情變得坦率。能提高包容力，表現出隱藏在內心的喜悅及感情，亦可提升慾望。女性可搭配依蘭、茉莉、花梨木、羅馬洋甘菊調和；男性則與檀香、薰衣草、沒藥、胡椒薄荷等精油調和使用為佳。

【精油的故事】學名源自於拉丁語中意味著椿象的「koris」。古埃及人喜歡將香菜和生大蒜浸泡於紅酒飲用。於中世紀歐洲亦被當成催情劑使用，是用於愛情魔法和媚藥配方中的魔女香草。【主要用法】身體、臉部、頭髮、擴香、吸入法、面膜【調配建議】適合搭配花香類、香草類、柑橘類精油。
【BF＆調性】BF：2　調性：中調【對應脈輪】第4

絲柏 Cypress

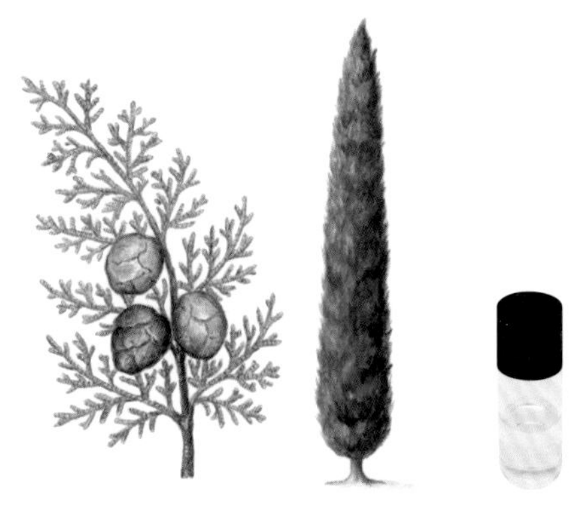

植物特徵：高達30～40m的常綠喬木針葉樹，樹齡可達50年，是樹葉生長茂盛、呈細長形的美麗樹木。果實碩大呈黑褐色。雖然在希臘、羅馬常種植於寺院等地，但在南法則隨處可見。
精油特徵：想排除滯留於體內的多餘水分時、想面對自我時。
香氣特徵：類似松樹般清爽平靜的香氣。
學名：Cupressus sempervirens
科名：柏科　萃取方式：水蒸氣蒸餾法
萃取部位：果實與枝葉
原產地：法國、西班牙、義大利

【主要作用】促進體液循環、鎮靜、抗痙攣、止咳、抗菌、抗病毒、調整荷爾蒙分泌、利尿、強化靜脈、強健神經、止汗、收斂

【主要成分】
單萜烯類：α-蒎烯45～60%、δ-3-蒈烯15～30%、檸檬烯～5%
倍半萜烯類：α-石竹烯～5%
單萜醇類：松油烯-4-醇～5%
倍半萜醇類：柏木醇5～15%
酯類：乙酸松油酯～5%
※倍半萜醇類的柏木醇具有類似女性荷爾蒙效果的「類雌激素作用」。

【注意事項】懷孕期 哺乳期 敏感性肌膚

【用於靜脈曲張的調理】有些人認為靜脈曲張的護理不可採精油按摩，但只要多加注意，充滿耐心地持續仔細按摩，便能體會到效果。以絲柏為主，調和其他具有淨化血液效果及促進體液循環作用的精油，讓大量按摩油滲透肌膚，不施加壓力進行按摩即可。處方參照P215。

這種時候就可以使用

水分滯留於體內，總是會浮腫使身體沉重時。使用靜脈曲張護理。適用於疲勞時容易膀胱發炎，或是有荷爾蒙紊亂困擾者。

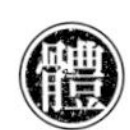

浮腫、腿部疲勞、靜脈曲張、瘦身、膀胱炎、咳嗽、月經問題、更年期、哮喘

與天竺葵、葡萄柚等精油調和使用，可有效消除浮腫，提高排毒作用。還可讓血管壁回復正常，針對靜脈曲張按摩時，不需施加壓力，讓肌膚大量吸收稀釋過的精油即可。亦有調整荷爾蒙分泌效果，適用於改善更年期等造成的身體不適。

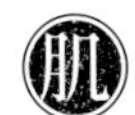

平衡水分、面皰、油性肌膚、生髮、多汗

可調節水分平衡，針對起床容易浮腫的臉部，可與玫瑰、迷迭香、天竺葵等精油調和進行按摩。夏季容易流汗時，預先製作化妝水稍微噴灑，能夠抑制汗水過度分泌、緊緻毛孔。亦可用於保養較容易油膩的頭皮。建議也可製作添加絲柏的礦泥面膜，每週一次定期進行保養。

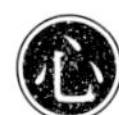

無法冷靜、煩躁、控制情感、專注力不足

心中有芥蒂，無法專注於事物時，可藉由深呼吸恢復冷靜，找回自我原有的樣貌。想要冷靜判斷或專注時，可與甜馬鬱蘭或檸檬調和使用。因荷爾蒙造成情緒起伏時，調和柳橙精油按摩薦骨即可。

【精油的故事】學名是意指「持續不斷生長」的拉丁語。由於被視為死後重生的象徵，在歐洲常種植於寺院及墓地。希臘神話中則認為，絲柏清淨且可充實心靈的香氣，具有能慰藉地獄亡魂內心傷痛的力量。
【主要用法】身體、臉部、頭髮、擴香、吸入法、面膜　【調配建議】和華麗的花香類或柑橘類精油調和，可襯托整體香氣。　【BF&調性】BF：4　調性：中調　【對應脈輪】第2

檀香 Sandalwood

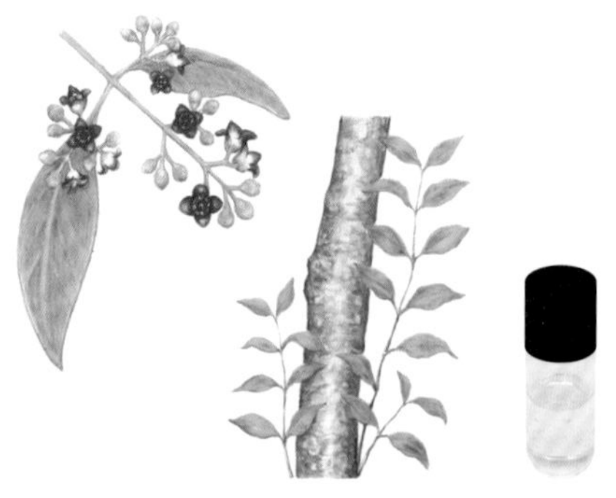

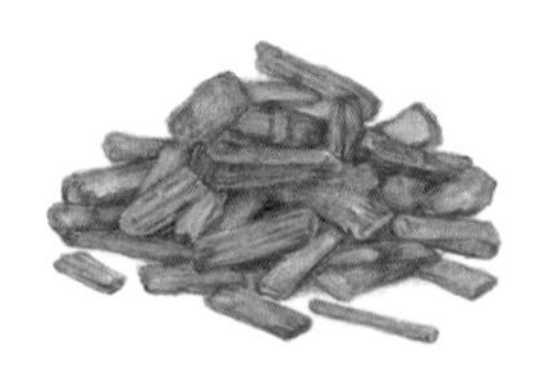

木片除了萃取精油外，也可乾燥做為薰香用。

植物特徵：樹高3～4m的半寄生常綠喬木，樹皮呈灰色光滑狀，淺綠色葉片對稱生長，會綻放鐘形小紅花。樹幹中心呈黃褐色且含芳香成分，可將其裁成片狀萃取精油。因為瀕臨絕種，故由國家進行砍伐與栽種管理。
精油特徵：想要找尋自己的內在、思考人生時。能改善體液循環，對於泌尿系統很有幫助。
香氣特徵：柔和甜美的木質香氣。
學名：Santalum album　科名：檀香科
萃取方式：水蒸氣蒸餾法
萃取部位：木質部(心材)
原產地：印度、印尼

【主要作用】促進體液循環、抗菌、抗發炎、抗真菌、抗病毒、軟化肌膚、強健心臟、利尿、鎮靜、止咳、化痰

【主要成分】
倍半萜醇類： α-檀香醇35～45%、β-檀香醇20%、E-α-檀香醇2～10%、epi-β-檀香醇2～10%、
其他還含有一些微量成分。

【注意事項】懷孕期 哺乳期 重度憂鬱症

【可長時間享受香氣的檀香】屬於基調的檀香，一般香氣會持續3～5小時，但有時也可維持數日之久，因此用於製作香水或保養品時，事先確認欲調和的其他精油調性很重要。

這種時候就可以使用

思考與行動無法配合時。想要平復高亢的神經，讓心保持從容時。想統一有過度激動傾向的身體和精神時。適用於忽略保養、即將出狀況的肌膚。

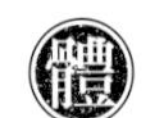

浮腫、膀胱炎、感染症狀、咽喉炎、慢性支氣管炎

由於可促進體液循環、具抗菌功效，針對泌尿系統感染可發揮良好的效果。容易感染膀胱炎者，可搭配茶樹、薰衣草製作浴鹽，藉由沐浴進行預防保養。含多種類似女性荷爾蒙作用成分，雖然懷孕、哺乳期不可使用，但對於因月經產生的浮腫和腹脹等症狀很有幫助。

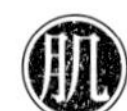

皺紋、黑斑、鬆弛、暗沉、老化、面皰、感染症狀、傷口、濕疹

能軟化因保養不足造成的皮膚粗硬，具調整皮脂分泌作用，不僅是老化肌膚、油性肌膚，極度乾燥的肌膚也適合使用。建議搭配玫瑰草、天竺葵、乳香、羅馬洋甘菊、花梨木等精油調和進行按摩。是支香氣讓人明顯好惡的精油。

不安、緊張、壓力、精神疲勞、憂鬱

能有效維持精神、肉體、心靈平衡。由於能鎮靜並調和神經系統的亢奮，自古以來便會使用於冥想或祈禱時。適用於重新審視自我本質，讓人在感受當下的同時提升自我意識。和檸檬調和，邊擴香邊冥想，可使自我信念不受動搖、維持純淨心靈。

【精油的故事】用於整合精神、感情與肉體，在瑜伽中常跟視覺工具Sri Yantra搭配使用，以引導性靈改變。在日本則稱作「白檀」，是眾人所熟悉的線香的香氣。【主要用法】身體、臉部、頭髮、擴香、吸入法、面膜、香水【調配建議】屬於基調，可長時間慢慢享受香氣。適合搭配任何精油。
【BF&調性】BF：6　調性：基調【對應脈輪】第1

大西洋雪松 Atlas cederwood

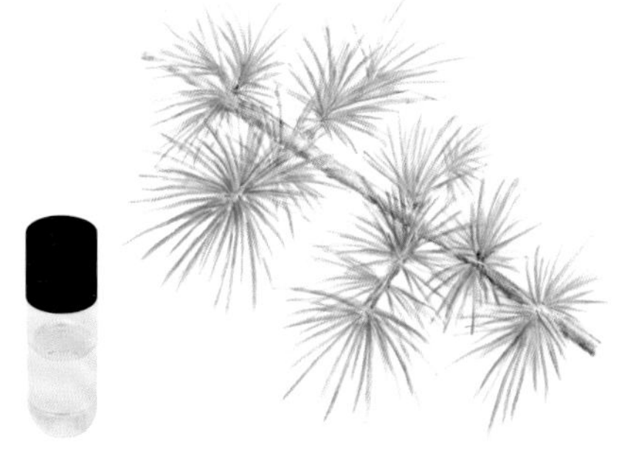

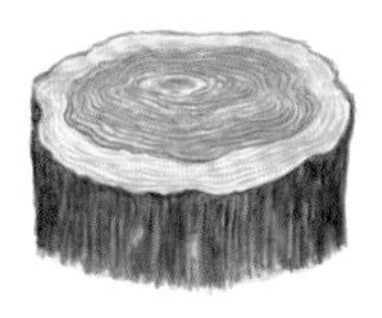

心材含有芳香成分。此外還有維吉尼亞雪松、德州雪松等樹種。

植物特徵：樹高40～50m，樹枝呈水平擴散的常綠喬木針葉樹。精油是從雪松的紅褐色心材萃取。原產地為阿爾及利亞和摩洛哥國境交界處的亞特拉斯山脈，相較於北美柏科的維吉尼亞雪松(Juniperus virginiana)無論是香氣或成分皆不相同，故加以區隔。
精油特徵：有助於改善泌尿器官與生殖系統方面的感染，能通暢體液，並強化精神面。
香氣特徵：略似樟腦的木質香氣。
學名：Cedrus atlantica　科名：松科
萃取方式：水蒸氣蒸餾法
萃取部位：心材(樹木中心處)
原產地：摩洛哥、北非

【主要作用】抗菌、抗真菌、抗病毒、利尿、強化靜脈、促進體液循環、振奮精神、鎮靜、防蟲

【主要成分】
倍半萜烯類：α-雪松烯10～20%、β-雪松烯35～50%、γ-雪松烯10～20%、α-柏木烯～5%
倍半萜醇類：柏木醇～5%
酮類：大西洋酮10%
其他還含有一些微量成分。
※倍半萜烯類的雪松烯具有促進體液循環的作用，可通暢靜脈和淋巴液流動。
※酮類的大西洋酮具有分解脂肪的作用。

【注意事項】懷孕期 哺乳期 嬰幼兒

【容易認錯的雪松】由於雪松有很多品種，應確認學名後再購買。

這種時候就可以使用

適用於改善各種泌尿系統問題。想要消除足部疲勞和浮腫時。想要收斂毛孔、緊緻肌膚時。

膀胱炎、支氣管炎、咳嗽、生痰、浮腫、腿部疲勞、靜脈曲張、橘皮組織、瘦身

促進淋巴系統和靜脈等體液循環，排除身體不需要的水分。具分解脂肪作用，用於去橘皮組織、瘦身、消除浮腫時，可與杜松、絲柏、葡萄柚調和。有感冒等呼吸道症狀時，可去除痰液。針對泌尿、呼吸道的感染亦能發揮優異功效。

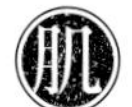

緊緻毛孔、面皰、防止體臭

具有收斂作用，緊緻毛孔的成效可期。用於拉提肌膚時，與迷迭香、玫瑰草、玫瑰、天竺葵等精油調和，效果良好。針對油性頭皮護理，可與月桃、日本柚子調和，加入無添加洗髮精或保養液中。洗髮後在頭皮大量噴灑保養液，再按摩以鬆弛頭皮，亦可更加促進血液循環。

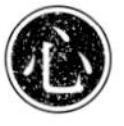

心靈疲憊、專注力不足、驚嚇、煩躁、亢奮、無精打采

雪松強勁的木質香氣，讓人即使身處逆境之中依然能宛如大樹般，沉著地維持堅強精神與意志。面臨巨大打擊難以重新振作時，可與橙花、薰衣草調和，於胸骨進行按摩，讓信任的人幫忙按摩更佳。

【精油的故事】黎巴嫩雪松(大西洋雪松的近親)具有防蟲、防腐效果，因此常被用於宮殿建築、寺廟和船隻的建造，古埃及亦用於製作棺木。同時也象徵著豐饒與強大精神力，學名Cedrus即是源自阿拉伯語中「力量」之意。【主要用法】身體、臉部、頭髮、擴香、吸入法、面膜、香水【調配建議】搭配清爽的葉片香氣，男性也可適用。適合搭配任何精油。【BF＆調性】BF：3　調性：中調(略偏基調)【對應脈輪】第2

肉桂 Cinnamon

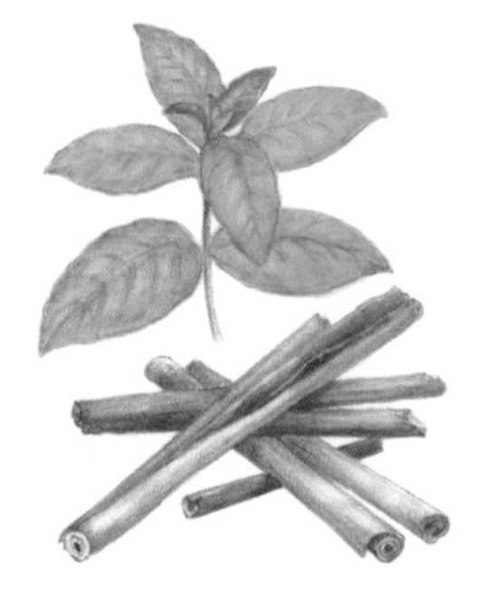

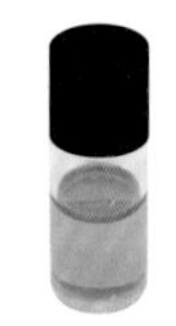

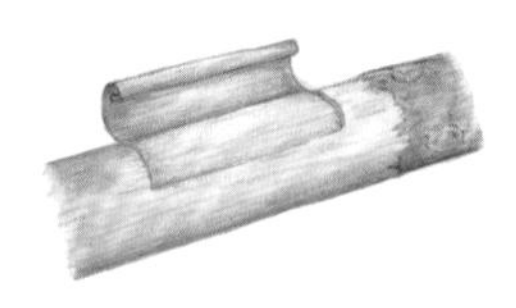

乾燥後會整片捲起，顏色變成漂亮的淺色。

植物特徵：近似於月桂樹的多年生常綠灌木。將精油原料的樹皮以細長狀剝下，放置24小時左右進行發酵，使用從樹皮剝下的最外層軟木質。每次乾燥後整體會直向捲起，變成細管狀樹皮。肉桂的各部位在成分上大不相同。

精油特徵：只要嗅聞香氣就能夠讓人恢復精神與體力。和萃取自葉片及嫩枝的肉桂葉有所區隔。

香氣特徵：直接呈現出使用在於料理的香料肉桂香氣。

學名：Cinnamomum Zeylanicum　科名：樟科

萃取方式：水蒸氣蒸餾法　萃取部位：樹皮

原產地：斯里蘭卡、馬達加斯加、塞席爾

【主要作用】抗菌、抗真菌、抗病毒、驅蟲、強健神經、健胃、增進食慾、抗氧化

【主要成分】

醛類：桂皮醛75%

酯類：乙酸桂皮酯5%

倍半萜烯類：β-石竹烯～3%

單萜醇：沉香醇2%

酚類：丁香酚2%

氧化物類：桉油醇2%

其他還有對-傘花烴、苯甲酸苄酯等多種微量成分。

※由於具皮膚刺激性的醛類占大部分，使用於皮膚時須謹慎注意。

【注意事項】懷孕期　哺乳期　嬰幼兒　敏感性肌膚　刺激皮膚

由於刺激性相當強，須特別留心以低濃度使用。

這種時候就可以使用

在調和香水，想展現出異國情調和香味深度時。想要以香味展現出「活潑」、「開朗」的感覺時。想要受到刺激變得有活力時。

抗氧化、食慾不振、健胃、增強免疫力

產自炎熱的東南亞，雖然可用於食慾不振等夏季倦怠症狀，但少量使用香氣就很夠、十分具有刺激性，皮膚敏感者最好不要使用，調和時也應注意使用較低的比例。製作常備用油時，在30ml的植物油中加入1、2滴就很足夠。也具有去除身體活性氧物質的作用，和丁香同樣適用於抗老化保養。搭配杜松、檸檬調和，排毒和淨化血液作用的效果可期。抗病毒功效也很優異，可搭配綠花白千層、醒目薰衣草用以按摩。當成香料使用時，適合用來製作甜品，如肉桂卷等能預防感冒、打造強健體魄，在歐洲十分受歡迎。在日本，肉桂糖以及京都的代表性點心「八橋」皆帶有肉桂風味。由於刺激性強，不適合用於臉部。

強健神經、憂鬱、消極、無精打采

只需嗅聞香氣，就能讓腦袋清晰、提升幹勁。想努力完成目標時，建議搭配杜松、檸檬、丁香、尤加利、胡椒薄荷等精油；想沉浸在異國情調中時，則和苦橙葉、廣藿香、芫荽、橘子、檸檬香茅、迷迭香等精油調和使用。只進行擴香就能充分體驗效果，也適合使用在想襯托別種香氣時。

【精油的故事】在古代，是可取得的香料中最重要且昂貴的種類之一。據說肉桂光是在東南亞就超過250種，其中樟屬含有特別優秀的芳香成分。【主要用法】身體、擴香、香水【調配建議】使用於製作具有辛辣感或異國風情的香水。香味強烈，少量使用就很足夠。【BF＆調性】BF：1　調性：中調【對應脈輪】第6

茉莉 Jasmine

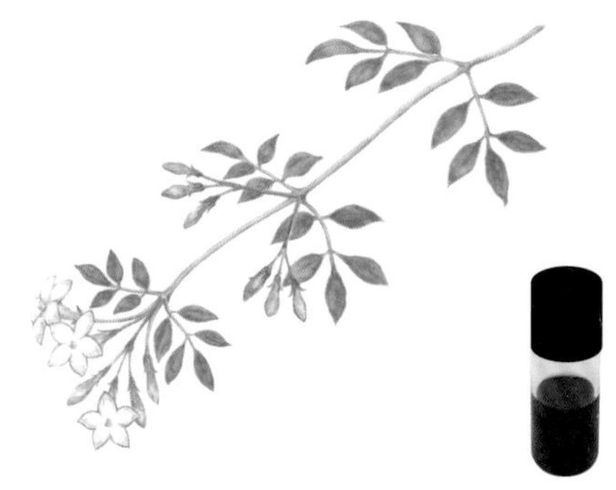

植物特徵：樹高10m的常綠蔓性或直立灌木，耐寒性佳，花呈白色星形。會在初期花苞的狀態下採收萃取精油。雖然南法格拉斯產的茉莉最為聞名，但用於芳療的茉莉幾乎皆為埃及所栽種。
精油特徵：想要擁有從容優雅的心情時。可在平衡荷爾蒙的同時調整肌膚潤澤度，對肌膚保養很有幫助。
香氣特徵：濃郁、具有深度的花朵甘甜香氣。
學名：Jasminum officinalis　科名：木犀科
萃取方式：脂吸法、溶劑萃取法
萃取部位：花
原產地：埃及、摩洛哥、法國

【主要作用】鎮靜、止痛、抗痙攣、催情、抗菌、抗病毒、保濕、降血壓、安定精神、軟化肌膚、調整女性荷爾蒙、強健子宮

【主要成分】
酯類：乙酸苄酯15～35%、苯甲酸苄酯10～25%
雙萜醇：異植醇2～10%
單萜醇：沉香醇2～10%
其他還有丁香酚、茉莉酮、吲哚等多種微量成分。
※酯類的乙酸苄酯、苯甲酸苄酯具有鎮靜神經、催眠作用。
※酯類、單萜醇類的搭配幾乎皆有鎮靜效果。
※含微量的吲哚，具有茉莉獨特的美妙芳香成分，但若吲哚的濃度過高，會形成令人不悅的氣味，也是屁味的成分之一。

【注意事項】懷孕期　哺乳期　想要專注時

【人稱夜之女王的茉莉】茉莉花在夜晚會散發出濃郁香氣，和月亮的關係密切，故又被稱作「夜之女王」。同時具有催情效果，協調感情和慾望平衡的效果良好。

這種時候就可以使用

想要讓心情舒暢時。因女性荷爾蒙造成劇烈的感情起伏，難以克制時。適用於改善皺紋、乾燥、老化等各種肌膚問題。

月經問題、調整荷爾蒙、生產、產後憂鬱症、強健子宮、肌肉痠痛、咳嗽

可緩和生產時的痛楚，藉由促進子宮收縮以減輕疼痛，亦能幫助胎盤排出。懷孕期間不可使用。用於產後心情憂鬱時，建議搭配柑橘類精油。雖然有調整女性荷爾蒙或強健子宮等益處，但多半會以較便宜的依蘭等精油代替。

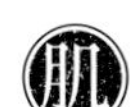

保濕、皺紋、黑斑、鬆弛、乾燥、敏感肌

具有軟化肌膚的作用，適用於肌膚老化、乾性肌膚等方面的保養。針對更年期，則可與雪松、檀香、絲柏等木質類香氣調和，廣受好評。生產後，搭配甜橙進行按摩，可預防妊娠紋。使用於哺乳期時，按摩後應間隔2小時再餵奶。雖然昂貴，但保養肌膚的效果極佳。

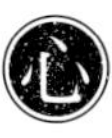

情緒不安、失眠、無精打采、抗憂鬱、失去自信

有助於控制因荷爾蒙失調導致的情緒起伏。只要聞香氣，便會分泌腦內神經傳導物質的多巴胺和腦啡肽，也是人們感到幸福時會分泌的物質。是支能讓人洋溢幸福、內心充實的精油。和依蘭同樣能調整情感與慾望平衡，讓人充滿浪漫情懷並提升性慾，推薦情侶使用。

【精油的故事】早在西元1世紀左右，波斯人已經於宴會中使用茉莉。伊朗許多女性的名字即是源自於波斯語的「茉莉」。世界最大的茉莉生產國埃及，在尼羅河沿岸栽種茉莉，是象徵著美、治癒、母性女神埃西絲及月亮的花。【主要用法】身體、臉部、面膜、擴香、香水【調配建議】香氣濃郁，是令人明顯好惡的精油，因此讓他人使用時需要注意。適合搭配任何精油，能夠襯托整體香氣，帶來深度。【BF&調性】BF：1　調性：中～基調【對應脈輪】第2

杜松 Juniper

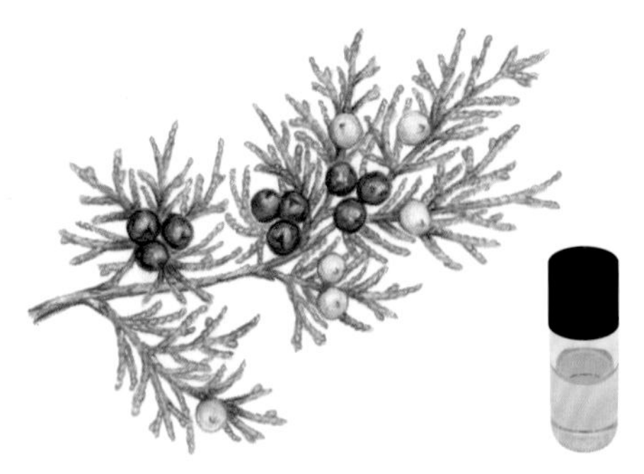

植物特徵：樹高3～10m的常綠樹。毬果小巧，1棵樹中同時會有新結的未成熟綠色果實，以及經過2年的成熟黑色果實，精油是萃取自成熟果實。也用於琴酒的提香，做為香草茶使用時，則將果實搗碎後飲用。
精油特徵：可促進正腎上腺素分泌，使人精力充沛、湧現幹勁。具有強力排毒作用。
香氣特徵：清爽宛如松樹的香氣中，能感受到些微苦味的暢快針葉樹香氣。
學名：Juniperus communis
科名：柏科　萃取方式：水蒸氣蒸餾法
萃取部位：分為漿果及樹枝尖端與漿果2種。
原產地：義大利、法國、奧地利

【主要作用】排毒、抗菌、抗病毒、淨化血液、促進體液循環、利尿、化痰、調整皮脂分泌、抗黏膜炎、強健神經

【主要成分】
單萜烯類：α-蒎烯30～35%、β-蒎烯2～5%、香檜烯5～35%、檸檬烯5%
倍半萜烯類：β-石竹烯～3%、大根香葉烯-D～5%
單萜醇類：松油烯-4-醇微量
其他還含有多種微量成分。
※單萜烯類具有代謝毒素的功效，倍半萜烯類中的β-石竹烯則含有活化血液循環的作用，因此在產生尿液時會增加腎臟負擔，腎臟病患者不宜使用。
※倍半萜烯類的大根香葉烯-D具有通經作用。

【注意事項】懷孕期 哺乳期 腎臟疾病 敏感性肌膚
藉由按摩使體液循環順暢，會在短時間內造成腎臟負擔，故腎臟病患禁止使用。

【購買參考資訊】
樹枝尖端和漿果萃取的juniper branches＆berry價格較低。

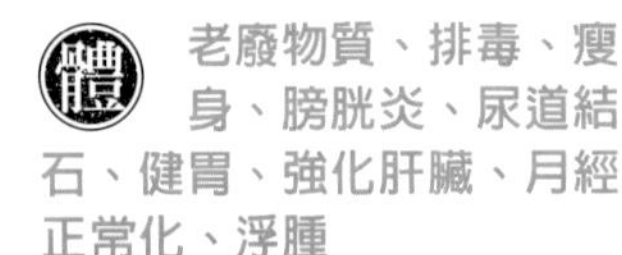
這種時候就可以使用

想要進行身心排毒，達到潔淨狀態時。想要挑戰新事物時。想要瘦身時。感覺慢性疲勞時。

體　老廢物質、排毒、瘦身、膀胱炎、尿道結石、健胃、強化肝臟、月經正常化、浮腫

在精油中排毒效果最好，經常用於瘦身及改善浮腫、代謝老廢物質。和檸檬調和使用，更能提升各組織排毒淨化效果。雖具利尿、抗菌功效，有助於泌尿系統，但在促進體液循環的按摩後會造成腎臟暫時性負擔，因此腎臟病患不可使用。

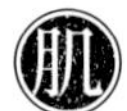
肌　調整皮脂分泌、毛孔鬆弛、面皰、頭髮

具優異的收斂作用，適合油性及容易浮腫的肌膚。針對毛孔鬆弛，和迷迭香、胡蘿蔔籽、玫瑰草等精油調和使用尤佳。因排毒功效所帶來的淨化血液效果，對於濕黏的滲出性濕疹也很有效。香氣清爽，與胡椒薄荷、絲柏調和用於夏季用沐浴乳中，可讓心情愉悅。

心　精神疲勞、淨化、無精打采、不安、恐懼

只要嗅聞就能促進正腎上腺素分泌，瞬間充滿幹勁，是支因奧運選手於比賽前使用而聞名的精油。想要變得積極挑戰新事物，或是因疲勞和睡眠不足導致狀態不佳時，和檸檬、羅文莎葉、迷迭香、葡萄柚等精油調和，光是擴香就能夠讓人目光清晰、湧現力量，使心靈強大，戰勝恐懼失敗的不安。

【精油的故事】源自於拉丁語中意指「年輕果實」的juniores。自古以來便使用於儀式等場合當中，是人類最早使用的植物之一。杜松亦被喻為希臘神話中，象徵勇氣的太陽神海格力斯。【主要用法】身體、臉部、頭髮、擴香、面膜、香水【調配建議】和柑橘類精油調和，更能提升幹勁；和馬鞭草酮迷迭香、檸檬調和，可提升強化肝臟作用。【BF＆調性】BF：4　調性：中調【對應脈輪】第6

薑 Ginger

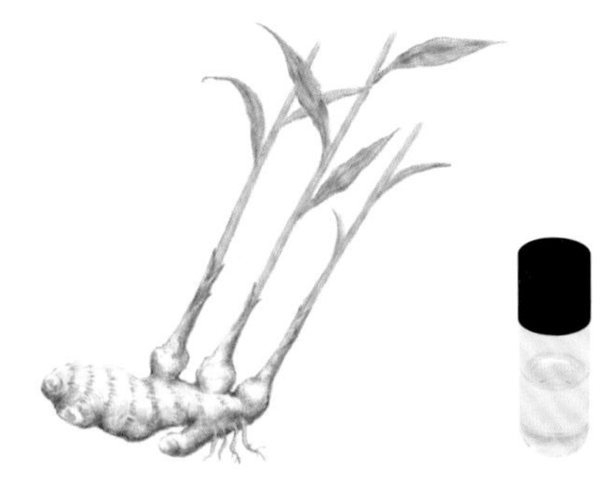

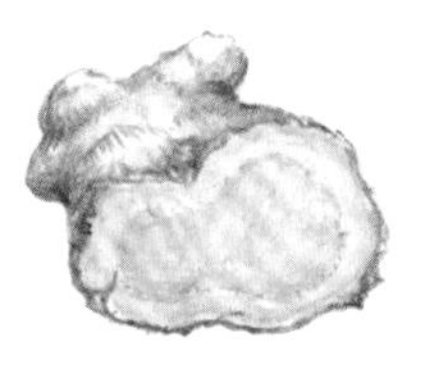

一般從根莖萃取精油，也是自古以來人們常用的香料。

植物特徵：草長約70～120cm的熱帶性多年生草本植物。從多肉的粗壯地下莖萃取精油，亦可做為香料或調味料使用。從地下莖的芽筆直發展成地上莖，葉片與水稻相似。在溫暖地區會開出帶有紫色斑紋的黃花。
精油特徵：有助於改善各種消化系統的不適、寒性體質，提升行動力。
香氣特徵：刺激感中帶有辣味、苦味和甜味的木質香氣。
學名：Zingiber officinale
科名：薑科
萃取方式：水蒸氣蒸餾法　萃取部位：根莖
原產地：印度、中國、馬達加斯加、越南

【主要作用】促進消化、提高體溫、發汗、促進血液循環、催情、鎮靜、抗黏膜炎、止咳、抗發炎、抗菌、抗真菌、抗病毒

【主要成分】
倍半萜烯類： α-薑黃素20%、β-倍半水芹烯10%、β-沒藥烯5～10%、α-薑烯～10%
單萜烯類： 莰烯5%、α-蒎烯～5%、β-水芹烯～5%、檸檬烯微量
氧化物類： 桉油醇2%
其他還含有沉香醇、香葉醇、香葉醛等多種微量成分。

【注意事項】懷孕期 敏感性肌膚
雖然給人香氣強烈的印象，但帶有甘甜味和深度。與其他精油調和時，需以較少滴數製作。

這種時候就可以使用

食慾不振、胃部不適等消化系統問題時。因身心疲憊造成呼吸短淺時。因季節轉變感覺不適時。感覺寒冷時。想以積極的態度提高行動力和果斷力時。

體　寒性體質、關節炎、風濕、肌肉痠痛、咳嗽、生痰、食慾不振、胃部不適、消化不良、腸脹氣、便秘

優異的促進消化功能，有助於改善各種消化系統不適，也可改善腸道蠕動功能不良造成的便秘。搭配杜松、柑橘類、甜馬鬱蘭、真正薰衣草等精油調和，以肚臍為中心進行腹部按摩，可調理消化系統，同時也能改善手腳及內臟寒冷。關節疼痛時，以礦泥製作敷料（參照P171）塗抹。因在冷氣房等場所讓身體深處受寒時，則可搭配真正薰衣草、羅文莎葉調和，製成浴鹽享受入浴時光，之後再進行腹部按摩。由於具有提高體溫的效果，不僅是按摩，也可當成香料，與紅茶和迷迭香等，具有促進血液循環效果的食材混合飲用。

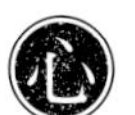

心　憂鬱、無精打采、精神疲勞、優柔寡斷、專注力不足、性冷感

想要讓情緒堅定，需要積極的行動力和果斷力時很有幫助。因煩惱而無法判斷時，與迷迭香、胡椒薄荷、佛手柑調和，就能夠暫時讓心情煥然一新，湧現前進的能量和活力。由於季節轉換等因素造成的溫差與濕度差，導致自律神經失調，因而失去活力時也適用。

【精油的故事】薑在亞洲歷史中最為久遠，自古以來用於料理和醫療方面。在中國被認為是增強能量的長壽藥草，是最早從亞洲流傳到歐洲的香料。【主要用法】身體、擴香、濕敷、礦泥【調配建議】與柑橘類、花香類精油調和，非常好用。【BF＆調性】BF：2　調性：中調【對應脈輪】第1

天竺葵 Geranium

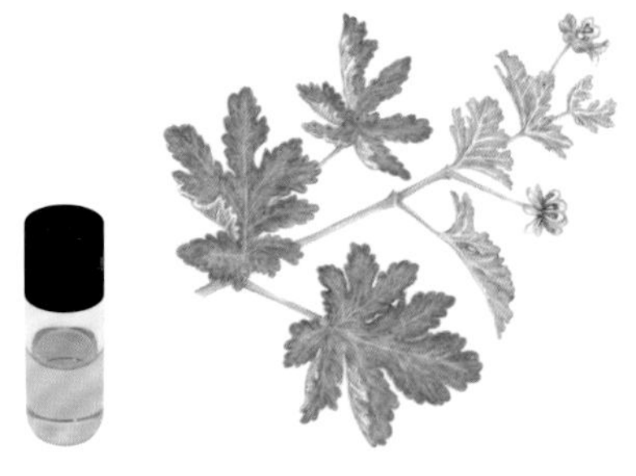

植物特徵：天竺葵有上百個品種，但精油常見的是「玫瑰天竺葵」與「波旁天竺葵」。可成長至1m左右的多年生草本植物。雖然葉與花皆含有芳香成分，但葉子的香氣特別強烈。可用來做為玫瑰的替代品。多種天竺葵也擁有類似椰子、柳橙、巧克力等獨特香氣。
精油特徵：可改善因荷爾蒙失調導致的浮腫、肌膚問題，是經常用於肌膚保養的精油。
香氣特徵：華麗且充滿女性風情，清爽如玫瑰般的香氣。
學名：Pelargonium graveolens/asperum
科名：牻牛兒苗科　萃取方式：水蒸氣蒸餾法
萃取部位：葉與花
原產地：馬達加斯加、留尼旺島、埃及、中國

【主要作用】調整皮脂分泌、收斂、促進細胞生長、抗菌、抗真菌、抗病毒、抗發炎、鎮靜、止痛、調整女性荷爾蒙、促進體液循環、強化肝臟、利尿

【主要成分】
單萜醇類：香茅醇20%、香葉醇20%、沉香醇10～15%
酯類：甲酸香茅酯10%、甲酸香葉草酯～8%
酮類：異薄荷酮～8%、薄荷酮～2%
氧化物類：玫瑰氧化物微量
其他還含有α-蒎烯、β-石竹烯等多種微量成分。
※根據產地，香葉醇、香茅醇、所有酯類含量會有些微差異。
※上述為產自馬達加斯加的波旁天竺葵成分。

【注意事項】懷孕期 哺乳期

【購買參考資訊】價格依產地有所不同，最高品質的是馬達加斯加、留尼旺島生產的波旁天竺葵。另外也有產自埃及、中國的種類。

【便於改善病毒性症狀】具有抗病毒作用，出現帶狀皰疹或唇皰疹等症狀時，可以與茶樹精油調和護理患部。處方參照P206。

這種時候就可以使用

因荷爾蒙失調引起體液滯留或感覺寒冷時。想提升肌膚滋潤與彈性時。因忙碌而疏於自我保養時。想提升女性魅力時。

經前症候群(PMS)、月經失調、浮腫、靜脈曲張、瘦身、帶狀皰疹、唇皰疹、疲勞、感冒

有許多改善婦科疾病的功效，特別是月經前乳房脹痛、心情起伏劇烈的人，可與佛手柑、快樂鼠尾草調和，於下腹進行按摩。容易浮腫的人，則可與葡萄柚、絲柏調和進行按摩。

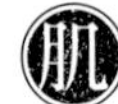

乾燥、油性、皺紋、黑斑、鬆弛、暗沉、面皰、水皰、皮膚真菌感染

只要調整好荷爾蒙平衡，就能從內部為肌膚增加潤澤。具有收斂及促進細胞生長作用，想拉提、改善暗沉時，可和玫瑰草、羅馬洋甘菊、薰衣草、乳香等精油調和按摩，可確實感受前後的變化差異。針對真菌造成的白癬和足癬，建議搭配茶樹、檸檬香茅調和使用。

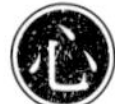

缺乏女性魅力、更年期、情緒不安、精神疲勞、感情混亂、自我控制

長期疏於自我保養，或是容易忘記保有女性魅力時，只要嗅聞香氣，就能夠找回優雅溫柔的情緒。由於能夠影響下視丘與腎上腺，因此可調節荷爾蒙分泌和自律神經。建議用於想放鬆心情、展現女人味、從容不迫、提升慾望時。

【精油的故事】由於種子形狀貌似鶴的喙，因此屬名的英文來自希臘語的palargos(鶴的意思)。在占星術中被喻為愛的行星「金星」，有提高情慾、創造力、人際關係的力量。【主要用法】臉部、身體、頭髮、沐浴、擴香、濕敷、香水【調配建議】想調出女性化香氣、花香調香氣時即可使用。與木質性精油調和能夠襯托香氣。【BF&調性】BF：3　調性：中調【對應脈輪】第4

芹菜籽 Celery seed

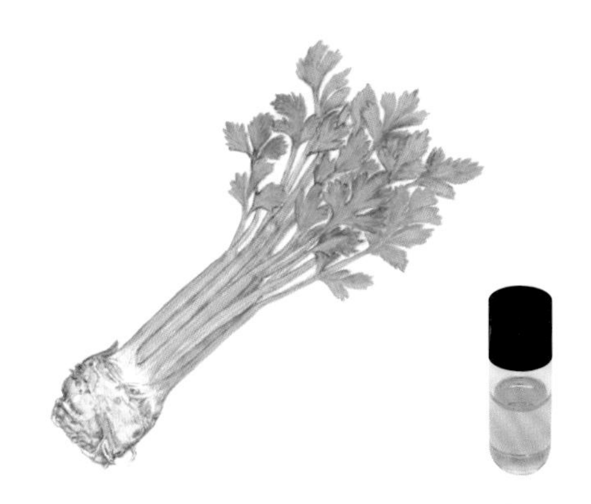

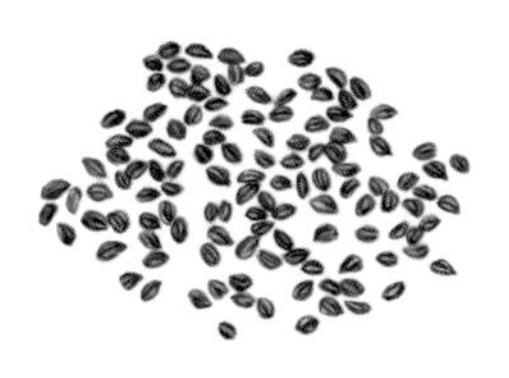

和莖、葉的香氣不同，種子帶有苦味、甜味和青草味。

【主要作用】抗氧化、抗菌、抗真菌、鎮靜、強化肝臟、降血壓、利尿、健胃、促進消化、促進體液循環、促進傷口結痂

【主要成分】
單萜烯類：檸檬烯35～57%、月桂烯3%
倍半萜烯類：α-芹子烯11～30%
內酯類：瑟丹內酯15%
其他還含有β-蒎烯、β-石竹烯等多種成分。

【注意事項】懷孕期 哺乳期 刺激皮膚 敏感性肌膚

【適用於白天的黑斑調理】雖然柑橘類精油含有光毒性，但芹菜籽精油無光毒性，白天也可進行美白保養，不妨在早上洗臉後進行精油按摩吧！

植物特徵：原產於南歐。芹菜生長於地上的部分也含有芳香成分，但精油是萃取自種子。種子大小1.3mm以下，呈橢圓形。為確保品質，壓碎後會立即蒸餾。
精油特徵：具強力抗氧化和強化肝臟作用，有助於美白和抗老化保養。
香氣特徵：如食用芹菜般特殊、強烈又持久的香氣。
學名：Apium graveolens　科名：繖形科
萃取方式：水蒸氣蒸餾法　萃取部位：種子
原產地：法國、匈牙利、巴基斯坦

這種時候就可以使用

容易浮腫、在意肌膚黑斑、暗沉時。累積的疲勞難以消除時。想要進行身體抗老保養時。

浮腫、疲勞、排毒、胃部不適、胃痛、高血壓、過敏

具優異的抗氧化和排毒作用，當疲勞導致活性氧物質累積，即使睡覺也難以消除疲憊等狀況時相當適用。搭配丁香、杜松就是最強的排毒處方。針對浮腫，與天竺葵和葡萄柚調和即可。胃部不適則可搭配薰衣草、甜橙，按摩心窩處。

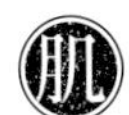

黑斑、暗沉、發熱

芹菜具有美白效果，若不介意那獨特的香氣，就非常適合臉部保養。柑橘類中含有具光毒性的內酯類呋喃香豆素，不適合在白天美白，但芹菜沒有光毒性，白天依然可以使用。建議可與薰衣草、葡萄柚調和，做成夜用美白化妝水，大量噴灑於臉部。

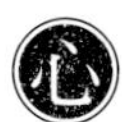

失眠、壓力、消沉、煩躁、憤怒

具鎮靜作用，可平復高亢的神經，檸檬烯亦有增添活力的效果，可藉由放鬆讓心情煥然一新，變得有活力。適合想要挑戰重要任務，卻因緊張而無法冷靜時。雖然是香氣讓人明顯好惡的精油，但添加少量於其他精油，亦可在香氣中展現出其特性。用於製作香水時或許也可展現獨特性。

【精油的故事】古埃及法老王的墳墓中，曾發現編織成花環的野生芹菜。希臘羅馬時代，則是以藥用為主進行栽種。【主要用法】身體、臉部、頭髮、面膜、化妝水【調配建議】適合搭配柑橘類、香草類的香氣。
【BF&調性】BF：3　調性：中調【對應脈輪】第2

沉香醇百里香 Thyme (linalol)

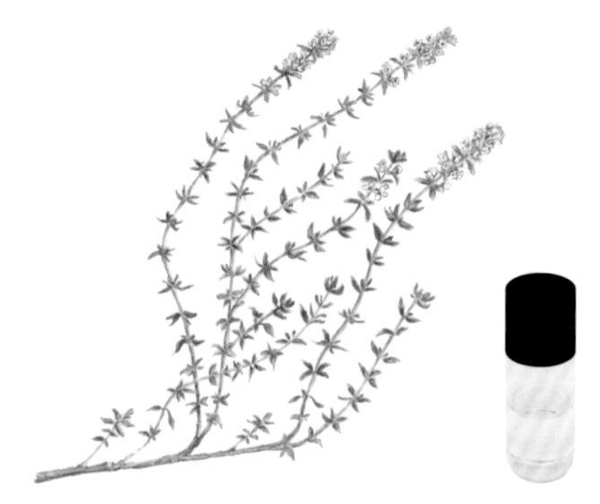

植物特徵：草長約30cm的多年生草本植物。雖然莖部很細，樹枝卻相當堅硬，在綠色的小葉片中含有強烈芳香成分。精油可分為香葉醇、桉油醇、百里酚、側柏醇、沉香醇5種化學型態(參照P49)。
精油特徵：在放鬆的同時能活化精神與肉體，特別有助於改善呼吸系統的感染和肺部機能衰退。
香氣特徵：和其他百里香相比，呈現出清爽又帶有深度的溫和葉片香氣。
學名：Thymus vulgaris(linalol)
科名：唇形科　萃取方式：水蒸氣蒸餾法
萃取部位：葉與花　原產地：法國

【主要作用】鎮靜、降血壓、抗痙攣、強健神經、促進消化、止咳、抗菌、抗真菌、抗病毒、促進消化、催情

【主要成分】
單萜醇類：沉香醇75～85%
酯類：乙酸沉香酯10%
倍半萜烯類：β-石竹烯5～10%
酚類：百里酚微量、香芹酚微量
其他還含有多種微量成分。
※主要成分沉香醇可鎮靜中樞神經，具有緩和不安、使身心放鬆的作用。特色是清爽的森林花香調香氣。

【注意事項】懷孕期　哺乳期　刺激皮膚　敏感性肌膚

【用百里香提升精神與活力】在羅馬時代，士兵打仗前會加入百里香沐浴以提升士氣。百里香具有深度的清爽香氣，可活化精神與肉體，提升活力。

這種時候就可以使用

持續不安的狀態導致神經耗弱時。驚嚇或混亂引發呼吸短淺時。失去男性堅強特質時。想要消除腸脹氣時。

口內炎、帶狀疱疹、慢性疲勞、免疫力不足、感冒、咳嗽、憂鬱、無精打采、食慾不振

可預防累積疲勞、免疫力不足時，容易罹患的感染疾病，對於呼吸器官和肺部機能很有幫助。想要充滿幹勁時，可調和杜松、迷迭香進行擴香，也很建議進行手肘以下的手部按摩(參照P190)。是男性會偏好的香氣，可用來定期保養。

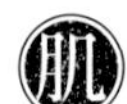

皮膚真菌感染、面皰

皮膚刺激性強，不適合臉部保養。具有抗真菌作用，最適合用於足癬或白癬護理，可搭配檸檬香茅、茶樹調和成按摩油進行按摩。清爽又平靜的香氣會讓人想使用於沐浴，但因為對皮膚的刺激性強，需要特別注意。

不安、煩躁、焦慮、憤怒、無精打采、憂鬱、精神疲勞、呼吸短淺、情緒控制

沉香醇成分具強力鎮靜效果，可提升呼吸系統作用，故因心情焦躁導致呼吸短淺時很有幫助。在穩定精神的同時，可強健神經使人亢奮，因此會有精力湧現的感覺。欲提升精力和熱情時，與柑橘類精油調和進行擴香最佳。

【精油的故事】香氣特殊，是自古以來人們常使用的植物。源自於意為「煙燻」的希臘語thymon，也有因為可帶來積極勇氣，故取自有「勇氣」意義的thumon之說法。5千年前的古埃及為了薰香而開始使用百里香。
【主要用法】身體、擴香　【調配建議】適合搭配花香類、香草類精油。　【BF&調性】BF：2　調性：中調
【對應脈輪】第3

茶樹 Teatree / Ti-tree

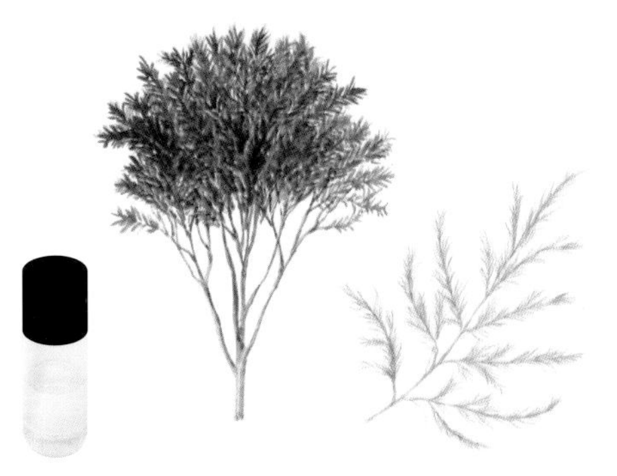

植物特徵：生長於澳洲，偏好潮濕地區，樹高可達7m左右的常綠喬木。生長速度很快，約1～1.5年即可收成。具有細長如羽毛的葉片，會開出黃色或紫色的花朵。生長於紐西蘭，同樣叫做茶樹的麥盧卡樹雖然同樣是桃金孃科，但屬名不同，和茶樹是完全不同的植物。
精油特徵：具有強力的抗菌作用，於感染症治療中不可或缺。可小範圍直接塗抹原液。
香氣特徵：瞬間醒腦，清爽又辛辣的葉片香氣。
學名：Melaleuca alternifolia
科名：桃金孃科　萃取方式：水蒸氣蒸餾法
萃取部位：葉　原產地：澳洲、中國

【主要作用】抗病毒、抗菌、抗真菌、抗黏膜炎、發汗、止癢、抗發炎、增強免疫力、強健神經、鎮靜、促進傷口結痂、使頭腦清晰、促進體液循環

【主要成分】
單萜醇類：松油烯-4-醇30～45%
單萜烯類：γ-松油烯15～20%、α-松油烯5～10%、對-傘花烴～15%
氧化物類：桉油醇2～10%
倍半萜烯類：α-葎草烯～5%
其他還含有檸檬烯等微量成分。

※主要成分松油烯-4-醇具有強力的抗菌、抗病毒、抗真菌作用，針對改善呼吸系統感染有極有幫助。γ-松油烯、α-松油烯具有粘膜保護作用和強化靜脈作用。在森林調香味中略帶花香為其特色。

【注意事項】遵守基本注意事項(參照P51)

【在睡眠中提升免疫力】日本曾經有間幼稚園，於兒童午睡時間噴灑含茶樹精油的噴霧，結果只有進行噴霧的班級，免於因流感所導致的全班停課。

鎮靜、抗病毒、振奮

這種時候就可以使用

適用於預防病毒性疾病、過敏、濕疹、乾燥、蚊蟲叮咬引起的發癢、調理呼吸系統。想要重振心情時。

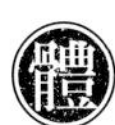
體　流感、感冒、免疫力不足、花粉症、流鼻水、過敏、生痰、咳嗽、搔癢、牙齦炎、口內炎

具有卓越的抗病毒、抗菌、抗真菌作用，在感冒、流感、膀胱炎、唇疱疹等症狀中，對於病毒造成的症狀特別有幫助。也可用滴入1滴茶樹精油的水漱口。牙齦炎、口內炎、蚊蟲叮咬或過敏患者的皮膚發癢，可塗抹1滴原液，立即有感。

肌　帶狀疱疹、長疣、發炎、蚊蟲叮咬、富貴手、面皰、燙傷、曬傷、皮膚真菌感染、濕疹、足癬、頭皮癢

可於皮膚小範圍塗抹原液，被蚊蟲叮咬時直接塗抹於患部，可抑制發癢與紅腫，出門在外時有1罐就很方便。可與薰衣草、乳香調成蜜蠟乳霜，當作止癢霜使用。因濕疹導致全身發癢時，製成浴鹽沐浴最佳。

心　憤怒、歇斯底里、專注力不足、記憶力衰退、憂鬱、無精打采

可穩定憤怒或歇斯底里等亢奮的神經，重整狀態。長期處於免疫力不足的狀態，會造成專注力、記憶力衰退，茶樹類似樟腦的清爽香氣可對腦部中樞神經發揮功效，具有醒腦、使腦部清晰的作用。能對喉部的第5脈輪發揮作用，與周圍的人溝通不良時也可使用。

感染性疾病、增強免疫力、自信

【精油的故事】澳洲原住民(Aborigine)會製成具有苦味的葉片浸泡液，在感冒、咳嗽、頭痛時使用。1770年庫克船長和船員們登陸澳洲時，看見散發強烈香氣的茂密樹木，後來知道可將葉片當成辛辣的茶飲用時，便取名為「Teatree/Ti-tree」。【主要用法】身體、臉部、頭髮、臉部三溫暖、吸入法、室內噴霧、沐浴
【調配建議】適合搭配任何精油。可和檸檬、薰衣草調成抗菌噴霧。【BF＆調性】BF：3　調性：中調
【對應脈輪】第5

綠花白千層 Niaouli (cineol)

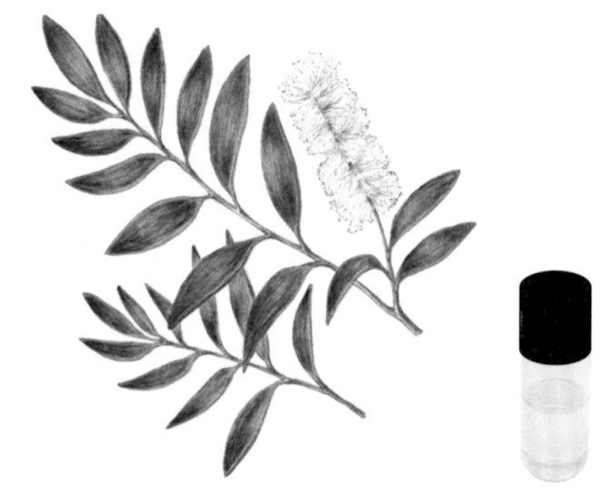

植物特徵：原產於新喀里多尼亞，在澳洲大量生長的綠花白千層，和茶樹同樣是桃金孃科白千層屬。環境條件好的話，可長到20～30m的常綠喬木。葉片長度約7cm左右，樹皮為粉紅色。有分桉油醇、橙花叔醇的化學型態(參照P49)。
精油特徵：可用於改善流鼻水、喉嚨痛等感冒症狀，以及提升免疫力。冬季時經常使用的精油。
香氣特徵：略帶苦味，類似尤加利的清爽香氣。
學名：Melaleuca quinquenervia(cineol)
科名：桃金孃科　萃取方法：水蒸氣蒸餾法
萃取部位：葉與枝
原產地：澳洲、馬達加斯加、新喀里多尼亞

【主要作用】抗黏膜炎、化痰、止咳、抗菌、抗真菌、抗病毒、抗發炎、化解黏液、增強免疫力、促進傷口結痂

【主要成分】
氧化物類：桉油醇45～65%
單萜烯類：α-蒎烯10%、檸檬烯8%、β-蒎烯3%
單萜醇類：α-松油醇～7%
倍半萜醇類：綠花白千層醇～5%、橙花叔醇3%
其他還含有β-石竹烯、對-傘花烴等微量成分。
※主要成分的桉油醇，有助於改善呼吸系統疾病及過敏性支氣管炎，亦有促進皮膚吸收作用。擁有清爽木質調香味。

【注意事項】 懷孕期 哺乳期 敏感性肌膚
綠花白千層有分桉油醇、橙花叔醇的化學型態，瓶身上僅標明綠花白千層時即為桉油醇型。橙花叔醇有類似男性荷爾蒙的作用，雖然有益於男性，但女性使用可能會引起劇烈反應，需特別注意。

這種時候就可以使用

免疫力不足時。苦於花粉症等因素產生的過敏症狀時。想恢復體力時。適用於皮膚真菌感染、病毒性症狀。

感冒、咳嗽、生痰、喉嚨痛、鼻塞、花粉症、膀胱炎、陰道炎、月經失調、更年期、中耳炎

有助於回復長期感冒及身體狀況不佳時的體力。和丁香、杜松調和，可讓人精力充沛、湧現活力。由於含有微量類女性荷爾蒙作用，有助於改善月經問題和更年期症狀。容易得到膀胱炎的人，可搭配茶樹、薰衣草調和製成浴鹽沐浴。

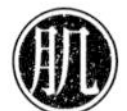

濕疹、面皰、皮膚真菌感染、唇皰疹、頭皮、傷口

具優異的抗菌作用，針對濕疹或面皰等方面的調理，可與薰衣草調和，進行精油按摩、沐浴、臉部三溫暖等保養。若想要迅速恢復因異位性皮膚炎造成皮膚乾燥、無意識抓傷的傷口，可搭配花梨木、薰衣草調成按摩油進行按摩。搔癢的情況，則與茶樹調和使用。

經前症候群(PMS)、冷淡、無精打采、消沉

清新乾淨的清爽香氣，可刺激神經產生活力。想專注於事務上時，與檸檬、迷迭香調和，邊擴香邊進行作業效果尤佳。經前煩躁時可讓情緒平靜。因PMS導致的身體不適，則建議搭配快樂鼠尾草、葡萄柚進行擴香。

【精油的故事】原產地新喀里多尼亞為法國領地，人們將綠花白千層的殺菌消毒作用，用在醫院清掃和清潔口腔等衛生方面的維護。【主要用法】身體、臉部、頭髮、吸入法、室內噴霧、沐浴
【調配建議】適合搭配任何精油。欲增強免疫力時，可與佛手柑、薰衣草、尤加利調和使用。
【BF＆調性】BF：3　調性：中調　【對應脈輪】第5

橙花 Neroli

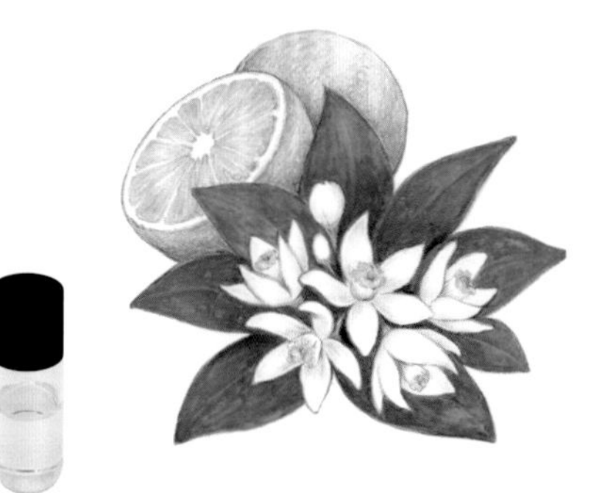

植物特徵：精油萃取自苦橙樹開的花朵。可長至10m高的常綠樹，會綻放潔白厚質又柔軟的花朵。栽種十分耗時，移植後4年內不會開花，就算是開花當年，1棵樹也僅能採收15kg花朵，因此精油非常昂貴。
精油特徵：可消除因擔心或震驚所產生的心痛，在感到不安時很有幫助。亦具有多種護膚功效，特別是能夠提升肌膚彈性。
香氣特徵：帶有木質苦味的甜美花香。
學名：Citrus aurantium　科名：芸香科
萃取方式：水蒸氣蒸餾法　萃取部位：花蕾
原產地：突尼西亞、義大利、法國、摩洛哥

【主要作用】鎮靜、止痛、抗痙攣、調整荷爾蒙平衡、抗憂鬱、強健神經、抗菌、抗真菌、抗病毒、抗發炎、促進細胞生長、軟化肌膚

【主要成分】
單萜醇類：沉香醇30～45%、α-松油醇10%、香葉醇5%
單萜烯類：檸檬烯10～20%、α-蒎烯10～20%
酯類：乙酸沉香酯5～10%、乙酸香葉草酯～5%
倍半萜醇類：橙花叔醇微量
其他還含有多種微量成分。
※由於含有的微量橙花叔醇具類男性荷爾蒙作用，有些女性會引起過敏反應，需要特別注意。能讓人聯想到橙花本身的香氣為其特徵。

【注意事項】想要專注時

【用來製作防妊娠紋油】因具有增加皮膚彈性的作用，建議用來進行預防妊娠紋的保養。用50ml基底油調和2滴橙花、3滴甜橙製成按摩油，大量塗抹於產生妊娠紋的部位，讓肌膚充分吸收。

這種時候就可以使用

想要擺脫擔心或驚嚇等悲傷情緒時。想要放鬆的同時穩定心情時。快速老化時。因荷爾蒙失調導致情緒難以控制時。想讓心情變浪漫時。

高血壓、神經疲勞、便秘、腹瀉、食慾不振、肌肉痠痛、神經痛、經前症候群(PMS)、更年期

因精神方面的原因，導致身體僵硬累積疲勞，或是無法入睡等狀況時，和薰衣草、甜橙調和，進行身體或臉部按摩，就能讓肌肉放鬆、容易入睡。適用於因自律神經失調導致的神經性消化不良、腹痛、胃痙攣等狀況。

鬆弛、老化、暗沉、黑斑、乾性肌膚、敏感性肌膚、妊娠紋

針對因疏於保養導致極速老化的肌膚，可和玫瑰草、乳香、薰衣草、胡蘿蔔籽等精油調和使用，增加肌膚彈性，可望獲得大幅改善。具有軟化肌膚的作用，和甜橙以0.5%的較低濃度調和，可做為懷孕時也能使用的妊娠紋預防用油。也有許多人愛用橙花純露。

無法冷靜、失眠、不安、憂鬱、驚嚇、失落感、孤單、喪失寵物症候群、擔心、悲傷

適合情緒容易受壓迫、不穩定的人，或是感受性豐富的人。因隱藏不必要的感情反應在身體上，造成疼痛或失眠時，橙花可發揮鎮靜作用，促進血清素分泌，讓心情恢復安定與平靜。此外，單萜烯類也能帶來「活力、幸福感」。

【精油的故事】17世紀位於羅馬近郊的Nerola公國，該國伯爵夫人安妮・馬利・內洛里喜歡將橙花精油噴在手套、披肩等各種用品上，因而得名。【主要用法】精油按摩、身體、臉部、頭髮、室內噴霧、沐浴、香水
【調配建議】由於具療效，可與其他精油調和，但以單方使用，享受其香氣也很不錯。
【BF&調性】BF：2　調性：中調【對應脈輪】第2

羅勒（甲基蒟酚型）Basil (methylchavicol)

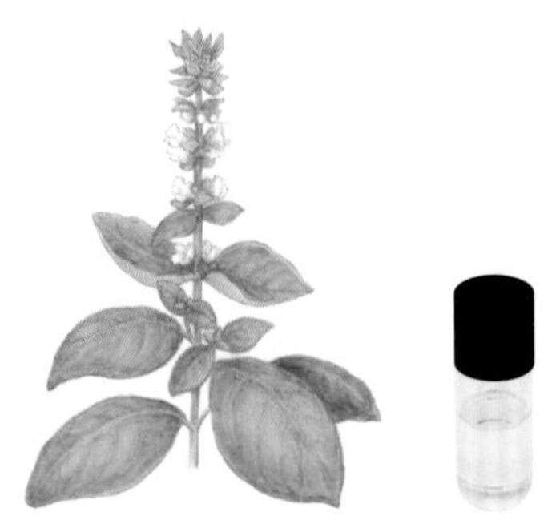

植物特徵：草長30～50cm的1年生草本植物。雖然整株草皆含芳香成分，但葉片的香氣特別強烈，被稱作「香草之王」。葉片呈對生，約4～5cm，被柔毛。有眾多品種，具有成分不同的甲基蒟酚、沉香醇化學型態（參照P49）。
精油特徵：因忙碌導致精神或肉體疲勞，但想要完成目標時。腸胃不適時。
香氣特徵：辛辣感中帶有草原的感覺，柔和香甜的葉片香。
學名：Ocimum basilicum methylchavicol
科名：唇形科　萃取方式：水蒸氣蒸餾法
萃取部位：葉與花、整株
原產地：印度、馬達加斯加、越南

【主要作用】止痛、抗痙攣、促進消化、抗發炎、抗過敏、抗菌、抗真菌、抗病毒、使頭腦清晰、強健神經

【主要成分】
酚醚類：甲基蒟酚75～95%、甲基丁香酚1～2%
氧化物類：桉油醇～3%
單萜醇類：沉香醇1～3%
其他還含有松油烯-4-醇、α-蒎烯、乙酸沉香酯等微量成分。
※主要成分甲基蒟酚具有強力的抗痙攣作用，亦具有胃痛、生理痛、痙攣性咳嗽等症狀的鎮靜作用。

【注意事項】懷孕期 哺乳期 刺激皮膚 嬰幼兒

【用羅勒醋預防夏季倦怠】羅勒醋除了可當醬汁或用來醃漬之外，以氣泡水稀釋飲用也非常好喝，用於回復疲勞或食慾不振時相當方便。將新鮮羅勒以水清洗，拭乾後放入瓶中，再倒入幾乎可覆蓋份量的醋，等香氣轉移到醋中就完成了。

這種時候就可以使用

過於忙碌快要撐不下去時。因精神、頭腦方面的疲勞，容易對事物悲觀時。胃腸不適時。想要專注於目標時。

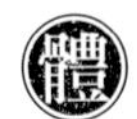

體　哮喘、風濕、肌肉痠痛、生理痛、頭痛、關節炎、消化不良、胃部不適、胃痛、便秘、腹瀉、強化肝臟

可改善精神性疲勞所導致腸胃等的器官不適。具強力抗痙攣作用，針對胃痙攣等原因引起的疼痛，可與薰衣草、胡椒薄荷、甜橙、胡蘿蔔籽等精油調和，以肚臍為中心按摩腹部整體、心窩處。因暴飲暴食造成肝臟負擔，產生疲勞感時，按摩肝臟上方（右肋骨上方一帶）尤佳。肌肉痠痛、神經痛、腰痛、四十肩、五十肩、網球肘等關節疼痛，則搭配檸檬尤加利、杜松調和使用。因四十肩或五十肩疼痛時，建議先與薰衣草調成按摩油，塗抹滲透肩頸軟化關節周圍。待關節可動後再持續以按摩油護理，同時做伸展運動以擴展可動範圍，耐心持續保養非常重要。

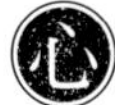

心　精神與頭腦方面的疲勞、負面情緒、燃燒殆盡、無精打采、專注力不足、優柔寡斷

具強力止痛作用，同時含有活化效果，因此當累積疲勞，精神和頭腦已到達極限，但還想再努力一下時，或是因疲勞而容易陷入負面思考時，可使心靈變得從容，帶來正面情緒。想放鬆心情時，可與茉莉、快樂鼠尾草、依蘭等調和使用。

【精油的故事】名稱源於希臘語代表「國王」的basileus。日本是以中藥材進口羅勒種子。種子一旦吸水，將會膨脹成約乾燥時的30倍，被果凍狀物質包覆，而這層果凍物質可做為去除眼睛髒汙的眼藥使用，所以在日本又稱為「目箒」。【主要用法】身體、頭髮、室內噴霧、擴香【調配建議】香味強烈，調和時需取少量進行。適合搭配柑橘類、花香類的精油。【BF＆調性】BF：1　調性：中調【對應脈輪】第3

廣藿香 Patchouli

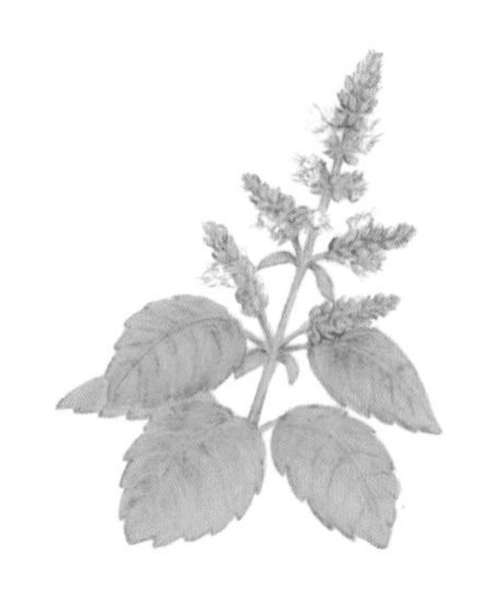

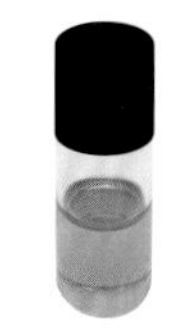

植物特徵：草長1m左右的多年生草本植物，葉片被柔毛，會綻放帶紫色的白花。原產地為東南亞，自然生長於標高900～1,800m的地區。品質最好的是雨季採收，蒸餾前乾燥3天的葉片。

精油特徵：因擔心或想太多覺得不踏實時，能帶來踏實感，以維持自我信念。

香氣特徵：具辛辣感又甜美的東方情調香味。

學名：Pogostemon cablin
Pogostemon patchoul

科名：唇形科

萃取方式：水蒸氣蒸餾法　萃取部位：葉

原產地：馬達加斯加、馬來西亞、印尼、印度

【主要作用】 鎮靜、抗菌、抗真菌、抗病毒、抗發炎、促進體液循環、促進細胞生長、軟化肌膚、強化靜脈、催情、促進消化、增強免疫力、健胃

【主要成分】

倍半萜醇類：廣藿香醇30～40%

倍半萜烯類：β-布藜烯10～20%、α-布藜烯5～15%、α-廣藿香烯～10%、β-廣藿香烯～5%

其他還含有多種微量成分。

※主要成分廣藿香醇擁有強力的鎮靜、抗發炎作用。近似於土壤或霉味的香氣是廣藿香的特色。

【注意事項】 懷孕期 哺乳期

【用廣藿香巧妙抑制食慾】 由於廣藿香的成分中具有抑制食慾的功效，適用於想短暫克制食慾時。但由於只是暫時性，過了一段時間後，必須注意反撲作用。配合自身狀態和時機使用廣藿香，便能夠巧妙地掌控食慾。由於是讓人明顯好惡的香氣，務必先確認香味再購買。

這種時候就可以使用

搖擺不定、易受他人意見影響時。長期處於擔心、不安、緊張狀態，想要讓頭腦深處放鬆時。適用於肌膚的乾燥調理。

浮腫、橘皮組織、瘦身、靜脈曲張、經前症候群(PMS)、更年期

能夠代謝容易停滯的水分，適用於消除浮腫、足部疲勞等症狀。使用於瘦身與消除橘皮組織時，和杜松、葡萄柚、天竺葵、絲柏、迷迭香等精油調和尤佳。針對靜脈曲張，則可調和絲柏、檸檬，不施加壓力小心地進行。由於香氣特別，建議先確認是否能接受再購買。

乾燥、皺紋、肌膚乾裂、面皰、濕疹、皮膚真菌感染、鬆弛、生髮

具有促進細胞生長與軟化肌膚作用，對大多數皮膚疾病都有效。對於皮膚乾裂特別有用，可改善因過敏或濕疹造成防禦力不足的肌膚。對於肌膚的敏感問題，可與花梨木、羅馬洋甘菊等精油調和尤佳。頭皮護理則可和迷迭香、絲柏調和成按摩油，在洗頭前先按摩。

專注力不足、無精打采、搖擺不定、優柔寡斷、憂鬱、壓力、瘦身、性無感

舉棋不定，容易受他人意見左右時，能帶來深度放鬆，堅定自我信念，幫助我們在深呼吸的同時穩定腳步。近似於麝香的濃郁香氣與茉莉和依蘭性質相似，在緩解緊張感的同時，能提高慾望。適用於想要踏實向前的人。

【精油的故事】 名稱源自於坦米爾語，patchi是表示「綠」、ilai則是「葉」，因此Patchouli的意思即為「綠葉」。屬於基調的廣藿香由於香味持續時間較長，常被用做香水的定香劑。 【主要用法】 精油按摩、身體、臉部、頭髮、香水 【調配建議】 無論與何種精油調和，都能為香氣增添深度與異國情調。由於香氣讓人明顯好惡，需特別注意。 【BF&調性】 BF：1　調性：基調 【對應脈輪】 第1

玫瑰草 Palmarosa

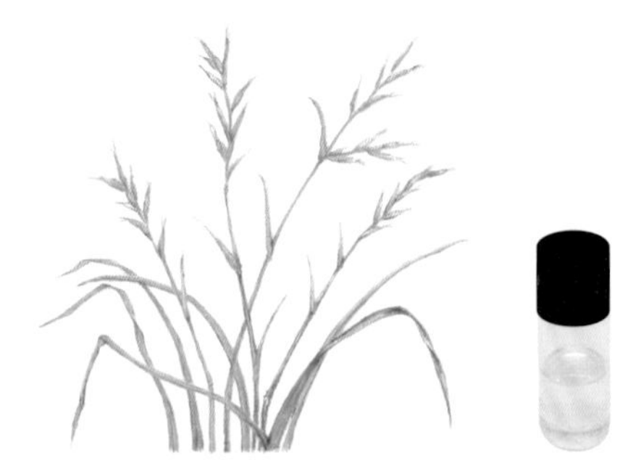

植物特徵：草長3m，和檸檬香茅、香茅同屬禾本科。莖部細長，葉身帶有香氣。花朵則隨著成熟，會從帶青色的白轉為深紅。有motia和sofia兩個種類，無論是生長環境或香味皆不同。品質較優良的是motia，生長於乾燥且排水良好的山坡地等處。
精油特徵：對於肌膚各方面保養皆有良好作用，能緩和心情與表情，引出女性魅力。
香氣特徵：如玫瑰添加了柑橘調和森林調的清爽柔和花香。
學名：Cymbopogon martini　科名：禾本科
萃取方式：水蒸氣蒸餾法　萃取部位：葉
原產地：馬達加斯加、印度、印尼

【主要作用】 回復肌膚彈性、軟化肌膚、促進細胞生長、收斂、促進傷口結痂、抗菌、抗真菌、抗病毒、鎮靜、強健神經、增強免疫力

【主要成分】
單萜醇類：香葉醇70～80%、沉香醇2～3%、橙花醇微量、香茅醇微量
酯類：乙酸香葉草酯10～15%
其他還含有檸檬烯、β-石竹烯等多種微量成分。
※同為禾本科的檸檬香茅和香茅是以醛類為主成分，但玫瑰草的主要成分與玫瑰的主要成分同為香葉醇，因此帶有近似玫瑰的柔和花香為其特色。

【注意事項】 懷孕期 哺乳期

【用玫瑰草滋潤乾燥肌膚】 對於防禦力差的乾性肌膚或過敏性肌膚就可使用玫瑰草。若是乾性肌膚，在進行精油按摩之前，以去角質霜去除老化角質也很重要。當防禦力差時，試著和羅馬洋甘菊、安息香調和，進行臉部按摩吧(參照P243)！

這種時候就可以使用

神經過敏時。外觀可明顯看出身體狀態不佳時。適用於暗沉、鬆弛、皺紋、黑斑等粗糙肌膚的調理，以及細菌、眞菌、病毒性皮膚感染。

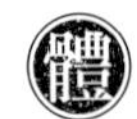

膀胱炎、中耳炎、咽喉炎、消化不良、胃部不適、腹痛、神經痛、風濕

具抗菌、抗發炎、止痛作用，用於改善泌尿系統或呼吸道疾病時，可與茶樹、雪松調和，進行按摩或沐浴。當胃部不適時，與薰衣草、羅馬洋甘菊、胡椒薄荷等精油調配，溫柔輕撫心窩四周，讓精油大量滲透肌膚。

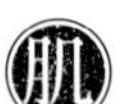

乾燥、皺紋、黑斑、暗沉、鬆弛、皮膚真菌感染、濕疹、搔癢、肌膚乾裂、各種肌膚粗糙問題

想要改善粗糙的肌膚時，可輕鬆使用的精油。具有促進細胞成長和軟化肌膚的作用，因此於按摩後，可明顯感受到肌膚潤澤度或彈性方面等效果。與羅馬洋甘菊、葡萄柚調和使用於臉部，具有保濕、防止暗沉等效果。

無法平靜、不安定、心悸、失眠、煩躁、容易寂寞

能讓神經系統放鬆，緩和緊張感使人安定。當過度緊張或疲勞而顯露出疲態時，只要嗅聞香氣便可轉變心情，找回柔和神情。依賴心重、喜歡束縛別人、善妒，特別是立刻就感到煩躁的人，和薰衣草與柑橘類搭配使用尤佳。

【精油的故事】 在印度，由於開花時期整座山呈現紫色，因此以具有紫色意思的rhsaha或rosha稱呼。也使用於增添香菸的香氣，在阿育吠陀中會使用其精油和乾燥香草。 【主要用法】 身體、臉部、頭髮、沐浴、擴香
【調配建議】 和木質類精油調和會帶有平靜感，變成年長者較偏好的香氣。
【BF＆調性】 BF：4　調性：中調 【對應脈輪】 第4

牛膝草 Hyssop

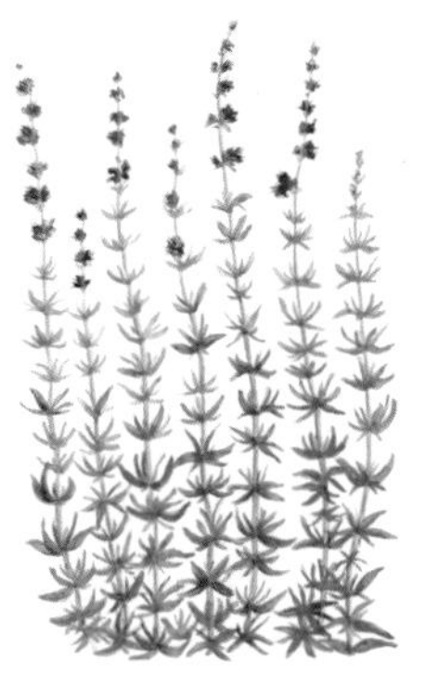

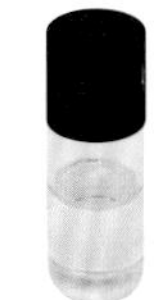

植物特徵：高60m左右的多年生灌木，會開出藍紫、粉紅色花朵，花具有強烈香氣。從古希臘人以牛膝草清掃神聖場所來看，牛膝草被視為具神聖性，亦出現於聖經當中。
精油特徵：不只是身體，亦能淨化與強健精神，是適用於提升靈性的精油。
香氣特徵：甘甜帶土壤味的濃郁香料調香氣。
學名：Hyssopus officinalis
科名：唇形科
萃取方式：水蒸氣蒸餾法　萃取部位：整株
原產地：荷蘭、法國、德國

【主要作用】 抗菌、抗黏膜炎、抗病毒、化痰、促進消化、提高血壓、溶解結石、收斂、促進傷口結痂、利尿、增強免疫力與精神

【主要成分】
酮類：松樟酮35～50%、異松樟酮35～50%
單萜烯類：β-蒎烯15～25%
倍半萜烯類：大根香葉烯-D 2～3.5%、香檜烯2～3%、β-石竹烯1～3%
※其他還含有多種微量成分。
※以具有中樞神經毒性的酮類松樟酮為主要成分，使用需特別注意。

【注意事項】 刺激皮膚　癲癇　懷孕期　哺乳期　嬰幼兒

【用牛膝草淨化&活性的短暫冥想】 以植物油將牛膝草稀釋成約1.5%濃度，塗抹少許於頭頂，接著也讓胸骨四周充分吸收精油。拉直背部貼著椅子，閉上眼睛深呼吸，專注於讓意識流向身體各處，洗去無謂的情感，直到心情平靜為止即可。

這種時候就可以使用

用於咳嗽、生痰等感冒或呼吸系統症狀。由於有去除尿酸的效果，可用於痛風等慢性病的預防。想要去除負面情緒時。

鼻竇炎、強化肝臟、痛風、風濕、肌肉痠痛、低血壓、神經痛、浮腫

其強大的抗菌和化痰效果自古羅馬時代已受人們認同。與茶樹、尤加利、百里香等精油調和，用以擴香或按摩的話，將為疲勞且精力不足的身體帶來衝勁，可提升免疫力和活力。因痛風導致尿酸過高時，使用與檸檬、迷迭香調和的按摩油進行日常保養尤佳。因痛風導致患部疼痛時，也很建議搭配甜馬鬱蘭、永久花調和，製成礦泥面膜或冷敷。也含有溫和的利尿作用，足部容易浮腫的人，可和天竺葵、絲柏調和，進行足部按摩。刺激性強所以不適合用於臉部保養，但臉部浮腫能因進行全身保養而感受到改善。用於風濕調理時，和藍膠尤加利、杜松調和，輕輕按摩即可。

精神疲憊、困惑、專注力不足、緊張、不安

強烈辛辣的特殊香氣，具有深度影響精神層面的效果。用於淨化身心時，可和檀香、乳香調和，洗去造成疲勞的穢氣，保持強大精神力。容易受到他人負面情感影響的人，可將與迷迭香調和的精油滴在手上，輕撫身體周圍淨化氣場，是支能夠有效強化精神面的精油。

【精油的故事】 源自古希伯來語當中，意指「神聖藥草」的ezob。由於象徵著性靈淨化，而常被使用於宗教儀式方面。牛膝草浸泡於酒中所製成的利口酒也相當受人們喜愛。 【主要用法】 擴香、香水
【調配建議】 搭配萃取自葉片，以及葉與花的精油調和，可提升淨化力。
【BF&調性】 BF：1　調性：基調 【對應脈輪】 第7

苦橙葉 Petitgrain

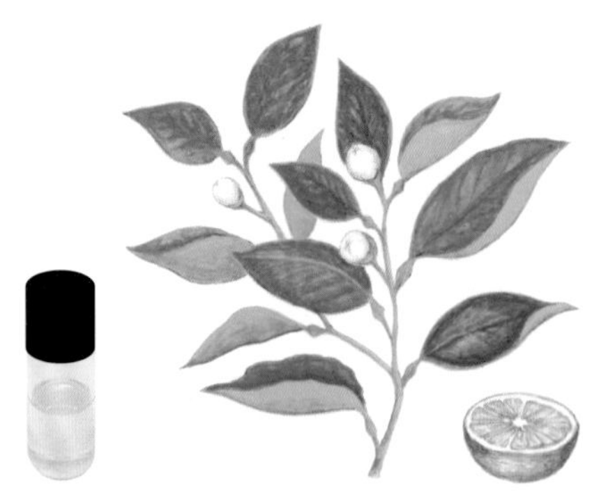

植物特徵：精油萃取自葉片和嫩枝，花為橙花，果實則為苦橙。17世紀開始使用蒸餾法後，也會從別種柑橘類葉片萃取，如從檸檬樹萃取的就是「檸檬葉(Petitgrain Lemon)」精油，成分和香氣皆不同。
精油特徵：當情緒或情感紊亂時，可平復心情，讓人回歸正常狀態。
香氣特徵：在橙花香中可感受枝葉的微苦香氣。
學名：Citrus aurantium　科名：芸香科
萃取方式：水蒸氣蒸餾法
萃取部位：葉片和嫩枝
原產地：義大利、法國、突尼西亞、西班牙

【主要作用】鎮靜、止痛、抗痙攣、降血壓、抗憂鬱、緩和不安、抗菌、抗病毒、促進傷口結痂、促進細胞生長

【主要成分】
單萜醇類：沉香醇35～45%、α-松油醇2～6%
單萜烯類：檸檬烯10～20%、β-漆烯10～15%、β-羅勒烯3～8%
酯類：乙酸沉香酯5～15%、乙酸香葉草酯～5%
其他還含有t-橙花叔醇等多種微量成分。
※依種類不同，可分為只使用葉片、葉與嫩枝、葉與嫩枝及開花所殘留的花朵或果實等，進行蒸餾的精油。
※上述為萃取自葉與嫩枝的精油成分。

【注意事項】遵守基本注意事項(參照P51)

【用苦橙葉調和香水】要用數十種精油調和製作香水時，苦橙葉是不可或缺的存在。由於可襯托整體香氣，故有「香水核心」之稱。

這種時候就可以使用

因壓力造成情感或情緒不穩時。腸胃平衡失調時。想回到自我原有的狀態時。

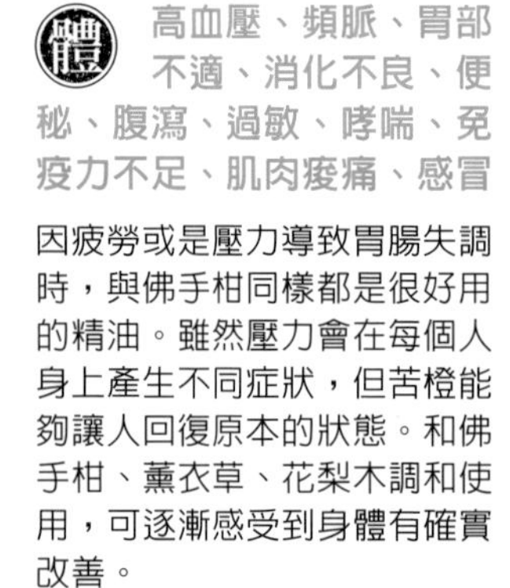

體　高血壓、頻脈、胃部不適、消化不良、便秘、腹瀉、過敏、哮喘、免疫力不足、肌肉痠痛、感冒

因疲勞或是壓力導致胃腸失調時，與佛手柑同樣都是很好用的精油。雖然壓力會在每個人身上產生不同症狀，但苦橙能夠讓人回復原本的狀態。和佛手柑、薰衣草、花梨木調和使用，可逐漸感受到身體有確實改善。

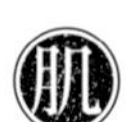

肌　油性肌膚、面皰、傷口、黑斑、皺紋、頭皮

可有效平衡皮脂分泌，針對油性肌膚或頭皮等護理時，使用和迷迭香、月桃調和的按摩油或保養液尤佳。搭配橙花、天竺葵、玫瑰草、玫瑰、乳香、胡蘿蔔籽等精油調製，可增添臉部彈性和潤澤。在按摩臉部之後以熱毛巾包覆效果更好。

心　憂鬱、不安、擔心、興奮、緊張、失眠、精神疲勞

情緒或感情紊亂時，可幫助我們巧妙控制情緒。想暫時放鬆心情的話，可嗅聞與薰衣草、羅馬洋甘菊調和的精油。等變得較從容之後，再與佛手柑、天竺葵、葡萄柚、杜松、迷迭香、胡椒薄荷等精油調和，按摩胸骨周圍，能夠振奮情緒，有助於與他人的協調性。

【精油的故事】西元10世紀左右，阿拉伯人開始於地中海沿岸地區栽種苦橙樹。亦被稱為香水核心，調和多種香氣時，加入苦橙葉可襯托整體香氣。【主要用法】身體、臉部、頭髮、擴香、香水【調配建議】適合搭配華麗的花香及爽朗的柑橘類香氣。【BF＆調性】BF：3　調性：中調【對應脈輪】第4

黑胡椒 Black pepper

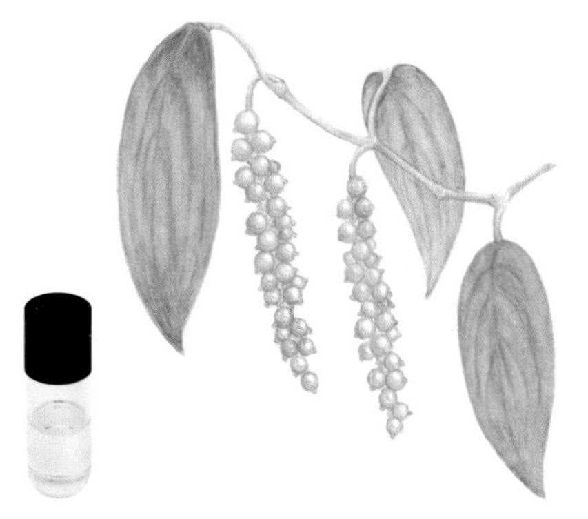

植物特徵：蔓性常綠灌木。將綠色的胡椒果實堆積發酵，再日曬乾燥就成為黑胡椒；將果實用水清洗去果皮，再乾燥後便是白胡椒。精油是萃取自乾燥後的種子。
精油特徵：能為身體和精神注入能量，使活力湧現，打造強健的身心。
香氣特徵：同黑胡椒原有的清爽鮮明香氣。
學名：Piper nigrum　科名：胡椒科
萃取方式：水蒸氣蒸餾法
萃取部位：種子
原產地：印度、馬達加斯加、斯里蘭卡

【主要作用】提高體溫、止痛、鎮靜、抗痙攣、健胃、促進消化、調整自律神經、促進體液循環、抗氧化、排毒、抗貧血、強健神經與免疫力、利尿、抗黏膜炎、殺菌、抗病毒、解熱

【主要成分】
倍半萜烯類：β-石竹烯40～55%、α-葎草烯5～10%、β-沒藥烯5～10%、α-愈創木烯2～10%
單萜烯類：檸檬烯10～20%、β-蒎烯10～15%
其他還含有松油烯-4-醇、桉油醇等微量成分。
※高含量的β-石竹烯具有促進體液循環和抗氧化功效。略帶木質香氣為其特徵。

【注意事項】刺激皮膚　懷孕期

【從根本改善寒性體質】由於對皮膚刺激性強，使用時需要注意，但若能運用得當，是非常有幫助的精油。能夠有效提高體溫，想從根本改善寒性體質時，建議用於腹部精油按摩，亦可消除手腳冰冷。

這種時候就可以使用

想要提升熱情，希望充滿活力時。想擁有挑戰新事物的勇氣。身體感到寒冷時。消化系統狀態不佳時。想淨化身心時。

貧血、咽喉炎、寒性體質、食慾不振、消化不良、嘔吐、便秘、腸脹氣、解熱

能改善體液循環，想改善寒性體質、挫傷、傷口疼痛時，和甜馬鬱蘭或薰衣草調和進行按摩，就能夠局部加溫並加速復原。想從根本改善寒性體質的話，可搭配迷迭香、杜松進行調和，於腹部按摩。針對貧血則與西洋蓍草調和使用。

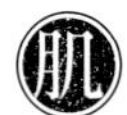

富貴手、凍瘡、挫傷

具強烈刺激性，故不適用於臉部。為富貴手所苦時，則和安息香、茶樹、薰衣草調和，製成蜜蠟乳霜使用即可。針對凍瘡可進行腹部精油按摩（參照P193），並且有耐性地按摩腳尖。由於刺激性強，不可用於沐浴，僅用於足浴。具有加溫功效，能使身體保暖。

精神疲勞、絕望感、壓抑、缺乏感情、憤怒、冷淡

能帶來刺激和能量，有助於進行非完成不可的事務。在需要專注時容易感到緊張的人，可和檸檬香茅、薰衣草、胡椒薄荷等精油調配，平復情緒。無法全力衝刺、性格悠閒的人，則可和杜松、迷迭香、檸檬等精油調和，就算只用來擴香也有效果。

【精油的故事】古代時胡椒在香料中非常昂貴，在義大利甚至以胡椒抵納稅金。西班牙、葡萄牙、荷蘭之間，亦為奪得胡椒貿易權而爭戰不斷。【主要用法】身體、擴香、香水【調配建議】搭配依蘭、茉莉、檀香等精油，能調出充滿異國情調、能挑起情慾的香氣。【BF&調性】BF：1　調性：中調【對應脈輪】第3

乳香 Frankincense

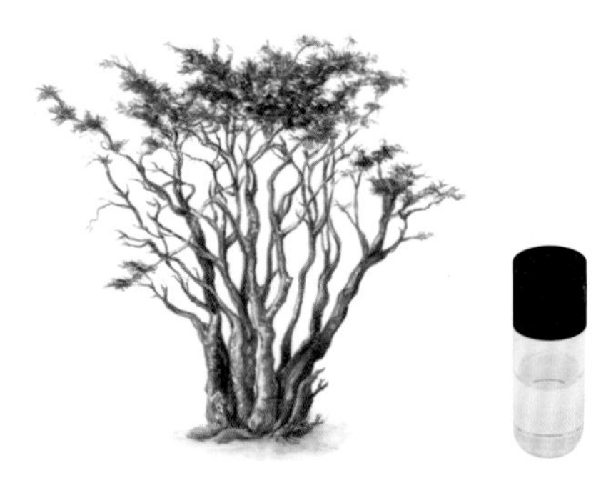

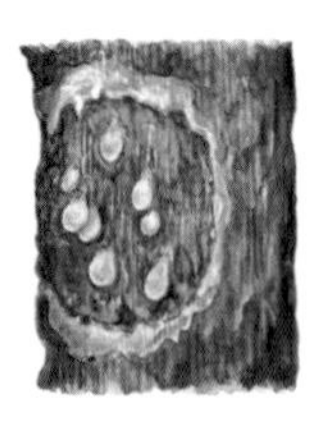

削開樹幹後就會滲出樹脂，凝固後以水蒸氣蒸餾製作精油。

植物特徵：亦稱作 olibanum，樹高 5～7m 的灌木。生長於荒野中的乾燥地區，帶有許多細長形葉片，會開出白色、淺紅色花朵。樹幹受傷會滲出乳白色樹脂，樹脂乾燥後就會轉為橘色或咖啡色且硬化，精油即是以水蒸氣蒸餾乾燥樹脂萃取而出。
精油特徵：可消除心中的芥蒂，適用於想要統合精神、心靈、身體，或是冥想時。
香氣特徵：能夠讓人感受到悠久歷史的木質神聖香氣。
學名：Boswellia carterii　科名：橄欖科
萃取方式：水蒸氣蒸餾法　萃取部位：樹脂
原產地：阿曼、索馬利亞、衣索比亞、印度

【主要作用】 鎮靜、止痛、抗黏膜炎、化痰、抗病毒、抗菌、抗真菌、健胃、促進細胞生長、促進傷口結痂、增強免疫力與精神

【主要成分】
單萜烯類：對-傘花烴 25～35%、α-蒎烯 25～35%、β-蒎烯 10%、檸檬烯 2～10%、γ-松油烯～5%
氧化物類：桉油醇微量
其他還有β-石竹烯、α-松油醇等多種微量成分。

【注意事項】 遵守基本注意事項(參照P51)

【於各種場合都很有助益】 無使用禁忌，是各種情況皆能使用的方便精油。

這種時候就可以使用

想忘卻日常忙碌瑣事，集中精神時。容易對人生困惑、迷失自我時。想堅定自我信念時。覺得肌膚變差，特別是暗沉時。

咳嗽、生痰、支氣管炎、流鼻水、哮喘、消化不良、泌尿系統感染

擁有萃取自樹脂精油的特性，有益於泌尿系統和呼吸系統的精油。藉由聞香可擴張氣管，哮喘發作即可使用，或是就寢前嗅聞乳香，對於睡眠呼吸中止症也很有效果，此時單純使用乳香便效果十足。煩惱泌尿系統的毛病時，可和茶樹調和用以沐浴。

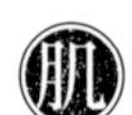

暗沉、乾燥、敏感、皺紋、黑斑、鬆弛、老化、傷口、面皰、皮脂分泌平衡

可改善各種肌膚症狀。煩惱暗沉、想要提升膚色亮度時，可和玫瑰、玫瑰草、薰衣草、胡蘿蔔籽等精油調和使用。由於具有促進細胞生長與傷口結痂作用，對擦傷或燙傷也有效。以乳香輕輕按摩患部，就不易留下疤痕，能夠加速恢復。

不安、憤怒、煩躁、驚嚇、憂鬱、專注力不足、雜念多

是能讓人忘卻煩雜瑣事，讓心靈從容不迫的精油。當思考與行動不一致、遲遲無法下定決心時，深呼吸以找回心靈的平靜。在古埃及時代被認為是聯繫神與眾人心靈的香氣，故常用於神聖或精神層面的事物。冥想時搭配乳香進行擴香，即可深度放鬆，提高專注力。

【精油的故事】 古埃及人在早晨膜拜時，會燃燒乳香供奉神明，並使用於護膚。出生後立刻獻給耶穌基督的乳香，在聖經中共出現多達22次。 【主要用法】 身體、臉部、頭髮、沐浴、擴香、香水 【調配建議】 適合搭配香草類、柑橘類、香料類的香氣。 【BF&調性】 BF：3　調性：中～基調 【對應脈輪】 第5

岩蘭草 Vetiver

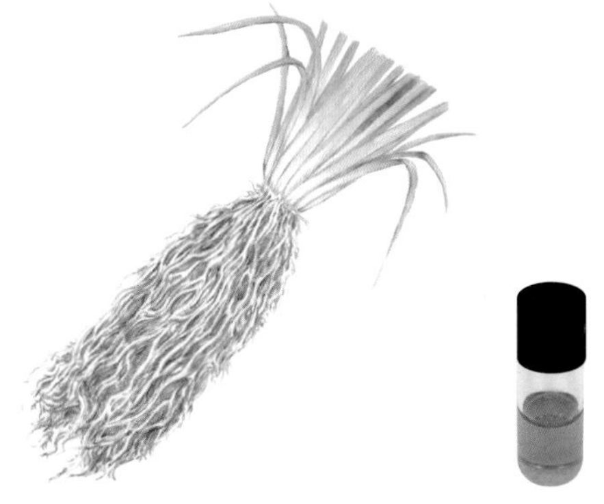

植物特徵：生長於熱帶至亞熱帶，草長約2m的多年生草本植物。葉片與芒草相似，呈細長狀。由眾多葉片集結成一大株，精油是從2～3年的岩蘭草根部萃取。最高等級的精油被稱為「波旁岩蘭草」。

精油特徵：適用於情緒不穩時。可調整自律神經失調時的神經或內臟功能。

香氣特徵：甘甜具有土壤味的濃郁香氣

學名：Vetiveria zizanioides　科名：禾本科

萃取方式：水蒸氣蒸餾法　萃取部位：根部

原產地：海地、巴西、印度

【主要作用】抗憂鬱、鎮靜、抗痙攣、促進體液循環、抗菌、抗真菌、抗病毒、增強免疫力、防蟲

【主要成分】

倍半萜醇類：岩蘭草醇50～70%

酮類：岩蘭草酮微量

其他還含有β-石竹烯等多種微量成分。

【注意事項】懷孕期 哺乳期 嬰幼兒

較為濃稠，不易從瓶中滴出，以體溫稍微加溫瓶身後再滴出即可。由於香味具有特色，建議先確認味道後少量使用為佳。

【用於迷失方向時】因多慮以致無法得到答案，心情無法平靜等情況時，是有助於安定精神的精油。由於對應第1脈輪，適用於想踏實向前時。與胡椒薄荷、羅馬洋甘菊調和擴香時，想像著草原上的巨木，即使被強風吹拂根部也安穩盤據，再試著將自我帶入毫不動搖的樹木中吧。

這種時候就可以使用

因潮濕的梅雨季變得沒有活力，或是情緒起伏不定、身體容易浮腫時。適用於改善消化系統的不適。

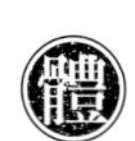

胃痛、消化不良、胃部不適、神經痛、關節炎、風濕、浮腫

可調理自律神經失調導致的內臟機能衰弱、浮腫、疲倦感、神經痛等症狀。和有助於代謝體液的絲柏、葡萄柚調和，可用來按摩浮腫足部。針對消化不良，與具有鎮靜、促進消化作用的薰衣草，以及有助於健胃的佛手柑、丁香、黑胡椒等香料類精油調和效果良好。

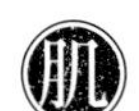

面皰、暗沉、彈性、生髮

香氣略微特殊，但和薰衣草、花梨木調和進行按摩，能夠增添肌膚的透明感和彈性。對於肌膚乾燥煩惱或過敏等防禦力不足的狀態，也相當推薦使用和乳香、茶樹調製而成的蜜蠟乳霜。針對生髮則可搭配具有促進血液循環功效的迷迭香、杜松，調配成髮膜使用。

精神疲勞、憂鬱、緊張、煩躁、憤怒、神經質、經前症候群、無精打采、失眠、專注力不足

具有安定神經的鎮靜作用，因經前症候群無法控制情緒時，與依蘭或快樂鼠尾草調和，就能確實感受到深度放鬆、獲得平靜。從根部萃取的岩蘭草精油，能汲取大地能量帶來安定感，有助於想平靜浮躁的情緒或是冥想時。

【精油的故事】源自於意指「以斧頭收割」的坦米爾語vetiverr。在印度會使用織入乾燥岩蘭草根部纖維的遮光簾來遮陽，並享受其芬芳。和廣藿香、檀香相同，被做為香水的定香劑使用。【主要用法】臉部、頭髮、擴香、香水【調配建議】香氣特殊，但取少量與花香或香草類精油調和可增添深度。

【BF＆調性】BF：1　調性：基調【對應脈輪】第1

胡椒薄荷 Peppermint

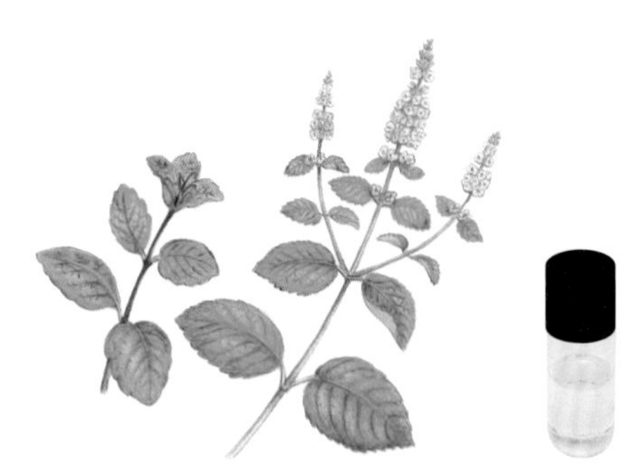

植物特徵：高30～100cm的多年生草本植物，會綻放出白或紫色的花朵，精油萃取自葉與花。有多種栽培種，胡椒薄荷被認為是綠薄荷和水薄荷的雜交種，常見於全世界的溫暖地區。據說生長在美國的胡椒薄荷，會因為產地在香氣上有不同特色。
精油特徵：能讓人情緒或頭腦冷靜下來，提高專注力。有助於改善消化系統和呼吸系統問題。
香氣特徵：帶有薄荷類冰涼感與淡淡甜味的清爽香氣。
學名：Mentha piperita　科名：唇形科
萃取方式：水蒸氣蒸餾法　萃取部位：葉與花
原產地：美國、西班牙、義大利

【主要作用】抗黏膜炎、化痰、鎮靜、止痛、抗痙攣、促進消化、健胃、麻醉、抗菌、抗真菌、抗病毒、強健心臟、冷卻、提高血壓、平衡皮脂分泌、軟化肌膚、使頭腦清晰

【主要成分】
單萜醇類：薄荷醇35～50%、新薄荷醇2～15%
酮類：薄荷酮15～20%、胡薄荷酮～5%
氧化物類：桉油醇10%
倍半萜烯類：t-石竹烯～5%
單萜烯類：檸檬烯～5%、β-蒎烯～3%
其他還含有多種微量成分。
※單萜醇類的薄荷醇具有刺激粘膜的作用。
※酮類的薄荷酮具有神經毒性，胡薄荷酮亦具有肝毒性以及誘發痙攣作用。

【注意事項】懷孕期 哺乳期 嬰幼兒 刺激皮膚 癲癇 月經過多 大量經血
治療牙痛可用棉花棒沾取精油原液，直接塗抹在疼痛牙齒的牙齦。由於皮膚刺激性強，注意不要沾到嘴巴周圍，小心擦拭。由於會暫時性增加月經，因此經血過多、大量月經的人需特別注意。

這種時候就可以使用

長期陷入低潮或亢奮、情緒無法穩定時。因暴飲暴食導致腸胃狀況不佳時。適用於扭傷或挫傷等狀況的緊急處置。

鼻塞、生痰、哮喘、胃部不適、胃痙攣、消化不良、口臭、牙痛、肌肉痠痛、扭傷

針對呼吸系統，可於口罩上滴1滴進行吸入法；針對消化系統，則可和薰衣草、快樂鼠尾草等精油調配按摩。具止痛作用，可用於挫傷或扭傷等的緊急處置，如足浴、冷敷都很有效。牙痛時可用棉花棒沾取精油，塗在疼痛牙齒的牙齦處。

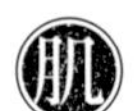

日曬、面皰、油性肌膚

刺激性較強，不適用於臉部，但可廣泛用於身體方面。具有冷卻、收縮血管作用，日曬後有灼熱等狀況，可與蘆薈凝膠調和使用。具有調整皮脂分泌效果，針對油性肌膚，特別是頭皮護理，建議與絲柏、迷迭香調和成保養液，洗髮後於頭皮使用。香氣受眾人喜愛，適合用來製成手作保養品送人。

歇斯底里、憤怒、精神疲勞、無精打采、驚嚇、倦怠感

清涼香氣可活化神經與大腦，瞬間提升幹勁。同時也能發揮止痛作用，故可抑制無法遏止的憤怒，讓人冷靜。香氣受多數人喜愛，和柑橘類或花香類精油調和擴香，可淨化場所空氣，使心情舒適。與羅馬洋甘菊調和，則可享受到草原般的芬芳。

【精油的故事】mentha源自拉丁語中意指「思考」的mente。古希臘羅馬時代的人們，喜愛胡椒薄荷的程度與玫瑰不相上下，會將乾燥後的香草灑在床鋪上，並用來美白牙齒及消除菸味。同時也做為可提升靈感和洞察力的香草受到喜愛。【主要用法】身體、臉部、頭髮、擴香、香水【調配建議】適合搭配任何精油。
【BF＆調性】BF：1　調性：前調【對應脈輪】第6

永久花 Helichrysum / Immortelle

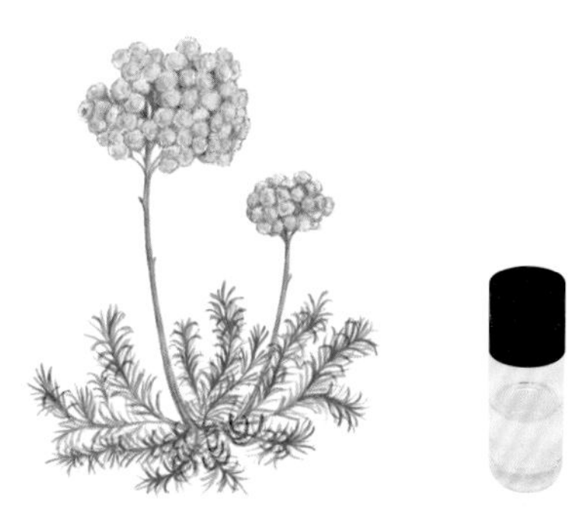

植物特徵：可生長至60～100cm左右的灌木，會叢生許多鮮黃色小花，從花中會散發出咖哩般的香氣。雖然有許多種類，但精油使用的是藥效明顯的italicum品種。一般認為原產地為地中海地區。
精油特徵：可提升淨化血液和促進循環作用，適用於預防血栓、靜脈曲張、褥瘡、瘀青等症狀的護理。
香氣特徵：略帶甜味的咖哩香味。
學名：Helichrysum italicum　科名：菊科
萃取方式：水蒸氣蒸餾法
萃取部位：花（也有萃取自葉與花的精油）
原產地：科西嘉島、法國、匈牙利

【主要作用】抗過敏、抗黏膜炎、化痰、抗發炎、抗菌、鎮靜、抗凝血、抗血腫、促進體液循環、強化肝臟

【主要成分】
酯類：乙酸橙花酯15～20%
倍半萜烯類：γ-薑黃烯15～20%、α-薑黃烯10%
單萜烯類：檸檬烯8～10%
倍半萜醇類：γ-桉葉醇5%
酮類：β-二酮4%
其他還含有α-蒎烯、沉香醇等多種微量成分。
※酮類的β-二酮具有抗凝血、抗血腫作用。

【注意事項】懷孕期　哺乳期　嬰幼兒　刺激皮膚　癲癇　菊科過敏

【擁有大幅變動能量的永久花】由於具有讓停滯事物流動的作用，一直以來被認為是能療癒內心深處創傷的精油，適用於想放開過去迎向嶄新世界時。

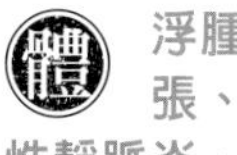
這種時候就可以使用

適用於改善靜脈曲張、挫傷後的瘀青、預防經濟艙症候群。想要改變深陷於某種情緒的狀態時。

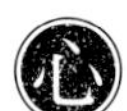
體　浮腫、血腫、靜脈曲張、體液停滯、血栓性靜脈炎、過敏、流鼻水、濕疹、頭痛、肌肉痠痛、神經痛、瘀青、褥瘡、傷口

最大特點在於可改善血液、淋巴液、組織液等，整體體液的停滯狀態，使流動順暢，對於靜脈曲張、浮腫、血腫或血栓（血液累積在一處，凝固成血塊的狀態）特別有效。這種情況，可與檸檬、薰衣草調和，不施加壓力進行按摩，讓皮膚吸收大量精油。由於可紓緩阻塞症狀，有助於改善支氣管炎和大腸炎。其抗發炎的作用，對於風濕和關節炎等症狀也很有幫助。和德國洋甘菊一樣也具有抗過敏的作用，因此建議和德國洋甘菊、香蜂草、薰衣草、花梨木等精油調和，稀釋成低濃度後耐心地持續按摩即可。整體而言，藥效與德國洋甘菊、西洋蓍草相似，比起臉部更常用於身體。

心　頑固、停滯感、負面情緒、厭惡感、悲傷

與對身體的效果相同，讓停滯不前的事物流動的作用很強，因此有助於擺脫長期持有的負面情緒、意識、束縛。擴香的同時進行冥想也不錯，或是將搭配了檀香、雪松、絲柏等木質調精油所調和成的油滴在手中，深呼吸感受香氣，便可瞬間體會到眼睛看不見的香氣效果，在精神上發揮作用。

【精油的故事】永久花在香料界被稱作「Immortelle（不死之身）」，又因為乾燥後其形狀與顏色皆不變，故有「Everlasting（永遠持續）」的別名。據說阻止希臘復仇女神墨紀拉的憤怒情緒就是用永久花。
【主要用法】身體　【調配建議】由於香氣獨特，在調和時依照喜好少量添加。
【BF＆調性】BF：1　調性：中調　【對應脈輪】第4

佛手柑 Bergamot

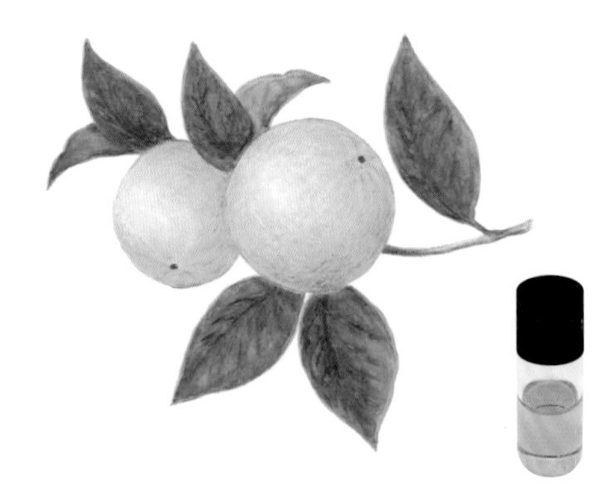

植物特徵：形狀和顏色近似檸檬或萊姆，在呈綠色、尚未成熟之際採收蒸餾，自果皮萃取精油。以伯爵紅茶的香氣聞名。原產自義大利南部，嫁接於苦橙木上進行栽種，樹高約5m。
精油特徵：具有良好的平衡作用，可讓人回復原本的精神、肉體狀態。
香氣特徵：在萊姆和葡萄柚中增添了森林調性的成熟柑橘類香氣。
學名：Citrus bergamia　科名：芸香科
萃取方式：壓榨法　萃取部位：果皮
原產地：義大利、幾內亞、摩洛哥

【主要作用】調整自律神經、振奮精神、鎮靜、抗痙攣、抗憂鬱、抗菌、抗真菌、抗病毒、健胃、促進消化、解熱、防蟲、調整皮脂分泌

【主要成分】
單萜烯類：檸檬烯25～40%、β-蒎烯2～10%、γ-松油烯2～10%
酯類：乙酸沉香酯25～35%
單萜醇類：沉香醇10%
內酯類：呋喃香豆素微量
其他還含有桉油醇、香葉醛等多種微量成分。
※內酯類的呋喃香豆素具光毒性，含量低也需要注意。
※γ-松油烯、沉香醇構成了佛手柑的特殊香氣。
※以水蒸氣蒸餾法所萃取的精油不含呋喃香豆素，因此也有無呋喃香豆素的佛手柑精油。
※單萜烯類具有刺激粘膜的特性。
※和其他柑橘類精油的不同，整體成分約一半左右為檸檬烯，是可讓精神亢奮的成分，但另一半則是乙酸沉香酯、沉香醇等鎮靜神經的成分，因此佛手柑擁有優異的「調整」作用。

【注意事項】光毒性
塗抹0.4%以上濃度的精油後，12小時內避免陽光照射。

這種時候就可以使用

產生強烈的消沉或亢奮，情緒起伏大時。適合消化系統不適時，容易受病毒感染者使用。

膀胱炎、尿道炎、帶狀疱疹、唇疱疹、水痘、消化不良、調整食慾、腸脹氣、解熱、腹瀉、便秘

如便秘或腹瀉等，因壓力反應在身體的症狀因人而異，但能讓人回復原有的正常狀態是佛手柑的特色。和苦橙葉相似，但擁有優異的抗菌效果，所以因疲憊導致免疫力不足、容易受病毒感染者，可和薰衣草、茶樹調和使用於日常生活中。

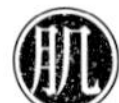

油性、面皰、濕疹、頭皮

具有抑制皮脂的作用，針對油性肌膚或頭皮，可和絲柏、迷迭香、胡椒薄荷調和製作按摩油調理。頭皮也可藉由精油按摩，去除髮根汙垢清潔毛孔。欲使用於調理皮脂分泌、面皰時，可以搭配薰衣草、古巴香脂調製按摩油，定期進行臉部保養。

暴食、厭食、歇斯底里、消沉、不安、痛苦、失望、孤獨、擔心

特別擅於「協調與調整」的佛手柑，由於亢奮與鎮靜效果各占一半，因此可用於想借助精油功效的部位。特別是胃腸，由於受自律神經控制，藉由調整感情和情緒的平衡，自然可讓腸胃機能回歸正常。陷入憂鬱狀態時，則在聞香後憑直覺選擇要調和的精油即可。

【精油的故事】英文名稱源自進口佛手柑樹的義大利都市「貝加莫」，16世紀起做為消毒藥或退燒藥，記載於歐洲許多植物誌當中。自古代便用做香水的主要香味。【主要用法】身體、臉部、頭髮、擴香、香水
【調配建議】適合搭配任何精油。【BF&調性】BF：4　調性：前調【對應脈輪】第4

安息香 Benzoin

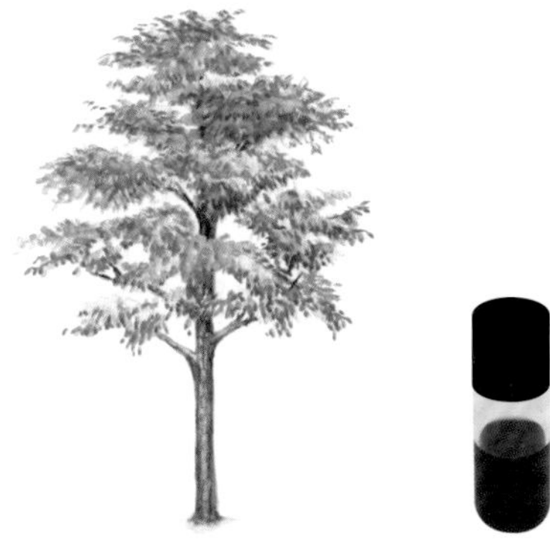

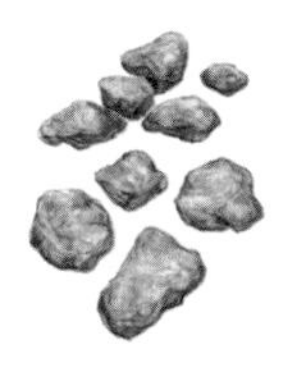

為修復樹幹傷口所分泌的樹液凝固物。

植物特徵：野茉莉科的矮樹。本身不具樹脂，但會因受傷而分泌樹脂。在樹幹削出傷口，滲出的樹液就會凝固成樹脂。精油即是萃取自樹脂，有分各種等級，最高品質為Almond等級，白色或奶油色的樹脂香味強烈。
精油特徵：具優異的療傷功效，能促進體液循環以提高體溫。
香氣特徵：如香草(Vanilla)般甜美厚重的香氣。
學名：Stryrax benzoin　科名：野茉莉科
萃取方式：水蒸氣蒸餾法、溶劑萃取法
萃取部位：樹脂　原產地：寮國、越南、泰國

【主要作用】鎮靜、止痛、降血壓、利尿、抗菌、抗病毒、抗黏膜炎、促進傷口結痂、安定精神

【主要成分】
酯類：苯甲酸松柏酯65～80%
酸類：苯甲酸10～20%
其他還含有香草醛、肉桂酸苄酯等一些微量成分。
※主要為酯類的鎮靜作用和苯甲酸的降血壓作用。
※產地不同，精油成分的種類和含量也會不同。

【注意事項】懷孕期 想要專注時
由於香味強烈，少量使用就很足夠。性質濃稠，從瓶中滴出時較費時間。亦做為香水定香劑使用。

這種時候就可以使用

適用於冬季乾燥修護，如因凍瘡、龜裂、乾燥導致的裂痕等肌膚傷口。想要尋求深度放鬆時。

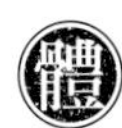

感冒、生痰、咳嗽、支氣管炎、關節炎、腸脹氣、高血糖、膀胱炎、尿道炎、寒性體質

能改善血液循環，對於泌尿系統、消化器官、呼吸系統的調理很有幫助，是功效介於乳香和沒藥中間的精油。可強健脾臟、抑制血糖值，血糖過高的飲食控制者，可和檸檬、永久花調和後不施壓進行按摩，但注意餐後勿施行按摩。

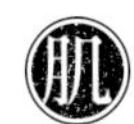

凍瘡、龜裂、乾燥、肌膚裂傷、傷口、搔癢、皮膚炎

具有促進傷口結痂的效果，適用於冬季的手部粗糙、乾燥、凍瘡護理。搭配薰衣草、花梨木、乳香調和製成蜜蠟乳霜，可用於嘴唇、手、凍瘡等各種狀況。因乾燥、皮膚炎等防禦力不足的肌膚，可使用搭配羅馬洋甘菊、茶樹調成的按摩油進行臉部保養。

壓力、緊張、孤獨、悲傷

受女性偏好，如香草般的甜美香氣能帶來溫暖，解除孤獨或緊張感，使人敞開心胸。十分推薦搭配甜橙、薰衣草用以擴香，或製成按摩油進行臉部保養，在感受深度放鬆與溫暖情緒的同時調理肌膚。與玫瑰調成的香水，能展現出溫和的女性香氣。

【精油的故事】和乳香、沒藥同為自古埃及時代，用於薰香或驅魔的香氣。主要產地為印尼的蘇門達臘島，是到現代依然被用於宗教儀式中的神聖香氣。【主要用法】身體、臉部、護手霜、擴香、香水
【調配建議】適合搭配任何精油。亦被做為製造香水的定香劑使用。
【BF＆調性】BF：1　調性：基調【對應脈輪】第4

甜馬鬱蘭 Majoram sweet

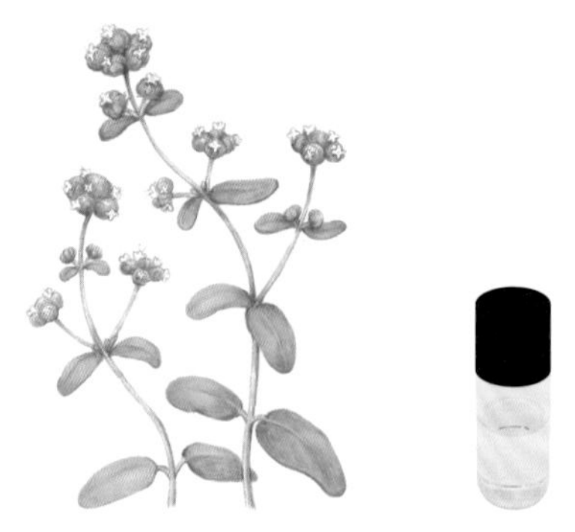

植物特徵：草長30～80cm的多年生草本植物，葉呈深綠色，於花穗尖端開出眾多白色和粉紅色小花。雖然原生於南歐和中東，但最大生產國為法國和埃及。由於容易與野馬鬱蘭混淆，因此以甜馬鬱蘭稱呼。
精油特徵：兼具強健和放鬆兩種功效，能提振交感神經，讓人可冷靜判斷。
香氣特徵：甜美又具有深度的清爽香草香氣。
學名：Origanum marjorana
科名：唇形科
萃取方式：水蒸氣蒸餾法　萃取部位：葉與花
原產地：法國、埃及、西班牙

【主要作用】鎮靜、抗痙攣、止痛、降血壓、調整自律神經、強健神經、健胃、抗黏膜炎、抗菌、抗病毒、抑制性慾、提高體溫、擴張血管

【主要成分】
單萜烯類：γ-松油烯10～20%、α-松油烯2～10%、香檜烯2～10%
單萜醇類：松油烯-4-醇10～25%、沉香醇2～10%、側柏醇2～10%、α-松油醇微量
其他還含有檸檬烯、β-石竹烯等多種微量成分。
※單萜烯類的松油烯具有刺激皮膚、粘膜的作用。
※單萜醇類的松油烯-4-醇、α-松油醇具有止痛、抗發炎、降血壓的作用。

【注意事項】懷孕期 哺乳期 低血壓
低血壓的人可能會因血壓下降而產生疲倦、嗜睡的狀況。

【與愛的女神阿芙蘿黛蒂有深厚淵源】古希臘傳說中，馬鬱蘭因阿芙蘿黛蒂的觸碰而開始散發香氣。

這種時候就可以使用

當想要解除緊張、保有舒適放鬆感，卻也能夠保持理性時。

體　頭痛、肌肉痠痛、風濕、關節痛、頻脈、高血壓、排毒、消化不良、胃痙攣、便秘、月經失調、生理痛、寒性體質、感冒、哮喘

可藉由放鬆擴張血管，舒緩緊繃部位，適合高血壓患者。欲緩解疼痛時，可與薰衣草、胡椒薄荷、檸檬香茅調和使用。檸檬香茅有去除乳酸效果，可有效預防運動後的肌肉痠痛。

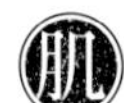

肌　挫傷、拉傷、內出血

因具有擴張血管作用，可促進血液循環，有效消除內出血。亦可在內出血四周不會痛的部位，以輕擦的方式進行按摩。挫傷、拉傷則搭配乳香、檸檬進行冷敷，待疼痛消失後，再加以按摩即可。以搭配絲柏、月桃調成的噴霧刺激頭皮，能夠進行生髮護理。

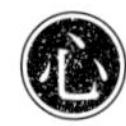

心　煩躁、憤怒、歇斯底里、緊張、不安、無法自我克制、失眠

是支能讓頭腦暫時冷靜，穩定情緒的精油。具有提高體溫的作用，亦能使心靈產生溫暖祥和感，進一步緩解過度的緊張與不安。搭配葡萄柚、雪松、絲柏等精油沐浴，在沉浸於幸福感的同時，也有助於重拾自我冷靜，推薦用於想以理性行動時。

【精油的故事】origanum源自於意為「山之喜悅」的希臘語oros和ganos，在古希臘羅馬時代被認為是象徵幸福、神明化身的香草，在英國則相信只要聞其香氣即可獲得健康。【主要使用方法】臉部、身體、頭髮、擴香、濕敷、香水【推薦搭配】若搭配同樣具止痛、鎮靜、抗痙攣作用的精油，可能會引起血壓下降而產生倦怠感，調和時需注意。適合搭配柑橘類精油。【BF&調性】BF：3　調性：中調【對應脈輪】第7

橘子 Mandarin

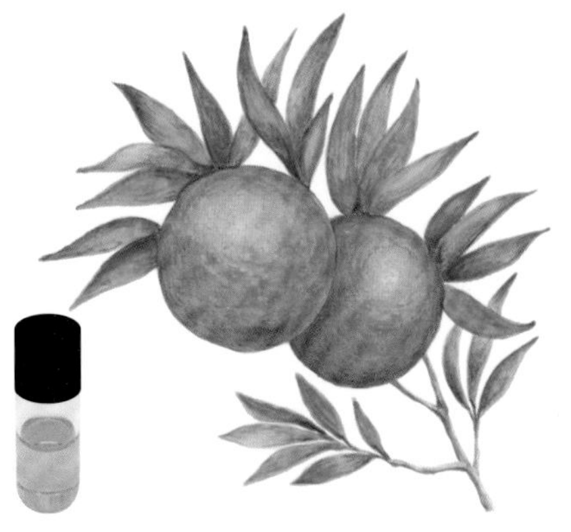

植物特徵：為柑橘類的一種，產地和品種十分多樣。常綠灌木，溫州蜜柑亦與橘子為同一類別。果實也比甜橙小，帶有適度的酸味，香氣濃郁。
精油特徵：對消化系統很有幫助，香氣受男女老少喜愛，在放鬆的同時能夠獲得愉快心情。
香氣特徵：比甜橙更甜美強烈的香氣。
學名：Citrus reticulate
科名：芸香科
萃取方式：壓榨法　萃取部位：果皮
原產地：義大利、西班牙、美國

【主要作用】促進消化、鎮靜、抗痙攣、調整自律神經、抗菌、抗病毒、抗憂鬱

【主要成分】
單萜烯類：檸檬烯 65～75%、γ-松油烯 10～15%、α-蒎烯微量
酯類：鄰氨基苯甲酸甲酯微量、乙酸苄酯微量
其他還含有β-蒎烯、橙花醛、香葉醛等多種微量成分。
※橙花及苦橙葉亦含有的鄰氨基苯甲酸甲酯可使香味更有深度，具有緩和不安的抗憂鬱功效。

【注意事項】光毒性

【利用橘子敞開個性】可製作 1% 濃度的橘子按摩油，於心窩四周按摩，並在安靜的房間內仰躺，雙手放在心窩上，直到心窩部分感到溫暖為止。藉由活化第 3 脈輪汲取太陽能量，使個性變得積極、綻放光芒，也建議於疲倦時使用。

這種時候就可以使用

想讓心情輕鬆，同時獲得安心感時。想要擺脫心事或創傷，讓內心平靜時。

腸脹氣、消化不良、胃部不適、胃痛、便秘、腹瀉、高血壓、失眠

作用與甜橙相似，適用於壓力型腸胃症狀。因精神、身體過於疲勞，變得容易逃避時，建議可與杜松、月桂、迷迭香、胡椒薄荷等精油調和，進行擴香。淺眠或失眠的情況，則可與檀香、快樂鼠尾草、甜馬鬱蘭調和，徹底放鬆身心。

暗沉、乾燥、面皰、孕婦保養、調整皮脂分泌

具有去除暗沉，賦予潤澤的作用。想提升美膚效果，可和芹菜籽、葡萄柚、薰衣草、乳香等精油調和製成按摩油或化妝水，於夜晚洗臉後使用即可。製成化妝水的話，可裝在噴霧容器中大量使用。亦可增加皮膚彈性，對預防妊娠紋很有幫助，但需將按摩油稀釋使用。

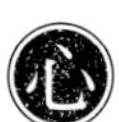

失眠、不安憂鬱、無精打采、創傷、執著

由於香氣廣受眾人喜愛且具懷舊感，能讓人回憶起小時候遠足或全家團聚的快樂情景，是能帶來開朗溫和情緒的精油。有放不下的感情創傷或對過往的執念時，與玫瑰、天竺葵、薰衣草、乳香等製成按摩油，於鎖骨下方或胸骨，以及耳朵四周進行按摩，便能夠走出痛苦的情緒，也可用以擴香。

【精油的故事】原產自印度阿薩姆地區，但種植於南歐、北非、巴西等地用以生食。具有強烈的芳香，故也常用於香水當中。【主要用法】身體、臉部、頭髮、擴香、香水【調配建議】預防產後妊娠紋，可在 50ml 植物油中加入 2 滴橙花、3 滴橘子進行按摩。適合搭配任何精油。
【BF&調性】BF：4　調性：前調【對應脈輪】第 3

沒藥 Myrrh

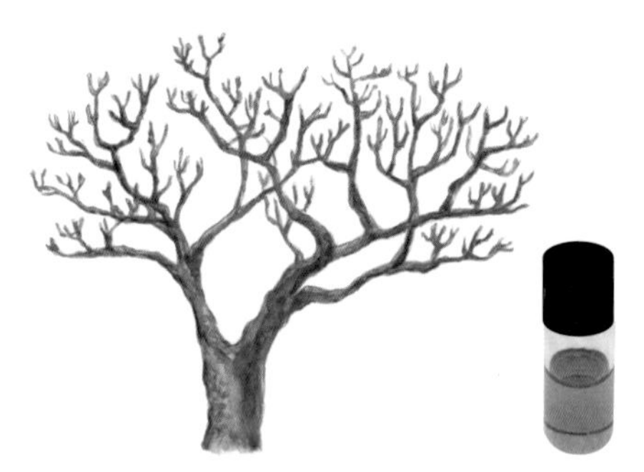

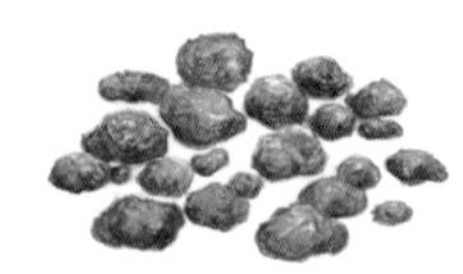

優質的樹脂，在具有光澤的表面會帶有細粉。

植物特徵：生長於北非、北印度的帶刺灌木，成長後樹高3m。精油是萃取自橄欖科沒藥屬的80個品種中，其中一個品種的樹脂。葉片稀疏，會綻放白色小花。從樹幹樹皮的龜裂滲出的淺黃色樹脂，與空氣接觸後會凝固成紅褐色塊狀。
精油特徵：具有優秀的皮膚保護功效，適用於改善濕性傷口。也適用於想要取回內心的安靜與平和時。
香氣特徵：煙燻、辛辣感的香脂調樹脂香氣。
學名：Commiphora molmol
科名：橄欖科　萃取方式：水蒸氣蒸餾法
萃取部位：樹脂　原產地：索馬利亞、衣索比亞、沙烏地阿拉伯、印度

【主要作用】抗病毒、抗菌、抗發炎、促進傷口癒合、促進傷口結痂、收斂、鎮靜、增強免疫力、健胃、利尿、化痰、通經

【主要成分】
倍半萜烯類：呋喃桉-1,3-二烯15～35%、莪術呋喃烯15～25%、烏藥根烯10～20%、α-古巴烯微量、β-欖香烯微量、δ-欖香烯微量
酮類：甲基異丁基酮2～10%
其他還含有多種微量成分。
※呋喃桉-1,3-二烯帶來煙燻調的特性，與其他的倍半萜烯成分混和，就形成沒藥的特殊香氣。
※α-古巴烯有類荷爾蒙作用。

【注意事項】懷孕期 哺乳期
由於香味強烈，少量使用即足夠。產地不同，香味也會不同。

這種時候就可以使用

想擺脫忙碌的生活，讓心靈回復安靜與祥和時。快要迷失自我時。有助於乾澀粗糙的肌膚調理。

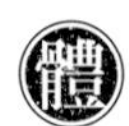

牙齦炎、口腔不適、咳嗽、生痰、支氣管炎、食慾不振、胃部不適、便秘、腸脹氣、利尿、月經過少、月經遲緩

若想預防因為各種口腔或牙齦問題、胃部不適導致的口臭，可和茶樹、丁香、胡椒薄荷調配成礦泥牙膏（參照P254）使用。容易胃潰瘍的人，可搭配薰衣草、茶樹調和，定期按摩心窩。

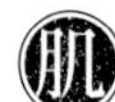

濕性傷口、濕疹、潰瘍、潰爛、褥瘡、皺紋、肌膚裂傷、濕性足癬

對於褥瘡或組織液從傷口滲出的症狀，可發揮優異的效果。和茶樹、乳香調和，進行精油按摩即可，但也很建議製成礦泥膜敷在患部。針對濕性足癬的護理，則和檸檬香茅、茶樹調成10～30%的高濃度，塗抹於患部。

歇斯底里、煩躁、注意力不集中、孤單、無精打采

需要思考的事接踵而來，想要在每日忙碌的生活中讓心靈重返安穩和平靜，或是面對自我進行冥想時，僅嗅聞香氣就讓人能放鬆冷靜。由於對呼吸系統也有優異的效果，當呼吸容易紊亂、無法入睡時，可聞香並深呼吸。煙燻香氣是其他樹脂中不太常見的特色。

【精油的故事】在古埃及是用於宗教、醫療等方面的生活必備品，同時也用來做為處理傷口的軟膏。傳說是誕生自擁有隼頭的埃及神祇，荷魯斯的眼淚。希伯來人會將沒藥與紅酒一同飲用，以提升舉行宗教儀式的意識。
【主要用法】身體、臉部、濕敷、擴香、香水 【調配建議】適合搭配各種精油，加入沒藥可襯托整體，並添加香氣深度。 【BF&調性】BF：1　調性：基調 【對應脈輪】第1

香蜂草 Melissa / Lemon balm

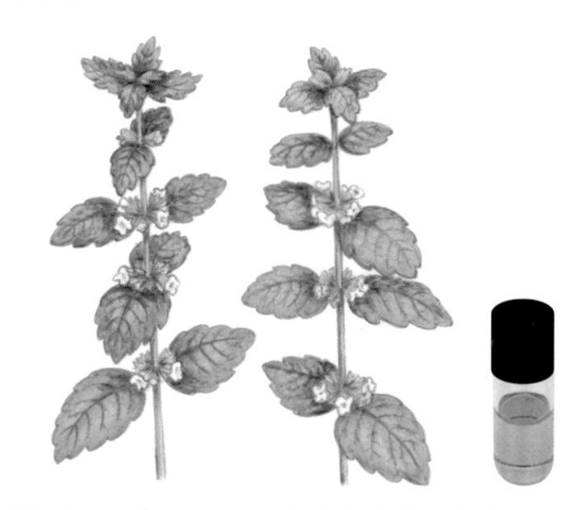

植物特徵：高40～60cm的多年生草本植物，以檸檬香蜂草廣為人知，擁有類似檸檬的甘甜清爽香氣，是很受歡迎的香草茶。會綻放出白色或黃色小花。
精油特徵：適用於過敏疾病，或是想讓激昂的情緒恢復冷靜時。
香氣特徵：如甜檸檬般的花香調，溫和又清爽的香味。
學名：Melissa officinalis　科名：唇形科
萃取方式：水蒸氣蒸餾法　萃取部位：葉與花
原產地：法國、保加利亞、美國

【主要作用】抗過敏、鎮靜、止痛、抗痙攣、抗發炎、降血壓、健胃、促進消化、強健子宮、抗組織胺、抗憂鬱

【主要成分】
醛類：檸檬醛25～45%（香葉醛25～30%、橙花醛10～20%）、香茅醛～5%
倍半萜烯類：β-石竹烯5～10%、大根香葉烯-D 5～10%
單萜醇類：香葉醇10～20%
其他還含有古巴烯等多種微量成分。
※香葉醛和橙花醛的混合物即為檸檬醛。具有抗菌、抗真菌、抗組織胺的作用。香氣讓人聯想到檸檬或檸檬香茅。
※檸檬醛具有提升眼壓的作用。
※因含有不少醛類，須注意會刺激皮膚。

【注意事項】刺激皮膚　懷孕期　敏感性肌膚　青光眼
由於有提升眼壓的作用，因此青光眼患者不可使用。

【清爽的檸檬香蜂草茶】以香草茶著名的檸檬香蜂草茶（Lemon balm）即是香蜂草（Melissa）。

這種時候就可以使用

適用於過敏疾病、各種壓力導致的症狀。情緒受到壓抑或隱藏著憤怒時。

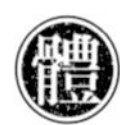
高血壓、頻脈、月經失調、生理痛、消化不良、胃痙攣、腹瀉、過敏

具有鎮靜及強心作用，適用於高血壓或頻脈，可與薰衣草、花梨木調配，進行全身或胸骨按摩。壓力導致的內臟問題，則可和佛手柑、薰衣草調和，大量塗抹於脊椎使其滲透。若要從根本改善過敏，可與德國洋甘菊和佛手柑調和使用。

濕疹、過敏、調整皮脂分泌、油性肌膚、掉髮

和德國洋甘菊、茶樹調和進行按摩，對於過敏引起的肌膚乾燥和防禦力衰退等狀況很有助益，但有毅力地每天持續進行是很重要的。雖然是大多數的人都喜歡的精油，但由於刺激性較強，使用時需注意濃度。用於頭皮護理時，建議與雪松調和成按摩油進行頭皮按摩。

消沉、無精打采、煩躁、歇斯底里、精神疲勞、失眠、憂鬱

香蜂草有鎮定情緒的效果，特別能幫助感性的人獲得平衡。可搭配花梨木、薰衣草、佛手柑等精油調和成按摩油，於肩頸、胸骨周圍進行按摩。也很推薦以擴香或香水的方式，於日常生活中享受香氣。如清爽檸檬和香甜蜂蜜般的香氣，能為心靈帶來光明與安心感。

【精油的故事】據說是蜜蜂喜愛的香草，源自於希臘語中意為「蜜蜂」的melittena。因使用於改善神經系統和循環系統的失調，被認為是長壽香草。身兼鍊金術師與醫師的帕拉塞爾蘇斯稱之為「生命的萬靈丹」。
【主要用法】身體、臉部、頭髮、擴香、香水　【調配建議】適合搭配木質調、花香調的香氣。
【BF&調性】BF：1　調性：中調　【對應脈輪】第4

西洋蓍草 Yarrow

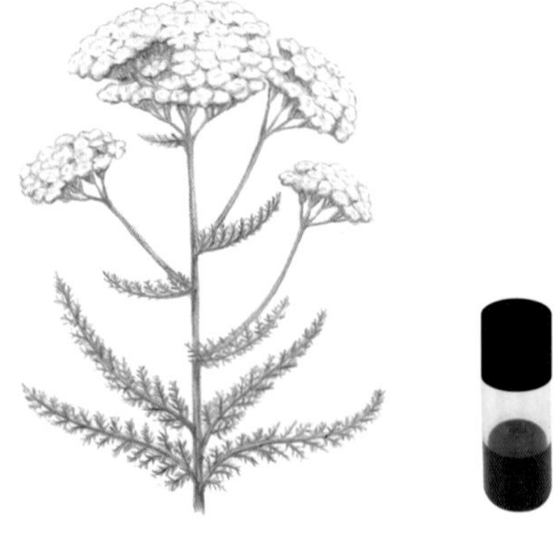

植物特徵：約高30～60cm的多年生草本植物，擁有如蕾絲般細密分裂的葉片，會綻放許多白色或淡紅色花朵。曾用來代替啤酒花釀造啤酒。
精油特徵：具優異的造血功效，有益於改善貧血和血液循環不良。也用於修復割傷或龜裂肌膚。
香氣特徵：帶有苦味的甜美香草調香氣。
學名：Achillea millefolium
科名：菊科　萃取方式：水蒸氣蒸餾法
萃取部位：花
原產地：阿爾巴尼亞、匈牙利、保加利亞

【主要作用】造血、抗過敏、鎮靜、止痛、收斂、抗痙攣、抗發炎、促進傷口結痂、止癢、抗菌、抗病毒、化痰、通經、調整荷爾蒙分泌、強健循環器官

【主要成分】
單萜烯類：β-蒎烯～10%、對-傘花烴5～10%
倍半萜烯類：母菊天藍烴5～30%、大根香葉烯-D 5～10%
酮類：β-側柏酮～35%、樟腦5～15%
氧化物類：桉油醇～10%
其他還含有多種微量成分。
※酮類的β-側柏酮和樟腦具有神經毒性。
※側柏酮也具有類荷爾蒙作用。
※單萜烯類的β-蒎烯具有刺激粘膜的作用。

【注意事項】懷孕期　哺乳期　刺激皮膚　菊科過敏

【接受真實自我向前邁進】要治療並克服內心深處的傷口，接受真實自我是很重要的。西洋蓍草是擅於除去情感束縛的精油，因此可幫助我們走出深沉的悲痛，向前邁進。對應心臟所在的第4脈輪。

這種時候就可以使用

感覺有貧血徵兆或倦怠感時。想精力充沛地活動時。感覺氣場阻塞，情緒似乎受到壓抑時。想從煩躁或痛苦中重新振作時。

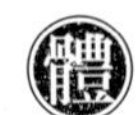

體　貧血、靜脈曲張、食慾不振、胃部不適、胃痛、腸脹氣、月經失調、婦科疾病、更年期、風濕、關節炎、腰痛、防蟲

是少數具有造血作用的精油，容易身體不適或因月經貧血的人，建議與迷迭香、杜松、羅文莎葉、綠花白千層、檸檬等精油調和按摩。有類似女性荷爾蒙的功效，可改善月經或婦科問題，以及更年期症狀。

肌　油性肌膚、面皰、割傷、龜裂、傷口、頭皮

具有收斂效果，針對油性肌膚和面皰肌，建議可與乳香、花梨木調和，進行臉部按摩。用於頭皮護理方面，則可搭配絲柏、雪松調和製作保養液，在洗頭後邊噴霧邊按摩便可活化頭皮。針對龜裂修護，可用添加沒藥、乳香的蜜蠟乳霜進行保養。

心　無精打采、倦怠感、煩躁、憤怒

因含有各種成分，對於心理也具有許多作用。其造血、血液循環效果，也能讓人自然湧現活力，適合感情有創傷、神經過敏者。搭配可促進多巴胺分泌的葡萄柚，以及具調節作用的佛手柑，能讓人維持在舒適的狀態。和永久花相同，也擅於去除停滯的情緒或束縛。

【精油的故事】由於葉片纖細，一直以來被稱為千層葉、千之葉。屬名achillea有「傳統療傷特效藥」之意。據說在特洛伊戰爭時，使用西洋蓍草進行傷口處理。【主要用法】身體、臉部、頭髮
【調配建議】由於氣味濃郁且特殊，與其他精油調配時宜少量使用。
【BF＆調性】BF：1　調性：中調　【對應脈輪】第4

藍膠尤加利 Eucalyptus / Blue gum

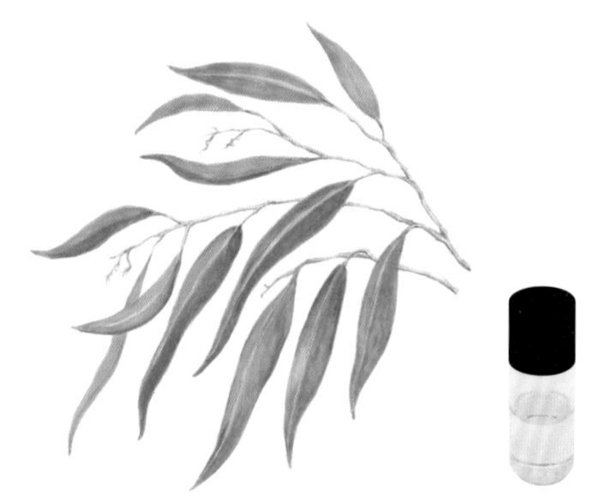

植物特徵：樹高100m的常綠喬木，是世界上最高的樹種之一。葉片呈銀綠色，會綻放小白花。尤加利有非常多種類，其中最具代表性的就屬藍膠尤加利。
精油特徵：有助於改善花粉症或感冒等鼻塞或感染症狀。
香氣特徵：能瞬間醒腦，宛如松脂的鮮明香氣。
學名：Eucalyptus globulus
科名：桃金孃科
萃取方式：水蒸氣蒸餾法　萃取部位：葉
原產地：澳洲、西班牙

【主要作用】抗病毒、抗菌、抗真菌、止咳、化解黏液、抗黏膜炎、化痰、利尿、使頭腦清晰、強健神經與免疫力

【主要成分】
氧化物類：桉油醇70～80%
單萜烯類：α-蒎烯10～20%、檸檬烯2～8%
倍半萜烯類：香橙烯1～5%
倍半萜醇類：藍桉醇～2.5%
酮類：薄荷烯酮微量
其他還含有多種微量成分。
※主要成分的桉油醇，具有排除多餘黏液、化痰、抗發炎作用，對於改善感冒或花粉症所造成的鼻塞或喉嚨痛等症狀，能發揮優異的效果。
※需留意薄荷烯酮具有神經毒性。
※藍桉醇具有類雌激素作用。

【注意事項】高血壓　癲癇　刺激皮膚　懷孕期　哺乳期　嬰幼兒
若有服用藥物穩定血壓的話可使用，但必須降低濃度。

這種時候就可以使用

適用於鼻塞、生痰、咳嗽等呼吸系統不適症狀，以及病毒造成的各種症狀。想讓頭腦清爽、重整狀態時。

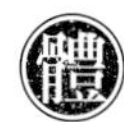

體　流感、感冒、支氣管炎、哮喘、神經痛、肌肉痠痛、胃部不適、胃痙攣、免疫力不足、膀胱炎

冬季常用的精油之一。以滴入1滴精油的水漱口，可做為日常喉嚨保養。針對鼻塞、咳嗽或生痰等症狀，可在熱水滴入1滴精油，從口鼻慢慢吸入蒸氣，效果顯著。亦可改善肌肉痠痛或神經痛。有血糖問題時可和天竺葵、杜松調和按摩。

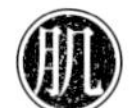

肌　油性肌膚、面皰、生髮

由於刺激性強，使用於臉部的頻率較低，但和乳香、薰衣草調和後進行精油按摩，就能提升調整皮脂分泌的作用，十分推薦給油性或面皰肌的人。搭配月桃或迷迭香製成保養液，洗髮後塗抹在頭皮上可促進血液循環，進行生髮護理。因為香氣清爽，夏天加入沐浴乳中能提升暢快感。

心　憂鬱、倦怠感、記憶力與專注力不足、無精打采、負面情緒

肺功能衰弱時會無精打采、容易產生負面情緒，但尤加利有強健活化肺部的作用，藉由深呼吸將尤加利吸收至體內，能一掃憂鬱情緒、產生活力。搭配柑橘類效果更佳，和檸檬、葡萄柚等柑橘類調和擴香，能讓室內氣氛變得輕快爽朗，是受到許多人喜愛的香氣。

【精油的故事】尤加利源自於希臘語「完全覆蓋」一字，藍膠尤加利的葉片上有名為Globular oil glands的球狀油點，遠眺尤加利森林的話，看起來如同被帶有光澤的銀綠色葉片覆蓋。尤加利有超過七百個品種，其中五百種可萃取精油，雖然原產國是澳洲，但外銷量最大的是中國。【主要用法】身體、頭髮、吸入法、擴香、香水【調配建議】味道強烈，宜少量使用，適合搭配柑橘類精油。【BF&調性】BF：1　調性：前調
【對應脈輪】第5

檸檬尤加利 Eucalyptus lemon / Lemon eucalyptus

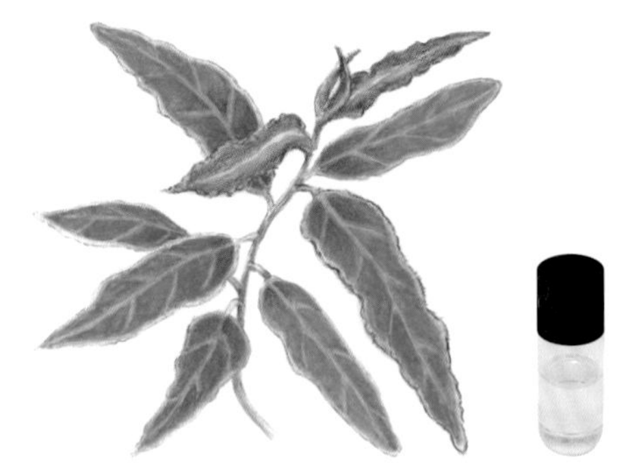

植物特徵：樹高可達45m，葉片會散發出檸檬香氣，樹皮有白色、淺粉紅色、灰色，葉片稀疏。1年內的嫩葉精油含量相當高。
精油特徵：雖然也具有其他尤加利葉的功效，但相較之下成分和香氣皆不同。高血壓患者亦可使用，能改善關節周圍的疼痛。
香氣特徵：類似檸檬或檸檬香茅的清爽尤加利香氣。
學名：Eucalyptus citriodora
科名：桃金孃科
萃取方式：水蒸氣蒸餾法　萃取部位：葉
原產地：澳洲、中國、巴西

【主要作用】抗發炎、止痛、鎮靜、抗痙攣、抗風濕、促進體液循環、抗菌、抗真菌、抗病毒、強健神經與免疫力、降血壓

【主要成分】
醛類：香茅醛65～80%
單萜醇類：香茅醇15～20%、香葉醇5%、沉香醇微量
氧化物類：桉油醇微量
其他還含有β-石竹烯、乙酸香茅酯等多種微量成分。
※主要成分香茅醛有抗發炎、抗菌、止痛、驅蟲效果。特色是類似檸檬的香氣。

【注意事項】刺激皮膚　懷孕期
不同於藍膠尤加利，高血壓患者也可使用。

【改善關節周圍疼痛效果優異】由於具有抗發炎效果，特別推薦因退化性關節炎、四十肩、五十肩等症狀疼痛時使用。若無發炎或灼熱感，也可製作複方油(參照P209)每天持續護理，能軟化關節周圍肌肉，增加活動範圍。

這種時候就可以使用

膝蓋痛、四十肩或五十肩的關節周圍疼痛時。適用於肌肉痠痛、神經痛或容易浮腫的症狀。

高血壓、膝蓋痛、關節炎、肌肉痠痛、腰痛、浮腫、瘦身、膀胱炎

成分與其他尤加利有很大的差異，用途也不同。因為有降血壓的效果，高血壓患者也可使用。具抑制發炎、止痛作用，整體而言亦有促進體液循環的效果，因此有助於改善浮腫。針對會浮腫的膝蓋痛等關節周邊的護理，可與杜松、檸檬、天竺葵等精油調和使用。

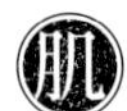

驅蟲、足癬、皮膚真菌感染

鮮少使用於臉部。由於是蟲類所討厭的香氣，用於驅蟲時，可和天竺葵、雪松調和使用。同時也有防臭劑的作用，夏天也很建議搭配絲柏、胡椒薄荷製成噴霧使用。針對皮膚真菌感染方面，可與濃度較淡的茶樹調和，於患部輕輕摩擦使其吸收油分。塗抹後，應避免覆蓋皮膚。

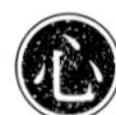

消沉、疲勞感、無精打采、憂鬱

爽快的尤加利與檸檬清香，能在心情低落時帶來開朗樂觀的情緒，並使人頭腦舒暢。搭配乳香、雪松、絲柏等精油，就會成為能堅定自我，提高目標意識的香氣。由於香氣具有明亮感和深度，因此單方使用亦可享受到宛如複方般的香味。

【精油的故事】檸檬尤加利原產自澳洲昆士蘭，花呈白色且帶有溫和香氣。香氣宜人，常被用來製作香料。生長速度也較快，常被用來綠化沙漠地帶。【主要用法】身體、擴香、沐浴、香水
【調配建議】適合搭配各種精油，可調和不同的精油享受香氛變化的樂趣。
【BF＆調性】BF：1　調性：前～中調【對應脈輪】第6

澳洲尤加利 Eucalyptus radiata / Blue-leaf eucalyptus

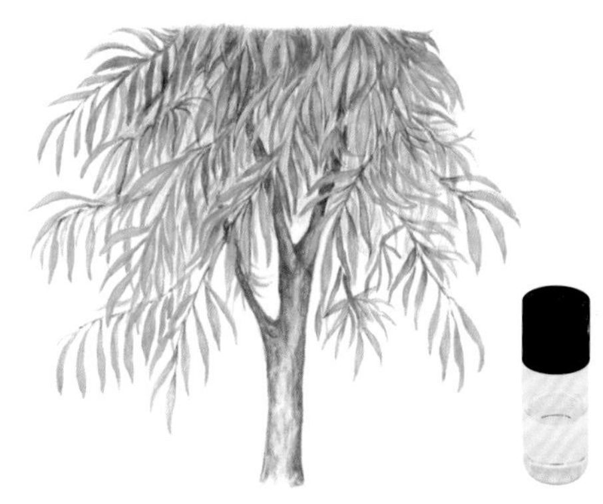

植物特徵：樹高達30m，頂端尖銳，整體樹形呈金字塔狀。樹皮為灰色纖維狀，葉片較薄，呈灰色～淺綠色，會開出1～2cm的白花。
精油特徵：在尤加利之中，是能夠放心使用於幼童的精油。可預防流感、感冒。
香氣特徵：比藍膠品種更加輕盈暢快，是能夠提神醒腦的香氣。
學名：Eucalyptus radiata
科名：桃金孃科
萃取方式：水蒸氣蒸餾法　萃取部位：葉
原產地：澳洲、南非

【主要作用】抗病毒、抗菌、止咳、抗發炎、抗黏膜炎、化痰、強健神經與免疫力、促進體液循環

【主要成分】
氧化物類：桉油醇65～70%
單萜烯類：α-蒎烯5%、檸檬烯5～10%
單萜醇類：α-松油醇5～10%
酮類：薄荷烯酮微量
其他還含有多種微量成分。
※雖然主要成分和藍膠品種同為桉油醇，但酮類的薄荷烯酮含量較少，所以能夠放心使用於幼童。

【注意事項】懷孕期
和藍膠尤加利不同的是酮類的份量較少，幼童或高血壓患者亦可使用。雖然不如藍膠品種強烈，但敏感性肌膚者需注意濃度。

【用尤加利帶來清新空氣和靈活的創造力】是能為一絲不苟、一板一眼的完美主義者，帶來清新空氣和靈活思考的香氣。建議使用於無法發揮自我、感到苦悶時。

這種時候就可以使用

呼吸器官衰弱，容易感冒或感染流感者。想適度放鬆同時活化身心時。想淨化室內空氣時。

流感、感冒、咳嗽、哮喘、花粉症、膀胱炎、尿道炎、腎臟發炎、感染、發燒

容易累積疲勞導致泌尿系統問題者，可使用和茶樹、薰衣草調和成的浴鹽在白天沐浴。由於刺激性強，因此敏感性肌膚者需減少澳洲尤加利的滴數。以相同處方，於下腹進行精油按摩也有效。由於比藍膠尤加利溫和，因此於兒童所在場所進行擴香也沒問題。和甜橙、茶樹等精油調和，可淨化空氣打造溫和舒適空間。能強健呼吸系統，提升紅血球含氧量，為哮喘所苦時亦有助益。呼吸系統較脆弱者，可配合羅文莎葉、綠花白千層進行擴香，或是調成按摩油於胸骨或臉部按摩，讓呼吸系統變得輕鬆，感覺舒暢。對於肌膚的功效和藍膠尤加利相同。

憤怒、歇斯底里、憂鬱、負面、無力感

也被當成「退燒樹」，用於發燒或感染的治療。對於心靈方面，可排除不必要的情緒帶來從容，容易情緒激動或經常悲觀看待事物時，能找回冷靜的自我。此外，面對一成不變的日常生活，與檸檬、葡萄柚、杜松等精油調和進行擴香也不錯。要維持冷靜的情緒和心靈時具有良好功效。

【精油的故事】最先將尤加利用於治療的是澳洲原住民(Aborigine)，他們會在感染或發燒時燃燒尤加利吸入煙霧。由於花蕾內部被宛如蓋子的細胞覆蓋，相當牢固，故源自於希臘語中意味著「牢牢蓋住」的eucalyptos。尤加利可讓潮濕地帶的土壤變乾燥，因此常被種植在瘧疾肆虐的潮濕地帶。【主要用法】身體、頭髮、吸入法、擴香、香水【調配建議】適合搭配任何精油。【BF＆調性】BF：1　調性：前～中調
【對應脈輪】第5

萊姆 Lime

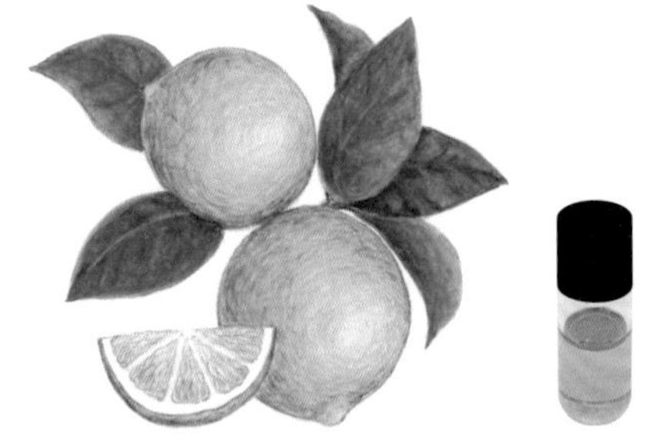

植物特徵：原產於亞洲熱帶區域的柑橘類。雖然狀似檸檬，但顏色是綠色。與其他柑橘類精油不同的是，自古以來壓榨法和蒸餾法皆使用，也有不少以水蒸氣蒸餾法萃取的精油。將果實壓榨，稍微放置後會分離成精油、果汁、果泥三層，再將去除果汁的部分進行蒸餾即可得到精油。
精油特徵：可溫和調整情緒或消化系統的不適，讓人情緒開朗振作。
香氣特徵：宛如混合了森林、香草和檸檬般，清爽平靜的柑橘類香氣。
學名：Citrus aurantifolia　科名：芸香科
萃取方式：壓榨法、水蒸氣蒸餾法
萃取部位：果皮　原產地：墨西哥、西印度群島、美國、埃及

【主要作用】抗菌、抗真菌、抗病毒、促進消化、健胃、強健神經與免疫力、促進體液循環、解熱、止痛、降血壓、抗發炎、抗憂鬱、化痰、止咳

【主要成分】
■壓榨法（括號內為水蒸氣蒸餾法）
單萜烯類：檸檬烯45～50%（30%）、γ-松油烯10%（10%）、β-蒎烯1～2%（微量）、月桂烯1～2%（微量）
單萜醇類：α-松油醇8%（α-松油醇＋龍腦12%）
氧化物類：1.4桉油醇2～5%、桉油醇2%
醛類：香葉醛2～3%（0）、橙花醇1.5%（0）
內酯類：呋喃香豆素微量
其他還含有多種微量成分。

※精油顏色：壓榨法呈黃色～黃綠色，帶綠色調，香氣近似檸檬；水蒸氣蒸餾法則是透明無色，帶有淡淡的新鮮檸檬香氣。
※呋喃香豆素中的佛手柑素即使低濃度也會產生光毒性反應，需要特別注意（僅壓榨法含有）。
※檸檬烯的柑橘類香氣，和α-松油醇近似尤加利的森林香氣產生出萊姆香味。

【注意事項】光毒性

這種時候就可以使用

想積極活動時。面對計畫或挑戰想要正面、冷靜地判斷時。情緒起伏不定時。消化系統不適時。

促進消化、健胃、感冒、支氣管炎、身體疲勞、發燒、浮腫、瘦身

壓力型消化系統不適時，可讓人恢復正常狀態。具有提升免疫力的作用，感冒等狀況時，可與茶樹、薰衣草調和進行精油按摩。因壓力導致身體緊繃僵硬時，則可和甜馬鬱蘭、雪松、檀香等精油調和，有助於調整呼吸、擺脫緊張感，身體也能放鬆。

面皰、暗沉、皮膚真菌感染、唇疱疹、帶狀疱疹、掉髮

具有代謝死去細胞的作用，雖然也能夠使用於臉部，但因含有具光毒性的呋喃香豆素，需以低濃度、避免白天使用。和薰衣草、乳香、花梨木、天竺葵、玫瑰草、玫瑰、胡蘿蔔籽等精油調和可回復肌膚彈性，展現透明感肌膚。也有益於改善病毒性症狀。

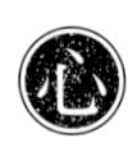

憂鬱、精神疲勞、亢奮、消沉、煩躁、擔心、不安

具有鎮靜神經、緩和壓力，以及振奮情緒的作用，因此可使用在感情劇烈波動等狀況時。情緒不穩定的人，在心胸難以敞開時，則建議和玫瑰、澳洲尤加利調成按摩油使用。想積極行動時，能帶來樂觀開朗的心情。用於擴香或製作香水方面都相當受歡迎。

【精油的故事】萊姆在亞熱帶地區比檸檬更常被使用，廣泛用於雞尾酒或料理等各方面。亦有資料顯示含有抑制乙醯膽鹼酯酶活性的作用。【主要用法】精油按摩、臉部、頭髮、擴香、香水
【調配建議】和木質調或香料類精油搭配的話，可加強香氣廣度。
【BF＆調性】BF：3　調性：前調【對應脈輪】第3

羅文莎葉 Ravintsara

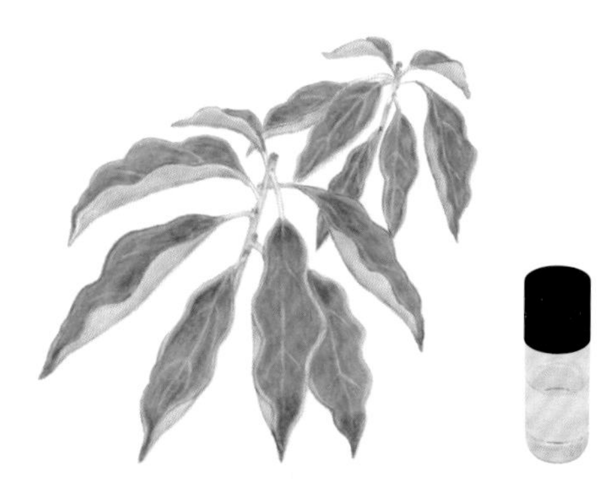

植物特徵：自然生長於馬達加斯加島標高700～1,000m的高地。雖然和樟樹為同一品種，但馬達加斯加的品種無論是香氣或成分皆不同。目前販售的精油多半產自馬達加斯加，由於樹皮含有艾草醚，因此毒性較強。
精油特徵：有助於提升免疫機能。和茶樹或薰衣草一樣可以小範圍直接塗抹原液。用途廣泛。
香氣特徵：清新爽快的葉片香氣。
學名：Cinnamomum camphora
科名：樟科
萃取方式：水蒸氣蒸餾法　萃取部位：葉
原產地：馬達加斯加

【主要作用】抗病毒、抗菌、抗真菌、化痰、抗黏膜炎、止咳、鎮靜、止痛、增強免疫力

【主要成分】※產自馬達加斯加的精油成分
氧化物類：桉油醇55～70%
單萜醇類：α-松油醇25～45%
單萜烯類：香檜烯10～15%、α-蒎烯微量、檸檬烯微量
其他還含有β-石竹烯等多種微量成分。
※主要成分桉油醇具有增強免疫力的作用，對於抗發炎特別有效果，有助於排出痰或過剩黏液。
※α-松油醇的含量也很高，有抗過敏作用，有助於改善哮喘。

【注意事項】懷孕期
與茶樹、薰衣草相同，皆可在皮膚上小範圍塗抹原液。產地不同，香氣及成分、用途就有所差異，需確認產地和成分。

【購買參考資訊】
容易和萃取自樹皮或葉片的Ravensara aromatica(芳香羅文莎葉)混淆。因成分不同，建議確認學名後再購買。

這種時候就可以使用

容易疲憊，想打造不易感冒、生病的身體，特別是想提升免疫力時。感冒初期想排出痰液時。

感冒、流感、支氣管炎、鼻竇炎、哮喘、花粉症、疲勞、器官發炎、牙齦炎

具強力抗病毒、抗菌效果，可有效增強免疫力。方便用於平日保養，建議搭配薰衣草、檸檬進行精油按摩。因病毒、細菌感染導致的內臟發炎，可與茶樹、佛手柑、天竺葵調和。由於禁忌較少，對於能使用的精油種類較少者也很有幫助。

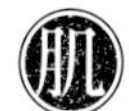

過敏、面皰、皮膚真菌感染、唇疱疹

刺激性低，方便使用的精油。針對病毒引起的唇疱疹，可直接塗抹精油原液。因細菌造成的肌膚問題、防禦力衰退導致皮膚變得容易受到刺激時，建議和乳香、花梨木調成1%左右的低濃度，進行臉部保養。小範圍直接塗抹在面皰上也沒問題。

憂鬱、擔心、驚嚇、精神疲勞、高亢

能讓精神高亢或消沉的狀態回歸正常。無法冷靜判斷時，可與乳香、檀香、檸檬等精油調和，邊擴香邊專注在呼吸上。能增強免疫力，同時也能加強精神力，面對不安的事物時，可為我們帶來勇氣。羅文莎葉的香氣可讓心情平緩，使人能公平地判斷事物。

【精油的故事】學名同為Cinnamomum camphora，有從樹木萃取的「樟樹」，以及葉片萃取的「芳樟」、「羅文莎葉」3種精油。葉片的2種化學型態(P49)會因產地不同，在成分上有很大差異。芳樟的主要成分為沉香醇。【主要用法】身體、臉部、頭髮、沐浴、擴香、香水【調配建議】適合搭配任何精油。
【BF＆調性】BF：3　調性：前～中調【對應脈輪】第4

醒目薰衣草 Lavandin

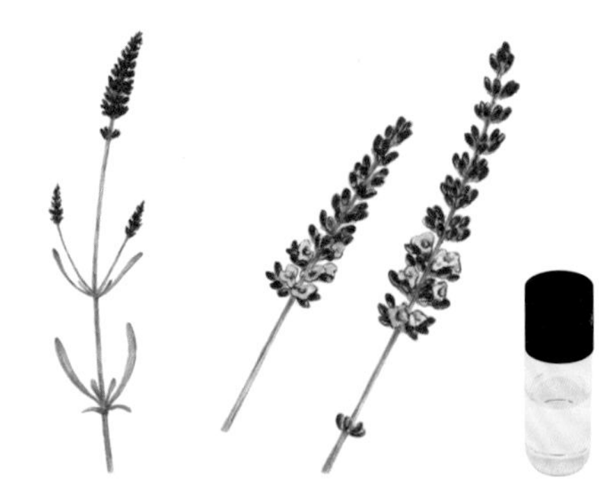

植物特徵：由真正薰衣草和穗花薰衣草交配，誕生於1920年的品種。比薰衣草更高大且生長更快、香味更強，芳香成分也較多。可再分abrial、grosso、super三個品種，芳香療法當中，多使用含有多量乙酸沉香酯的super種。
精油特徵：雖然含有和真正薰衣草相同的成分，但也具有刺激呼吸系統和中樞神經的作用。
香氣特徵：具爽快清涼感，近似薰衣草的香氣。
學名：Lavandula hybrida
科名：唇形科　萃取方式：水蒸氣蒸餾法
萃取部位：花、莖、葉
原產地：法國、義大利、保加利亞

【主要作用】強健神經與精神、鎮靜、止痛、抗痙攣、抗發炎、化痰、止咳、抗菌、抗真菌、健胃、促進消化、抗病毒、促進細胞生長、促進傷口結痂

【主要成分】
酯類：乙酸沉香酯28～38%、乙酸薰衣草酯～3%
單萜醇類：沉香醇24～35%、松油烯-4-醇～5%、龍腦～3%、薰衣草醇微量
酮類：樟腦6～9%
氧化物類：桉油醇4～8%
其他還含有檸檬烯等多種微量成分。
※樟腦具有振奮中樞神經作用、誘發神經毒性痙攣的特性。
※龍腦具有神經毒性。

【注意事項】 癲癇 懷孕期 哺乳期 嬰幼兒

【用醒目薰衣草活化第3隻眼】對應第6脈輪的醒目薰衣草，被認為能夠活化位於眉心的第3隻眼。醒目薰衣草清爽舒暢的香氣，能夠提升神祕性和靈性，有助於鍛鍊直覺。

這種時候就可以使用

疲憊時。想平衡精神和身體時。想提升免疫力時。適用於呼吸系統症狀。

體 肌肉痠痛、神經痛、風濕、關節炎、消化不良、胃部不適、胃痛、止咳、化痰、抗黏膜炎、腿部疲勞、浮腫

和真正薰衣草的香味與成分相似，但對呼吸系統症狀或提升免疫力有更好的功效。吸入後會感覺暢快，在鎮靜同時也能發揮活化作用。運動後欲鎮靜或鬆弛肌肉時，與迷迭香、胡椒薄荷、檸檬香茅調和即可。

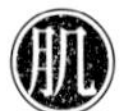

肌 面皰、暗沉、外傷、曬傷、生髮

由於含有樟腦，因此敏感性肌膚者需以較低濃度使用。用於調理面皰，比起臉部三溫暖，更建議進行臉部按摩。將乳香調和柑橘類精油或芹菜籽，可同時兼顧面皰和暗沉的護理。由於香氣較真正薰衣草清爽，若按摩後還得工作，使用醒目薰衣草調理也不錯。

心 煩躁、恐慌、憤怒、緊張、憂鬱、不安、頻脈

和真正薰衣草相同，有安定精神的作用，是擅於維持感情和精神平衡的精油。因含有桉油醇和酮類，比真正薰衣草更有暢通鼻腔般的爽快香氣，可除去累積的負面情感，調整氣的流動讓頭腦清晰。用於淨化身心時，將稀釋過的精油滴在手上，輕撫身體周圍淨化氣場。

【精油的故事】醒目薰衣草非常耐熱，能夠藉由嫁接或分株繁殖，開花期比狹葉種薰衣草略晚。薰衣草有許多品種，依形狀和生態可分為6種，其中Lavandula種又分原生種和雜交種，醒目薰衣草屬於雜交種。
【主要用法】精油按摩、臉部、頭髮、擴香、室內噴霧、打掃　【調配建議】適合搭配任何精油。依調和比例可展現出不同香氣。　【BF＆調性】BF：3　調性：前調　【對應脈輪】第6

真正薰衣草 Lavender

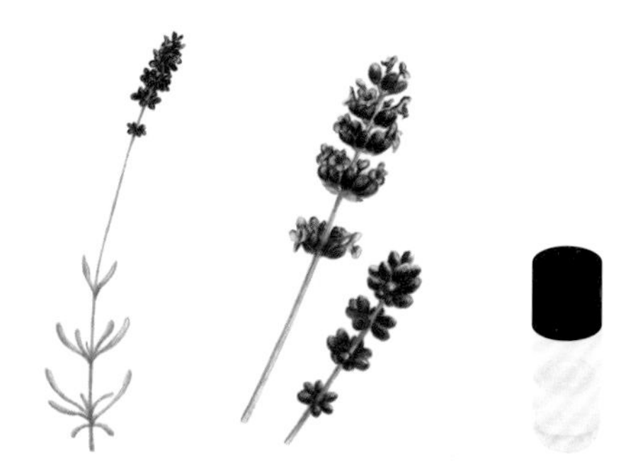

植物特徵：薰衣草種類眾多，一般薰衣草精油即是指Lavandula angustifolia/officialis，特徵是乙酸沉香酯的含量最高。生長於排水良好的石灰質山坡地帶，多年生灌木。
精油特徵：為用途最廣泛的精油。可緩和緊張情緒，適用於欲調整心靈、精神、身體、情緒、肌膚平衡時。
香氣特徵：散發清新花香調的同時具有香草感的香氣。
學名：Lavandula angustifolia/officinalis
科名：唇形科　萃取方式：水蒸氣蒸餾法
萃取部位：葉與花(也有只萃取花的精油)
原產地：法國、義大利、澳洲、英國

【主要作用】鎮靜、止痛、抗痙攣、抗發炎、抗病毒、抗菌、抗真菌、抗憂鬱、調整自律神經、降血壓、強健神經與免疫力、促進傷口結痂、促進細胞生長

【主要成分】
酯類：乙酸沉香酯40～50%、乙酸薰衣草酯5%
單萜醇類：沉香醇30～45%、松油烯-4-醇～5%、薰衣草醇～5%、龍腦～5%
單萜烯類：α-松油烯～10%、檸檬烯～2%
氧化物類：桉油醇～5%　**酮類**：樟腦～5%
其他還含有多種微量成分。
※雖然含有大量具止痛、鎮靜作用的乙酸沉香酯、沉香酯，但因為也含有具神經毒性的龍腦和樟腦，不可長期或於懷孕期間使用。
※酯類、單萜醇類具有鎮靜、降血壓的作用。

【注意事項】懷孕期

【購買參考資訊】
薰衣草依生長環境不同，在精油的價位上有很大的差異。其中以自然生長於海拔1,600m以上的野生種價格最高。萃取部位也分為「只有花」、「葉與花」，所以不同品牌可能有不同香氣。

這種時候就可以使用

疲勞導致腸胃不適時或難以入睡時。緊張或有心事，想平靜心靈時。不小心曬傷或割傷時。想回復體力時。

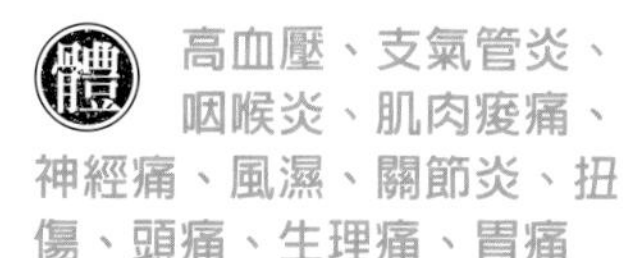

體　高血壓、支氣管炎、咽喉炎、肌肉痠痛、神經痛、風濕、關節炎、扭傷、頭痛、生理痛、胃痛

需緊急處置時，於患部塗抹1滴原液就能確實感受疼痛的改善。與檸檬香茅、甜馬鬱蘭調和，運動後按摩亦可預防肌肉痠痛。因疲憊導致身體狀況不佳時，則可搭配羅文莎葉、綠花白千層、茶樹或柑橘類等調成按摩油，進行按摩或擴香。

肌　面皰、曬傷、暗沉、挫傷、掉髮、過敏、唇疱疹、帶狀疱疹、皮膚真菌感染

可廣泛運用在肌膚護理。具有鎮靜、促進細胞生長的效果，可鎮靜日曬後的灼熱，加速更新。代謝遲緩的暗沉肌膚，則可搭配乳香、花梨木調成按摩油，定期進行按摩。護理挫傷傷痕，可調和甜馬鬱蘭、檸檬精油輕輕塗抹使其吸收。

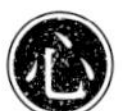

心　憂鬱、精神疲勞、亢奮、消沉、煩躁、經前症候群(PMS)、更年期、失眠

能夠平衡自律神經，讓不穩定的情緒回歸正常狀態，並藉此自然重整內臟和呼吸等方面的不適症狀。想要控制情緒和身體狀況時，可搭配調整特性優異的佛手柑、乳香使用。藉由融入日常生活中使用，能改善各種不適、重整心靈協調。

【精油的故事】古羅馬人入浴時會加入薰衣草以享受其香氣，因此源自於拉丁語中意為「洗滌」的lavare。迪奧斯克理德斯認為具有「潤澤胸腔」的效果，赫德嘉則認為可「維持純潔性格」，受到眾人愛用。
【主要用法】身體、臉部、頭髮、濕敷、臉部三溫暖、沐浴、擴香、香水　【調配建議】適合搭配任何精油。
【BF&調性】BF：7　調性：中調　【對應脈輪】第3

頭狀薰衣草 Lavender stoechas / French lavender

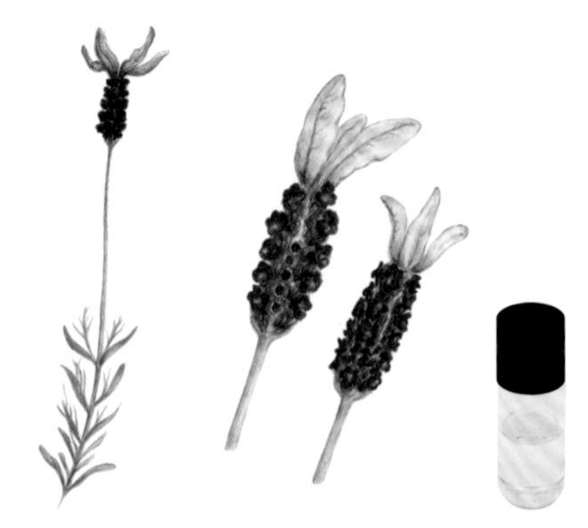

植物特徵：屬薰衣草中的stoechas類，又名法國薰衣草。與其他薰衣草的不同之處在於花穗長度約5cm，苞片大而寬，會開出紅紫色花朵。
精油特徵：由於主要成分為酮類，因此用法和真正薰衣草不同，對皮膚刺激性較強。
香氣特徵：混合著青草和香草味，能夠醒腦的清爽香氣。
學名：Lavandula stoechas　科名：唇形科
萃取方式：水蒸氣蒸餾法
萃取部位：花穗
原產地：西班牙、法國、摩洛哥

【主要作用】抗菌、抗真菌、抗病毒、強化肝臟、強健精神＆神經＆免疫力、促進細胞生長、促進傷口結痂、止咳、化痰、抗黏膜炎、鎮靜、利尿、分解脂肪

【主要成分】
酮類：小茴香酮30～50%、樟腦20～30%
單萜烯類：α-蒎烯～1%、月桂烯微量
其他還有β-石竹烯、馬鞭草酮等多種微量成分。
※由於主要成分是具有神經毒性且刺激性強的酮類，使用上需要特別注意。

【注意事項】高血壓 癲癇 刺激皮膚 懷孕期 哺乳期 嬰幼兒
與真正薰衣草（Lavandula angustifolia）不同，含多量酮類，使用要多加留意。

【華麗且容易栽種的頭狀薰衣草】與其他薰衣草相較之下，花穗較長為其特色。不僅開花期長，外觀也非常華麗，因此可漂亮地妝點庭園。新鮮葉片和花朵的香味也很清爽芬芳。由於較耐熱，在真正薰衣草難以生長的環境中也容易栽種。

這種時候就可以使用

想要放鬆並接受刺激時。想保持積極的態度、拿出幹勁時。想清爽轉換情緒時。想強健精神和身體時。

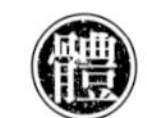

咳嗽、生痰、支氣管炎、疲勞、瘦身、浮腫

成分和真正薰衣草（P129）完全不同，使用方式也有差異。由於含分解脂肪的成分，針對於瘦身或浮腫，可和杜松、天竺葵、絲柏、葡萄柚等調和使用。攝取過量油脂或酒精的話，可和馬鞭草酮迷迭香、檸檬調和，於肝臟周圍按摩。也很推薦用來預防慢性病。

皮膚真菌感染、油性肌膚、面皰、疤痕、生髮

刺激性較強，不適合肌膚敏感者，亦不適用於臉部。油性肌膚好發面皰者，可在製作手工皂時添加頭狀薰衣草，能讓洗臉後的肌膚十分清爽。背部好發面皰者，則可搭配羅文莎葉和雪松調和，加入無添加的沐浴乳，能提升抗菌效果，十分推薦。

憂鬱、消沉、不安、懦弱、無精打采、精神疲勞

建議可靈活運用頭狀薰衣草擴香，瞬間醒腦的暢快香氣能一口氣淨化身心，帶來吸收新能量的從容和高亢感。和日本扁柏、檀香、雪松等木質精油調和，可堅定自我信念，建議用於想找回自我時。

【精油的故事】於1946年版的「倫敦藥典（Pharmacopoeia Londinensis）」中，初次做為藥材被加以介紹。薰衣草的stoechas種當中也有分原生種和雜交種，頭狀薰衣草是其中一種原生種。
【主要用法】身體、擴香、室內噴霧、香水 【調配建議】適合搭配木質類或柑橘類精油。
【BF＆調性】BF：1　調性：前調 【對應脈輪】第7

穗花薰衣草 Spike lavender / Aspic oil

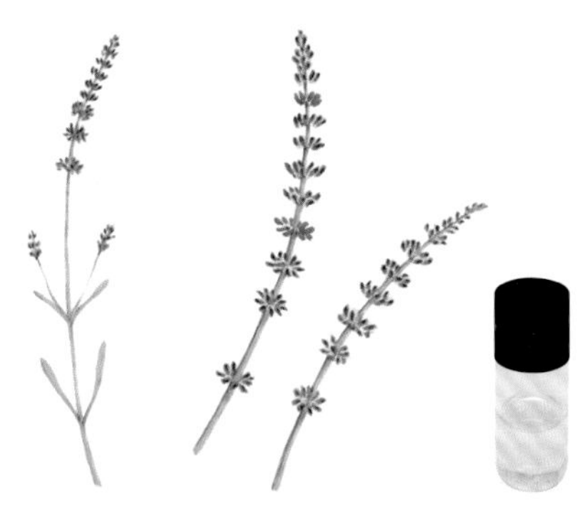

植物特徵：在分為原生種和雜交種的 Lavandula 種類中，屬於原生種。整株高度較高，不耐寒，但具耐熱特性，生長在海拔 500m 以下的低地。葉片長，呈銀色。在法國以薰衣草油(Aspic)聞名。
精油特徵：擅於紓緩疼痛。適用於想治療、放開內心深處隱藏的情緒時。
香氣特徵：混合著青草和香草味，能夠醒腦的清爽香氣。
學名：Lavandula latifolia　科名：唇形科
萃取方式：水蒸氣蒸餾法　萃取部位：葉與花
原產地：西班牙、法國、保加利亞

【主要作用】 抗黏膜炎、止咳、化痰、抗菌、抗真菌、抗病毒、增強免疫力與精神、促進傷口結痂

【主要成分】
單萜醇類：沉香醇 20～50%、α-松油醇～3%
氧化物類：桉油醇 20～35%
酮類：樟腦 8～20%、龍腦微量
單萜烯類：檸檬烯～3%、α-蒎烯・β-蒎烯微量
酯類：乙酸沉香酯微量
其他還含有橙花醇等多種微量成分。
※樟腦具有振奮中樞神經作用，以及誘發神經毒性痙攣的特性。
※含有具神經毒性的龍腦。

【注意事項】 高血壓　癲癇　刺激皮膚　懷孕期　哺乳期　嬰幼兒
刺激性強，不適用於臉部。

【在想要加油時支持我們的香氣】 穗花薰衣草清爽的香氣可趕走睡意，帶來活力與雙眼神采，尤其適合時常因低血壓導致中午前總是一臉睡意者，和杜松、檸檬調和即可。

這種時候就可以使用

適用於生痰、咳嗽、喉嚨痛等感冒症狀。產生風濕、神經痛等疼痛時。適用於皮膚真菌感染等方面。想一掃心中鬱悶時。

咳嗽、生痰、支氣管炎、風濕、腰痛、肌肉痠痛、神經痛、胃痛、坐骨神經痛、疲勞

香氣與前面三種薰衣草(P128～130)大不相同。適當含有具鎮靜作用的沉香醇，以及增強免疫力的桉油醇，對呼吸系統的症狀具有優異的效果，可有效增強免疫力、放鬆身心。欲改善風濕等各種疼痛，建議與檸檬尤加利、天竺葵調和。

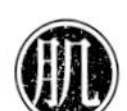

皮膚真菌感染、油性肌膚、面皰、頭皮

具優異的抗菌、抗真菌作用，用於足癬等症狀的調理時，可和檸檬香茅、茶樹調和。針對男性的油性肌膚或頭皮油膩，推薦搭配絲柏、迷迭香調和製成保養液，大量噴灑於頭皮，同時也能帶來清涼感。搭配月桂、葡萄柚調和加入無添加洗髮精中，在護理頭皮時也能享受舒適的沐浴時光。

負面的情緒、疲勞、憂鬱、無精打采、壓抑、心理創傷

穗花薰衣草具有讓身心冷靜，取得平衡的功效，可療癒被壓抑的負面情緒。其深度的清爽香氣，則可帶走過去埋藏深層的情緒。和能促進多巴胺分泌的玫瑰(也可以天竺葵替代)及葡萄柚調和，於胸骨四周進行按摩，有助於坦然展現自我，適合用於想踏出新的一步時。

【精油的故事】 與真正薰衣草相比花色較淺，散發男性化且較刺激的香氣。精油也被用來當成繪畫顏料的溶劑使用。 【主要用法】 身體、擴香、室內噴霧 【調配建議】 與花香或香草類精油調和，會變成柔和的香氣。
【BF&調性】 BF：2　調性：前調 【對應脈輪】 第6

檸檬 Lemon

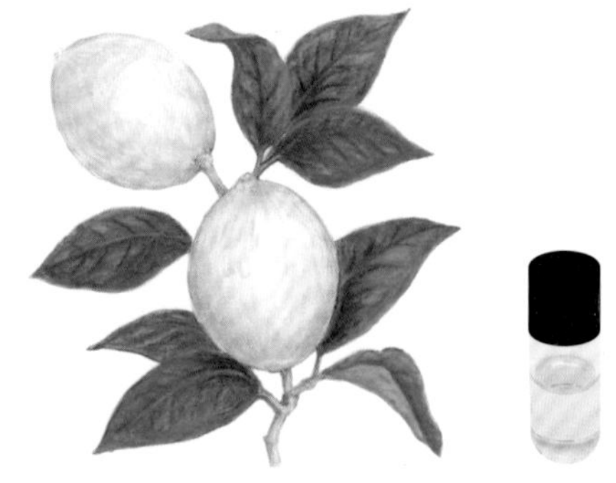

植物特徵：樹高6m的常綠小喬木，葉片呈淡綠色，白色和粉紅色的花也具有強烈的芳香。1棵樹會結成1,500顆左右的果實，精油是萃取自果實的果皮部分。
精油特徵：預防慢性疾病不可或缺的精油，適合過度攝取油脂或酒精者。
香氣特徵：新鮮又清爽的檸檬原有香氣。
學名：Citrus limon　科名：芸香科
萃取方式：壓榨法、水蒸氣蒸餾法(無呋喃香豆素)
萃取部位：果皮
原產地：義大利、北美、西班牙、巴西

【主要作用】 增強免疫力、健胃、促進消化、強化肝臟、抗菌、抗真菌、抗病毒、溶解結石、止血、抑制血糖值、止癢、強化靜脈、抑制乙醯膽鹼酯酶活性、使頭腦清晰

【主要成分】
單萜烯類：檸檬烯60～70%、β-蒎烯10～15%、γ-松油烯5～10%
倍半萜烯類：β-沒藥烯～5%、香葉醇～2%
內酯類：呋喃香豆素～1.5%
其他還含有多種微量成分。
※檸檬烯、β-蒎烯會刺激皮膚、粘膜。
※雖然呋喃香豆素含量很少，但仍須注意其光毒性。

【注意事項】 光毒性 敏感性肌膚

【購買參考資訊】 精油幾乎皆採壓榨法，水蒸氣蒸餾法萃取的精油不含呋喃香豆素，但兩種方式的成分、香氣皆不同，使用壓榨法的精油呈現出檸檬果皮原本的香氣。

【家家必備一瓶的萬用精油】 預防慢性病、美容、提升工作效率等，各種場合皆能使用。同時具有止血作用，便於應付意外的割傷，適合事先放一瓶在家庭急救箱中的精油之一。

這種時候就可以使用

攝取過多油膩食物或酒精時。因痛風、結石、糖尿病等因素進行飲食控制時。想要提高專注力和記憶力時。適用於累積疲勞的暗沉肌膚。

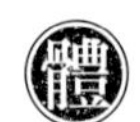

體 痛風、關節炎、食慾不振、胃酸過多、糖尿病、結石、時差、疲勞

能中和體內的酸性，打造鹼性體質的精油。能淨化血液使血流順暢，因此要預防慢性病，可和馬鞭草酮迷迭香、杜松調和，特別針對肝臟、胃部、腹部整體進行按摩。可修復微血管，所以很適合進行食療的糖尿病患者調養(施打胰島素的情況除外)。

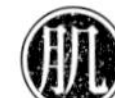

肌 暗沉、黑斑、油性肌膚、面皰、長繭、長疣、腳底角質、雞眼、頭皮

具有去除壞死細胞的作用，讓疲勞或疏於保養的暗沉肌膚，逐漸轉變為透明肌。針對黑斑可搭配芹菜籽、薰衣草，調成按摩油或化妝水保養。亦可軟化肌膚，對於腳底角質、繭、疣、雞眼等可進行濕敷。也具止血作用，可用於傷口止血。

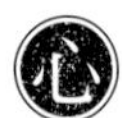

心 疲勞、記憶力與專注力不足、無精打采

具有抑制乙醯膽鹼酯酶活性和使頭腦清晰的作用，光是聞香氣便可提升記憶力和專注力。提不起勁的早上，與迷迭香、杜松、羅文莎葉調和擴香，便能夠提高腎上腺素的分泌，活化身心並且湧現幹勁。建議使用在想要專心致力於事務、以良好的效率工作時。想要趕走睡意時，就和胡椒薄荷調和。

【精油的故事】 由於可防止因維他命C攝取不足導致的敗血症，因此據說哥倫布大量採摘檸檬囤積在船上，用於長途航行中，之後發現新大陸。檸檬的清爽感，也被用來象徵羅馬女神朱文塔斯青春又清新的容姿。
【主要用法】 身體、臉部、頭髮、擴香、沐浴、打掃、香水 【調配建議】 適合搭配任何精油，但與具有澀味的精油調和時，會產生清爽的香氣。 【BF&調性】 BF：4　調性：前調 【對應脈輪】 第6

檸檬香茅 Lemongrass / Whitegrass

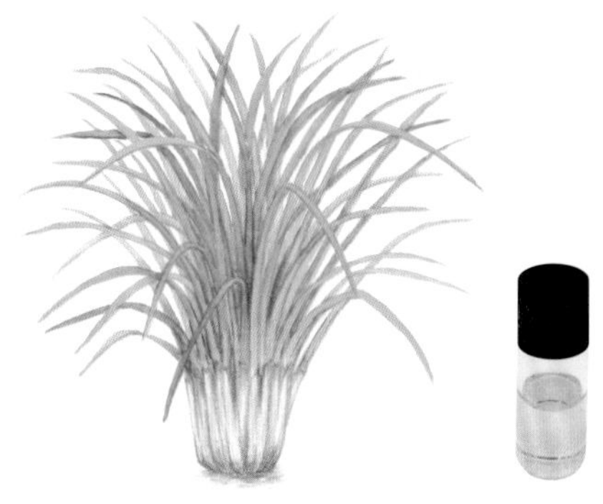

植物特徵：草長120cm左右的多年生草本植物。在溫暖地區生長迅速，1年可收成2次。原產於亞洲熱帶地區，因產地不同而有白莖和紅莖的區別，精油多半是萃取自白莖品種。
精油特徵：具有去除乳酸促進體液循環的作用，因此適用於疲勞或肌肉痠痛時。針對皮膚真菌感染有優異的改善功效。
香氣特徵：令人聯想到草原的甜美檸檬香氣。
學名：Cymbopogon citratus　科名：禾本科
萃取方式：水蒸氣蒸餾法　萃取部位：葉
原產地：中國、馬達加斯加、瓜地馬拉、西印度群島

【主要作用】鎮靜、止痛、痙攣、抗發炎、抗菌、抗真菌、抗病毒、促進消化、健胃、催乳、擴張血管、促進體液循環、降血壓、收斂、驅蟲

【主要成分】
醛類：檸檬醛70～80%（香葉醛35～45%、橙花醛20～35%）、香茅醛2～10%
單萜烯類：檸檬烯2～10%
單萜醇類：香葉醇～5%、沉香醇～5%
其他還含有多種微量成分。
※香葉醛和橙花醛混合即為檸檬醛。具抗菌、抗真菌、抗組織胺作用。擁有讓人想到檸檬或香蜂草的香氣。
※檸檬醛具有提高眼壓的作用。
※由於醛類含量較多，需注意會刺激皮膚。

【注意事項】 刺激皮膚 敏感性肌膚 前列腺肥大 青光眼
具有提升眼壓的作用，因此青光眼患者不可使用。也具有防蟲效果，做為防蟲噴霧很受歡迎。對於皮膚刺激性較強，需調成較低濃度使用。

【購買參考資訊】檸檬香茅因產地不同，學名也不同。Cymbopogon flexuosus（莖部帶紅色的類型）檸檬醛含量較高，購買時需加以確認。

這種時候就可以使用

激烈運動後、累積疲憊時。因夏季倦怠導致胃部不適時。沒有特別不適之處，但疲倦感揮之不去時。適用於足癬等皮膚眞菌感染。

肌肉痠痛、頭痛、身體疲勞、消化不良、腸脹氣、腸胃炎、時差、母乳不足

激烈運動後或累積疲勞時，可促進體液循環，去除囤積的乳酸。肌肉開始痠痛時，和薰衣草、甜馬鬱蘭調和，塗抹使肌膚吸收就能發揮優異效果。可刺激內分泌，具催乳作用，稀釋成0.5%的濃度按摩背部（胸部正後方）能促進母乳分泌。

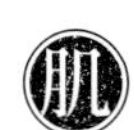

鬆弛、足癬、皮膚真菌感染、蚊蟲叮咬、油性肌膚

刺激性強，不適用於臉部，但其收斂作用可改善鬆弛。優異的抗菌效果，適合用於改善足癬（參照P90肌）。香味芬芳，常添加於除蟲噴霧，但刺激性較強，直接塗於皮膚上時需採低濃度。針對頭皮毛孔汙垢，可與薰衣草、古巴香脂調和，加入無添加洗髮精中使用。

精神疲勞、消沉、無精打采、擔心、記憶力與專注力不足

爽快強勁的檸檬香茅，能夠刺激精神帶來高亢的情緒。當勇氣不足無法挑戰事物時，建議和迷迭香、杜松調和擴香。雖然也有很好的放鬆效果，但可藉由聞香促進多巴胺分泌，帶來幸福感和活力，對容易緊張的人也有幫助。

【精油的故事】做成香草茶很受歡迎，亦是泰式料理中不可或缺的香料。在印度擁有數千年歷史，又稱作「印度香蜂草」。【主要用法】身體、頭髮、擴香、打掃、香水【調配建議】適合搭配香草、樹脂類精油。
【BF＆調性】BF：1　調性：前～中調【對應脈輪】第3

玫瑰（玫瑰原精）Rose absolute

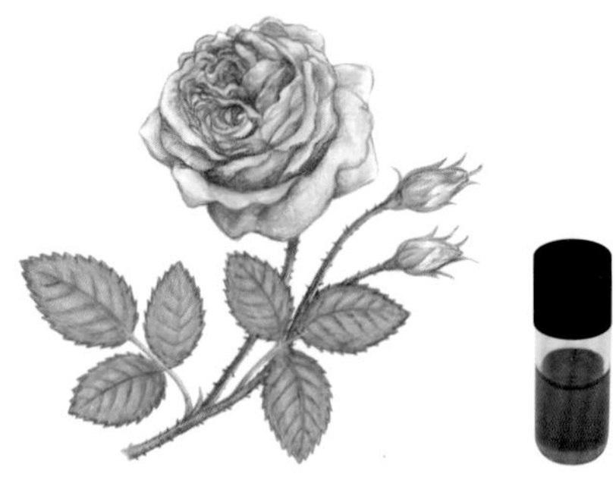

植物特徵：玫瑰有數不盡的種類，在odorata的30個品種當中，用來蒸餾做為香料的種類，只有千葉玫瑰(Rosa centifolia)、大馬士革玫瑰(Rosa damascena)、法國玫瑰(Rosa gallica)三種。上圖為千葉玫瑰，與大馬士革玫瑰以溶劑萃取法所萃取出的精油，稱之為玫瑰原精。
精油特徵：能帶來具女性特質的溫柔情緒。感到悲觀或是心灰意冷時，能使人心情平靜。
香氣特徵：玫瑰原有的濃郁華麗香氣。
學名：Rosa centifolia / Rosa damascena
科名：薔薇科
萃取方式：溶劑萃取法　萃取部位：花
原產地：保加利亞、摩洛哥、埃及、法國

【主要作用】抗憂鬱、鎮靜、強健神經、調整荷爾蒙、催情、帶來幸福感、抗發炎、抗菌、抗病毒、軟化肌膚、促進傷口結痂、收斂

【主要成分】千葉玫瑰(Rosa centifolia)
芳醇：苯乙醇60～75%
單萜醇類：香茅醇15～20%、香葉醇5～10%、橙花醇5～10%、沉香醇～5%
氧化物類：玫瑰氧化物微量　**酚類**：丁香酚微量
※主要成分芳醇的苯乙醇具有抗憂鬱、緩和不安、抗菌作用。特徵為近似玫瑰的花朵香氣。
※丁香酚具有肝毒性。
※芳醇的苯乙醇大約占了60～75%，和大馬士革玫瑰(Rosa damascena)在成分上有很大的差異。
※無法以水蒸氣蒸餾法萃取出的成分，可藉由溶劑萃取法取得，因此比起奧圖，原精能萃取出更加接近玫瑰的香氣。

【注意事項】懷孕期 哺乳期

【購買參考資訊】
由於非常昂貴，市面上有許多以少量(1ml、2ml等)，或是以荷荷芭油稀釋販售的產品。雖然價位偏高，但產量比水蒸氣蒸餾法萃取的大馬士革種來得多，因此較奧圖實惠。

這種時候就可以使用

常因工作、家事繁忙而失去女性魅力時。感覺笑容變少時。想要洋溢充實感時。因更年期或經前症候群而難以控制情緒時。想要淨化身體時。

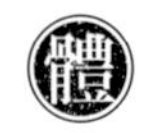

更年期、經前症候群(PMS)、不孕、強健心臟、高血壓、排毒、疲勞

具有調整荷爾蒙的作用，因此對於更年期不穩定的月經或症狀很有幫助。藉由調整荷爾蒙平衡，讓內在豐富的女性特質顯露於外，不僅有助女性提升女人味，亦能夠使男性提升男人味，增加精液，對於性冷感也有不錯的效果。用於血液淨化時則可和杜松調和使用。

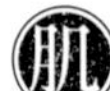

皺紋、黑斑、彈性、乾性肌膚、敏感性肌膚、皮膚粗硬、肌膚老化、外傷、濕疹

可有效保養肌膚，想使疏於保養而快速衰退的肌膚重生，玫瑰是最好的選擇。針對鬆弛可搭配具收斂作用的精油（參照P247），暗沉肌膚則將毛孔汙垢徹底清除後，和乳香、胡蘿蔔籽調和使用。亦可合併進行頸部與鎖骨一帶的保養。

倦怠感、更年期、經前症候群、憤怒、煩躁、性無感

只要嗅聞甜美的香氣，便能在一瞬間滋潤內在，讓人感到幸福的精油。因勞累導致笑容減少時，不只針對女性，對於男性也很有效果。玫瑰的催情作用可增強自信，僅聞香便能促進多巴胺分泌，洋溢幸福感。不論男女，想綻放異性魅力的話玫瑰是必備品。

【精油的故事】萃取1滴0.05cc就需要大約200朵玫瑰。正如其「花之女王」的稱號，具有珍貴的藥理作用。在埃及、希臘、羅馬等古文明，被用作藥材和香料。相傳埃及豔后克麗歐佩特拉，曾在地上鋪滿厚達7cm的玫瑰花瓣。【主要用法】身體、臉部、頭髮、擴香、沐浴、香水【調配建議】適合搭配任何精油。雖然以複方使用也不錯，但純就單方享受其香氣也很棒。【BF＆調性】BF：1　調性：中調【對應脈輪】第4

奧圖玫瑰 Rose otto

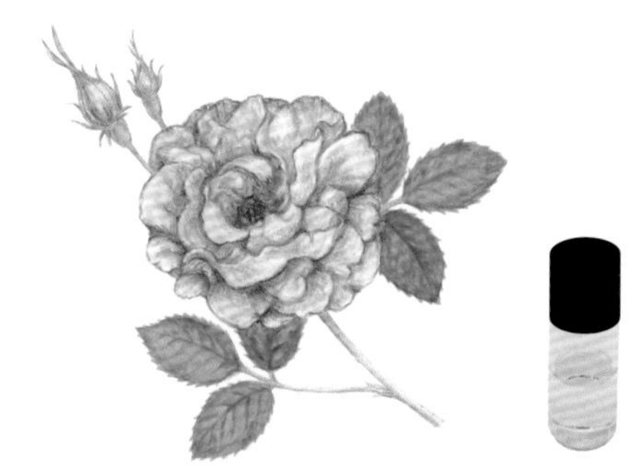

植物特徵：大馬士革玫瑰是耐寒落葉灌木。花蕾為粉紅色，隨著綻放會逐漸變成帶白色的花朵，開出芬芳的重瓣花。種植在位於保加利亞南部的巴爾幹山脈玫瑰谷中。在日出前，以花蕾的狀態採收並進行蒸餾。

精油特徵：能強健婦科保養，對於肌膚保養亦有優異的效果。可提升體液淨化的作用和女性特質（男性則為男性特質）。

香氣特徵：相較於香氣濃郁的玫瑰原精，呈現清爽溫和的玫瑰香。

學名：Rosa damascena　科名：薔薇科

萃取方式：水蒸氣蒸餾法　萃取部位：花

原產地：保加利亞、土耳其、摩洛哥

【主要作用】軟化肌膚、收斂、促進傷口結痂、抗發炎、抗菌、抗真菌、鎮靜、抗憂鬱、促進體液循環、調整荷爾蒙、強化肝臟、健胃、促進消化、抗病毒、增強免疫力、帶來幸福感

【主要成分】大馬士革玫瑰（Rosa damascena）

單萜醇類：香茅醇45～60%、香葉醇20%、橙花醇5～10%、沉香醇2～5%

芳醇：苯乙醇2%

酯類：乙酸香葉草酯～5%

氧化物類：玫瑰氧化物～5%

酚類：丁香酚微量～5%

其他還含有多種微量成分。

※香葉醇、香茅醇、橙花醇具有降血壓的功效。丁香酚具有肝毒性。

※大馬士革玫瑰（Rosa damascena）的主要成分為香茅醇，和主要成分是芳醇類苯乙醇的千葉玫瑰（Rosa centifolia）成分差異很大，因此香氣、顏色也因蒸餾方式產生差異。

【注意事項】懷孕期 哺乳期

【購買參考資訊】由於非常昂貴，市面上有許多以少量的2ml，或是以荷荷芭油稀釋販售的產品。奧圖為無色透明，香氣則帶有清新感。

這種時候就可以使用

感受到乾燥、暗沉、鬆弛等肌膚老化現象顯著，想及早修復時。想解決情緒消沉、孤獨，或感到深切悲痛時。欲提升美感時。

經前症候群（PMS）、更年期、疲勞、花粉症、感冒、浮腫、淨化、排毒

具有強化肝臟的作用，當油膩食物、酒精攝取過多或是疲勞時，可和絲柏、葡萄柚調和製成按摩油，於肝臟周邊按摩。想讓身心暢快時，可和杜松、檸檬調和，進行全身按摩。適用於更年期、調整荷爾蒙、情緒不穩時。

皺紋、黑斑、彈性、乾性肌膚、敏感性肌膚、皮膚粗硬、肌膚老化、外傷

雖然許多人偏好於臉部使用奧圖玫瑰，但挑選喜好的玫瑰香味使用即可。能強健微血管，增加肌膚彈性。參考P247的處方進行臉部按摩時，在按摩後可用熱毛巾覆蓋臉部。由於精油成分會徹底滲透肌膚，因此更能夠感受到效果。

憂鬱、更年期、經前症候群（PMS）、無精打采、失眠、疲勞、亢奮、性需求、驚嚇

媚惑的香氣能帶來充滿慾望的情緒。可讓人肯定自我，心情變得坦率開放。具有調整荷爾蒙的作用，可平衡體內以提升女性特質（男性特質）。幫助找回自信，讓心靈從容能關懷他人。藉由培養慈悲之心，可療癒內心傷口，獲得充實感。

【精油的故事】rosa的語源來自希臘語「紅」的意思，紅色玫瑰象徵著希臘神話中，草木之神阿多尼斯的血。此外，玫瑰被奉獻給希臘神話中，愛與美、豐收的女神阿芙蘿黛蒂，她在占星術中亦代表著美和藝術之星，金星。【主要用法】身體、臉部、頭髮、擴香、沐浴、香水【調配建議】適合搭配任何精油。

【BF&調性】BF：1　調性：中調【對應脈輪】第4

花梨木 Rosewood

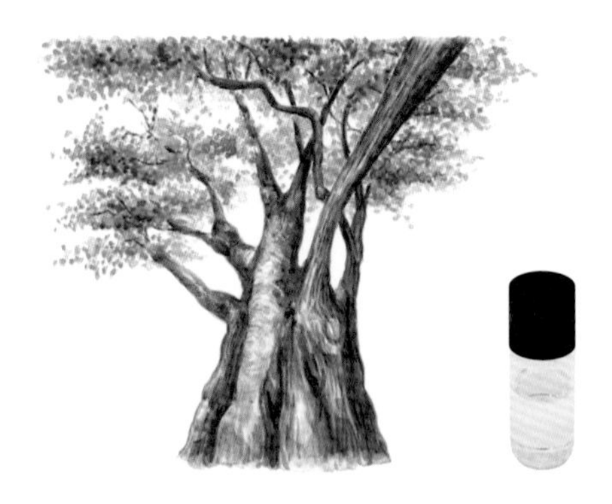

植物特徵：自然生長於巴西叢林中的植物，樹高可達30m的喬木。木質部具芳香成分，碎裂成片狀後進行蒸餾。由於生長遲緩，到能夠萃取精油為止相當耗時。因一時的採伐熱潮而列為瀕危物種，現在由巴西政府採取計劃性種植。
精油特徵：能平靜並強健身心，可使用於罹患慢性病時。
香氣特徵：木質調中帶些微玫瑰香的溫柔香氣。
學名：Aniba rosaeodora　科名：樟科
萃取方式：水蒸氣蒸餾法　萃取部位：木質部
原產地：巴西

【主要作用】 鎮靜、止痛、抗菌、抗病毒、健胃、促進體液循環、強健神經、抗憂鬱、保濕、促進細胞生長、促進傷口結痂

【主要成分】
單萜醇類：沉香醇80～98%、α-松油醇2～5%
氧化物類：桉油醇微量
酯類：乙酸沉香酯微量
※無使用禁忌，是很好用的精油。

【注意事項】 遵守基本注意事項(參照P51)

【購買參考資訊】
除了因產量少所以價格高居不下之外，有些品牌沒有提供。

【特別推薦給易操心者】 和有溫差的地區不同，熱帶地區植物的特色在於沒有年輪。花梨木亦屬其中之一，會不斷成長變成高大樹木。散發溫和華麗香氣的花梨木，能給人悠閒的心情，讓總是為旁人操心、過於神經質類型的人感到閒適與開闊。可同時解放平時總是緊繃的身體和精神。

這種時候就可以使用

想要讓心境比平時更加從容時。想要維持健康時。有在使用處方藥物，不知該選擇哪個精油時。適用於冬季乾燥時期。

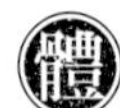
浮腫、疲勞、胃部不適、消化不良、咽喉炎、咳嗽、頭痛

比起急性，更有助於慢性疾病的精油。若正在服用藥物，選擇精油時會顧慮藥物作用，但花梨木沒有使用禁忌，還可發揮溫和的強健作用。和檸檬、茶樹調和，即使服藥中也能安心使用。針對懷孕時足部浮腫或疲勞，則可搭配柑橘類和乳香以0.5%濃度調和按摩。

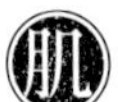
皺紋、黑斑、彈性、乾性肌膚、敏感性肌膚、妊娠紋

具有保濕及促進細胞生長的效果，因此是冬天乾燥季節中常使用的精油。欲對付皺紋、乾性肌膚，建議與羅馬洋甘菊、乳香調和使用。和玫瑰草、真正薰衣草、安息香調製成蜜蠟乳霜，可使用於手部、唇部、髮尾乾燥，相當萬用。

不安定、精神疲勞、憂鬱、產後憂鬱症、神經質

柔和的花香調香氣，相當受到芳香療法入門者喜愛。具有包容性的大樹特有香氣，可和緩不安的情緒、平穩放鬆並強健神經。如果有產後憂鬱症等狀況，建議搭配柑橘類精油。為瑣事煩心時，則推薦和甜橙、檸檬香茅調配使用。

【精油的故事】 在法語中稱作「Bois de Rose」。堅硬紮實的木頭常被用來製作高級家具和小提琴等物品，持續遭到濫伐，目前甚至已被華盛頓公約禁止砍伐與交易，是較不易購得的精油。
【主要用法】 身體、臉部、頭髮、擴香、沐浴、香水 【調配建議】 適合搭配任何精油。
【BF＆調性】 BF：6　調性：中調 【對應脈輪】 第4

樟腦迷迭香 Rosemary (camphor)

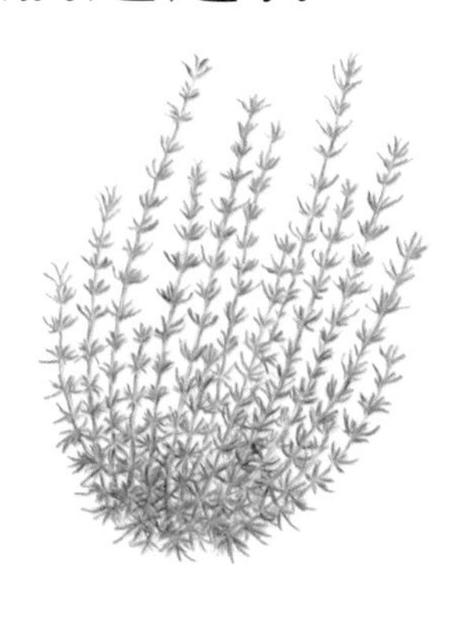

植物特徵：高1m左右的多年生常綠灌木，分直立型和匍匐型，會開出淺藍色、白色或淡粉紅色的花朵。有樟腦、桉油醇、馬鞭草酮3種化學型態(參照P49)的精油。
精油特徵：具有鬆弛肌肉的作用，因此適用於想改善肌肉痠痛、肩頸僵硬、腰痛等症狀時。
香氣特徵：清新暢快，帶有深度的樟腦香氣。
學名：Rosmarinus officinalis(camphor)
科名：唇形科
萃取方式：水蒸氣蒸餾法　萃取部位：葉與花
原產地：西班牙、摩洛哥、突尼西亞、法國

【主要作用】鬆弛肌肉、促進體液循環、使頭腦清晰、提高血壓、強健神經、強化肝臟、抗菌、抗真菌、抗病毒、利尿、止痛、鎮靜

【主要成分】
單萜烯類：α-蒎烯15～25%、檸檬烯3～5%、β-蒎烯～5%
氧化物類：桉油醇15～25%
酮類：樟腦15～25%
其他還含有沉香醇、α-松油醇等多種微量成分。
※主要成分的樟腦雖具有肌肉鬆弛效果，但也有振奮中樞神經、神經毒性痙攣作用，因此宜採較低濃度等，使用上須多加注意。

【注意事項】高血壓　癲癇　刺激皮膚　懷孕期　哺乳期　嬰幼兒
服藥控制血壓時可以使用。須以低濃度使用。因刺激性強不適用於臉部。

【購買參考資訊】
未標明化學型態時，通常是指桉油醇迷迭香。樟腦與其他2種類型相較之下，含有較多的神經毒性，需要特別注意。

這種時候就可以使用

激烈運動後或肌肉痠痛時。適用於護理關節周圍疼痛。因低血壓而沒有活力時。想提升記憶力、專注力時。

體　肌肉痠痛、關節痛、腰痛、神經痛、低血壓、咳嗽、生痰、消化不良、浮腫

樟腦的功用在於鬆弛肌肉，有肌肉痠痛、關節疼痛、腰痛、風濕等症狀時，可緩和患部周圍僵硬的肌肉。若感到疼痛，建議搭配檸檬尤加利和薰衣草調和使用。因低血壓導致早上沒有活力、難以清醒者，搭配檸檬和杜松進行擴香，可讓人神清氣爽的同時提升神采。雖然主要成分樟腦有鬆弛肌肉的作用，但神經毒性也很強，因此很少用於治療，但日本鳥取大學醫學部所進行之失智症預防與芳療的研究，廣泛地讓世人瞭解到樟腦迷迭香的效果。雖然不像檸檬、柳橙、葡萄柚般具有抑制乙醯膽鹼酯酶活性的作用，但基於能給予腦部刺激預防失智症，建議可聞樟腦迷迭香和檸檬做為晨間芳療。

心　記憶力與專注力不足、神經疲勞、消沉、無精打采

樟腦所含的神經毒性，依不同的使用方式，可帶給大腦正面的刺激。當疲勞沒有活力、專注力和記憶力不足時，可和柑橘類精油調和進行擴香。基於高效的活化作用，需注意勿於睡前使用，早上中午前使用即可。容易受穢氣侵擾時，可用植物油稀釋的精油輕撫氣場。

【精油的故事】源自於拉丁語「海之水滴」意思的迷迭香(ros marie)，因生長於地中海沿岸的習性，花朵又狀似水滴而得名。是香草類中擁有最強烈香氣的植物。【主要用法】身體、臉部、頭髮、擴香、沐浴、打掃、香水【調配建議】搭配柑橘類、香料類精油，更能夠發揮樟腦的功效。
【BF&調性】BF：2　調性：中調【對應脈輪】第6

桉油醇迷迭香 Rosemary (cineole)

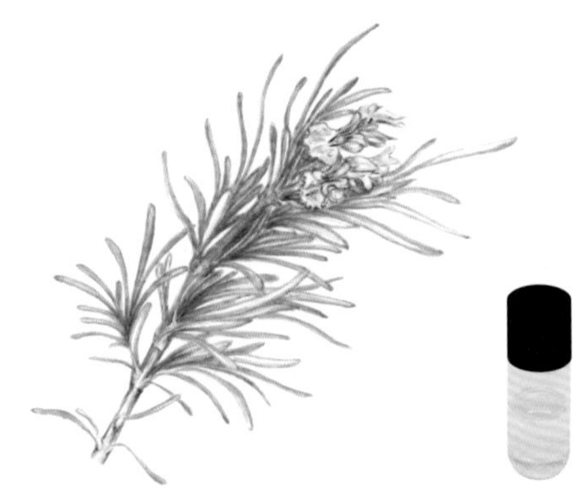

植物特徵：雖然原產國為地中海，但現在生長於包含日本的世界各地。亦可做為香料替食用肉類去腥，廣泛應用於料理中。
精油特徵：可刺激活化腦部，或是用於想要強健呼吸系統或循環系統時。
香氣特徵：乾淨、鮮明，比樟腦型更輕盈的樟腦香氣。
學名：Rosmarinus officinalis(cineole)
科名：唇形科
萃取方式：水蒸氣蒸餾法　萃取部位：葉與花
原產地：摩洛哥

【主要作用】 強健神經、鎮靜、止痛、強健循環系統、強化肝臟、健胃、促進消化、利尿、促進體液循環、抗菌、抗真菌、抗病毒、抗發炎、化痰、使頭腦清晰、收斂

【主要成分】
氧化物類：桉油醇50～70%
單萜烯類：α-蒎烯10～20%、β-蒎烯10%
酮類：樟腦2～10%
單萜醇類：龍腦～5%、沉香醇～5%
其他還含有一些微量成分。
※主要成分桉油醇具有化解黏液的化痰作用，因此有助於改善生痰或喉嚨發炎等呼吸系統疾病。
※龍腦具有神經毒性。
※樟腦具有振奮中樞神經、神經毒性痙攣作用。
※α-蒎烯、β-蒎烯對皮膚、粘膜具刺激性。

【注意事項】 高血壓　癲癇　刺激皮膚　懷孕期　哺乳期　嬰幼兒
服藥控制血壓時可以使用。肌膚敏感者須以低濃度使用。

【購買參考資訊】
一般的迷迭香指的就是桉油醇迷迭香。

這種時候就可以使用

難以提起幹勁、想提升專注力時。適用於感冒初期或呼吸系統症狀。想緊緻肌膚毛孔時。

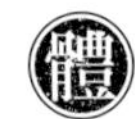

感冒、支氣管炎、咳嗽、生痰、哮喘、低血壓、貧血、強化肝臟、促進消化、促進體液循環、肌肉痠痛、神經痛

與其他迷迭香十分相似，但主要成分桉油醇有助於改善咳嗽等感冒症狀。因晨間低血壓難以提起精神、有貧血跡象時，可與杜松、檸檬調和擴香。強化肝臟的作用可有效預防慢性病(參照P226)。

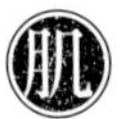

鬆弛、毛孔粗大、浮腫、暗沉、面皰、頭皮屑

具有收斂作用，當有鬆弛或毛孔粗大的煩惱時，可搭配天竺葵、玫瑰草、胡蘿蔔籽等精油調和使用。肩頸僵硬時，針對臉部、頸部、肩膀、鎖骨一帶一併進行按摩，可放鬆肌肉、提升體液循環，讓肌膚變得紅潤有彈性，處方參照P247。

精神疲勞、煩躁、懦弱、記憶力與專注力不足

在放鬆的同時可活化腦部的精油之一。預定進行的事毫無進展，或是想專注時，可放鬆緊張感，同時振奮情緒，因此也很建議使用於準備考試或會議等狀況。被希臘人認定為振奮精神的香草，並用以供奉光明之神阿波羅。

【精油的故事】 古埃及為表示對死者的尊敬和思念，會在喪禮上焚燒迷迭香，並有供奉於國王之墓的習俗。在希臘及羅馬，則是象徵著死亡、記憶、忠誠心，也是代表學問的植物。
【主要用法】 身體、臉部、頭髮、擴香、沐浴、香水 【調配建議】 適合搭配任何精油。
【BF＆調性】 BF：2　調性：中調 【對應脈輪】 第5

馬鞭草酮迷迭香 Rosemary (verbenone)

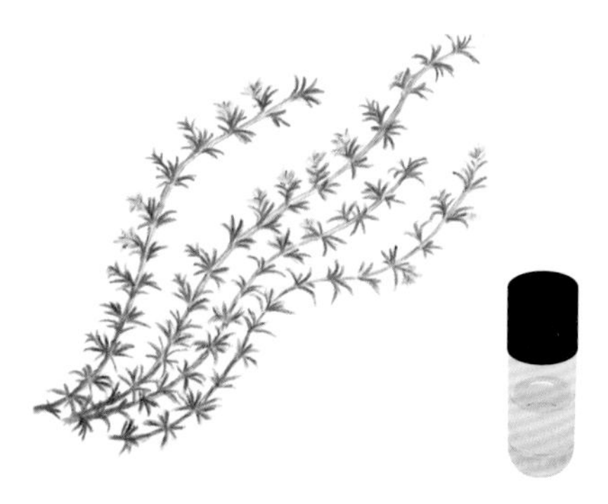

植物特徵：自古以來藥效受到肯定，被用於治療或儀式等場合，深入人們生活的香草之一。中古世紀，以迷迭香和其他香草調和製成的「匈牙利皇后水」，不但治好了年過70歲匈牙利王妃的痛風，並且使她恢復青春，甚至受到鄰國波蘭國王的求婚，因此被稱作「回春水」。
精油特徵：由於含有各種成分，因此可使用在許多疾病中，特別建議使用於改善肝臟。
香氣特徵：比起桉油醇型更加甘甜清爽的香氣。
學名：Rosmarinus officinalis(verbenone)
科名：唇形科　萃取方式：水蒸氣蒸餾法
萃取部位：葉與花　原產地：法國(科西嘉島)

【主要作用】強化肝臟、強健神經、鎮靜、止痛、強健循環器官、健胃、促進消化、利尿、促進體液循環、抗菌、抗真菌、抗病毒、抗發炎、化痰、使頭腦清晰

【主要成分】
單萜烯類：α-蒎烯25～45%、莰烯5～15%
酮類：馬鞭草酮5～20%、樟腦2～10%
酯類：乙酸龍腦酯2～15%
氧化物類：桉油醇5～15%
單萜醇類：龍腦2～10%
其他還含有一些微量成分。
※均勻含有馬鞭草酮、α-蒎烯、乙酸龍腦酯等成分，對於強化肝臟特別具有優異效果，因此多用於預防慢性病，或是過敏症狀發生時，可以排毒為目的使用。

【注意事項】高血壓 癲癇 刺激皮膚 懷孕期 哺乳期 嬰幼兒
服藥控制血壓時可以使用。肌膚敏感者須以低濃度使用。酮類含量較高，嬰幼兒、懷孕期、哺乳期、癲癇患者不可使用。

這種時候就可以使用

適合時常大量攝取油膩食物或酒精者，以及膽固醇較高的人。想要進行身心排毒或淨化時。

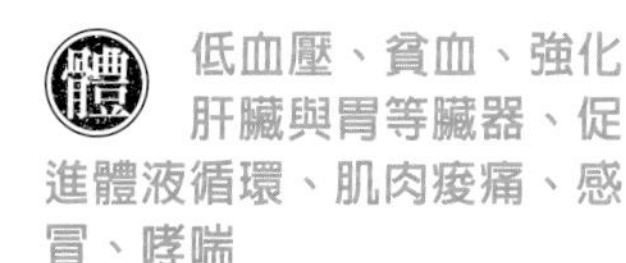

體 低血壓、貧血、強化肝臟與胃等臟器、促進體液循環、肌肉痠痛、感冒、哮喘

馬鞭草酮的特色，是對肝臟有良好的強化作用。暴飲暴食、疲勞、肥胖、糖尿病、高膽固醇的人欲預防慢性病，可與檸檬、玫瑰調配，提升排毒和淨化效果。針對瘦身，和杜松、葡萄柚調和可加強分解脂肪效果。也有代謝多餘水分作用。

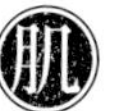

肌 頭皮屑、生髮、疤痕

由於刺激性強，較不適用於臉部。使用於頭皮，可給予刺激以促進血液循環，特別建議和薰衣草、絲柏調和，進行頭皮按摩。由於可消除血液循環不良、疲勞、毛孔汙垢，用於身體(不包含臉部)按摩時，可改善肌膚暗沉，呈現透明感，變得更加美麗。

心 精神疲勞、煩躁、懦弱、憂鬱、記憶力與專注力不足

當身體累積不必要的情緒時，行動常會跟不上想法，可藉由淨化身心和排毒，回歸原本的正常狀態。由於身心是相互影響的，若無法控制好情緒，身體也會有停滯的傾向。此時，建議和天竺葵、佛手柑、檸檬調和，進行肝臟按摩。

【精油的故事】迷迭香自古以來被認為可以抵禦魔法和咒術，帶來幸運。此外能預防傳染病，因此在會在醫院走廊鋪上迷迭香，藉由香氣淨化空氣。
【主要用法】身體、臉部、頭髮、擴香、沐浴、香水【調配建議】適合搭配任何精油。
【BF&調性】BF：2　調性：中調【對應脈輪】第3

月桂 Laurel

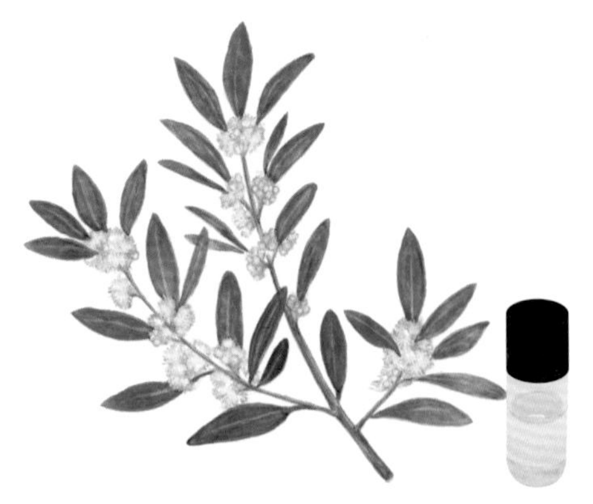

植物特徵：別名桂冠樹、甜月桂，在法文中稱為laurier。樹高20m的常綠喬木，葉片為深綠色，會開出小黃花，紫黑色果實也會散發香氣。早晨摘採葉片後陰乾，保留葉片綠色進行蒸餾。
精油特徵：可鎮靜、強健、振奮神經，以及強化肝臟，帶來活力。
香氣特徵：帶辛辣感與深度，如樟腦般的香氣。
學名：Laurus nobilis　科名：樟科
萃取方式：水蒸氣蒸餾法　萃取部位：葉
原產地：摩洛哥、土耳其、西班牙

【主要作用】抗黏膜炎、止咳、化痰、抗菌、抗真菌、抗病毒、增強免疫力與精神、強化肝臟、強健循環器官、促進體液循環、利尿、鎮靜、止痛、抗痙攣

【主要成分】
氧化物類：桉油醇50～60%
酯類：乙酸松油酯10%
單萜烯類：香檜烯～7%、α-蒎烯5%
單萜醇類：松油烯-4-醇微量、沉香醇微量
酚醚類：甲基丁香酚微量
其他還含有β-石竹烯等多種微量成分。
※甲基丁香酚具神經毒性。

【注意事項】刺激皮膚　懷孕期　哺乳期　嬰幼兒

【用於米箱驅蟲】平時在咖哩或燉物料理，做為香料使用的月桂葉也具有防蟲作用。若在米箱中放入2～3片便可驅蟲，十分推薦。將新鮮或乾燥葉片當成入浴劑，放入浴缸中即可享受月桂香氛。

這種時候就可以使用

疲憊時。覺得寒冷，器官狀況不佳時。想將身心歸零挑戰新事物時。

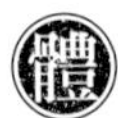

咳嗽、生痰、支氣管炎、鼻竇炎、消化不良、風濕、關節炎、肌肉痠痛、寒性體質

針對呼吸系統的症狀，可和藍膠尤加利、茶樹調和，進行擴香或口腔噴霧。欲改善寒性體質，則可搭配黑胡椒、薑、檸檬調成按摩油按摩下腹部。針對消化器官的不適，可和薰衣草、甜橙調和，以撫觸的方式按摩心窩。

面皰、油性肌膚、頭皮、鬆弛、皮膚真菌感染

可有效促進體液循環，適用於血液循環不良的粗糙肌膚，或容易暗沉的肌膚。具強烈刺激性，需以低濃度謹慎使用。和玫瑰草、天竺葵、胡蘿蔔籽調和按摩，可提升肌膚彈性，若再調入柑橘類精油，亦可進行黑斑護理。添加了月桂的礦泥面膜，可去除髒汙緊緻毛孔。

專注力不足、喪失自信、精神疲勞、無精打采、失去目標、閉門不出

自古起便象徵著勝利與成就的月桂，當專注力不足或失去目標時，可帶來活力和自信，有助於實現自我。建議容易緊張的人可和薰衣草、甜橙調和；難以燃起鬥志的人則可搭配杜松、胡椒薄荷，進行擴香或是按摩。

【精油的故事】學名中使用的laurus是拉丁語「稱讚」，nobilis則是「著名」之意。自古至今，月桂樹的枝葉所製作的頭冠，會在慶祝儀式或運動等場合賜予勝利者以象徵榮耀。通年常綠的葉片，除了象徵勝利與和平之外，亦代表著不老不死，被用以供奉希臘的光和預言之神阿波羅。【主要用法】身體、臉部、頭髮、擴香、室內噴霧【調配建議】適合搭配柑橘類精油。【BF&調性】BF：2　調性：中調【對應脈輪】第6

羅漢柏 Hiba

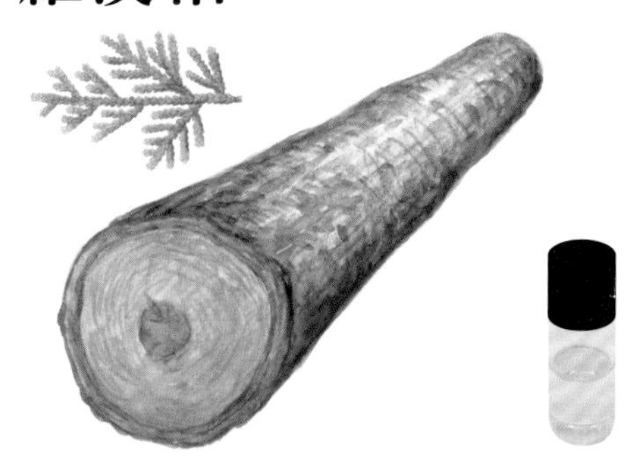

植物特徵：和秋田的柳杉、木曾川的日本扁柏並稱「日本三大美林」，日本國內約80%生長於青森的津輕半島和下北半島。生長需耗費柳杉的3倍時間，要達到直徑70cm要經過約70年。在日本會砍伐樹齡150～200年的羅漢柏做為建材使用。
精油特徵：具強效抗菌力，有助於預防感染。適用於欲舒緩緊張、調整呼吸時。
香氣特徵：具有深度和安心感的森林香氣。
學名：Thujopsis dolabrata
科名：柏科　原產地：日本青森
萃取方式：水蒸氣蒸餾法　萃取部位：木質部

【主要作用】抗菌、抗真菌、抗病毒、鎮靜、止咳、促進體液循環、收斂、防蟲

【主要成分】
倍半萜烯類：羅漢柏烯5～20%
倍半萜醇類：柏木醇5～10%
酚類：扁柏醇2%

【注意事項】懷孕期 哺乳期

體 **咳嗽、感冒、流感、增強免疫力、肌肉痠痛。**具有非常強大的抗菌力，因此對於細菌引起的各種症狀皆有效。可搭配檸檬進行擴香。

肌 **油性肌膚、面皰、頭皮等。**針對頭皮護理，建議可用和迷迭香、乳香調和的洗髮精或噴霧。

心 **焦慮、憤怒、煩躁、專注力不足、不安、失眠等。**能帶來宛如置身於神社、佛寺般的神聖心情。在擴香的同時專注於呼吸，可摒除雜念。

【各種數值】BF 3 調性 基調 對應脈輪 第6

【購買參考資訊】
扁柏醇含量越高，精油顏色越黃。

樟樹 Camphor tree

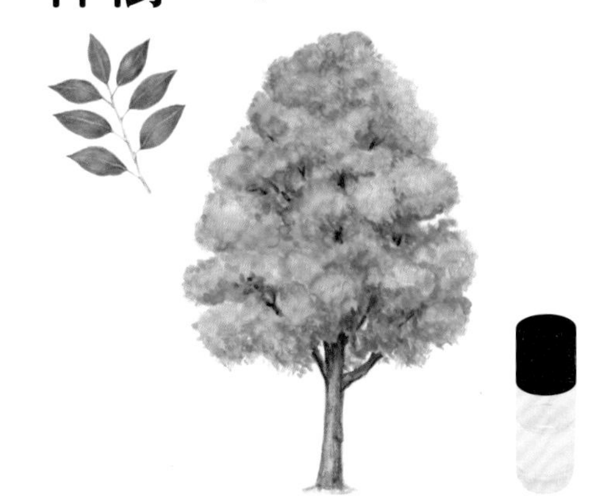

植物特徵：樹幹圓周可達10m，樹高亦可達30～40m的常綠喬木。樟樹精油是萃取自木質部。自葉片萃取的精油，依產地分為「羅文莎葉」和「芳樟」2種化學型態(參照P49)。
精油特徵：能鎮靜、淨化、活化精神與肉體。
香氣特徵：瞬間醒腦的清爽木質香。
學名：Cinnamomum camphora
科名：樟科　萃取方式：水蒸氣蒸餾法
萃取部位：木質部　原產地：東南亞、日本

【主要作用】鎮靜、止痛、抗痙攣、化痰、抗菌、抗真菌、抗病毒、增強免疫力與精神、促進體液循環、防蟲

【主要成分】
酮類：樟腦50%、薄荷烯酮3%
醚類：黃樟素10～13%

【注意事項】高血壓 癲癇 懷孕期 哺乳期 嬰幼兒 敏感性肌膚

體 **疲勞、肌肉痠痛、哮喘、支氣管炎、生痰、咳嗽、浮腫等。**由於具有強烈刺激性，需注意以低濃度使用，但可確實感受到疼痛的改善。

肌 **精神疲勞、無精打采、消沉、不安、專注力不足等。**適用於完全無法提起幹勁時，或是想積極行動但情緒跟不上的疲勞狀態時。

心 **焦慮、憤怒、煩躁、專注力不足、不安、失眠等。**

【各種數值】BF 1 調性 基調 對應脈輪 第1

鈞樟 Kuromoji

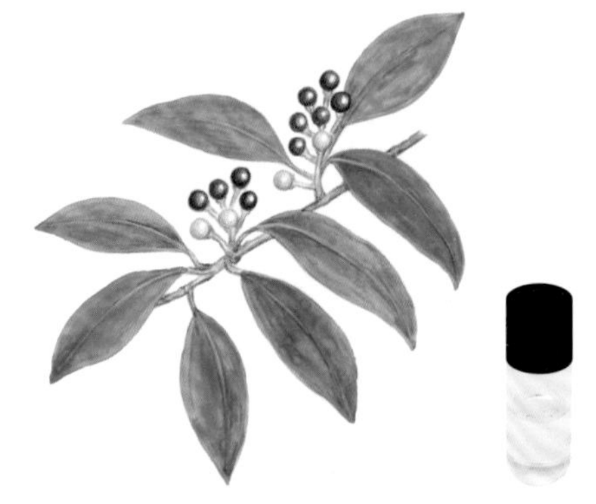

植物特徵：綠色的樹枝上帶有黑斑，看起來宛如寫上「黑色文字」一般，因此日文名叫做「黑文字」。枝葉帶有香氣，也被用來做成高級牙籤。
精油特徵：具平靜放鬆的效果，可增強免疫力、潤澤乾性肌膚。
香氣特徵：清爽帶花香調，宛如花梨木般的柔和香氣。
學名：Lindera umbellata　科名：樟科
萃取方式：水蒸氣蒸餾法　萃取部位：枝葉
原產地：日本

【主要作用】促進消化、鎮靜、止痛、抗菌、抗真菌、抗發炎、抗病毒、促進體液循環

【主要成分】
單萜醇類：沉香醇50～60%、香葉醇5～10%
酮類：香芹酮8～12%
單萜烯類：檸檬烯3～7%
氧化物類：桉油醇5～10%
酯類：乙酸龍腦酯5～10%
※酮類的香芹酮具有刺激中樞神經和鎮靜作用。

【注意事項】懷孕期

體 **疲勞、浮腫、消化不良、胃部不適、咳嗽、生痰等**。能溫和促進體液循環同時提升免疫力。具有類似花梨木的效果，抗菌力強。可搭配檸檬進行擴香。

肌 **皺紋、乾燥、老化、暗沉、皮膚真菌感染等**。具保濕及增加皮膚彈性的作用，適合使用於乾燥的季節。

心 **歇斯底里、精神疲勞、憂鬱、情緒不安等**。和柑橘類精油調和，可帶來放鬆感。

【各種數值】BF 4 調性 中調 對應脈輪 第4

月桃 Shell ginger

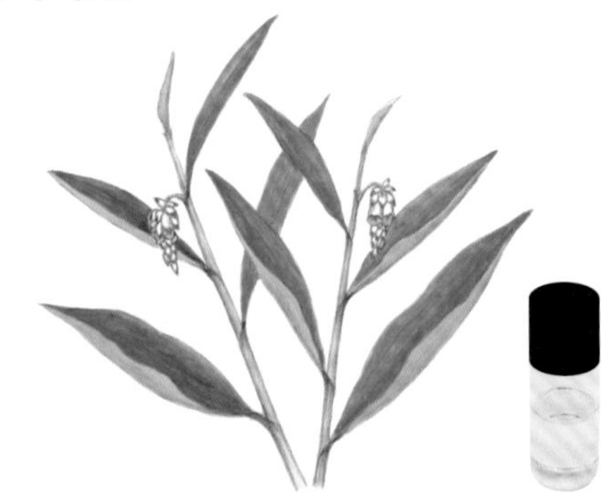

植物特徵：生長於沖繩、九州南部，成長迅速，2年即可長到3m。自琉球時代便融入沖繩人的日常生活，至今依舊備受喜愛的沖繩代表性藥草之一。
精油特徵：具強力抗菌和收斂效果，適用於油性肌膚或面皰肌的調理。夏季倦怠和胃腸不適時可發揮效用。
香氣特徵：具有深度和清涼感的葉片香氣。
學名：Alpinia speciosa
科名：薑科　萃取方式：水蒸氣蒸餾法
萃取部位：葉　原產地：日本

【主要作用】止痛、鎮靜、抗菌、抗真菌、化痰、抗發炎、抗氧化、收斂、促進體液循環

【主要成分】
氧化物類：桉油醇15～20%
單萜醇類：松油烯-4-醇10～15%、龍腦微量
單萜烯類：對-傘花烴10%、β-蒎烯8%

【注意事項】懷孕期
龍腦含有神經毒性作用，需特別注意。

體 **寒性體質、食慾不振、肌肉痠痛、神筋痛、咳嗽、生痰、哮喘等**。感到夏季倦怠或寒冷時，可和迷迭香、檸檬調和進行按摩。

肌 **曬傷、發熱、乾燥、鬆弛、面皰、油性肌膚、生髮等**。針對日曬後的發熱或乾燥，可噴上用月桃和薰衣草調成的噴霧。

心 **心靈疲憊、心中芥蒂、不安定、懦弱、不安**。當心靈不安定、迷失方向時，可洗刷無謂的情緒，讓頭腦清晰。

【各種數值】BF 4 調性 中調 對應脈輪 第6

胡椒木 Japanese pepper

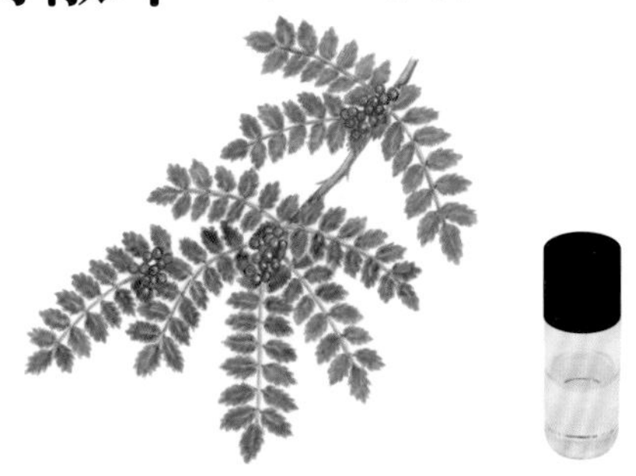

【主要作用】促進消化、鎮靜、抗痙攣、抗菌、抗真菌、化痰、強健神經、促進體液循環、抗氧化、防蟲

【主要成分】
單萜烯類：檸檬烯50～60%、月桂烯5～10%
酯類：乙酸香葉草酯10～16%
醛類：香茅醛11～17%

【注意事項】懷孕期 刺激皮膚

體 **食慾不振、疲勞、肌肉痠痛、咳嗽、生痰、支氣管炎、低血壓等。**因夏季倦怠等原因導致食慾不振或疲憊時，可和羅文莎葉、甜橙、綠花白千層等精油調和使用。

心 **疲勞、消沉、負面、閉門不出、專注力不足。**香茅醛如檸檬般的香氣可活化腦部，亦能活絡內分泌作用。能夠感覺到全身吸收太陽能量，提升行動力和活動力。

【各種數值】BF 1 調性 前～中調 對應脈輪 第6

植物特徵：喜好半日照的潮濕處，樹高3m左右的落葉灌木。為日本代表性的香辛料之一，將果實乾燥後磨粉，可使用於鰻魚料理。「椒」在日文中有「芳香」之意，據說因為是山上芳香四溢的果實，故日文名稱為「山椒」。
精油特徵：消化不良、食慾不振、腸道不適等，夏季倦怠的各種症狀適用。也可用於想要轉換心情時。
香氣特徵：具刺激與辛辣感，帶有深度的柑橘類香氣。
學名：Zanthoxylum piperitum　科名：芸香科
萃取方式：水蒸氣蒸餾法　萃取部位：果皮
原產地：日本

柳杉 Japanese cedar

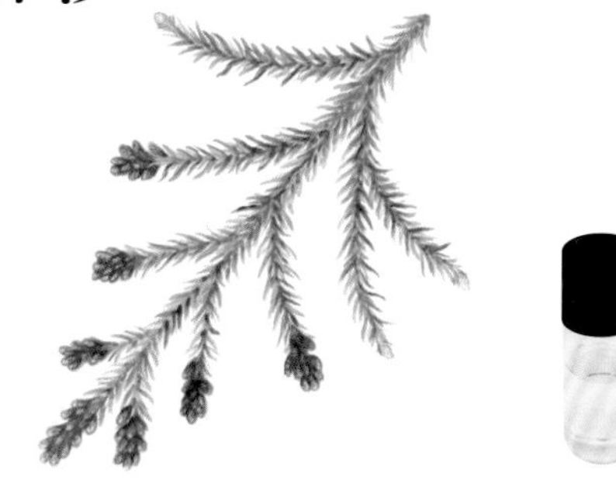

【主要作用】止痛、鎮靜、抗菌、抗真菌、化痰、抗發炎、抗氧化、收斂、促進體液循環

【主要成分】※從枝葉萃取的精油成分
單萜烯類：α-蒎烯25～33%、檸檬烯5～15%
其他還含有多種微量成分。

【注意事項】柳杉花粉

體 **咳嗽、生痰、足部疲勞、浮腫、膀胱炎、瘦身等。**具促進膽汁分泌，產生燃燒脂肪的作用，針對瘦身可搭配杜松、天竺葵調配。因疲勞累積膀胱易發炎者，則可與茶樹、絲柏調製成浴鹽，進行沐浴。

心 **煩躁、歇斯底里、擔心、不安、專注力不足。**富含大量代表性森林浴香氣的α-蒎烯，可讓腦內充滿α波，使心情舒暢。就寢前想要放鬆時，邊從事自己喜歡的事，同時與乳香、薰衣草調和進行擴香，使腦內呈現α波狀態，可帶來優質睡眠。

【各種數值】BF 3 調性 中調 對應脈輪 第5

植物特徵：樹高可達50m，相傳樹齡2,000～3,000的杉樹位於日本各地，占日本森林的40%以上，據說日本人最容易聯想到的森林香氣就是柳杉的香氣。木質部幾乎不含芳香成分，是從枝葉萃取精油。
精油特徵：想轉換心情、為身心帶來新氣象時。適用於咳嗽或生痰等感冒症狀。
香氣特徵：從葉片萃取的精油具有清爽且深奧的香氣。從枝葉萃取的精油則是感受得到深度，同時又略帶土味的香氣。
學名：Cryptomeria japonica
科名：杉科　萃取方式：水蒸氣蒸餾法
萃取部位：葉、枝葉　原產地：日本

庫頁冷杉

抗菌、增強免疫力、調整皮脂分泌

庫頁冷杉 Todo fir

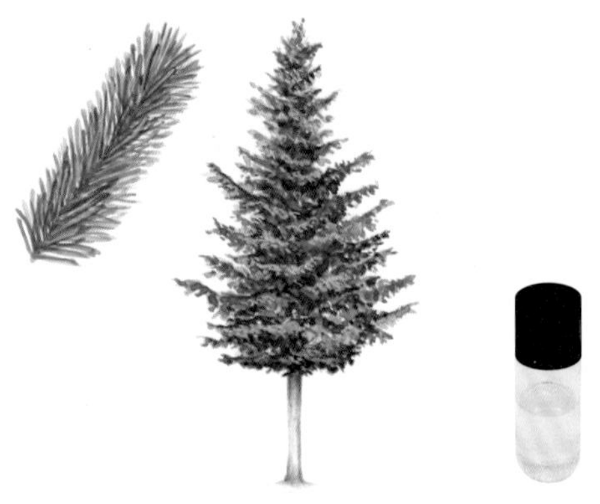

植物特徵：樹高可達30m，自然生長於北海道及庫頁島的針葉樹。在沒有柳杉生長的北海道是重要的建材。
精油特徵：能平緩劇烈的脈搏和呼吸，獲得精神上的安定感。
香氣特徵：宛如混合了樹脂、木頭、葉片般，清爽又平靜的香氣。
學名：Abies sachalinensis　科名：松科
萃取方式：水蒸氣蒸餾法　萃取部位：枝葉
原產地：日本

【主要作用】抗菌、鎮靜、抗發炎、降血壓、增強免疫力與精神、促進體液循環

【主要成分】
單萜烯類：α-蒎烯、檸檬烯、莰烯、β-水芹烯
酯類：乙酸龍腦酯～3%
其他還含有一些微量成分。

【注意事項】遵守基本注意事項(參照P51)

體 **膀胱炎、胃炎、消化不良、支氣管炎、肌肉痠痛、胃痛等。**針對神經痛等疼痛，可和檸檬香茅、薰衣草、甜馬鬱蘭等調和後進行按摩。

肌 **面皰、油性肌膚、止汗、生髮等。**用於製作止汗噴霧時，建議搭配絲柏、迷迭香進行調和。

心 **失眠、疲勞、神經質、憂鬱、歇斯底里、煩躁等。**由於具強力放鬆作用，難以入眠時可於面紙滴上1～2滴的精油。

【各種數值】BF 3 調性 中調 對應脈輪 第5

柳葉木蘭

鎮靜、美膚、溫柔感

柳葉木蘭 Anis magnolia

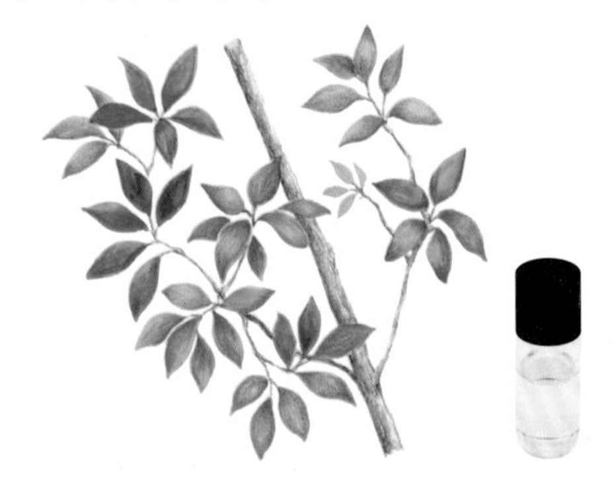

植物特徵：樹高8m，葉片含有甜味和芬芳。精油是從枝葉蒸餾萃取。生長緩慢，第3～4年才會開始長出樹枝，7年內的樹高為約為2.5m。
精油特徵：含有桉油醇，因此是在提升免疫力的同時，能散發甘甜舒爽香氣的精油。
香氣特徵：略帶甜味的清爽花香。
學名：Magnolia saliciflolia
科名：木蘭科
萃取方式：水蒸氣蒸餾法
萃取部位：木質部
原產地：日本飛驒高山

【主要作用】抗菌、抗真菌、抗發炎、抗病毒、鎮靜、止咳、化痰、抗黏膜炎、促進體液循環、促進消化、回復肌膚彈性、收斂

【主要成分】
氧化物類：桉油醇20%
單萜醇類：松油醇20%
醛類：檸檬醛35%
單萜烯類：對-傘花烴9%

【注意事項】懷孕期 嬰幼兒

體 **支氣管炎、流感、健胃、失眠、浮腫等。**不需搭配其他精油，可以單方用於呼吸器官和精神方面的修護，是用途廣泛的精油。

肌 **鬆弛、黑斑、皺紋、乾燥、暗沉、老化、生髮等。**受到女性喜愛，可藉由聞香活化女性荷爾蒙，亦含有回復肌膚彈性等作用。

心 **更年期、經前症候群(PMS)、不安、煩躁等。**雖然不含調整荷爾蒙的作用，但因具有鎮靜作用，因此有助於改善經前或更年期的症狀。

【各種數值】BF 2 調性 中調 對應脈輪 第4

日本薄荷 Japanese mint

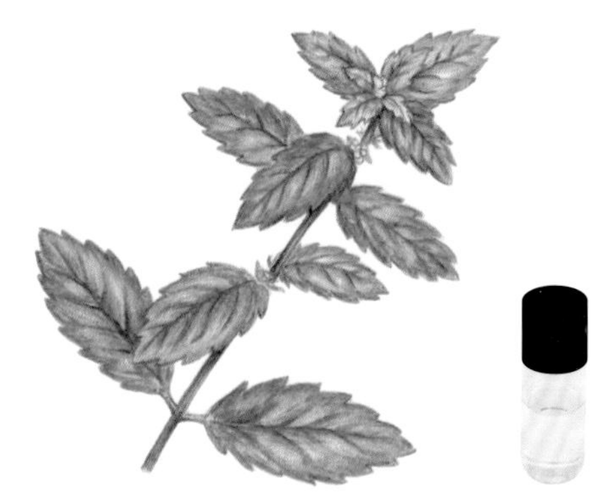

植物特徵：不同於胡椒薄荷或綠薄荷，萃取自日本薄荷的精油。與西方薄荷相較之下，葉片呈深綠色，香氣尖銳且清爽為其特徵。
精油特徵：適用於消化系統、呼吸系統的調理。想改變心情、讓情緒舒暢時也可使用。
香氣特徵：比胡椒薄荷更具甜味的柔和香氣。
學名：Mentha arvensis
科名：唇形科
萃取方式：水蒸氣蒸餾法
萃取部位：葉　原產地：日本

【主要作用】鎮靜、止痛、抗菌、抗真菌、抗黏膜炎、抗發炎、止咳、化痰、促進循環、麻醉、使頭腦清晰、冷卻、提高血壓、促進消化

【主要成分】
單萜醇類：l-薄荷醇65～85%
酮類：薄荷酮15～30%、胡薄荷酮1～10%
單萜烯類：檸檬烯～5%

【注意事項】高血壓 癲癇 懷孕期 哺乳期 嬰幼兒

體 消化不良、感冒、鼻塞、肌肉痠痛、挫傷等。因暴飲暴食感覺胃部有負擔時，可和薰衣草調和，輕輕按摩心窩處。

肌 面皰、油性肌膚、生髮等。可以搭配雪松及薰衣草調和的髮用油進行頭皮按摩。

心 憂鬱、無精打采、懦弱、負面情緒、困惑等。薄荷清爽的甜美香氣可排除無謂的情緒，引領精神向前邁進。

【各種數值】BF 1 調性 前調 對應脈輪 第5

促進消化、使頭腦清晰、活化

日本扁柏 Japanese cypress

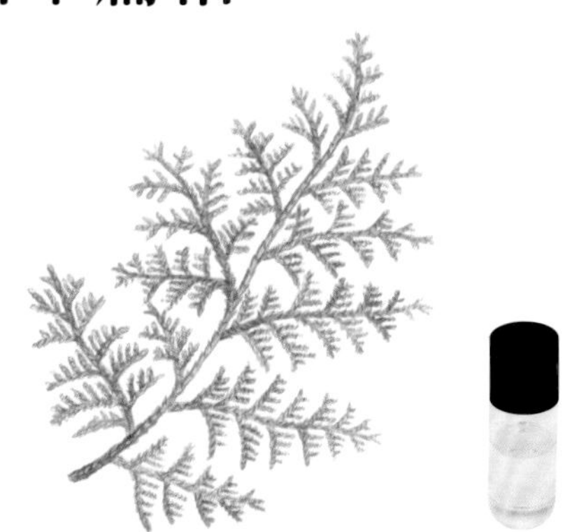

植物特徵：樹高超越30m的針葉樹，僅自然生長於日本和台灣。在日本木曾有樹齡450年的樹木，台灣則有樹齡2,000年的樹木。自古以來用作神社佛寺的建材。
精油特徵：想消除疲勞放鬆時。也很適合用於高齡者照護。
香氣特徵：清新平靜的木質香氣。
學名：Chamaecyparis obtuse　科名：柏科
萃取方式：水蒸氣蒸餾法　萃取部位：葉
原產地：日本

【主要作用】促進消化、鎮靜、止痛、抗菌、抗真菌、抗發炎、促進體液循環、增強免疫力與精神、收斂、防蟲

【主要成分】
倍半萜烯類：杜松烯15～20%
倍半萜醇類：α-杜松醇5～10%、T-依蘭油醇10～15%
單萜烯類：α-蒎烯10～20%

【注意事項】懷孕期

體 高血壓、浮腫、膀胱炎、肌肉痠痛、咳嗽等。針對年長者的照護，可和甜橙調和進行手浴、足浴，會使對方感到開心。

肌 鬆弛、老化、面皰、油性肌膚、掉髮等。能緊緻毛孔，針對毛孔或鬆弛的保養，與迷迭香、乳香調和尤佳。

心 不安、擔心、憤怒、專注力不足等。以日本扁柏為主，搭配柑橘、香草類精油調和擴香，可營造出舒適的空間。

【各種數值】BF 3 調性 中調 對應脈輪 第1

鎮靜、促進體液循環、冷靜

增強免疫力、鎮靜、肯定

芳樟 Ho leaf

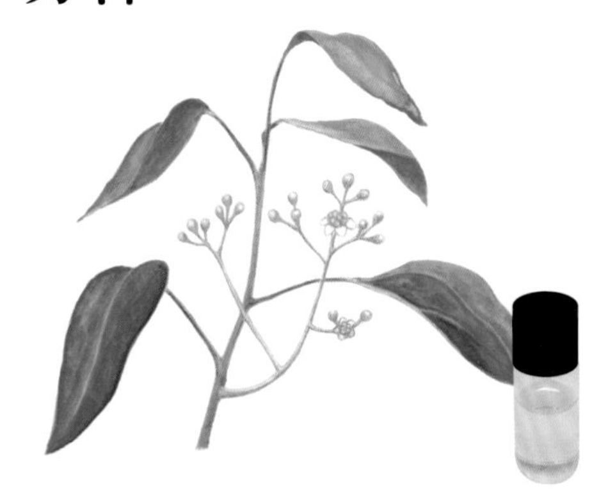

植物特徵：樟樹的變種，葉片具有柔和的花香調香氣。學名同為Cinnamomum camphora，從木頭萃取的精油是「樟樹」，從葉片萃取的精油則是「芳樟」。
精油特徵：溫和的放鬆作用能促進血液循環，提升免疫力。
香氣特徵：花香與木質調均衡搭配的柔和香氣。
學名：Cinnamomum camphora　科名：樟科
萃取方式：水蒸氣蒸餾法　萃取部位：葉
原產地：日本、台灣、中國

【主要作用】鎮靜、止痛、抗氧化、止咳、抗菌、抗真菌、抗發炎、促進體液循環、化痰、抗黏膜炎

【主要成分】
單萜醇類：左旋沉香醇85～95%、α-松油醇微量
氧化物類：桉油醇微量　**酮類**：樟腦微量
※相同學名但產地不同，馬達加斯加產(或其他國家)的葉片所萃取出的精油為「羅文莎葉」。芳樟和羅文莎葉無論是成分或香氣皆不同。

【注意事項】懷孕期

體 **浮腫、免疫力不足、咳嗽、生痰、頭痛、胃痛等**。占了90%以上的主要成分沉香醇，具鎮靜止痛作用，能和緩發揮放鬆效果。

肌 **皺紋、乾燥、黑斑、鬆弛、老化、暗沉等**。由於沉香醇亦有抗氧化作用，因此能去除暗沉，展現具透明感的肌膚。

心 **負面情緒、失眠、更年期、經前症候群(PMS)等**。能讓人舒適放鬆，有助於消除壓力引起的症狀，回歸原本狀態。

【各種數值】BF 3 調性 中調 對應脈輪 第4

抗病毒、促進消化、收斂

日本柚子 Yuzu

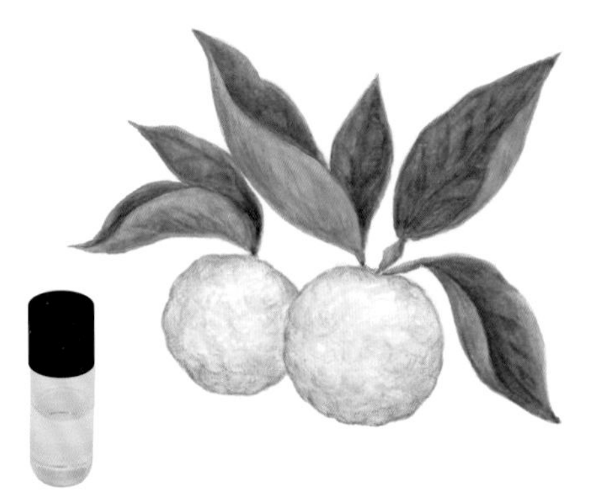

植物特徵：高約4m左右的常綠小喬木，雖然原產地在中國，但於日本栽種歷史悠久，是日本人相當熟悉的柑橘類之一。著名的主要產地為德島縣和高知縣，果皮凹凸不平為其特徵。
精油特徵：能提升免疫力，並具有美白效果等優異肌膚保養作用。
香氣特徵：清爽略帶草味的柚子原本香氣。
學名：Citrus junos
科名：芸香科　萃取方式：水蒸氣蒸餾法
萃取部位：果皮　原產地：日本

【主要作用】抗菌、抗真菌、抗病毒、抗氧化、促進體液循環、促進消化、健胃、鎮靜、止痛、收斂、防蟲

【主要成分】
單萜烯類：檸檬烯65～75%、γ-松油烯10%、β-水芹烯～3%、α-蒎烯2%
單萜醇類：沉香醇微量
※其他還含有醛類等多種微量成分。

【注意事項】刺激皮膚 光毒性

體 **寒性體質、胃痛、咳嗽、肌肉痠痛、關節痛、孕婦護理等**。主要成分的檸檬烯具有活化紅血球、白血球的作用，故有助於提升免疫力。

肌 **黑斑、鬆弛、暗沉、油性肌膚等**。具收斂和代謝死亡細胞的作用，有助於改善毛孔粗大或暗沉問題。

心 **失眠、壓力、不安、負面情緒、憂鬱等**。因有心事無法成眠的夜晚，與薰衣草、雪松調和，即可放鬆心靈。

【各種數值】BF 3 調性 前調 對應脈輪 第3

主要的作用和意義

作用名稱	意義
抑制乙醯膽鹼酯酶活性	降低乙醯膽鹼酯酶的活性。
促進體液循環	促進滯留體液(血液、淋巴液等)流動。
提高體溫	擴張血管，使局部升溫。
強化肝臟	強化肝臟，提升機能。
化痰	促使痰液排出。
鬆弛肌肉	舒緩肌肉的緊繃。
驅蟲	去除腸道內的寄生蟲。
降血壓	使血壓下降。
提高血壓	使血壓上升。
促進血液循環	讓血流順暢。
淨化血液	讓血液變得乾淨。
擴張血管	使血管擴張。
抗凝血	抑制血小板作用(為堵塞傷口而凝固血液)。
溶解結石	使結石溶解。
排毒	加速老廢物質排出。
健胃	使胃部機能運作順暢。
抗過敏	緩和過敏症狀。
抗病毒	抑制病毒增殖，預防感染。
抗憂鬱	緩和不安情緒。
抗發炎	抑制發炎。
抗潰瘍	抑制潰瘍。
抗黏膜炎	抑制黏液分泌。
抗菌	抑制細菌滋生。
抗血栓	抑制血栓形成。
抗氧化	防止氧化。
抗真菌	抑制黴菌、真菌類增殖。
止癢	緩解搔癢不適。
抗組織胺	抑制組織胺分泌。

作用名稱	意義
催情	增強性慾。
促進細胞生長	加速細胞分裂。
收斂	使皮膚、組織緊實。
促進消化	提高腸胃蠕動功能，促進消化。
強化靜脈	提高靜脈血管壁強度。
增進食慾	提升食慾。
調整食慾	調整食慾的平衡。
調整女性荷爾蒙	調整女性荷爾蒙平衡。
調整自律神經	重整自律神經平衡。
使頭腦清晰	刺激腦部機能，使頭腦清晰。
抑制性慾	抑制性慾。
止汗	減少出汗。
造血	製造血紅素和血液。
分泌膽汁	促使膽汁分泌。
止咳	終止咳嗽。
抗痙攣	抑制痙攣。
鎮靜	使身心平靜。
止痛	停止疼痛。
通經	通暢經血。
化解黏液	化解體內多餘黏液，並加速排出。
發汗	出汗。
促進傷口結痂	促進傷口復原。
調整皮脂分泌	調整皮脂的分泌。
促進肌膚再生	使皮膚重新生長。
回復肌膚彈性	增加肌膚彈性。
軟化肌膚	軟化變硬的肌膚。
防蟲	讓蟲無法靠近。
麻醉	減緩疼痛、痛苦。
促進傷口癒合	加速傷口復原。
利尿	促進尿液排泄。

Chapter 4

尋找適合體質的植物油！「20種基底油」

嚴選20種芳香療法中不可或缺的基底油(植物油)，教各位認識植物油對於身體、肌膚、心靈的作用，並一一解說使用方式。讓我們更進一步體驗芳香療法的美妙之處吧！

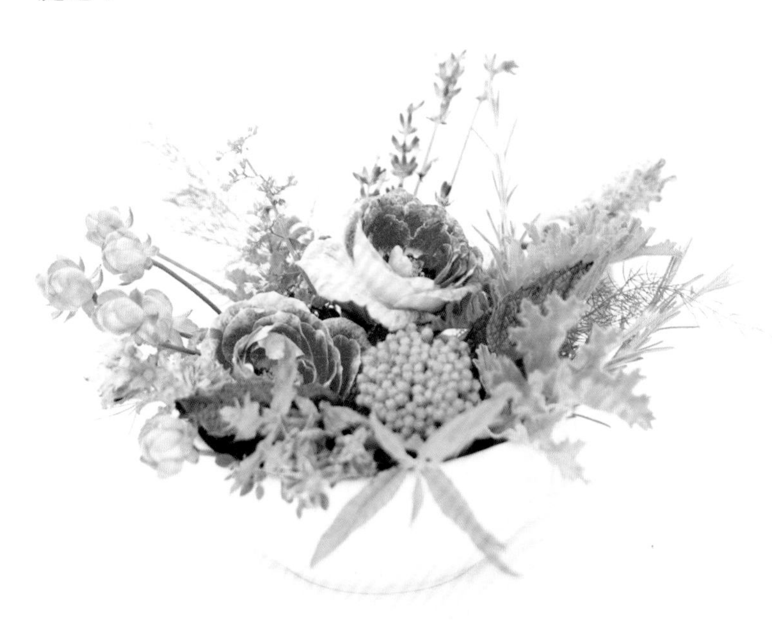

01 基底油（植物油）

雖然和精油的種類相比數量較少，但也存在著將近100種基底油。進行身體、臉部精油按摩，以及自製保養品等時，就會需要用到基底油。不同種類的基底油，所含成分及效果也會有所差異，因此配合身體、肌膚、心靈的狀態選擇適合的油是很重要的。本章嚴選20種方便使用的基底油，爲各位介紹用法與基礎知識。和精油一樣，依情況選用適合的油吧！

芳香療法不可或缺的「基底油」

基底油的功能和意義

精油是具高效藥理作用的芳香分子集合體，如果將精油原液直接塗在皮膚會過於刺激，因此幾乎所有的精油都必須稀釋後再使用。如進行精油按摩時，會以植物油將精油稀釋後使用，此時使用的植物油便稱為「基底油」。

植物油具有將精油傳遞至體內的作用，因此英文即是以「運送人」之意的carrier，稱其為「Carrier oil」。利用基底油稀釋精油，同時也有延緩精油揮發的重要功能。

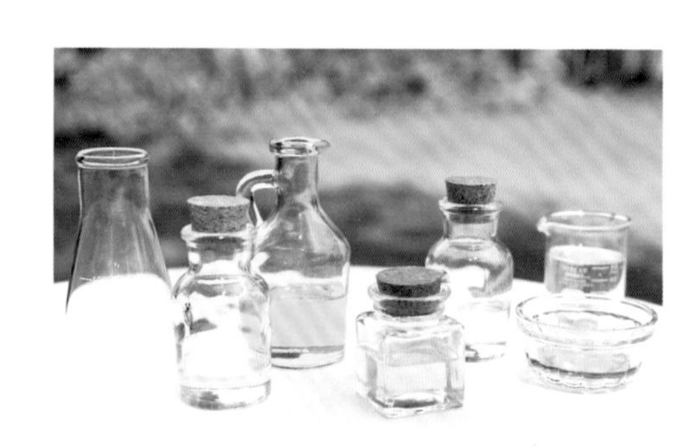

將精油使用於按摩以外的情形時，也可以礦泥(黏土)、天然鹽、蜜蠟、無水酒精、凝膠等材料進行稀釋，這些材料皆可稱之為「基材(Carrier)」。

可使用於按摩的基底油條件

基底油有許多種類，要使用於按摩時，考慮下頁表格中的6個條件來選擇吧。

◆優質基底油的6個條件

條 件	原 因
❶必須是植物油	嬰兒油等礦物油，只會在肌膚形成皮膜，無法滲透肌膚深層。由於讓精油滲透進體內是主要目的，因此一定要使用植物油。
❷要新鮮	由於植物油會氧化，請務必遵守使用期限，避免使用氧化的舊油。
❸氣味和顏色都很淡	建議選擇味道淡的基底油。此外，若附著於毛巾等物品上，就算洗滌後仍然會殘留顏色、產生油耗味，因此也建議盡量選擇顏色較淡的油品。
❹滑順度良好	滑順程度是決定按摩時是否舒適的重點，建議選擇滑順度恰到好處的油品。
❺營養價值高	植物油中，除了油酸及亞麻油酸等脂肪酸之外，亦含有維他命A或E等有益於肌膚的成分。建議選擇適合肌膚及體質，營養價值高的油品。
❻具有效果	建議使用低溫壓榨的油品。若經高溫壓榨，很可能會造成植物油中本身含有的維他命或礦物質變質。此外，食用大豆油、沙拉油、炸油等油品中之添加物可能會導致過敏，因此不可用於按摩。

關於脂肪酸

何謂脂肪酸？

「油」可分為以石化原料合成、精製的礦物油，以及萃取自植物的植物油。所有的油皆是由名為甘油的分子與脂肪酸結合組成，通稱為「脂肪酸」。這種與甘油結合的脂肪酸，在各種植物油當中的種類及含量皆不同，脂肪酸組成的不同也導致了性質和營養價值上的差異

芳香療法中將植物油做為基底油使用，但在我們的日常生活中也有許多機會攝取油脂，因此先來瞭解油類的整體基礎知識吧，可藉此更容易瞭解基底油的優點和特徵。

飽和脂肪酸和不飽和脂肪酸的差異與特徵

脂肪酸可分為「飽和脂肪酸」和「不飽和脂肪酸」2種。

・飽和脂肪酸

飽和脂肪酸多半富含在牛或豬等動物性油脂，融點(融化溫度)較高，常溫之下呈固態。「飽和」在科學界中泛指「非活性」之意，在體內不與其他分子進行新的組合，容易直接囤積於體內。雖然是維持人體所需之能量來源，但也有可能變成引發慢性病等疾病的元凶。

◆飽和脂肪酸的種類與特徵

分類	主要脂肪酸	主要油脂	融點
飽和脂肪酸	月桂酸	椰子油	43.2℃
	肉豆蔻酸	椰子油、奶油	54.4℃
	棕櫚酸	牛油或豬油	62.9℃
	硬脂酸	牛油或豬油、乳油木果油	70℃

・不飽和脂肪酸

另一方面，不飽和脂肪酸則富含在植物油或魚油，融點較低，常溫之下呈現液態。「不飽和」是指「尚未填滿」的意思，給予能量後會產生反應與其他分子組合。不飽和脂肪酸會因分子中的雙鍵數量不同，而有不同名稱(雙鍵：意指2個碳的共價鍵)。若在雙鍵中加入新的能量，就會和其他分子進行新的組合。在體內會被代謝，轉換成能緩和壓力、抑制過敏、分泌性荷爾蒙等具有作用的體內物質。只有1個雙鍵時稱為單元不飽和脂肪酸，2個雙鍵稱為雙元不飽和脂肪酸，3個雙鍵則稱為三元不飽和脂肪酸。雙元和三元不飽和脂肪酸亦可歸為多元不飽和脂肪酸。

植物油所富含的不飽和脂肪酸，可依分子的組合型態分為「單元不飽和脂肪酸」及「多元不飽和脂肪酸」。單元不飽和脂肪酸的油酸有減少血液中壞膽固醇的作用，多元不飽和脂肪酸的亞麻油酸和α-次亞麻油酸是構成腦神經和網膜機能等方面的原料，是我們身體所需的脂肪酸，但在體內卻幾乎不會合成，就算合成數量也非常稀少。因此必須藉由食物或塗抹於肌膚等方式從外部攝取，故被稱為「必需脂肪酸」。

◆不飽和脂肪酸的種類與特徵

<table>
<tr><th colspan="3">分類</th><th>主要脂肪酸</th><th>主要油脂</th><th>融點</th><th>特徵</th></tr>
<tr><td rowspan="5">不飽和脂肪酸</td><td colspan="2" rowspan="2">單元不飽和脂肪酸</td><td>油酸</td><td>橄欖油、山茶花籽油、酪梨油</td><td>16.3℃</td><td>可以減少血管中的壞膽固醇，有益於動脈硬化、心臟病、高血壓等疾病。</td></tr>
<tr><td>棕櫚油酸</td><td>榛果油、夏威夷核果油</td><td>−0.1℃</td><td>富含棕櫚油酸（在人類皮脂中約占10%，隨著老化而減少），有助於皮膚再生。</td></tr>
<tr><td rowspan="3">多元不飽和脂肪酸（必需脂肪酸）</td><td>雙元不飽和脂肪酸</td><td>亞麻油酸</td><td>葡萄籽油、月見草油、葵花油、小麥胚芽油</td><td>−0.5℃</td><td>能活化皮脂腺，維持水分並提升防禦機能。無法於人體內自行合成，需由食物攝取。</td></tr>
<tr><td rowspan="2">三元不飽和脂肪酸</td><td>α-次亞麻油酸</td><td>紫蘇籽油、玫瑰果油、亞麻仁油</td><td>−11℃</td><td>維持大腦、血管及網膜機能所需物質。</td></tr>
<tr><td>γ-次亞麻油酸</td><td>月見草油、琉璃苣油</td><td>−11℃</td><td>抑制過敏、經前症候群、皮膚發炎。
※攝取亞麻油酸後，會在體內轉化為γ-次亞麻油酸。</td></tr>
</table>

按摩用與食用的差別

除了有不飽和脂肪酸和飽和脂肪酸的差異之外，還分為「按摩用（基底油）」和「食用」2種。以常見的橄欖油來說好了，橄欖油是種類衆多的基底油之一，也時常做為食用油，但按摩用和食用的橄欖油在香氣、顏色與味道皆不同。這是因為油脂的精製度不同，按摩用油是以滑順的手感和質感，食用油則是以味道和香氣為優先考量進行精製。

關於植物油

植物油的特徵

在理解脂肪酸的種類與特徵後，來看看芳香療法所使用的植物油特徵吧。

❶ 萃取自植物種子或果實的油
❷ 富含不飽和脂肪酸
❸ 含有大量必需脂肪酸
❹ 有按摩用和食用的區別
❺ 對於美容、健康方面效果良好

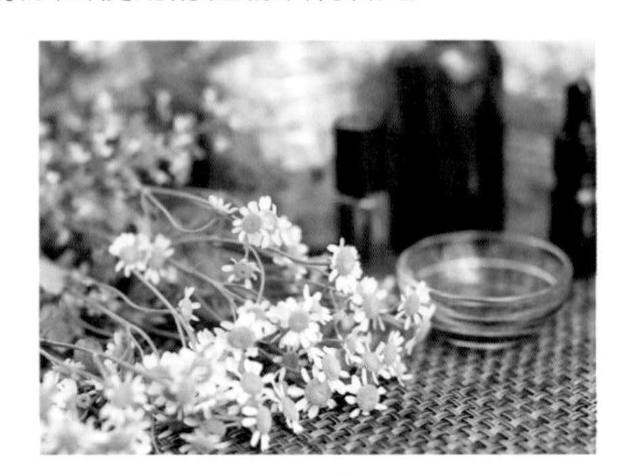

皮膚吸收基底油（植物油）的方式

植物油做為基底油的重要功能，有下列 4 項：

❶ 稀釋精油
❷ 抑制揮發性精油的揮發速度
❸ 提升按摩時的滑順度，帶來舒適感
❹ 有助於精油滲透皮膚使其吸收

那麼在按摩時，塗抹於肌膚的基底油是如何被身體吸收呢？

皮膚是由表皮、真皮、皮下組織所組成，塗抹於皮膚上的基底油，會透過位於表皮角質層的皮脂腺、汗腺等管道往真皮層滲透(參照 P27)。到達真皮層的基底油，會經由微血管或淋巴管在體內循環。

根據 2010 年大阪大學醫學部的報告指出，將「夏威夷核果油」塗抹於背部進行 20 分鐘按摩，夏威夷核果油中所含的棕櫚油酸和油酸，6 個小時內在血液中的濃度便有所提升。

各種基底油所含的成分與作用不同，請參考次頁起介紹的 20 種基底油，如同選擇精油的方式，依據自身膚況和身體狀態選擇適合的基底油吧！

杏桃核仁油 Apricot karnel Oil

具有軟化肌膚、保濕作用，用於肌膚保養效果優異。

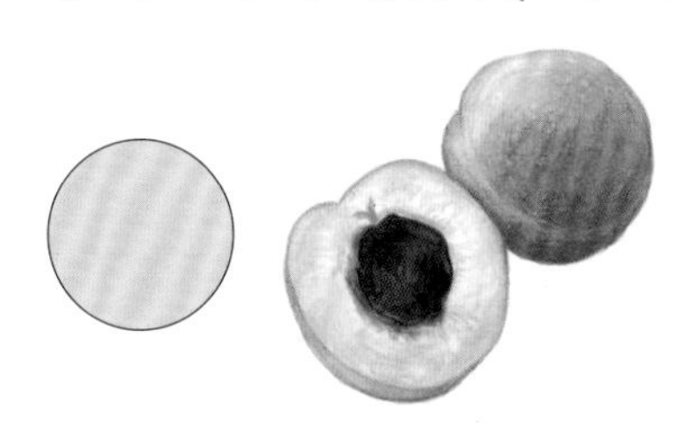

會開出約25cm的白、紅色花朵，樹高10m的落葉木。同種山杏之核仁即為「杏仁」，可做為藥材使用。榨油後，以水蒸氣蒸餾出的水可當止咳劑使用。

學名：Prunus armenica
產地：中國、尼泊爾
科名：薔薇科
萃取方式：低溫壓榨核仁
觸感：輕盈、滑順度佳
使用期限：開封後6個月
保存：常溫、陰涼處

【主要成分和作用】 含油酸58～75%，亞麻油酸25～35%。具有維他命A的前導物質、抗癌成分的維他命B17，是營養價值很高的油。也具有良好的滑順度，滲透性佳。能強健血管壁，提高彈性，因此用於肌膚保養效果優異。亦適用於靜脈曲張與僵硬關節的周邊護理。據說搭配腰果油，對於疼痛修護很有幫助。

【香氣】 無臭、略帶杏仁的香甜味

【建議使用方式】 具軟化肌膚及保濕作用，因此適用於乾燥皺紋、敏感、老化、過敏等防禦力不足的肌膚保養，也很推薦用來預防妊娠紋。和香味獨特且抗氧化作用高的芝麻油調和，能更進一步提升美容效果。單方使用也能充分體會到其優點。和腰果油調和有助於改善疼痛，因此也被用於風濕等病症的修護。還可有效降低血液中的膽固醇。

酪梨油 Avocado Oil

被稱作「森林奶油」，是富含維他命、礦物質的油。

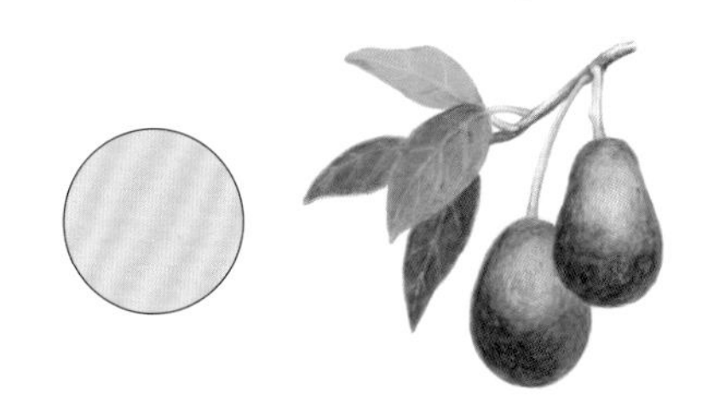

原產於墨西哥、美國，據說是由西班牙探險家在野生樹木上發現的。自18世紀左右，在美國就有被食用的紀錄。

學名：Persea americana
產地：墨西哥、美國、紐西蘭
科名：樟科
萃取方式：低溫壓榨果實、溶劑萃取
觸感：濃稠度高且厚重
使用期限：開封後6個月
保存：常溫、陰涼處

【主要成分和作用】 含有油酸70%、亞麻油酸15%、棕櫚油酸10%，並富含維他命A、B、E群及卵磷脂。植物固醇(組成植物細胞的成分，能降低膽固醇)含量高，可望降低血液膽固醇。保濕力、皮膚吸收力高，可緩和發炎症狀。

【香氣】 呈深綠色，具特殊的強烈香氣(未精製)

【建議使用方式】 具高效保濕力，適用於皺紋、乾燥、鬆弛、老化、角質化等肌膚方面的保養。由於香味特殊，比起單方使用，搭配夏威夷核果油、荷荷芭油等調和，控制在整體30%以內較容易運用。對於皺紋、暗沉保養，建議和玫瑰果油、山茶花籽油等搭配使用。針對好發於40歲以上女性，局部或全身冰冷、壓力等症狀的調理也很推薦使用。按摩是使用精製過，幾乎無色無味的產品。

摩洛哥堅果油 ArganOil

含豐富維他命E，具優異抗氧化作用。

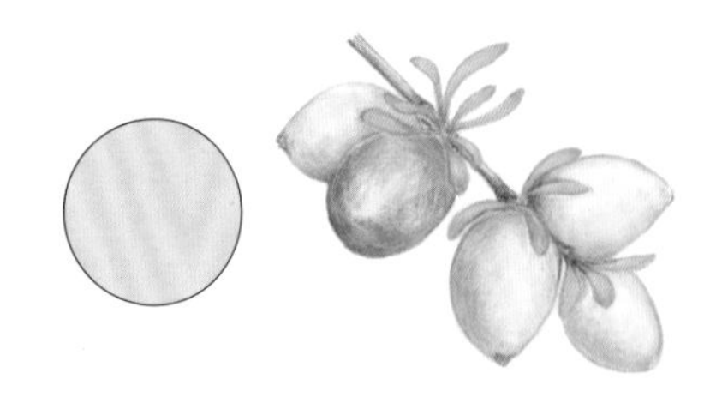

僅自然生長於摩洛哥西南方，高度10m的帶刺喬木。成長緩慢，亦有樹齡超過1,000年的樹木。種子含油量為55%，當地原住民會以石臼萃取油脂。

學名：Argania spinosa
產地：摩洛哥　科名：山欖科
萃取方式：低溫壓榨核仁、溶劑萃取
觸感：濃稠度高且厚重，依油脂的精製度會有很大的差異
使用期限：開封後6個月
保存：常溫、陰涼處

【主要成分和作用】油酸45%、亞麻油酸38%、棕櫚酸12%，由於含有豐富維他命E，具優異抗氧化作用，因抗活性氧物質及防止老化的效果受到矚目。亦含胡蘿蔔素及植物固醇，改善皮膚乾燥及老化問題效果優異。可促進血液循環增添肌膚彈性和光澤。

【香氣】如烘烤過的特殊香氣(未精製)

【建議使用方式】保濕力高，適用於改善皺紋、乾燥、鬆弛、老化、角質化肌膚。香味特殊，比起單方使用，搭配夏威夷核果油、荷荷芭油等調和，控制在整體30%以內較容易運用。用於頭皮護理效果亦佳，也相當推薦搭配山茶花籽油，每2週進行一次髮膜保養。會因為品牌、是否精製等因素，在香氣和顏色上產生差異，建議仔細確認後再購買。

小麥胚芽油 Wheat germ Oil

維他命E含量最高！有助於改善凍瘡、龜裂。

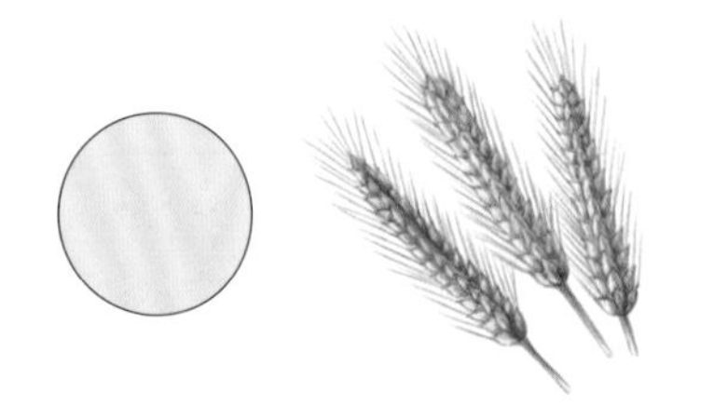

禾本科1年生草本植物，穗頭似芒草。是將麥仁胚芽高溫壓榨，或溶劑萃取出的油脂。香味獨特，不易氧化。具高效抗氧化作用，相當推薦用於抗老保養。

學名：Triticum aestivum
產地：美國、加拿大、澳洲
科名：禾本科
萃取方式：高溫壓榨胚芽、溶劑萃取
使用期限：開封後1年
保存：常溫、陰涼處
※小麥過敏者須避免使用。

【主要成分和作用】含有亞麻油酸60%、油酸20%、次亞麻油酸5%、棕櫚酸15%、卵磷脂、維他命A、B、E。維他命E有擴張末梢血管的作用，卵磷脂可抑制油脂散失，因此針對凍瘡、龜裂等肌膚乾燥問題很有幫助。同時亦含有植物固醇，有助於促進血流保持水分，維持肌膚年輕。

【香氣】穀物般的香氣

【建議使用方式】由於相當黏稠，使用時會感覺較厚重，不以單方使用，和其他植物油以10%比例調配使用為佳。也可當作基材混合於蜜蠟之中，做為改善手部、唇部、頭髮乾燥的蜜蠟乳霜使用。針對逐漸乾燥的肌膚，也建議使用純露滋潤肌膚後，塗上較多蜜蠟乳霜使其吸收，再覆蓋保鮮膜、放上熱毛巾進行熱敷。由於未精製的產品含有穀物獨特的強烈香氣，若不喜歡味道者可以使用精製過的產品。

橄欖油 Olive Oil

建議使用於發炎、肌肉僵硬、關節發熱疼痛時。

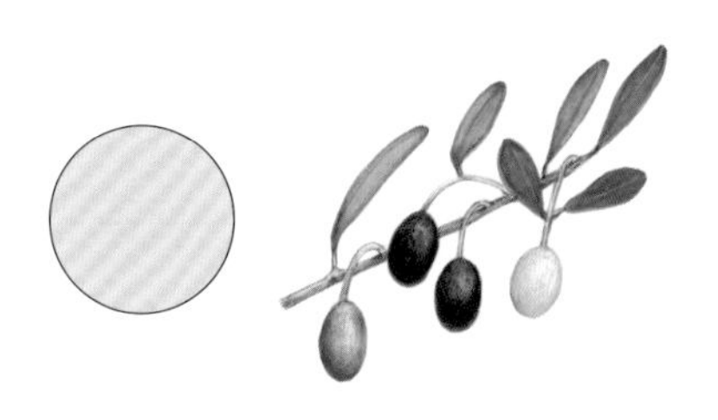

橄欖樹是人類最早利用的植物，大約在西元前３千年前，就被種植於希臘的克里特島。日本亦於四國小豆島及九州等地進行栽培，過10個月後即可採收果實。

學名：Olea europaea
產地：義大利、西班牙、希臘　**科名**：木犀科
萃取方式：低溫壓榨果實
觸感：稍微厚重，但會因產品不同有極大差異
使用期限：開封後６個月
保存：常溫、陰涼處
※依等級不同有價格差異。

【主要成分和作用】 含油酸60～80%、亞麻油酸10%。油酸含量非常高，一般認為與降低壞膽固醇、降血壓等功效有關聯。由於具抗發炎和鬆弛肌肉的效果，有助於改善肌肉痠痛、關節周圍發炎和疼痛。可發揮降溫作用。由於能幫助肌膚對抗紫外線，並具優異的保濕性和軟化性，也適合肌膚保養。

【香氣】 宛如青草的特殊香氣

【建議使用方式】 由於具有特殊香氣，和香氣較淡的油調配後較容易運用。有各種等級，雖然特級初榨且呈綠色的產品品質最為優異，但用於按摩的產品幾乎都已精製(黃色～透明)。因關節炎或扭傷等感到灼熱時，讓肌膚大量吸收橄欖油即可降溫。發炎的患部灼熱時，不以按摩，而是製作礦泥敷料塗抹於患部為佳。精油方面則建議搭配胡椒薄荷。

山茶花籽油 Camellia Oil

紫外線吸收能力高，推薦使用於防曬和頭髮養護。

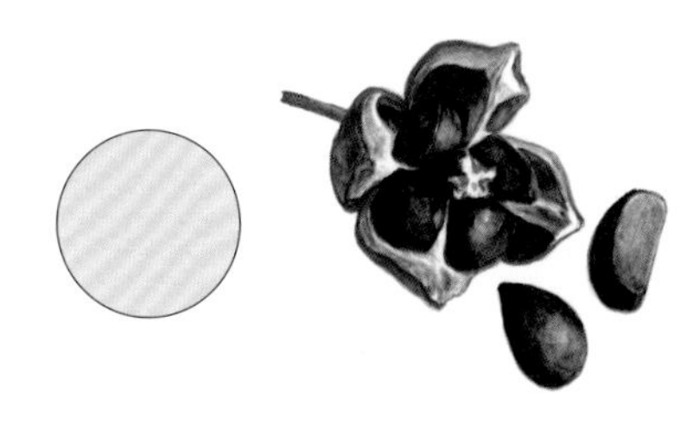

生長於日本本州至沖繩沿海的常綠喬木。果皮厚實，從內部的２、３顆堅硬褐色種子萃取油脂。市面上也有中國製的產品，但油酸較低。

學名：Camellia japonica
產地：日本
科名：山茶科
萃取方式：低溫壓榨種子
觸感：普通，會隨精製度產生差異
使用期限：開封後１年
保存：常溫、陰涼處
※按摩用的是精製過的產品。

【主要成分和作用】 含油酸85～90%、棕櫚酸10%，自古以來便被當成髮油使用，可給予頭皮營養、潤澤，適合頭皮屑、生髮、白髮等頭皮各方面調理。亦具有高效的紫外線吸收力與保濕力。和荷荷芭油同樣以高安全性油脂聞名。容易氧化的亞麻油酸含量也很少，因此穩定性佳，是方便運用在按摩方面的油脂。

【香氣】 按摩用無臭無味，髮用有特殊香氣

【建議使用方式】 害怕夏日的紫外線傷害時，也推薦將山茶花籽油：荷荷芭油＝１：３的比率調和進行按摩。針對頭皮的特殊調理，可在頭皮與頭髮塗滿油脂，並按摩頭皮給予刺激後，於頭髮覆蓋熱毛巾約15分鐘，接著洗去油分並用洗髮精洗頭，便可讓頭髮展現光澤柔韌。想預防頭髮因紫外線受損時，則可搭配荷荷芭油製成蜜蠟乳霜，在整理儀容時塗抹於髮尾。

葡萄籽油 Grapeseed Oil

低敏性，敏感性肌膚也適用的不黏膩油脂。

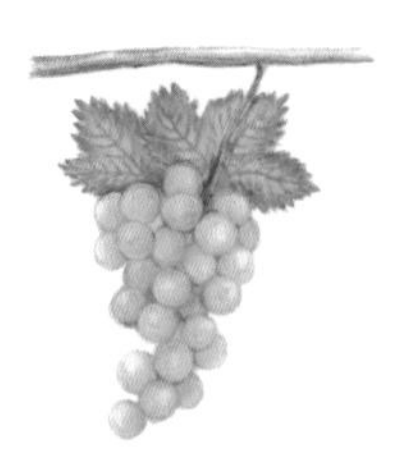

葡萄科蔓性落葉灌木。製作紅酒時，將葡萄釀造蒸餾所留下的種子，進行壓榨所萃取出的油脂。在法國、美國加州等紅酒產區產量較大。

學名：Vitis vinifera
產地：法國、義大利、美國
科名：葡萄科
萃取方式：低溫壓榨種子
觸感：清爽滑順。
使用期限：開封後1年
保存：常溫、陰涼處

【主要成分和作用】 亞麻油酸75%、油酸20%、棕櫚酸10%，富含具抗氧化效果的多酚和維他命E。由於不具會引起過敏反應的過敏原，因此敏感性肌膚也適用。亞麻油酸含量高，亦做為降膽固醇的健康食品使用。

【香氣】 幾乎無異味

【建議使用方式】 觸感清爽，適合在夏季保養肌膚。含有能維持角質健康的亞麻油酸，以及肌膚吸收度高的油酸，可軟化變硬的角質，因此適合皮膚粗硬導致皺紋明顯的人。在按摩方面是十分好用而廣受歡迎的油品之一。

甜杏仁油 Sweet almond Oil

可軟化肌膚且保濕效果優異，適合肌膚保養。

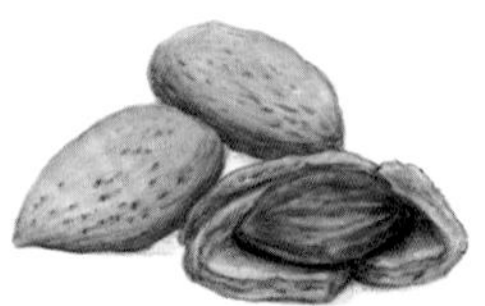

原料的杏仁為薔薇科櫻屬落葉灌木。主要產地為美國加州。相傳自美索不達米亞文明時就已被人們食用，日本則是於江戶時代由葡萄牙人引進。

學名：Prunus amygdalis
產地：美國、地中海沿岸
科名：薔薇科
萃取方式：低溫壓榨果仁
觸感：清爽且滑順度恰到好處
使用期限：開封後6個月
保存：常溫、陰涼處

【主要成分和作用】 油酸80%、亞麻油酸15%、棕櫚酸8%。具有優異的保濕及軟化肌膚效果，適用於乾性、皺紋，因濕疹或皮膚炎導致搔癢，或是防禦力不足的肌膚調理。也具有止痛效果，故於發炎且伴隨疼痛部位也能發揮作用。方便用於芳香療法，是相當受歡迎的油品。

【香氣】 略帶甜味的香氣

【建議使用方式】 含抗癌成分維他命B17，亦含豐富維他命E，能維持腦血管年輕，有助於活化細胞。可維持血液中的好膽固醇，同時降低壞膽固醇，因此也很推薦用於預防慢性病。能以單方使用。杏仁可分甜杏仁（南杏）與苦杏仁（北杏），按摩與食用的品種皆為甜杏仁。會因萃取方式不同，造成品質與價格差異，建議充分確認後再購買。無論是臉部或身體皆方便使用。容易發炎與搔癢的過敏性肌膚，則可讓肌膚吸收大量油脂。

芝麻油 Sesame Oil

含有芝麻特有的抗氧化物，可用於抗老。

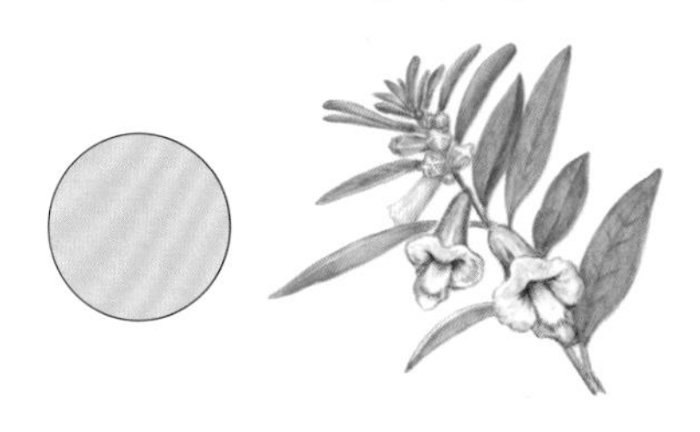

栽種於印度等熱帶或溫帶國家的1年生草本植物。莖部直立且具芳香，油脂是萃取自種子。

學名：Sesamum indicum
產地：印度、中國、東南亞　**科名**：胡麻科
萃取方式：低溫壓榨種子
觸感：雖然稍微黏稠但容易運用
使用期限：開封後10個月
保存：常溫、陰涼處
※不使用焙炒過的食用芝麻油（呈咖啡色），但食用的透明太白胡麻油可用於按摩。

【主要成分和作用】 亞麻油酸48%、油酸45%、棕櫚酸12%、芝麻素1%、芝麻酚微量、芝麻林素微量。含有高效抗氧化作用的芝麻素，穩定性極佳。所含微量元素中，具有能與重金屬離子結合的物質，因此亦有助於代謝重金屬。芝麻素可降低血液中的膽固醇、促進酒精代謝、活化體內抗氧化作用並改善脂肪代謝。

【香氣】 淡淡的芝麻香氣

【建議使用方式】 滲透性佳，亦有保濕、提高體溫的作用，有助於因體質虛寒惡化的關節炎與疤痕護理，是適合寒性體質或瘦弱、神經質類型者的油品。也使用於印度的阿育吠陀，一般認為其種子可改善便秘，熬水則有通經效果。芝麻油具有芝麻素、芝麻酚、芝麻林素，再加上含有β-胡蘿蔔素、維他命E等養分，因此有助於改善皺紋、黑斑、暗沉、鬆弛等各種老化問題。

芝麻油

升溫、抗氧化

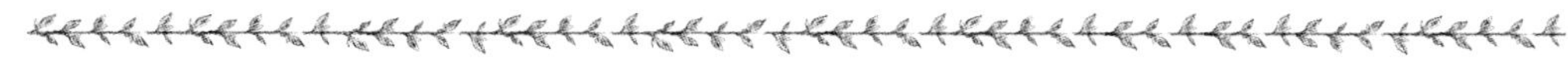

月見草油 Evening primerose Oil

有助於平衡荷爾蒙、修護問題肌膚。

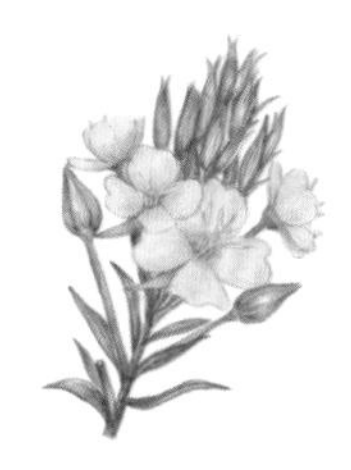

2年生草本植物，耐寒，自然生長於日照良好的乾燥場所。在夏季夜晚會綻放4片花瓣的黃花，油脂萃取自種子。日本亦有名為「雌待宵草」的園藝品種，但不做為藥用。

學名：Oenothera biennis
產地：美國、英國、中國　**科名**：柳葉菜科
萃取方式：低溫壓榨種子
觸感：普通～略微厚重
使用期限：開封後2～3週
保存：冰箱冷藏
※容易氧化故建議少量購買。

【主要成分和作用】 亞麻油酸70%、油酸15%、γ-次亞麻油酸15%、α-次亞麻油酸0.2%。由於富含亞麻油酸、γ-次亞麻油酸等多元不飽和脂肪酸，非常容易氧化，需要冷藏保存，並於開封後3週內使用完畢。γ-次亞麻油酸具有抗發炎、止癢的作用，因此適合用於乾性肌膚或過敏性肌膚的調理。

【香氣】 稍微類似海藻般的特殊香味

【建議使用方式】 可有效平衡荷爾蒙，針對經前症候群（PMS）或更年期等症狀，與其他基底油調配使用便可控制情緒，轉變為樂觀積極的狀態。也能有效改善異位性皮膚炎、花粉症，在歐洲即用來治療異位性皮膚炎，將油脂添加於營養保健食品或膠囊中服用。針對因乾燥或發炎導致防禦力較差的肌膚，與酪梨油調配使用尤佳。建議每次使用皆搭配其他油品調和。

月見草油

調整荷爾蒙、過敏

大麻籽油 Hempseed Oil

來自於大麻種子，對於婦科症狀有很好的效果。

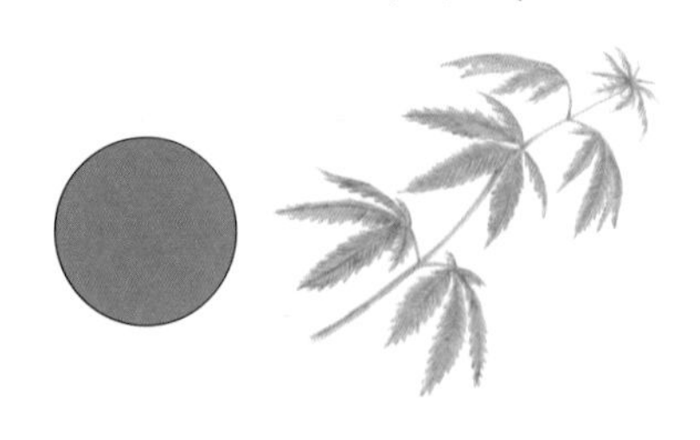

原產自中亞的1年生草本植物。自古起，為了從大麻莖部取得纖維而進行栽種，油則是萃取自種子。油脂除了食用、按摩用之外，也可用來做為頭髮保養油、燈油。

學名：Cannabis sativa
產地：中國、歐洲、澳洲　科名：桑科
萃取方式：壓榨種子
觸感：黏稠度略高，稍微厚重
使用期限：開封後1個月
保存：冰箱冷藏
※容易氧化故建議少量購買。

【主要成分和作用】亞麻油酸47%、α-次亞麻油酸17%、油酸6%、γ-次亞麻油酸4%。α-次亞麻油酸具有調整自律神經平衡的作用，對於憂鬱或恐慌症等精神症狀有益。γ-次亞麻油酸可緩解異位性皮膚炎、經前症候群(PMS)症狀，穩定情緒，對於肌膚也有諸多益處。

【香氣】青草般的特殊香氣

【建議使用方式】建議不採單方，與其他油調和使用。由於氧化快速，因此需放冰箱中保存，並且盡快使用完畢。有婦科症狀的毛病時可於塗抹於下腹部；精神方面的症狀則以脊椎為中心，讓整個背部肌膚吸收油脂為佳。亦可做為食用油，用於沙拉等菜餚，每日攝取可感受到症狀慢慢改善。由於黏稠度相當高，建議和甜杏仁油等，輕盈且容易使用的油品調和。

琉璃苣油 Borage Oil

含有月見草油約2倍γ-次亞麻油酸而備受矚目。

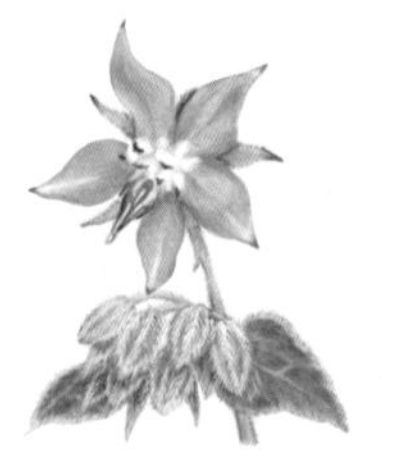

會開出星型藍花的1年生草本植物。在中世紀歐洲，會使用花朵與莖替紅酒添加香氣，從此時起便被認為有改善憂鬱的作用。亦製成保健食品販售，用於改善更年期和經前症候群。

學名：Borago officinalis
產地：法國、中國　科名：紫草科
萃取方式：低溫壓榨種子
觸感：略微厚重
使用期限：開封後2週　保存：冰箱冷藏
※容易氧化故建議少量購買。

【主要成分和作用】亞麻油酸60%、γ-次亞麻油酸25%、油酸15%。富含γ-次亞麻油酸，對於因荷爾蒙失調所導致的憂鬱症或內臟不適皆有助益，針對經前症候群(PMS)和更年期等症狀也有效果，作用與月見草相似。可取得精神方面的協調，是對於維持心靈健康很有幫助的油。

【香氣】濃厚的特殊香氣

【建議使用方式】價格高昂，需冷藏保存，使用期限也很短，但可調整荷爾蒙分泌等各種機能。不僅婦科症狀，季節轉換、梅雨季等期間，難以自我控制時也很建議使用。不以單方，和其他油搭配使用為佳。針對粗糙的肌膚，推薦和酪梨油及荷荷芭油調和。當免疫力不足引發症狀，或是想平衡身心找回原本的自我時，皆很有助益。建議每次使用皆搭配其他油品調和。

夏威夷核果油 Macadamia Oil

富含隨年齡增長而減少的棕櫚油酸。

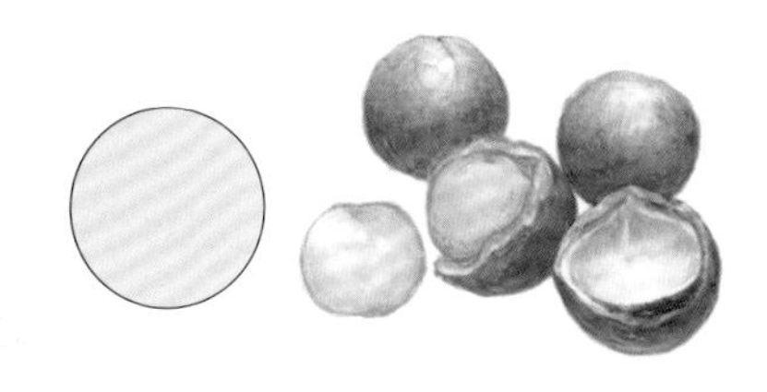

原產於澳洲，目前為夏威夷產量居冠。在夏威夷於11～2月開花，成熟後的果實會自然落下。果實的營養豐富，也被用做巧克力配料。

學名：Macadamia ternifolia
產地：美國(夏威夷)、澳洲
科名：山龍眼科
萃取方式：低溫壓榨種子
觸感：清爽
使用期限：開封後1年
保存：常溫、陰涼處

【主要成分和作用】油酸60%、棕櫚油酸25%、棕櫚酸9%、亞麻油酸2%、維他命A、B、E。富含皮脂中因年齡增長而流失的棕櫚油酸。可維持皮膚、血管的活化與柔軟性，推薦用於防止老化。也是預防腦中風所需的脂肪酸。因油酸的作用，亦可降低血液中的壞膽固醇指數。

【香氣】淡淡的堅果香氣

【建議使用方式】滲透力極高，可單方使用。除肩部周圍、膝蓋之外，針對關節周圍疼痛或僵硬部位，可仔細讓肌膚大量吸收油脂，藉以軟化關節周圍，增加活動範圍，且容易感受到疼痛的改善。由於棕櫚油酸是關係著肌膚的彈性與潤澤的重要成分，因此不僅是按摩，也建議於日常中食用攝取。也有助於防止肌膚老化，因乾性肌膚等因素需大量使用油脂時即可使用。

玫瑰果油 Rosehip Oil

有助於皮膚組織的再生，改善黑斑、皺紋和暗沉。

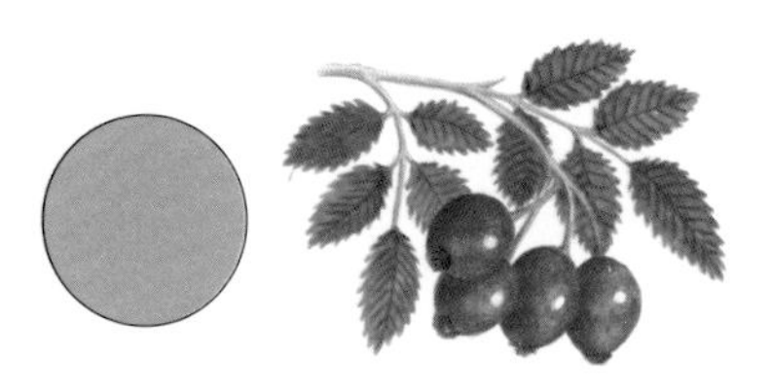

野玫瑰的一種，據說智利南部所產的玫瑰果品質最好。採收徹底成熟的果實，乾燥後進行壓榨，或是溶劑萃取。紅色的果實，自古以來即做為感冒藥或強壯劑使用。

學名：Rosa rubiginosa/mosqueta
產地：智利、秘魯、美國
科名：薔薇科
萃取方式：低溫壓榨種子、溶劑萃取
觸感：黏稠度高、厚重
使用期限：開封後2週
保存：冰箱冷藏
※容易氧化故建議少量購買。

【主要成分和作用】亞麻油酸44%、α-次亞麻油酸40%、油酸15%。抑制黑色素生成的效果是檸檬的20倍，亦可促進皮膚組織再生，在肌膚保養中特別有助於改善黑斑等色素沉澱，美白效果顯著。富含天然色素的類胡蘿蔔素，未精製的油帶紅色。容易氧化，需保存於冰箱內，並盡早使用完畢。

【香氣】芬芳又帶澀味的香氣

【建議使用方式】黏稠度高，建議與其他油類調和較方便使用。針對肌膚老化，建議和酪梨油、荷荷芭油搭配。富含維他命C，因此想提升美白效果時，同時飲用玫瑰果茶更佳。因為日曬、色素沉澱導致肌膚黑斑或暗沉等問題時，除了與玫瑰、橙花、乳香等精油調和進行臉部按摩之外，當成基礎化妝品使用也很有幫助，是相當受歡迎的美膚保養基底油。

椰子油
冷卻、抗氧化

椰子油 Coconut Oil（植物脂）

冷卻保護肌膚，呈豬油狀的柔軟油脂。

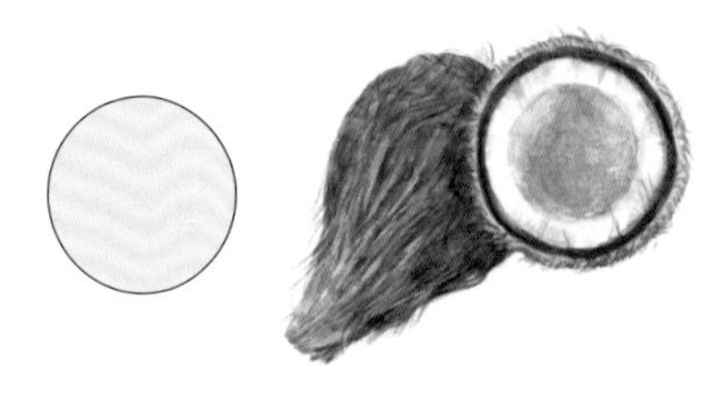

斯里蘭卡、夏威夷等南方國家常使用的油。從種子萃取。具有炎熱地區特有的「冷卻身體」作用。

學名：Cocos nucifera
產地：菲律賓、印尼、大溪地　科名：棕櫚科
萃取方式：低溫壓榨種子、溶劑萃取
觸感：常溫下為固態，24℃即融化
使用期限：放入冰箱可保存2年，開封後1年
保存：常溫、冰箱冷藏
※植物脂(由脂肪酸與甘油組成，24℃以下為固態)。

【主要成分和作用】 含月桂酸48%、肉豆蔻酸16%。雖是萃取自植物油的脂肪酸，但飽和脂肪酸較多，因此常溫下是固態。融點為24℃，以手觸摸便會被體溫融化，亦會滲透肌膚。可做為乳霜的基材使用。月桂酸具有抗氧化作用，同時也含有維他命E，一直以來被用於預防白髮或掉髮。因不易氧化的特性，可長久維持品質，容易保存。

【香氣】 椰子香味

【建議使用方式】 月桂酸和肉豆蔻酸具有良好的起泡作用，因此做為手工皂的材料使用，可使起泡性良好，發揮優異的洗淨效果，製作時需控制在配方全量的20%以內。比起按摩，更常做為乳霜的基材使用。椰子油所富含的中鏈脂肪酸容易被代謝、消化，體內不會囤積脂肪，所以也是很受歡迎的食用油。

乳油木果油
保濕、皮膚組織再生

乳油木果油 Shea Butter（植物脂）

適合做為乳霜基材的固態油脂。

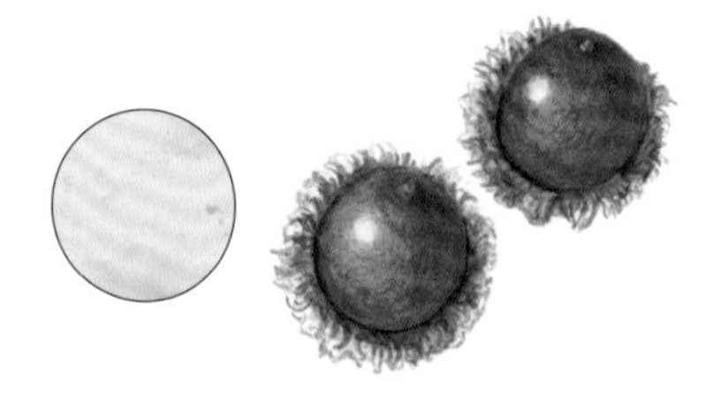

自然生長於非洲一帶的常綠小喬木。樹高可達25m，樹徑1m左右。會開出淺黃色花朵，形狀與味道近似於酪梨。果肉中的種子約雞蛋大小且堅硬，油脂萃取自核仁。

學名：Butyrospermum parkii
產地：迦納、奈及利亞　科名：山欖科
萃取方式：低溫壓榨核仁、溶劑萃取
觸感：常溫下為固態，24℃即融化
使用期限：放入冰箱可保存2年，開封後1年
保存：冰箱冷藏
※植物脂。

【主要成分和作用】 油酸48%、硬脂酸41%、亞麻油酸6%、尿囊素微量。亦含桂皮酸酯，因此有防止曬傷的作用。尿囊素可去除受傷組織，幫助提高新組織的恢復力，所以也被用於治療傷口或燙傷。未精製的乳油木果油含有維他命E，具抗氧化效果。

【香氣】 稍微類似杏仁的香氣

【建議使用方式】 可用體溫適當融化，滑順且滲透性佳，覺得肌膚乾燥時建議可當成乳霜使用，也可少量塗抹於受紫外線傷害的乾燥毛髮。與高保濕作用的精油調和後，即是可使用於嘴唇、手部、頭髮、臉部等部位的萬用乳霜。當皮膚嚴重乾燥時，大量塗抹乳油木果油，以保鮮膜包覆皮膚，再覆蓋上熱毛巾即可。想鎮靜燙傷時，可與薰衣草調和塗抹於皮膚。

荷荷芭油 Jojoba Oil（蠟）

穩定性與保濕性卓越的液態蠟。

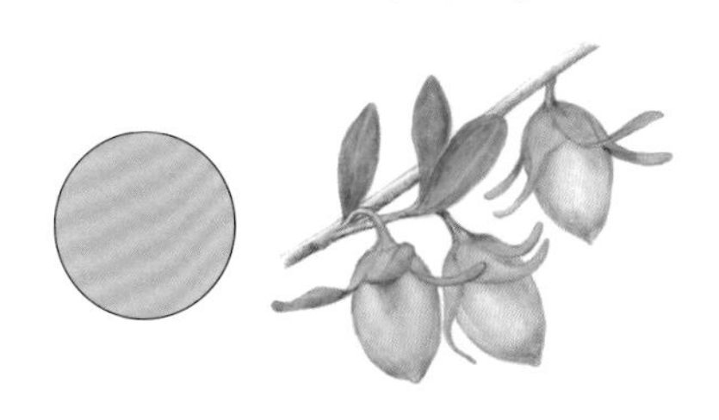

生長於墨西哥或美國西南部沙漠地帶，為常綠灌木。亦有樹齡達100～200年的荷荷芭樹，栽種需經過12年左右才會長出種子。屬於液態蠟。

學名：Simmondsia chinensis
產地：墨西哥、美國西南部
科名：黃楊科
萃取方式：低溫壓榨種子
觸感：滑順度佳
使用期限：開封後1年
保存：常溫、陰涼處

【主要成分和作用】 二十烯酸70%、芥酸14%、油酸12%。是由不飽和脂肪酸和脂肪醇所形成的液態蠟。主要成分為蠟酯，亦存在於人體肌膚，位於具維持表皮水分功能的角質內。因此塗抹荷荷芭油，就能夠為角質補充蠟酯，提高潤澤度。

【香氣】 無異味

【建議使用方式】 由於是蠟，所以很耐熱，與植物油相比不易氧化，穩定性高。具調整皮脂分泌作用，可平衡乾性肌膚和油性肌膚。可以單方使用，未精製產品呈黃色，經過精製的產品則為透明。5℃以下會凝固成白色，但回復常溫後亦可正常使用，不影響品質。由於在基底油中過敏反應報告較少，敏感性肌膚者也能夠輕鬆使用。此外，可防止角質內的水分散失，也有益於粗糙肌膚或乾性肌膚。

山金車油 Arnica Oil（浸泡油）

對於挫傷或扭傷極有幫助，山金車花的浸泡油。

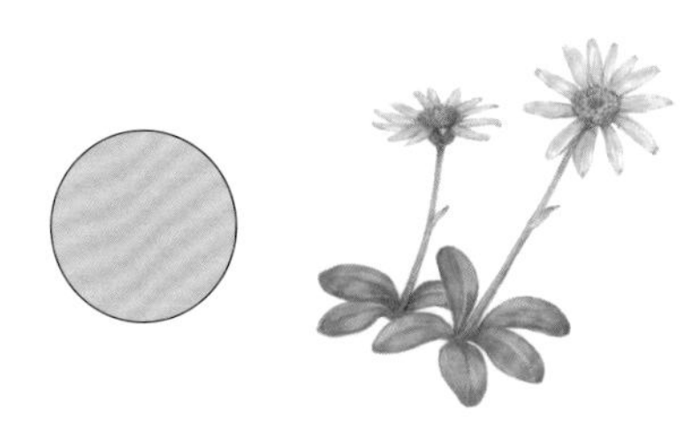

菊科多年生草本植物，自然生長於歐洲山岳地區的牧草地，會綻放黃色花朵。

學名：Arnica montana
產地：德國、法國
科名：菊科
※菊科過敏者須避免使用。
原料：花
觸感：稍微厚重
使用期限：開封後3個月
保存：陰涼處
※浸泡油(將香草浸泡於植物油中萃取成分)。

【主要成分和作用】 將高山植物金山車的花朵浸泡於橄欖油等植物油中，即為金山車油。特徵在於宛如藥材般的香氣和厚重的觸感。含百里酚，可抑制發炎、促進血液循環、緩和內出血，因此對於挫傷與扭傷很有幫助。使用在風濕等關節疼痛和肌肉痠痛方面亦有效果，讓油大量滲透患部尤佳。

【香氣】 宛如藥材般的草香

【建議使用方式】 推薦用於挫傷、扭傷、傷口、肌肉痠痛、關節炎、風濕等緊急處置。雖然可以單方使用，但搭配其他油的複方也不錯。一般認為與聖約翰草油調和，對於改善疼痛有很好的效果，但在6小時內應避免陽光直射。常備於家庭急救箱中就很方便。雖然浸泡油亦可直接使用，但添加精油可提升功效，尤其推薦搭配胡椒薄荷精油。

金盞花油 Ho leaf（浸泡油）

修復乾燥肌膚或受傷粘膜效果極佳的浸泡油。

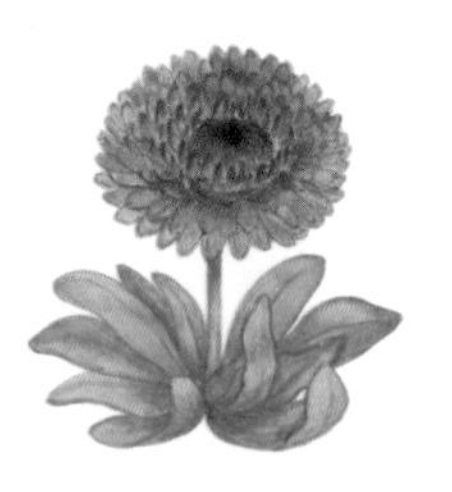

萃取自金盞花，將花瓣以葵花油等植物油浸泡數天到數週，就是橙色的金盞花油。

學名：Calendula officinalis
產地：法國、英國
科名：菊科
※菊科過敏者須避免使用。
原料：花
觸感：稍微厚重
使用期限：開封後 3 個月
保存：陰涼處
※浸泡油。

【主要成分和作用】將金盞花浸泡於葵花油等植物油中製成。橙色的油當中含有胡蘿蔔素、類黃酮、植物固醇，具有保濕、促進傷口結痂作用，並擁有修復乾燥肌膚、受傷粘膜、血管組織的效果，對於龜裂、手足乾燥能發揮功效。同時也具抗發炎、止痛作用，也有助於改善挫傷或過敏性肌膚。

【香氣】帶有青草味的深沉香氣

【建議使用方式】針對於產後乳頭龜裂等症狀，也很建議塗抹蜜蠟和金盞花油製成的乳霜(哺乳時需擦除油分)。針對尿布疹等嬰幼兒的肌膚護理或敏感性肌膚保養，無論是單方或是調和成複方使用皆可。曬傷或皮膚發炎時，將金盞花油：橄欖油：荷荷芭油＝1：1：2調和，添加乳香、薰衣草進行按摩尤佳。也很推薦製成蜜蠟乳霜，做為乾燥唇部的唇膜使用。

聖約翰草油 St.John's wart Oil（浸泡油）

對於神經痛等疼痛或精神層面很有幫助的浸泡油。

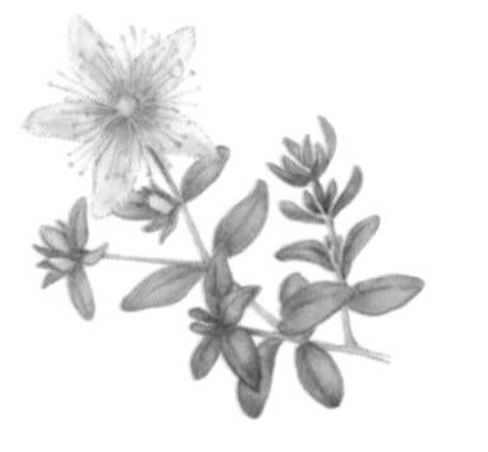

又稱金絲桃油，將聖約翰草的花朵和葉片浸泡於花生油等植物油中製成。浸泡時，放置在陽光曝曬的場所數日，可使類黃酮提升約 5 倍。

學名：Hypericum perforatum
產地：法國、英國
科名：金絲桃科
原料：葉與花
觸感：稍微厚重
使用期限：3個月
保存：陰涼處
※浸泡油。

【主要成分和作用】將聖約翰草浸泡於花生油或植物油內製成。具止痛、抗發炎、利尿作用，有助於緩和瘀傷、扭傷、燙傷、神經痛、風濕等症狀的疼痛。塗抹後照射紫外線會傷害肌膚，因此使用後 6 小時內應避免陽光直射。是極受歡迎的浸泡油。

【香氣】洋溢著藥草感的香氣

【建議使用方式】針對疼痛的緊急處理，可讓大量油分滲透患部，較深層的疼痛亦能得到緩解，此時與山金車油調和尤佳。由於含有可增加血清素的金絲桃素，以及可防止血清素減少的貫葉金絲桃素，對於血清素不足導致的憂鬱等症狀很有幫助。此時建議和佛手柑、花梨木等精油調和，於胸骨進行按摩。但正在服用抗憂鬱藥物時，注意不可與聖約翰草油同時使用。

Chapter 5

天然素材＋手工製作最安心！「手作精油日用品」

生活在自然香氣之中，不僅舒適，也能活化腦部。本章介紹用天然素材手工製作，可配合身心狀態選擇使用的保養品。

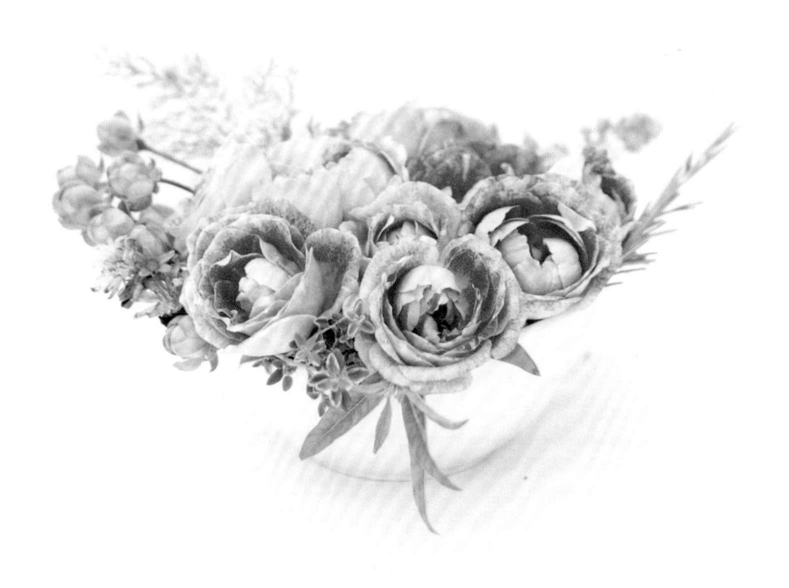

01 芳香療法的相關法規

若要更加深入瞭解芳香療法的知識，自製按摩油、浴鹽、室內噴霧等用品，將芳香療法融入日常生活中，藉以感受精油的效果與美妙之處是最快的。但手作保養品，必須以可自行承擔責任的範圍內製作、使用爲原則。

注意事項與相關法規

在體會到芳香療法的美妙時，不只自己使用，應該也會想當作禮物送給朋友或家人吧。這種時候，只要是在能自行負責的範圍內就沒有問題，但若有金錢往來等情形就會觸法，必須特別注意。

請將以下法規銘記在心，安全且愉快地運用芳香療法吧！

◆要享受芳香療法，不可不知的相關法規（台灣方面）

法條名稱	內　容
藥事法	「藥事法」是針對藥品及醫療器材所制訂之法規，要製造、販售、供應上述物品，必須經過中央衛生主管機關核准。 精油類產品依性質可區分為藥品、化粧品、環境用藥或是一般商品，若宣稱精油的療效和功能，會被誤認為醫療用品而成為取締對象。
化粧品衛生管理條例	「化粧品衛生管理條例」是針對化粧品之製造、輸入所制訂之法規。自行販售以植物油與精油調成之油品，相當於製造化粧品，須經核准並發給許可證後始得製造。
醫師法	「醫師法」是針對醫師資格、執業、懲處等所制訂之法規。其中亦有針對未取得合法醫師資格卻執行醫療業務者之相關罰則，在為他人進行芳香療法時，不應做出「這是靜脈曲張，我幫你開處方」等類似醫療行為的言行舉止。

02 手作精油日用品的基礎

只要更換稀釋精油的基材，便可自製各種保養日用品。在此所稱之手作精油日用品，泛指使用精油，能運用於日常生活中有助於健康、美容，並以天然素材製成的手工用品。只要遵守注意事項，便可依照身體狀況和心情製作出原創用品，爲其最大魅力。手作精油日用品可適用日常生活中的各種狀況，接下來就爲各位介紹製作上所需的工具和基本作法。

測量工具

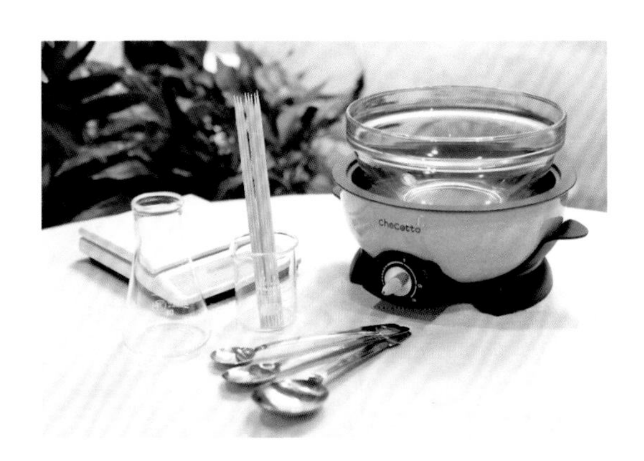

玻璃燒杯(50ml)：用於測量植物油等液體，有各種容量。

量匙：料理用5、10、15cc的款式。

電子秤：可測量小單位的電子秤較好使用。

耐熱玻璃調理盆：耐熱玻璃製的調理盆，便於混合基材。

竹籤：於混合乳霜等情況使用。

電熱鍋：用於隔水加熱蜜蠟，以及製作乳霜。

保存容器

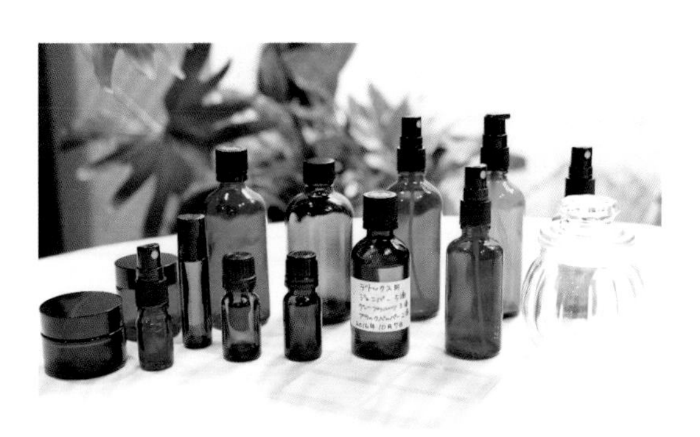

遮光瓶：盛裝按摩油等，建議選擇具遮光效果的產品。

噴霧容器：保存化妝水或室內噴霧等日用品。

乳霜容器：便於保存乳霜或凝膠。

保存容器：方便存放浴鹽和乾燥香草。

※由於精油具有融解塑膠的特性，因此工具和保存容器皆需選擇玻璃製品。

標籤貼紙：可記載使用精油的名稱、滴數、製作日期、用品名稱等。

01 化妝水

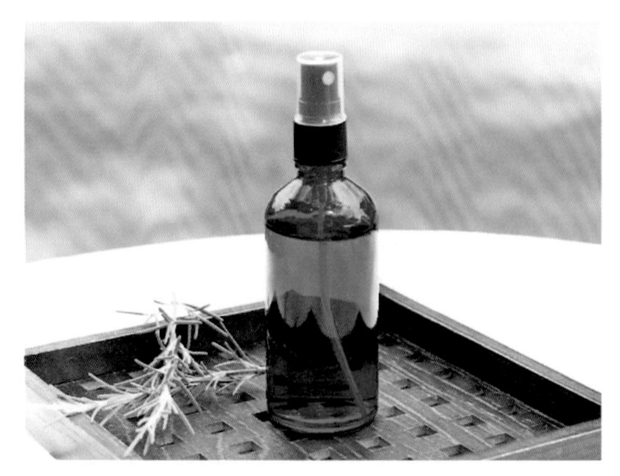

在喜好的純露中加入適合自己膚質的精油，即可做為化妝水、身體保濕露或頭皮滋養液使用。

【何時使用？】
做為基礎保養的一環，使用於裸肌上。如想要使用有清爽感的化妝水、想鎮靜日曬後灼熱感、想在全身大量使用時，或是用於洗髮後的頭皮。

【關於精油的濃度】
雖然最多至1.5～2%都沒有問題，但一開始使用添加精油的化妝水，或是敏感性肌膚的人，建議使用0.5%(10滴)以下即可。示範作法為濃度0.5%。

【準備用品】
喜好的精油5～10滴、純露100ml(使用純水時，則將純水90ml＋無水酒精10ml)、噴霧容器、燒杯、標籤貼紙

作法

1 在噴霧容器中倒入純露。

2 於❶滴入喜好的精油(處方請參照Chapter7)

3 蓋上蓋子搖晃容器，貼上標籤貼紙。

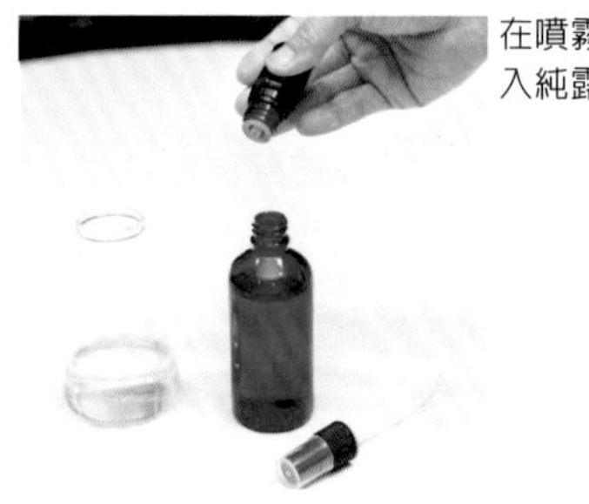

在噴霧容器中裝入純露和精油

【注意事項】
- 由於純露會和精油分離，使用前務必要搖勻。
- 混合無水酒精與純水可製成酒精水。酒精對於敏感性肌膚者有時可能過於刺激，建議不要塗抹於肌膚，盡量使用純露。

【保存期限】 冰箱冷藏保存2個月

【想提升保溼效果時】 加入甘油或植物油，可提升滋潤感。可先以95ml純露加入5ml甘油，裝入按壓式容器較方便使用。

【重點建議！】 若選擇有益於油性肌膚、頭皮屑、生髮等頭皮用精油，並使用噴霧容器，就變成頭皮用噴霧。建議洗髮後噴在頭皮上，按摩頭皮加以刺激。

【推薦精油】 提升保濕效果 羅馬洋甘菊、玫瑰草、胡蘿蔔籽、花梨木等　緊緻毛孔 桉油醇迷迭香、雪松等　美白保養 葡萄柚、檸檬、甜橙、佛手柑、芹菜籽等　肌膚老化 玫瑰、橙花、天竺葵、乳香等　日曬後灼熱 真正薰衣草、胡椒薄荷、乳香等　頭皮用 絲柏、迷迭香、月桃等

※柑橘類精油具有光毒性，需考慮使用時段。

02 臉部&身體按摩油

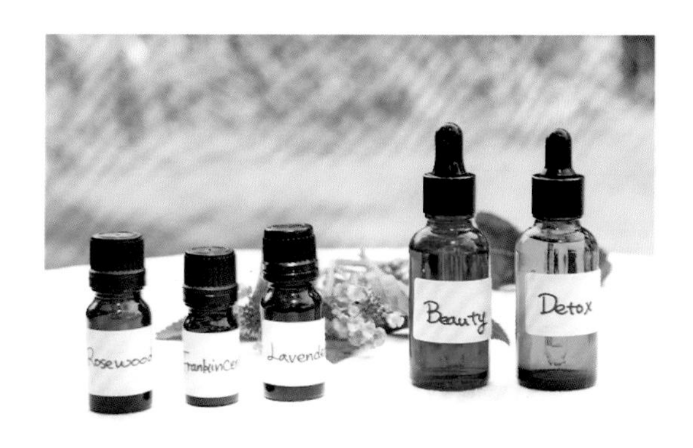

以植物油為基材，稀釋精油即為臉部或身體用按摩油。像是對抗皺紋、黑斑、鬆弛、乾燥、肌膚老化等問題的臉部用油，或是針對浮腫、肩膀僵硬等症狀的身體用油，依個人目的選擇精油製作吧！

【準備用品】
精油約12滴（2%濃度）、植物油30ml、遮光瓶（30ml）、燒杯、標籤貼紙

【何時使用？】
臉部用油可針對皺紋、黑斑問題，進行平日保養、每週1次的特別護理，或是當成卸妝油使用。身體用則適用在想改善累積數天的疲勞、激烈運動後的肌肉痠痛，或是想要消除平日的疲勞時。亦可製成臉部、身體兼用按摩油。

作法

1 在遮光瓶中裝入植物油，添加依目的選好的精油（處方請參照Chapter7）。

2 蓋上蓋子搖晃容器，貼上標籤貼紙。

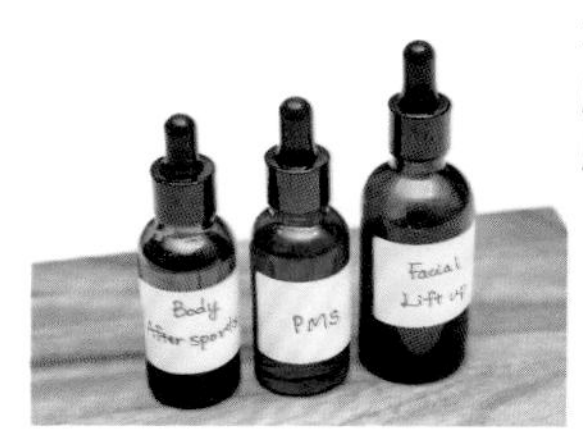
事先調配多種按摩油，視情況使用也很有樂趣

【注意事項】
- 將大量的油塗抹於肌膚，讓肌膚吸收油脂是很重要的。如果用的油太少，反而會因手部的摩擦刺激皮膚，需要特別注意。
- 精油濃度可到3%，敏感性肌膚者可再降低濃度。
- 柑橘類精油含有具光毒性的內酯類呋喃香豆素，需要避免白天使用。

【保存期限】 置於不受陽光直射的陰涼處6個月

【推薦使用於臉部的植物油】 杏桃核仁油、酪梨油、小麥胚芽油、月見草油、琉璃苣油、玫瑰果油。
※容易氧化的植物油居多，須注意保存方式。
※處方請參照Chapter7。

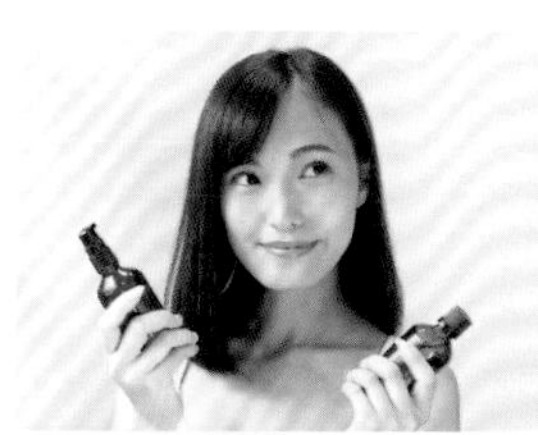
養成精油按摩習慣能夠促進美容效果

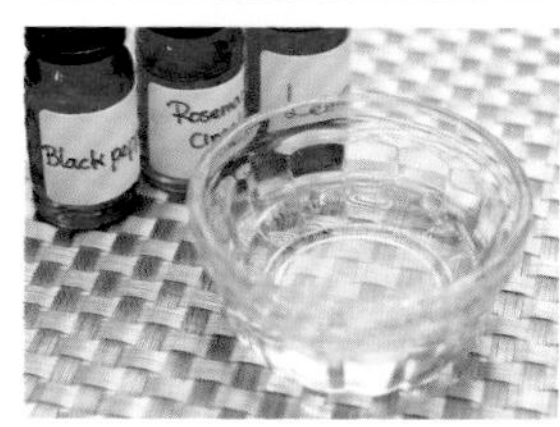
植物油詳細資訊參照Chapter4

03 蜜蠟乳霜

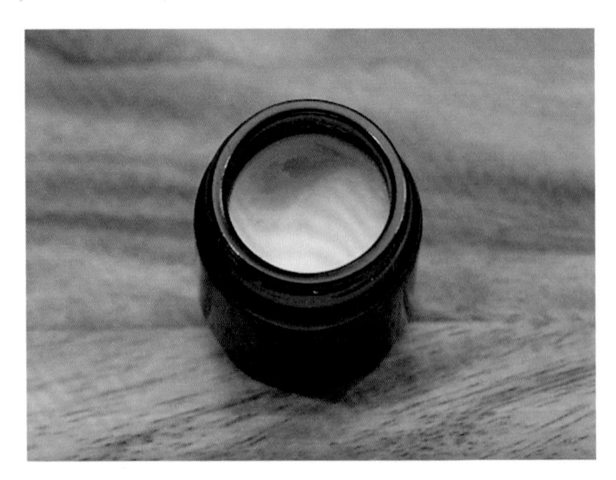

將取自蜂巢，天然蠟質的蜜蠟做為基材使用，製成可用於臉部、身體、頭髮的萬用乳霜吧！

【何時使用？】
嘴唇、肌膚、髮尾乾燥時，便能用於臉部、身體、頭髮，也很推薦用來改善眼尾的小細紋。依選擇的精油，亦可製成被蚊蟲叮咬、發癢時有效的乳霜。

【建議使用方式】
抹上乳霜後再塗上純露，使肌膚充分吸收就不會產生黏膩感，感覺清爽。

【準備用品】
精油約10滴(蜜蠟 5g、荷荷芭油 25ml)、乳霜容器(30g)、電熱鍋、耐熱玻璃調理盆、竹籤、燒杯、電子秤、標籤貼紙

作法

1 用鍋子將水加熱至沸騰，在調理盆中放入蜜蠟隔水加熱。待蜜蠟開始融化，即可分次少量加入荷荷芭油，以竹籤充分混勻。

2 蜜蠟與荷荷芭油融解混合後，裝入容器內。

3 待蜜蠟漸漸從外側開始凝固時，於中央處滴入精油，以竹籤徹底混合精油和蜜蠟乳霜。

4 整體逐漸凝固時，拿起容器輕敲桌面排出乳霜內的空氣。

5 完全冷卻後蓋上蓋子，貼上標籤貼紙。

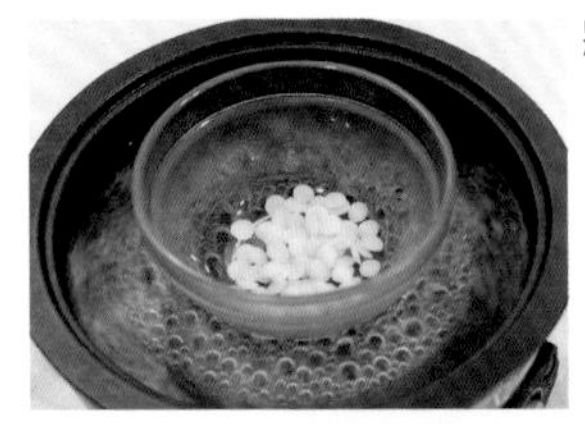

將蜜蠟隔水加熱

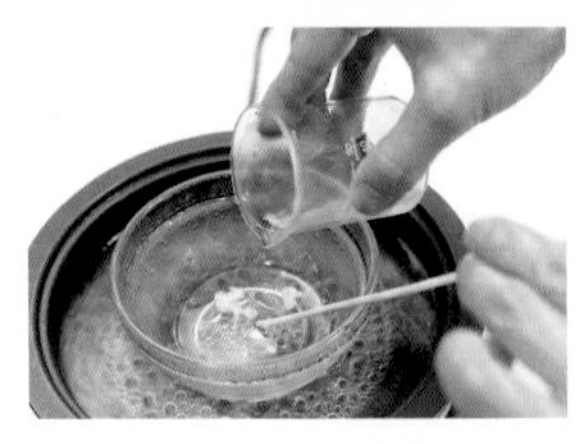

混合蜜蠟與荷荷芭油

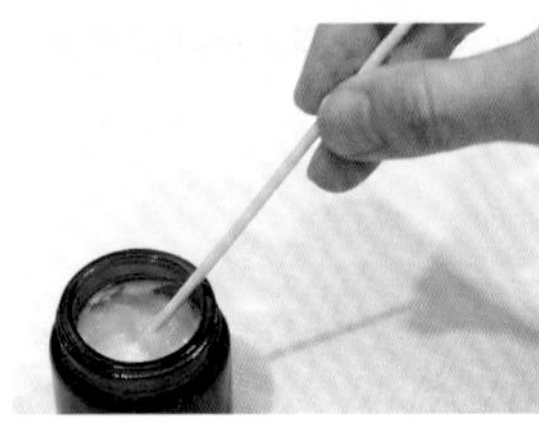

將精油與裝入容器的蜜蠟乳霜調和均勻

【注意事項】隔水加熱較費時，也有不隔水直接放上調理盆融化蜜蠟的作法，但蜜蠟會一瞬間融化，因此動作要迅速。若將調理盆直接放在爐火上會有發生火災的危險，請勿嘗試。

【保存期限】常溫6個月

【推薦精油】改善乾燥 羅馬洋甘菊、花梨木、玫瑰草、真正薰衣草、乳香等　驅蟲 天竺葵、檸檬香茅、雪松、胡椒薄荷等　止癢 茶樹、真正薰衣草、德國洋甘菊等

04 礦泥面膜

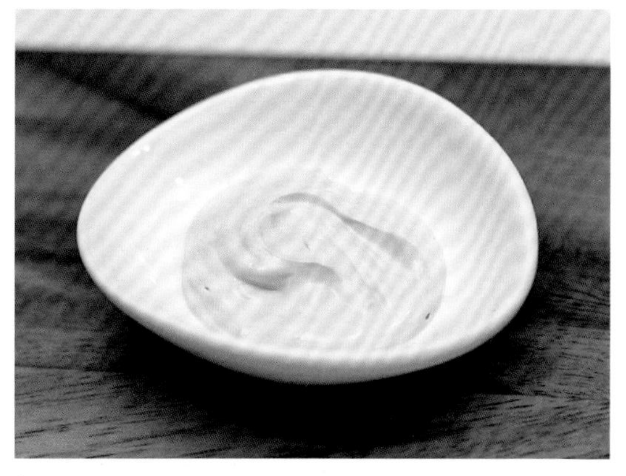

礦泥是指富含礦物質的黏土。使用礦泥面膜可去除毛孔髒汙，逐漸邁向有透明感的潤澤肌膚。礦泥也有許多種類，如高嶺土、蒙脫土、摩洛哥火岩泥、綠礦泥、粉紅礦泥、黃礦泥等，配合自己的肌膚的類型選擇即可。

【何時使用？】
毛孔出現髒汙或黑頭粉刺、氣色差容易暗沉的肌膚、不易上妝等情況時。除臉部以外，也推薦做為去除頭皮毛孔髒汙的敷膜使用。

【準備用品】
喜好的精油1～2滴、喜好的礦泥粉30g、乳霜容器、蜂蜜1/2小匙、純露(或純水)少許、電子秤、攪拌棒、量匙、標籤貼紙

作法

1 將礦泥粉放入容器，分次少量倒入純露(或是純水)，用攪拌棒充分攪拌成泥狀(約耳垂的軟度)。

2 加入蜂蜜，再滴入1、2滴精油混合。

3 將容器輕敲桌面，排出礦泥中的空氣。在蓋子貼上標籤貼紙。
※將礦泥塗在紗布上，於患部敷上礦泥，即為礦泥濕敷。

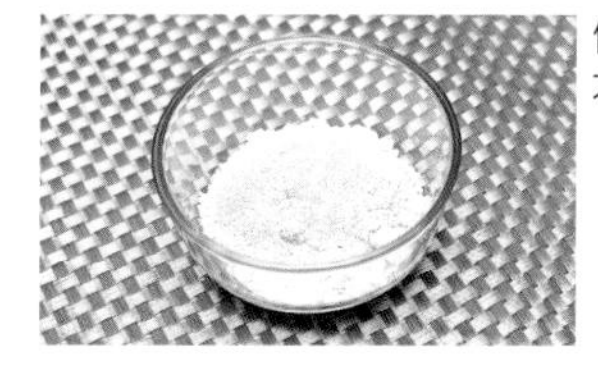

依礦泥種類會有不同的使用感

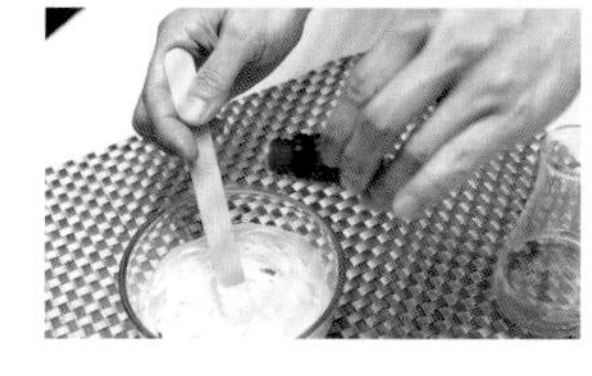

加入極少量精油

【注意事項】
- 敏感性肌膚者，建議只使用1滴精油。
- 需避開眼睛周圍。

【礦泥面膜的用法】 建議以每週1次的頻率，在沐浴的同時使用面膜。若是在浴室以外的地方，可能會去除過多皮脂，造成皮膚刺激。
① 在裸肌的狀態塗上純露，再將礦泥面膜塗抹在臉部和頸部。
② 維持10分鐘左右後，以溫水洗淨。
③ 吸收力會變得很好，因此可塗抹比平時更多的基礎保養品，進一步提升潤澤度。

【保存期限】 冰箱冷藏保存2週

【推薦礦泥】 依礦泥種類會有不同的使用感，建議先少量購買，找到適合肌膚的種類為佳。
敏感性肌膚 高嶺土、摩洛哥火岩泥、白色礦泥、粉紅色礦泥
油性肌膚 蒙脫土、紅色礦泥、綠色礦泥、藍色礦泥

05 香草皂

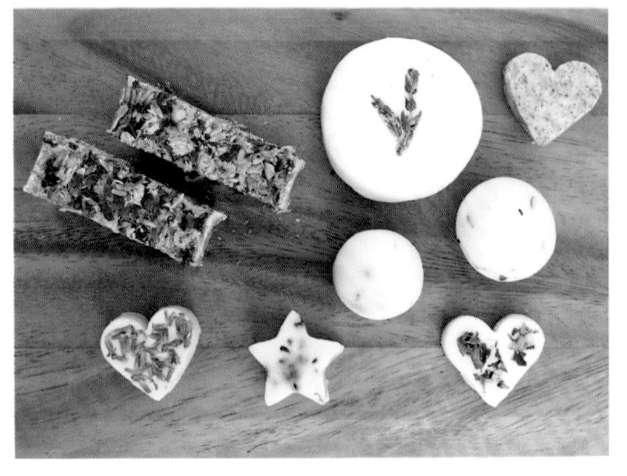

在市售的無添加皂中揉入精油、乾燥香草製作而成。依使用的精油和香草能帶給肌膚的各種效果，如迷迭香可緊緻肌膚、德國洋甘菊可鎮靜發炎，薰衣草則能發揮防臭功效。依肌膚類型或喜好香味，選擇3～4種精油調配，就能夠做出專屬的原創香草皂。

【何時使用？】
由於是無添加，因此可用於臉部、身體或是洗手等各方面。

【準備用品】
喜好的精油15滴、皂粉100g、乾燥薰衣草3g(花草茶用2g、揉合用1g，也可用自己喜歡的香草)、塑膠袋、燒杯、電子秤、量杯
※乾燥香草可使用研磨器磨碎。

作法

1. 泡一壺濃郁的花草茶。塑膠袋中放入100g皂粉。

2. 將20ml ❶所浸泡的花草茶分次少量加入塑膠袋中，充分揉捏直到肥皂成形為止。混好後加入精油和乾燥香草，再次充分搓揉。若要加入礦泥或竹碳粉，可在此時一同混合。

3. 揉成喜歡的形狀，乾燥2週即完成。也可用無添加的固態皂，以磨泥器磨碎製作，但香草茶的用量必須邊調整邊加入。

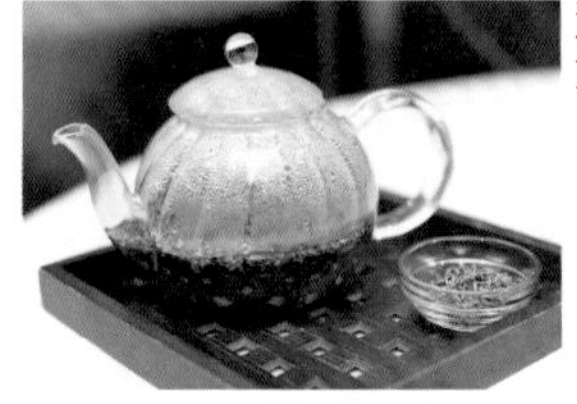

泡一壺濃郁的花草茶

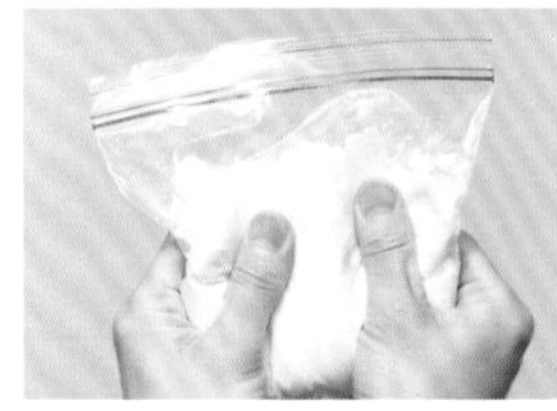

加入塑膠袋中揉捏混合

【注意事項】由於精油會氧化，製作完成後必須盡快用完，避免使用過舊的香草皂。早上要使用的手工皂不可加入柑橘類精油。 【保存期限】 3個月

【推薦精油】 過敏、敏感性肌膚 花梨木、德國洋甘菊、羅馬洋甘菊、薰衣草、乳香、天竺葵、橙花、茉莉、玫瑰草、鈐樟等 油性肌膚 絲柏、雪松、杜松、天竺葵、廣藿香、胡椒薄荷、迷迭香、日本扁柏、月桃等 放鬆類型 薰衣草、花梨木、甜橙、雪松、日本扁柏、檀香、鈐樟、乳香、橙花、茉莉、玫瑰、羅馬洋甘菊等 清爽類型 迷迭香、杜松、檸檬、胡椒薄荷、尤加利、月桃、檸檬香茅、絲柏等

06 浴鹽

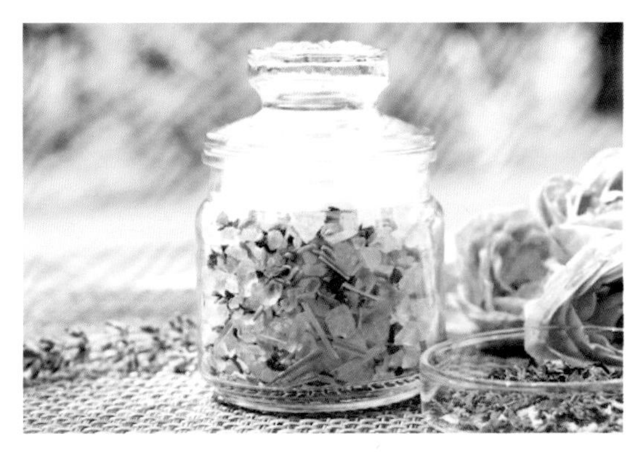

在粗鹽中調配精油製成的入浴劑。粗鹽具有提高體溫與發汗作用，特別推薦給寒性體質的人。受到芬芳香氣包圍，悠閒的沐浴時光可消除1天的疲勞，度過優雅片刻。

【何時使用？】
身體覺得寒冷、想要消除疲勞放鬆時。

【準備用品】
喜好的精油15滴（1.5%濃度）、市售粗鹽50g、容器（100ml）、標籤貼紙、竹籤、喜愛的乾燥香草

【注意事項】 若有加入乾燥香草，先裝入香氛包再放入浴缸即可。

【保存期限】 6個月

作法

1 在容器裝入粗鹽。

2 在❶中加入精油和香草，以竹籤充分攪拌。

07 凝膠

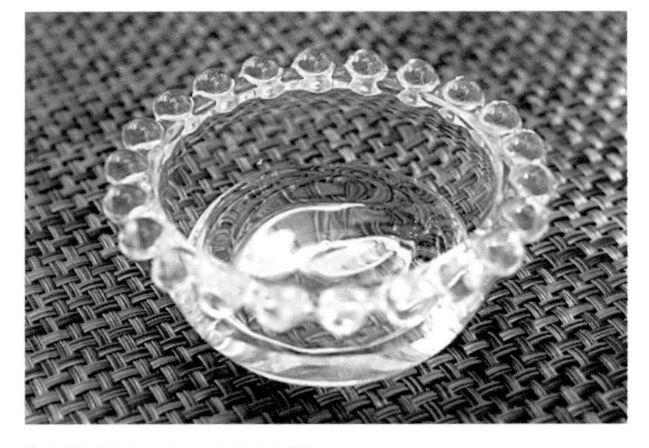

只需在市售的蘆薈凝膠中加入精油即可，製作方式相當簡單。冰涼的使用感相當舒適，能夠轉換心情。

【何時使用？】
想鎮靜日曬後的灼熱感、雙腳疲憊覺得沉重時，以及有發炎現象需要冷卻的情況。

【準備用品】（常備用）
喜好的精油10滴（約1.5%濃度）、市售蘆薈凝膠30g、電子秤、竹籤、荷荷芭油（想稍微滋潤肌膚時）、30g容器

【注意事項】 凝膠和精油必須充分混合。

【保存期限】 以密封狀態放入冰箱冷藏約2個月

作法

1 容器裝入欲使用份量之蘆薈凝膠。

2 將精油滴入❶，以竹籤充分拌勻。

08 洗髮精&沐浴乳

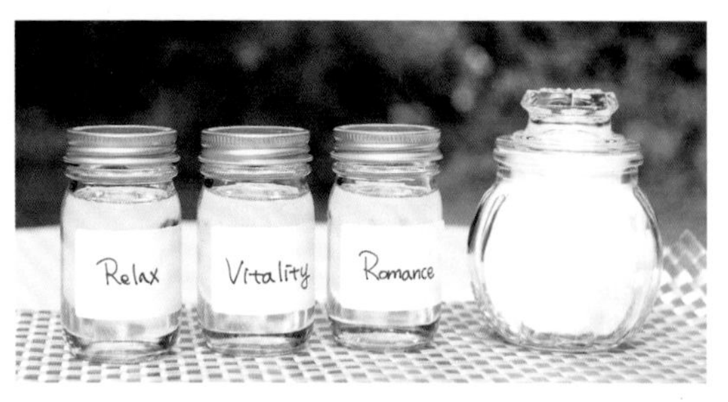

在市售的無添加基材(洗髮精或沐浴乳)中調和精油，製成個人原創洗髮精或沐浴乳。

【何時使用？】
想依頭髮或肌膚狀態選擇洗髮精或沐浴乳、想要維持頭髮或肌膚健康時。

【準備用品】
喜好的精油約15滴(約1.5%濃度)、市售的無添加洗髮精及沐浴乳各30ml、瓶子(30ml)、標籤貼紙

【注意事項】早上使用不含柑橘類精油的成品。
【保存期限】 6個月
【推薦精油】 放鬆 真正薰衣草、花梨木、乳香等 活力 杜松、羅文莎葉、胡椒薄荷等 浪漫 天竺葵、葡萄柚、檀香等

作法

1 在瓶子中裝入無添加洗髮精或沐浴乳。

2 將精油滴入❶，搖晃瓶子使之充分混合。

3 貼上標籤貼紙。

09 濕敷

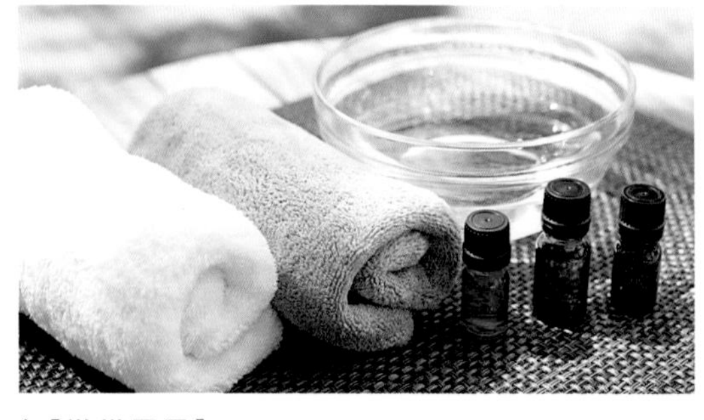

將毛巾浸泡在含有精油的熱水(或冷水)，做為濕敷巾使用。

【何時使用？】
扭傷或灼熱發炎等狀況使用「冷敷」；血液循環不良導致黑眼圈、肩頸僵硬、胃部疲勞等狀況則使用「熱敷」。

【準備用品】
精油2～3滴、毛巾、熱水(或是冷水)、臉盆

【注意事項】若敷的毛巾溫度改變(升溫或降溫)，就要更換。 【重點建議！】眼睛下方黑眼圈若交互重複進行熱敷和冷敷的話，更能夠提升效果。同時也在頸部進行熱敷的話，可讓血液順暢往臉部流動，進一步提升作用。胃部疲勞時，則可熱敷心窩處。

作法

1 在臉盆裝入熱水(或冷水)，滴入2～3滴精油混合。

2 將毛巾摺疊成長方形，手持毛巾兩頭，將毛巾浸入❶的臉盆後扭乾。

3 將毛巾置於患部上。

10 吸入法

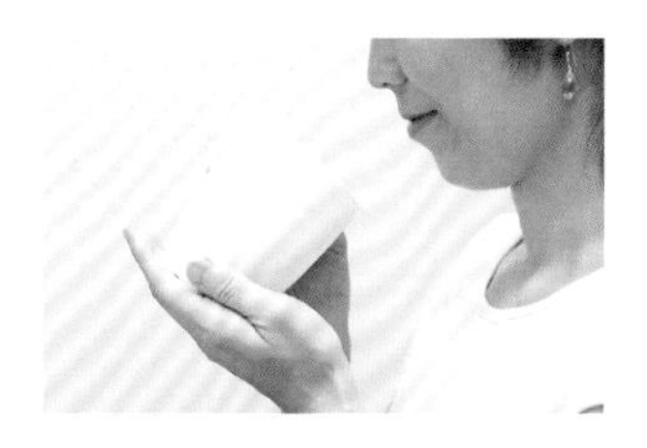

在馬克杯(或是臉盆)中裝熱水，滴入1～2滴精油，以口鼻吸入隨著蒸氣上升的精油成分。

【注意事項】 有益於呼吸器官的精油中香味較強的種類居多，因此加入精油時建議先從1滴試聞，再慢慢增加。

11 漱口

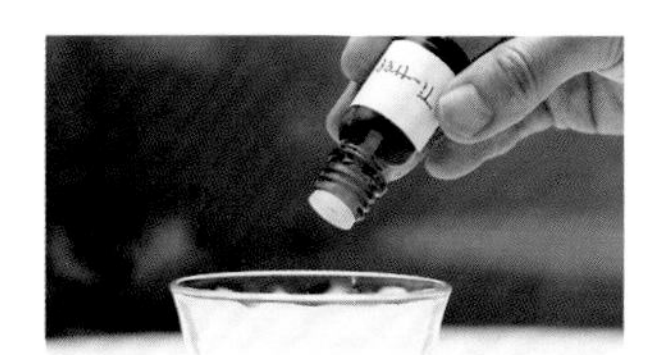

在一杯水中，滴入1～2滴精油漱口。

【何時使用？】
在辦公室、外出地點、旅行地點，想簡單預防感冒或流感等，做健康管理時。在家也可每天進行。

12 口罩

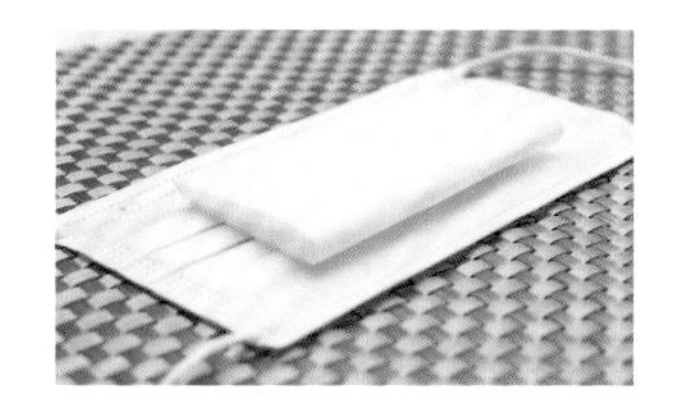

將面紙摺疊成小張，滴上1滴精油置入口罩內側，配戴口罩時需避免精油直接接觸肌膚。

【注意事項】
選擇可直接使用原液的茶樹等精油。但需注意沾附在面紙上的精油不要接觸到皮膚。

13 香氛

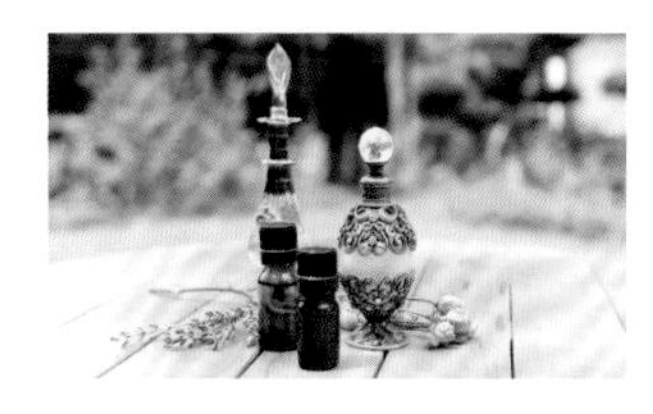

關於香氛製作，請參照P75。

14 超音波式擴香器

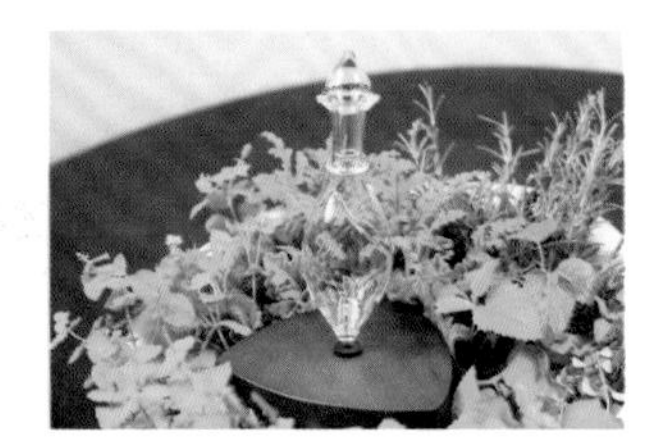

利用超音波震盪擴散精油，分為使用水的類型（水氧機），以及無需使用水的類型（擴香儀），兩者都是能將精油傳送至體內肺泡的優秀製品。

【何時使用？】
要讓室內芳香，或是花粉症、感冒、流感季節時。

15 室內、清潔用噴霧

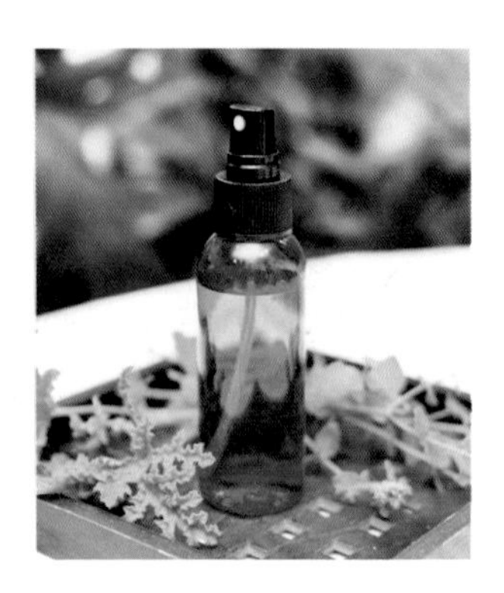

在酒精水中加入精油，輕輕一噴就可輕鬆淨化室內空氣或轉換氣氛。

【準備用品】
精油25滴、酒精水30ml（無水酒精10ml＋純水20ml）、噴霧容器、標籤貼紙　※濃度約4%

【何時使用？】
房間 想要淨化房間或空氣時，適用於感冒或流感流行季節。想轉換室內氣氛時。
清潔用 想預防大腸桿菌O157等感染病症，或是想要將廚房、浴室、廁所殺菌消毒時。也可用來擦拭打掃。

作法

1 將酒精水裝入噴霧容器中。

2 依目的選擇3～4種精油，滴入容器中。

3 蓋上蓋子搖晃容器，貼上標籤貼紙。

【注意事項】
- 由於並非直接塗抹於肌膚上，因此調製成較高的4%濃度。注意勿沾附到肌膚上。
- 使用前務必充分搖晃均勻。
- 無需考慮BF，僅依照精油香氣、作用來決定滴數也沒問題。

【重點建議！】
■ 房間用
- 想預防感冒或流感時：茶樹10滴+尤加利（藍膠、澳洲）5滴＋真正薰衣草6滴＋檸檬4滴

■ 清潔用（胡椒薄荷0.04%的濃度即可消滅O157）
- 胡椒薄荷5滴＋檸檬5滴

【保存期限】 雖然不會腐敗，但香味會產生變化，故為3個月以內

Chapter

6

在家進行專家級護理！「可在家施行的精油按摩」

芳香療法最大的魅力便是香氣和撫觸的相乘效果。接下來為各位介紹自我護理，以及為重要的人進行按摩的訣竅，不但可在家中施行，而且簡單、輕鬆、有效、可長期持續、能讓人實際體會到身心變化。

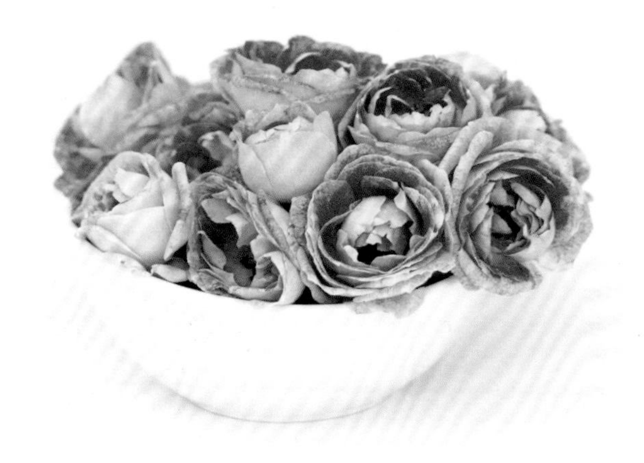

01 精油按摩的效果

精油按摩最大的魅力，就是可在香氣的包圍中，感受舒服的手溫與舒適感。手部皮膚的厚度和1張面紙同爲0.05mm，可敏銳地察覺身體不適之處。透過肉眼無法看到的交流與心靈接觸能夠幫助加深情誼，也是精油按摩的美妙之處，本章就來介紹其機制與實際作法。

撫觸所帶來的驚人力量

精油按摩結合了「嗅覺」和「觸覺」，關於香氣所帶來的效果(嗅覺)請參照第18頁，接下來針對另一個重要因素，「觸覺」的「撫觸」進行解說。

撫觸也是療法的一種，希臘醫學之父希波克拉底(西元前460～377)曾說過「將手置於患部，宛如手具有神奇的力量，能引出疼痛或不必要之物並去除」。此外，他也曾主張「醫師除了醫療學術理論，還必須學習按摩」，相當重視撫觸的效果。經過2千年以上的歲月，伴隨著科學進步，這種「撫觸療法」所帶來的各種效果也逐漸明朗。

撫觸的機制

溫暖的手以和緩的節奏於背部或足部進行精油按摩，可放鬆疲憊僵硬的肌肉，也有不少人因緊繃的神經被緩和後倍感舒暢，不知不覺中就睡著了。這樣的舒適感，一部分是由精油所帶來的香氣作用，再加上肌膚所感受到的「滑順感」或「柔軟度」等物理性觸感。精油按摩藉由植物油增加滑順度，讓肌膚所感受到的舒適感加倍。

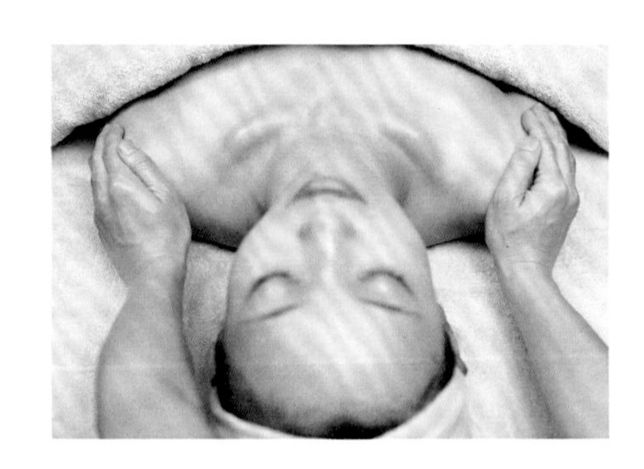

・刺激C神經纖維，提升舒適感

肌膚中有一種以一定速度撫摸時，便會感覺舒適的神經纖維「C神經纖維」。以1秒5cm的速度撫摸，C神經纖維最容易產生反應。進行精油按摩的緩慢速度會傳送到C神經纖維，再慢慢地向大腦傳達舒適感。而且不僅會傳遞到掌管呼吸或血壓等維持生命所需的腦幹、控制情緒的杏仁核、主司自律神經和荷爾蒙平衡的下視丘，目前已知亦會傳遞到與感情和自我意識有著密切關聯的部分大腦皮質，以及統合決策和感覺等作用的部分前額葉皮質。C神經纖維僅存在於肌膚有體毛的部分，在臉部和手肘以下特別密集。因此，據說在進行臉部或手腕按摩時尤其倍感舒適。

・提升自然治癒力

像這樣藉由刺激大腦，可以讓體內恆定性(將體溫或免疫力等維持一定狀態的特性)或適應負荷(產生身體變化以適應壓力的機制)保持於固定水平。他人撫觸所產生的舒適感與刺激傳送至大腦，能夠調整自律神經和荷爾蒙平衡，提高自然療癒力的效果已受眾人認同。

而且藉由撫觸，能夠使自我身體感覺覺醒。也就是想像自己身體各部分的所在，以身體的感覺為基礎，能夠進一步讓自我感覺覺醒。同時也能重新感受並活化自我存在感和價值。

・皮膚是能夠被看見的腦

我們已瞭解，對於皮膚撫觸的刺激會傳遞至大腦。大腦不僅控制臟器，同時也掌管感情、記憶或理性等方面，因此皮膚接收的刺激，對我們而言也具有相當重要的功能。

人類誕生的過程中，受精卵重複進行細胞分裂，形成身體器官基礎的胚層。胚層又分成外胚層、內胚層、中胚層，從深入外胚層內側的部分發育出神經管，形成大腦和神經脊，露出於表面的部分就變成皮膚。大腦和皮膚同樣是由外胚層發育而來，大腦是來自於部分的皮膚，皮膚的感覺可說是和腦的成長息息相關。藉由刺激皮膚，可刺激控制臟器狀態的腦部下視丘，促進各種荷爾蒙的分泌，進而控制全身。皮膚和腦部確實關係密切，因此皮膚可說是看得見的腦。

撫觸與催產素

撫觸肌膚的刺激會傳遞至下視丘。雖然下視丘分泌著多種荷爾蒙，但已知「催產素」是藉由刺激皮膚所分泌。催產素有「愛情荷爾蒙」、「擁抱荷爾蒙」、「幸福荷爾蒙」等各種別名，其作用會為我們身心帶來非常正面的影響。催產素尚有許多未解之謎，是接下來人們即將揭開全貌的化學物質。

催產素的作用

❶ 做為體內荷爾蒙的功用⇒具有在分娩時促使子宮收縮，以及促使乳腺肌肉纖維收縮以分泌乳汁的作用。在婦產科醫院亦做為陣痛促進劑使用。

❷ 做為腦內神經傳導物質的功用⇒與信賴或愛情、母子信賴關係、團體認知等社交行為有密切關聯。

❷的作用於近年備受矚目，被認為與撫觸有密不可分的關係。

以撫觸增加催產素分泌

目前已知可藉由撫觸肌膚，增加催產素分泌。

實驗內容 **將61名少女分成3組，讓她們在眾多觀眾面前進行演講比賽，以施加壓力。實驗會測試催產素和皮質醇（壓力荷爾蒙）的分泌量。**

A組 **在演講前接受母親擁抱等身體接觸的鼓勵**

B組 **在演講前和母親通電話，以聽覺刺激接受鼓勵**

C組 **沒有來自母親的鼓勵，進行不會帶來影響的電影欣賞**

結果這3組的皮質醇都在演講之後極速增加。A組 的催產素分泌量最高，皮質醇在30分鐘後恢復正常。B組 的催產素分泌為第2高，皮質醇數值於1個小時後恢復正常。C組 無催產素分泌，就算過了1個小時，皮質醇依然高於正常值30%。

由此可知，要使催產素分泌，最重要的是與關係親密者的接觸。

◆皮質醇(壓力荷爾蒙)和催產素的分泌圖表

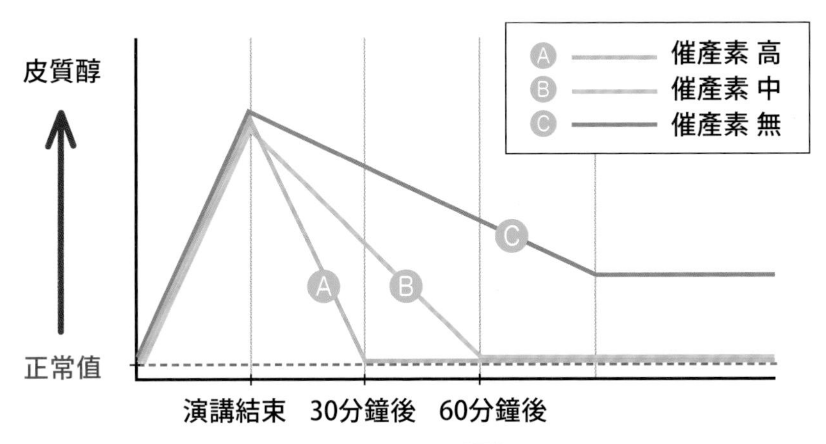

參考 aromatopia118號(FRAGRANCE JOURNAL社)

減輕壓力!催產素的效果

催產素可減少壓力荷爾蒙的皮質醇,據說對以下症狀有效:

- **降血壓**
- **緩和不安**
- **改善失眠**
- **改善失智症**
- **提升親密度**

接下來介紹能讓人瞭解催產素能減輕壓力的實驗。

實驗內容 **連續5天替憂鬱症住院的52名兒童,每天進行30分鐘按摩**

結果顯示,由於憂鬱症孩童們的壓力荷爾蒙皮質醇較高,和同期間觀看輕鬆影片的孩童相比,較無憂鬱或不安的情緒,皮質醇的程度也較低,睡眠時間亦增長。

實驗內容 **讓友人兩兩成對,僅觸摸對方的背部或手部。**

結果顯示,較無憂鬱或不安情緒,心跳數與血壓值降低,呼吸也很穩定。

此實驗是在穿著服裝的狀態下直接進行的撫觸，但芳香療法中會使用油脂，有精油舒適的「嗅覺」刺激和油脂滑順的「觸覺」，因此更能期待催產素分泌的效果。而且由此可確定，主動撫觸的一方也能夠分泌催產素。

提高催產素！可簡單進行的按摩

催產素會在持續撫觸約5分鐘後開始分泌。目前已知，雖然持續撫觸超過5分鐘以上分泌量也不會更高，但停止撫觸後，就算過了10分鐘左右依然會持續產生。想要藉由分泌催產素來減少皮脂醇的話，每天多次進行一次5分鐘左右的撫觸是很重要的。

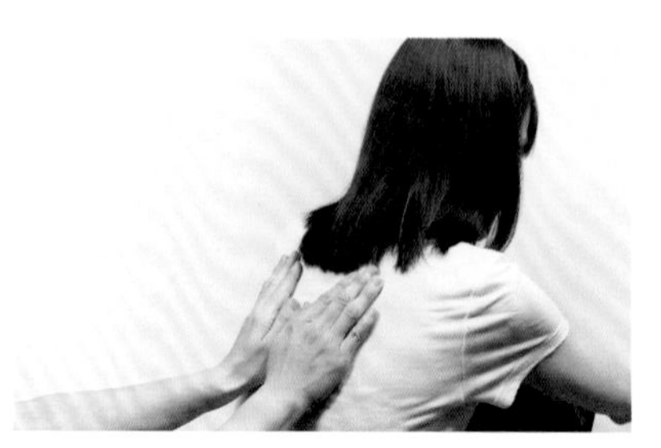

如同撫摸皮膚般，以溫柔、緩慢的節奏運行手部是重點所在。

以「撫觸」和「香氣」控制疼痛閘門

各位是否有過，被他人邊說「痛痛飛走囉～」邊撫摸疼痛處，疼痛就不可思議地漸漸消失的經驗呢？這是另類的撫觸作用，也可說是因為得到撫觸的舒適感和安心感所帶來的效果吧。

具有撫觸和香氣加乘效果的精油按摩，針對頭痛、神經痛、胃痛、牙痛、挫傷等各種身體疼痛，可發揮良好的功效。

首先，疼痛的原因有「挫傷等外在因素」和「病痛等內在因素」。無論何者都會將疼痛刺激傳送至大腦，我們則以大腦感受疼痛。雖然解決造成疼痛的內外在因素即可中止痛感，但這些因素往往不易解決，或是需要時間。而精油按摩的「撫觸」和「香氣」效果，能夠讓人較不會感受到疼痛。

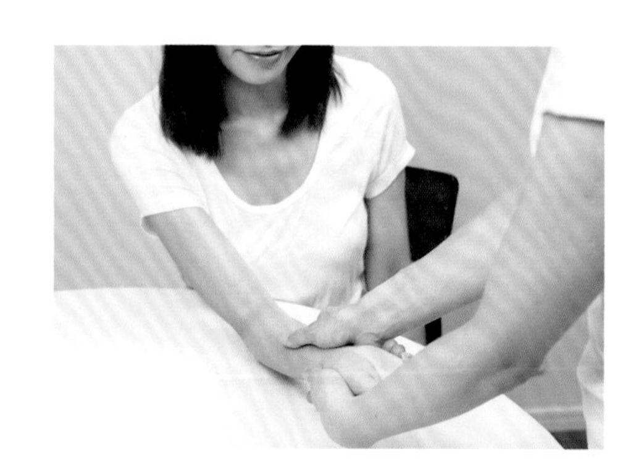

使用具止痛或鬆弛肌肉效果的精油

肌肉痠痛等疼痛，特點就在於肌肉緊繃變硬，皮膚溫度也較低。此時，使用可增加血流、舒緩緊繃肌肉且具止痛效果的精油，即可感受到疼痛的改善。

阻斷疼痛閘門

當大腦因內、外在因素感到疼痛時，刺激會經由末梢神經傳達至脊髓。在脊髓有一道閘門，當閘門開啓時，疼痛就會傳遞至大腦。這道閘門能夠開關，當副交感神經占優勢時，就會因放鬆而關閉閘門，進而減輕疼痛；相反地，一旦交感神經占優勢，呈現緊張狀態時就會開啓閘門，將加倍的疼痛刺激傳遞至大腦。

精油的舒適香氣和撫觸可使副交感神經占優勢，進而使閘門關閉，緩和疼痛。這種關閉疼痛的傳送門以阻斷疼痛的作法，即稱為「疼痛閘門控制理論」。此外，撫觸和香氣產生的舒適感，也可促進分泌抑制疼痛的腦部神經傳導物質。

依自己的喜好使用具止痛效果的精油進行按摩，更可進一步控制疼痛閘門。

◆體內疼痛的傳導方式

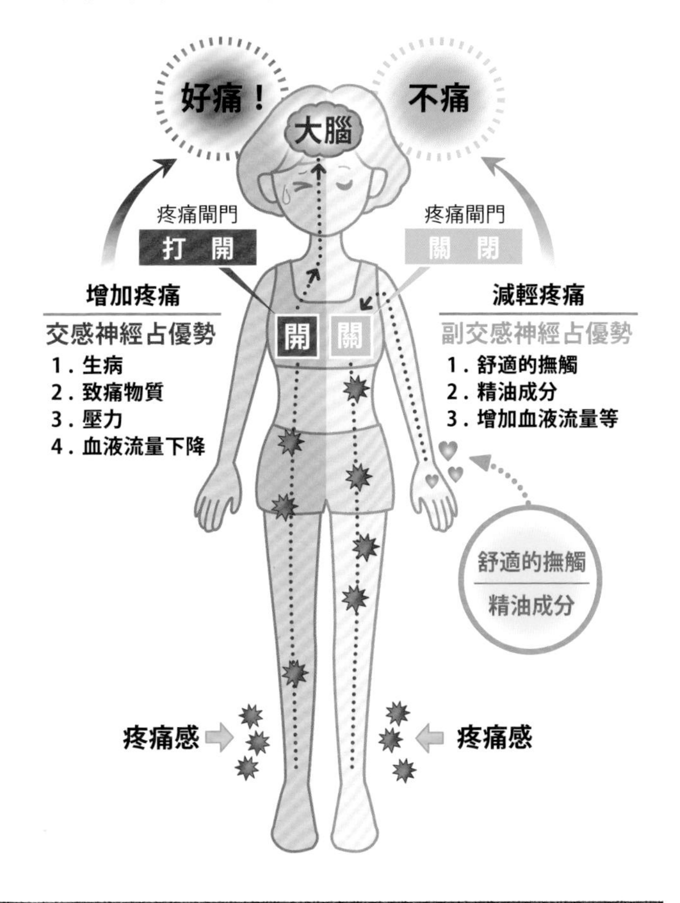

精油按摩的美妙之處

精油按摩的6個主要效果

效果	原　因
❶提高皮脂腺功能	調整皮脂分泌平衡，就能打造出充滿光澤、不易受傷的強韌肌膚。
❷易於代謝老廢物質和多餘水分	可促進體內水分流動，代謝老廢物質和多餘水分，提升免疫機能。
❸提高新陳代謝	能使每個細胞代謝老廢物質、吸收養分，因此可提高新陳代謝預防肥胖。
❹平衡神經系統	因按摩的刺激和舒適感，可緩和神經的疲勞。
❺緩解疼痛	藉由按摩讓不飽和脂肪酸滲入體內並運送至細胞膜，軟化每個細胞，減輕疼痛負擔。
❻增添精油效果	依身心狀況選擇適當精油使用，能為❶～❺的效果增添精油功效。

精油按摩是以植物油稀釋精油後塗抹進行按摩，其好處在於能感受到基底油和精油的優點，以及撫觸的刺激。

以徒手進行的精油按摩，施術者亦可從皮膚吸收精油，因此雙方皆可享受到香氣和撫觸的效果。也就是說，幫他人按摩以協助他人的健康與美容，除了獲得感謝以外，施術者本身的身心狀態也會變得更好，可說是好處多多。

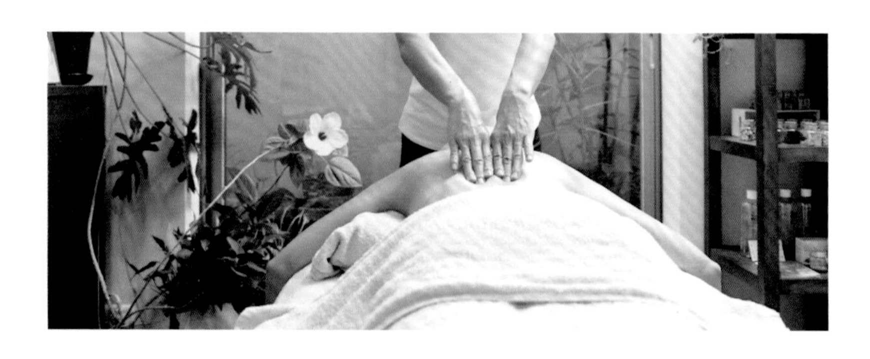

02 實踐！精油按摩

搭配當天的身心狀態進行精油按摩，可放鬆疲憊的身體、讓心情順暢，並可防止肌肉痠痛，打造不易生病的身體等，能確實感受到各種效果。不是將按摩油塗抹於肌膚就好，學會正確的按摩方式也是很重要的。

按摩的注意事項

按摩的事前準備

- 清潔並溫暖手部
- 室內維持在舒適的溫度
- 準備按摩專用的毛巾或床單
- 準備精油和基底油

按摩的禁忌

- 發生急性病症、感染、發燒、發炎時
- 正在服藥、接受治療，需獲得醫生認可再執行
- 懷孕期要非常小心，並避免按摩腹部、腿部內側與腰部
- 進食後１～２小時
- 飲酒後
- 皮膚有大範圍傷口
- 預防接種後 24 小時內

油的用量及其他注意事項的記載

因季節和每個人肌膚性質會產生狀態上的差異，油的使用量也就會不同。建議邊觀察肌膚吸收狀況，邊調整油的用量。施術時間的長短，也會因身體等狀況而不同，因此接下來的教學中不加以陳述。雖然有寫出按摩１處所實施的次數，但請依身體實際狀態進行調整。

按摩的基本手技

精油按摩是在舒適香氣包圍之中，以緩慢的節奏進行適度刺激為特徵。先來看看按摩中常用的手技吧！

輕擦法／Effleurage

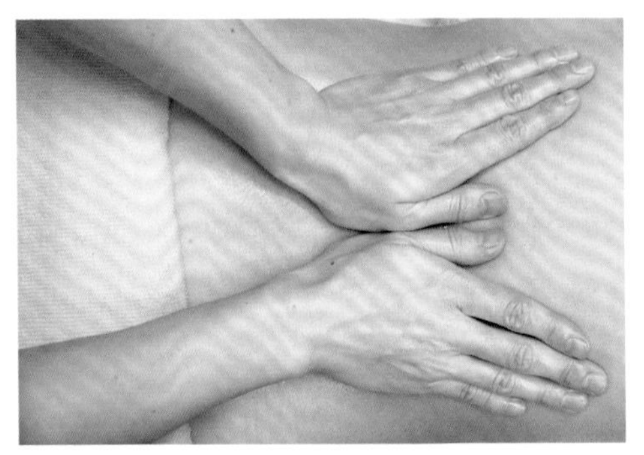

將整個手掌緊貼，輕輕加壓並且慢慢滑動。可促進皮膚吸收精油，溫熱皮膚加速體液循環。亦可提升鎮靜效果，增加舒適度。幫他人進行按摩時，在開始與結束進行輕擦法為基本原則。

強擦法／Friction

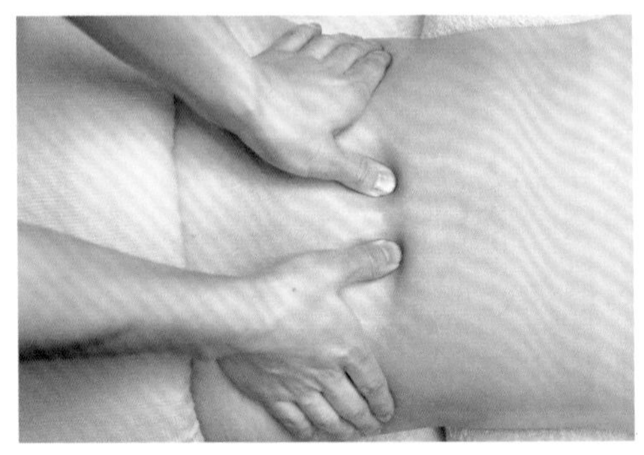

以較輕擦法略強的力道施壓，並慢慢滑動。所有指頭緊貼肌膚，能軟化僵硬組織，促進深層血液循環。

揉捏法／Petrissage

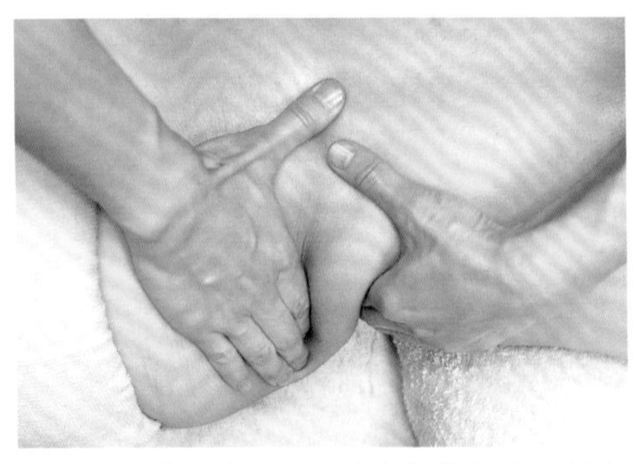

指尖或手掌緊貼肌膚，確實扣住肌肉，以左右手交互揉捏，可鬆弛僵硬肌肉。是使用於肩部、腰部、小腿肚的技巧。

壓迫法／Pressing

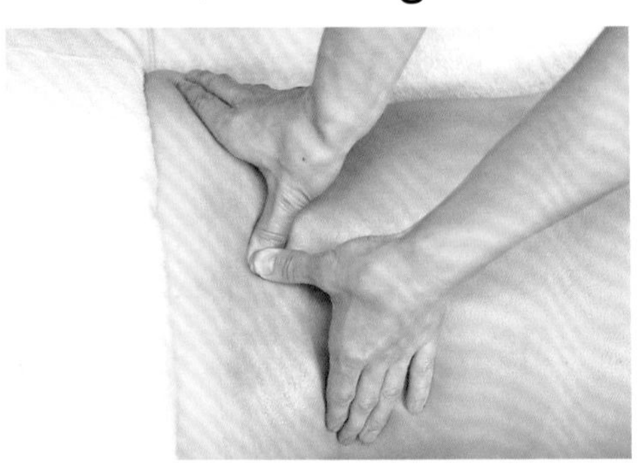

以拇指或整個手掌施壓的手法。藉由慢慢加壓，可放鬆僵硬肌肉。利用身體重量施加在整個手掌進行壓迫，再慢慢放鬆力道。當作按摩前的舒展也不錯。

促進美麗與健康的「自我保養」

「歲數增加是平等的，但老化是不平等的」是指「無論是誰年紀都會增加，但外表年齡會因個人努力而有所差異」的一句話。無論是誰，應該都會希望總是年輕又健康。為此，瞭解自己並確實進行自我管理是相當重要的。雖然去美容沙龍接受按摩也很棒，但每天一點一滴的自我保養，是保持健康、青春洋溢的最佳捷徑。邊聆聽喜愛的音樂，在舒適的環境下每天進行保養吧！

臉部、頸部、鎖骨下方的按摩

臉部肌肉會因笑容、憤怒等表情改變動作，因此被稱作「表情肌」。就如同疲憊時身體的肌肉會僵硬一般，臉部肌肉也會因經常使用而變得僵硬、需要放鬆，而未使用到的部位則會鬆弛，因此適當給予刺激是非常重要的。臉部按摩需要日積月累的努力，才能體會到令人開心的成果。請當成每天肌膚保養的一環，養成1天進行約3～5分鐘的習慣吧！

右下方的照片中，右半邊臉部的線條表示臉部肌肉，左半邊則表示按摩時手的移動方向。基本上按摩應沿著肌肉方向進行，若不按肌肉方向按摩，會使臉部產生皺紋，並因反效果使身體感到疼痛。特別是臉部肌膚較薄，應放鬆手的力道，避免過度強力拉扯肌膚，沿著肌肉方向正確施行。

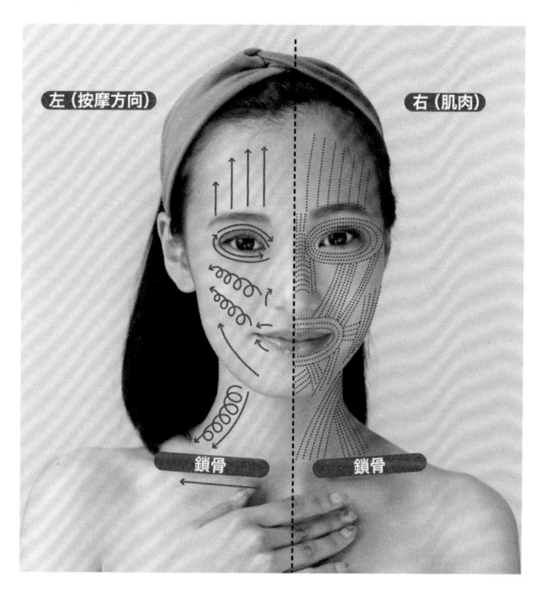

1 伸展頸部

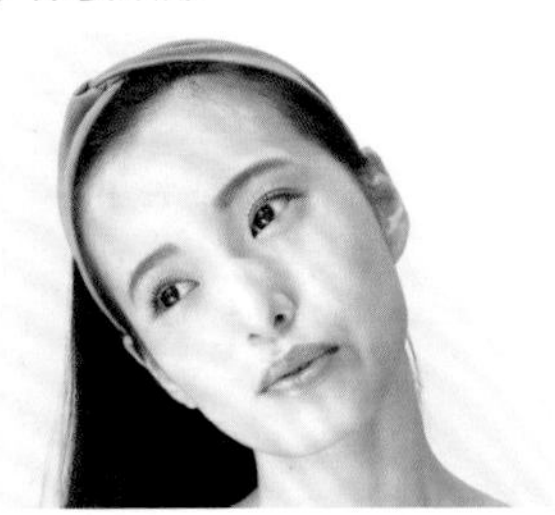

在進行臉部按摩前，先將頸部朝斜上方左右伸展。左右分別朝前、側面、後方伸展，拉伸頸部肌肉時覺得舒適的方向可仔細伸展。進行伸展時吐氣。

2 沿著下巴至耳下輕擦

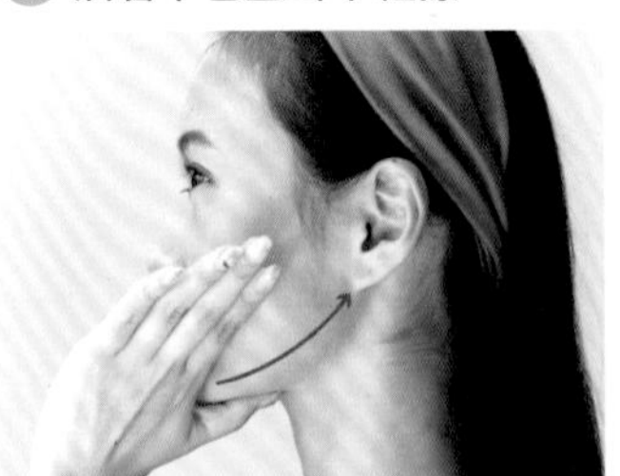

在臉上大量塗抹按摩油。將拇指放在下巴下方，沿著下巴骨內側至耳下摩擦。自下巴中央起，右手至右耳下，左手至左耳下方進行。 左右交替各6次

3 沿著唇線輕擦

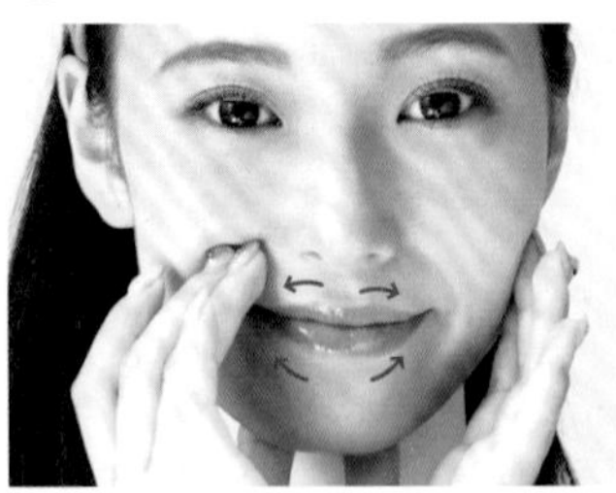

以左右拇指碰觸下巴下方，用右手中指從上唇中心往右嘴角，左手中指從上唇中心往左嘴角輕擦。再以相同方式，用右手中指從下唇中心往右嘴角，左手中指從下唇中心往左嘴角輕擦。 左右各6次

4-1 在鼻翼畫螺旋

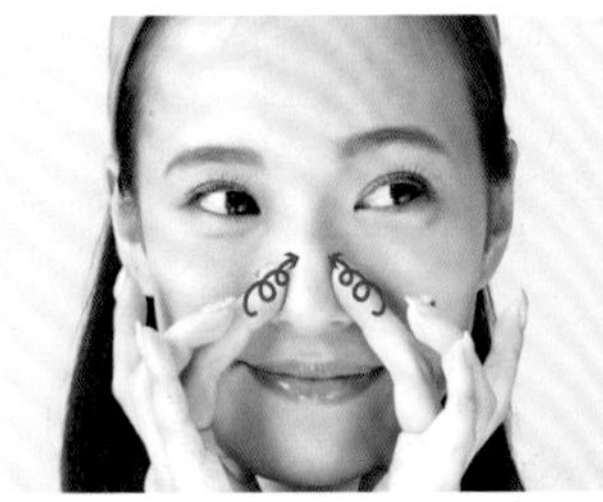

用中指從鼻翼根部朝鼻頭，以畫螺旋的方式移動。毛孔有髒汙時需仔細進行。 左右各6次

4-2 從鼻側至眉下輕擦

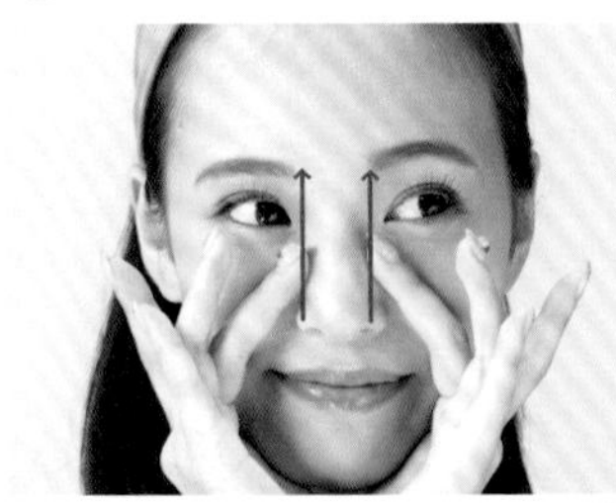

用中指從鼻翼根部通過鼻側，輕擦至眉下。左右同時進行。 6次

4-3 輕擦鼻樑

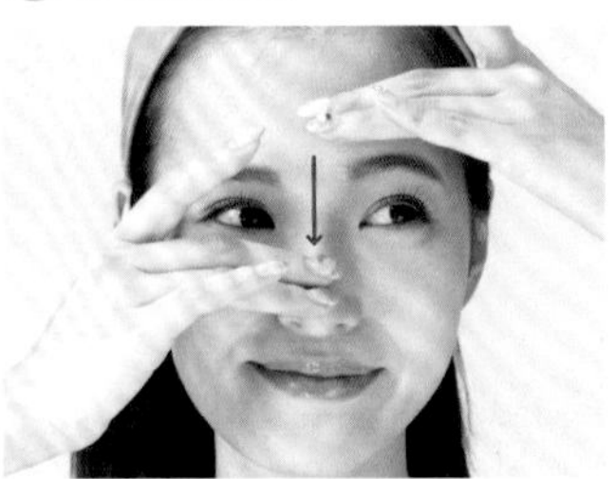

使用左右拇指以外的指頭交互摩擦鼻樑。 6次

5 輕擦臉頰

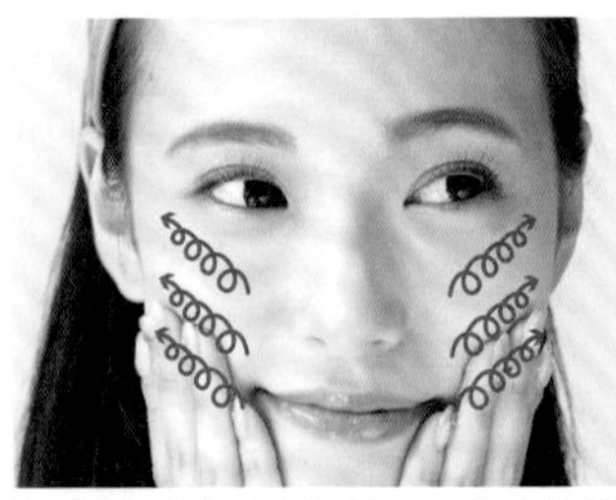

以整個手掌包覆臉頰，從嘴角至耳朵前側畫螺旋狀。臉頰面積較廣，因此分為臉頰下、中、上3條線畫螺旋。注意勿過度用力揉臉頰。 左右各6次

6 輕擦眼睛四周

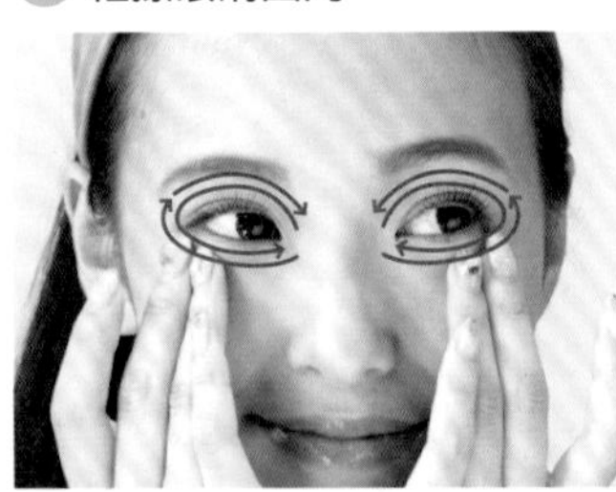

使用中指和無名指輕撫，不可推動肌膚。輕撫方向以內側和外側兩邊進行，由於是皮膚較脆弱敏感的部位，為避免形成皺紋，注意不要用力推動皮膚。 左右各6次

7 按壓眉毛上方

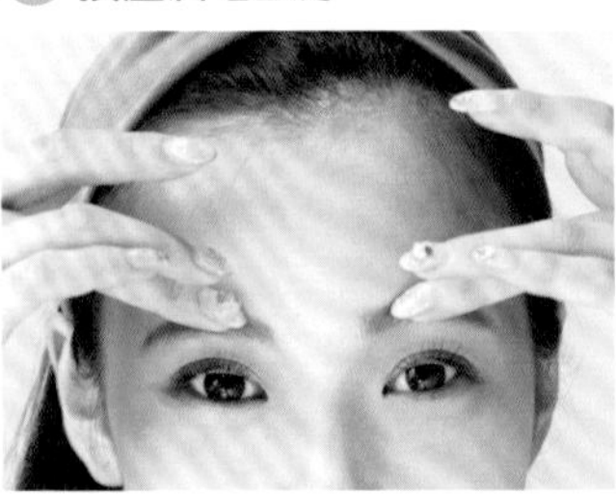

以中指於眉上，從眼頭至眼尾慢慢按壓，再緩緩挪開手指。 3次
以中指於眉上，從眼頭至眼尾慢慢摩擦，以舒服的力道加壓。 3次

8 強擦眉心

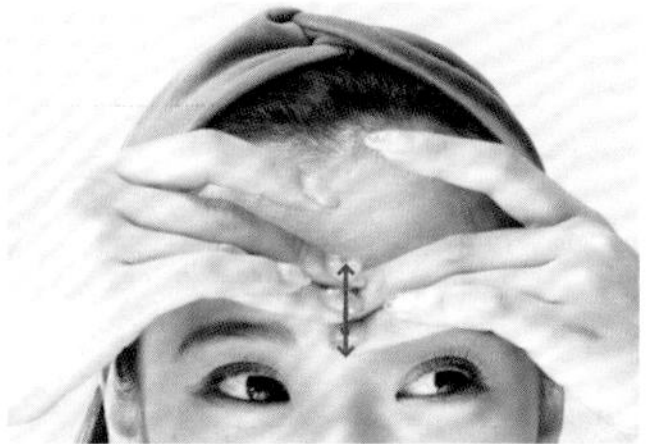

以中指上下摩擦眉心。此部位容易產生縱向紋路而僵硬，因此施力上下摩擦加以鬆弛。6次

9 縱向強擦額頭

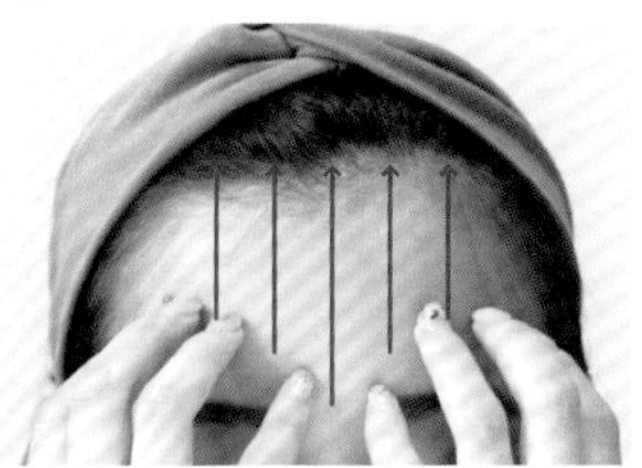

以食指、中指、無名指，從眉毛上方至髮際線為止，縱向摩擦額頭整體。額頭是平日較少運動的肌肉，因此給予刺激是相當重要的。3次

10-1 輕擦耳朵前側

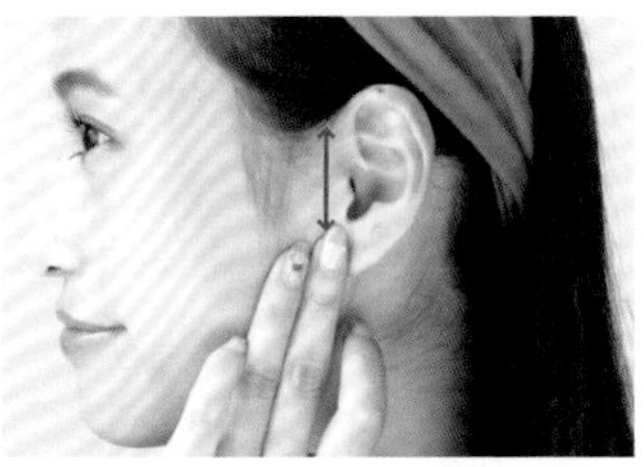

以中指於耳朵前側上下摩擦。滯留於臉部的多餘水分，會由耳朵通過頸部流向心臟，因此加強耳朵周圍的體液循環也是非常重要的。左右各3次

10-2 輕擦～強擦耳朵周圍

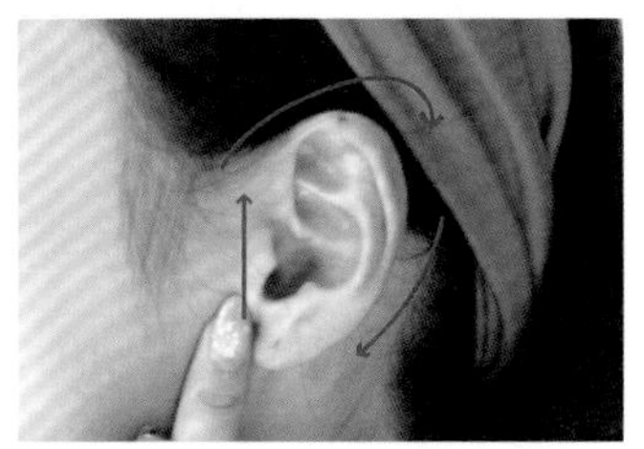

以中指用舒適的力道輕擦～強擦耳朵周圍。左右各3次

10-3 呈放射線狀拉扯耳朵

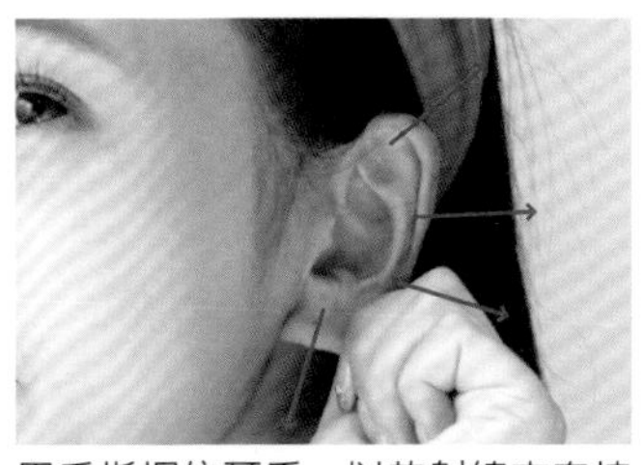

用手指捏住耳垂，以放射線方向拉扯。左右各1～2次

11 自耳下往肩部輕擦

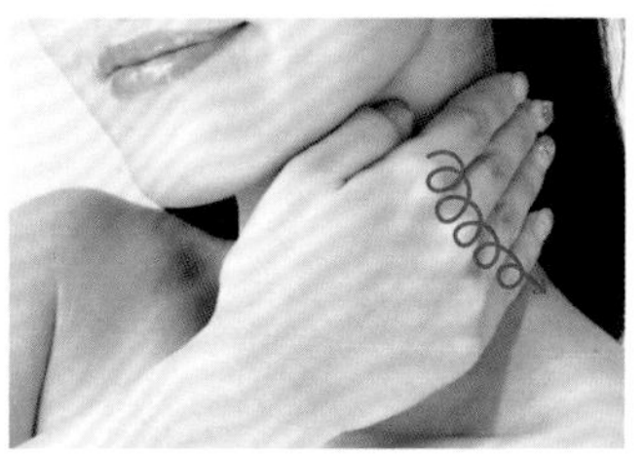

以右手自左耳下方往肩部，由上往下畫螺旋輕撫頸部。左右各6次

12 輕擦頸部

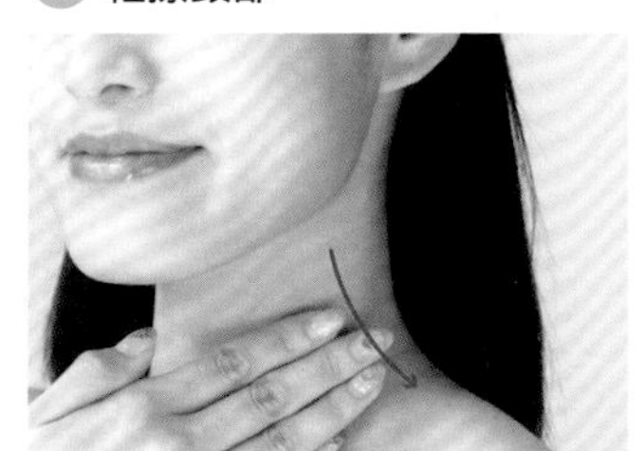

以右手手掌摩擦左耳至肩部，讓按摩油充分被吸收。左右各6次

13-1 輕擦鎖骨下方

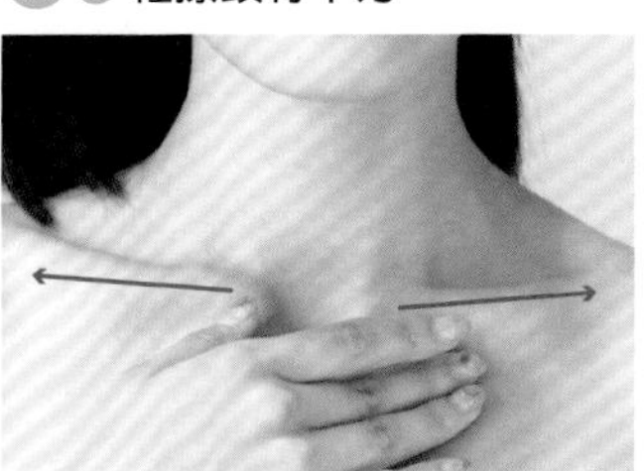

以右手中指、無名指從左鎖骨下方中央往左邊外側輕撫，左右交互進行。左右各6次

13-2 鬆弛鎖骨下方肌肉

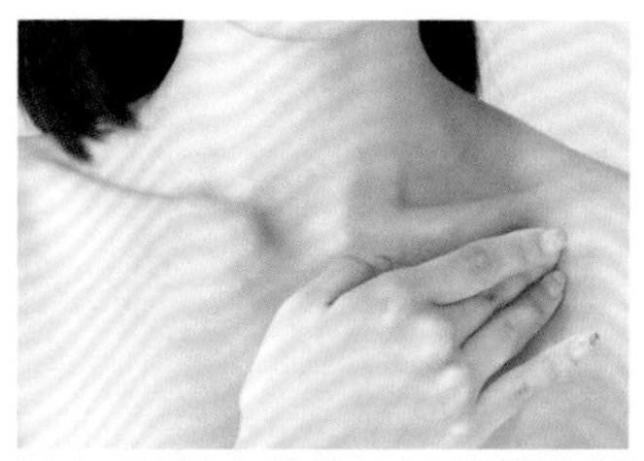

以右手鬆弛左鎖骨下方外側逐漸僵硬的肌肉，左右交互進行。鬆弛此處關係到臉部拉提，為重點所在。

14 包覆臉頰整體

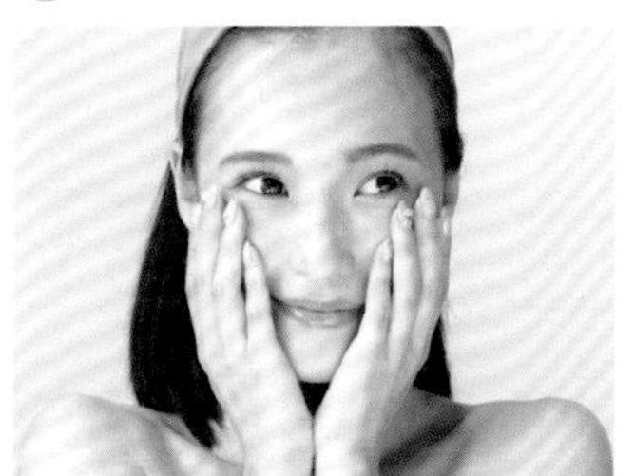

以手掌包覆整個臉頰同時深呼吸，感受到手部的溫暖後就結束。

重點建議

- **使用熱毛巾更能提升效果！**
  按摩結束後，將熱毛巾放在臉上直到毛巾冷卻，更能提高皮膚吸收按摩油的效果。接著以毛巾輕輕擦去按摩油，塗上基礎保養品吧。
- **連頸部和鎖骨下方一同進行！**
  可促進血液循環以提升保養效果。

手臂、手部按摩(手肘下方)

雖然平常不會注意到，但手臂意外地容易累積疲勞。穿著服飾依然可以輕鬆進行。

❶ 於手臂整體塗抹按摩油輕擦

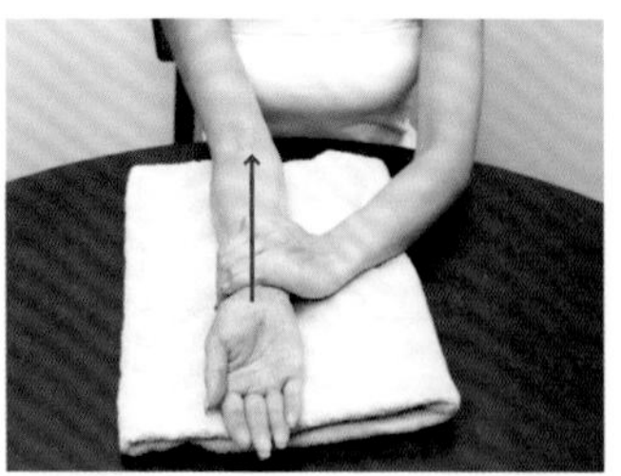

以整個左手掌從右手腕內側開始輕擦至手肘，再由手肘通過手臂外側輕擦回原點。6次

❷ 輕擦、強擦手肘內側

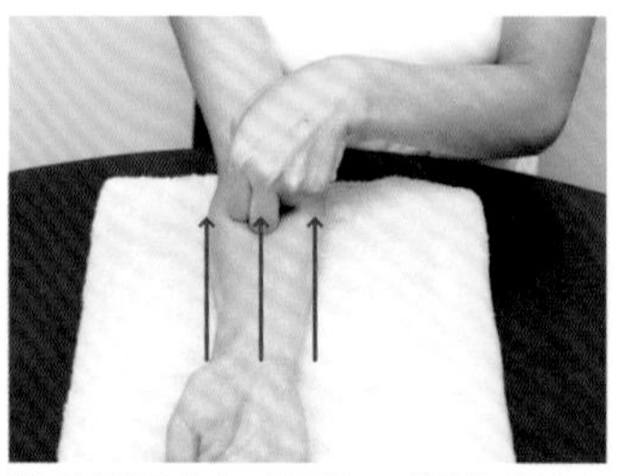

將手肘固定在桌面上，輕擦手肘內側3條線，同時慢慢加強力道。右手進行時，左手握拳，以中指的第2個關節從手腕朝手肘方向摩擦。各6次

❸ 輕擦手腕

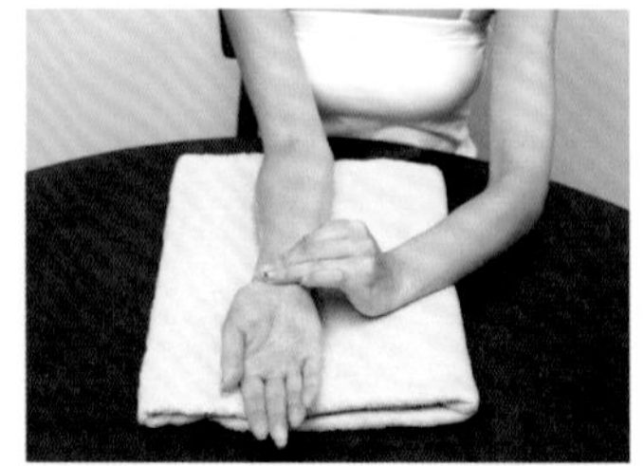

上下輕擦手腕內側和關節周圍。

❹ 輕擦手背

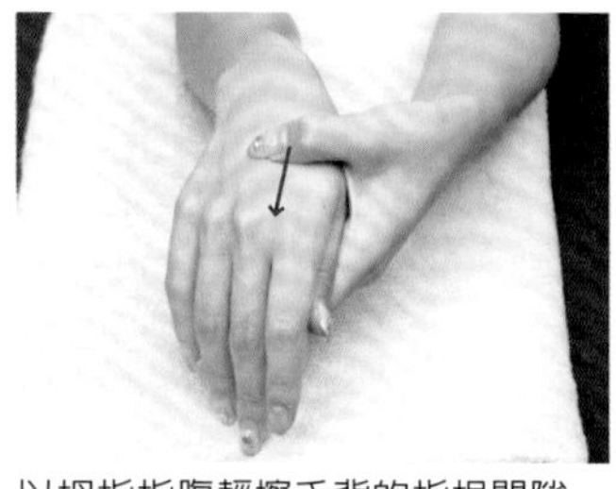

以拇指指腹輕擦手背的指根間隙。1～2次

❺ 輕擦、強擦手指

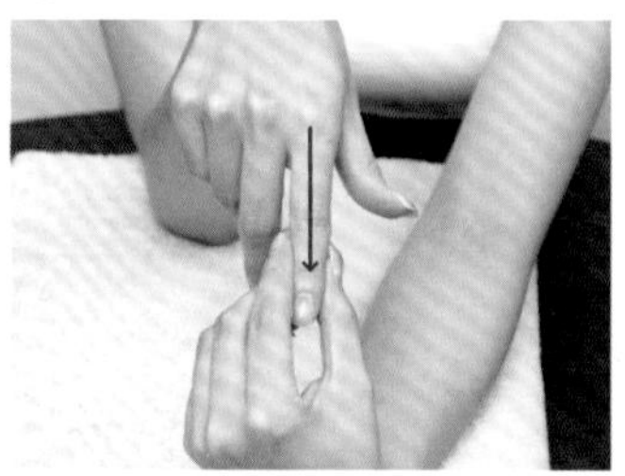

用左手的食指和拇指夾住右手的手指，上下輕擦，再像是從指尖排出穢氣般鬆開手。1次

❻ 揉捏手掌

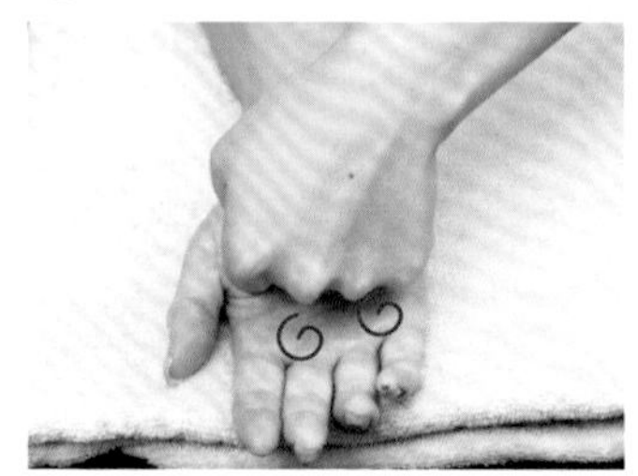

左手握拳，於右手掌上方以畫圓的方式搓揉。再進行一次步驟❶即可結束。

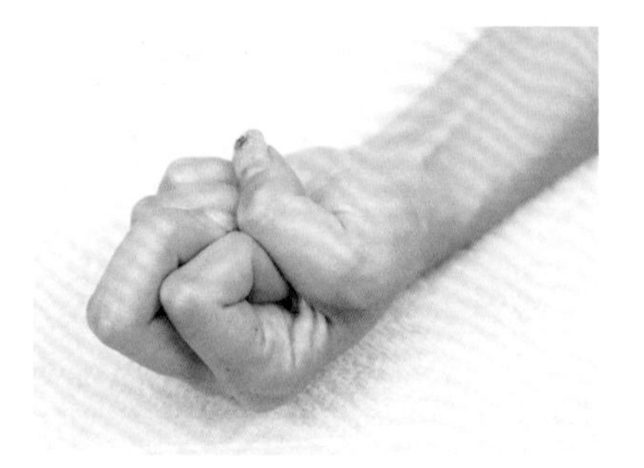

步驟❷握拳的手，較容易施力。

重點建議

- **僵硬的部分要仔細進行！**
- **另一隻手也一同施行！**
  標記的次數僅供參考。

例如當右手疲勞時，我們會以為按摩右手臂就好，但左手臂請務必也要進行。曾有過只按摩一側，造成未按摩側水分滯留產生浮腫的案例。自我保養或幫別人進行按摩時，請務必兩側都要施行，腿部也是。

腿部、腿部後側按摩

腿部是以膝蓋上方、膝蓋、膝蓋下方、腳尖的順序進行按摩。當小腿肚浮腫時，雖然讓人想從膝蓋下方開始進行按摩，但要讓滯留於小腿肚的淋巴液等體液往心臟方向回流，必須先消除膝蓋上方的僵硬和浮腫，保持淋巴液路徑通暢。遵守此順序更能體會到按摩前後的差異性。

※ ——→：適度用力　……→：不用力，貼在皮膚上

① 從膝上往大腿根部輕擦

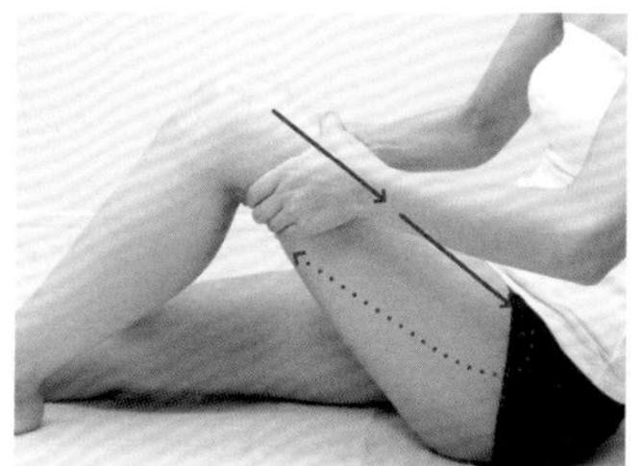

先在腿部、腿部後側大量塗抹按摩油。坐下並立起按摩側的膝蓋，用雙手抓住左（右）整個大腿，自膝上往大腿根部方向輕擦。6次

② 輕擦膝上、側面

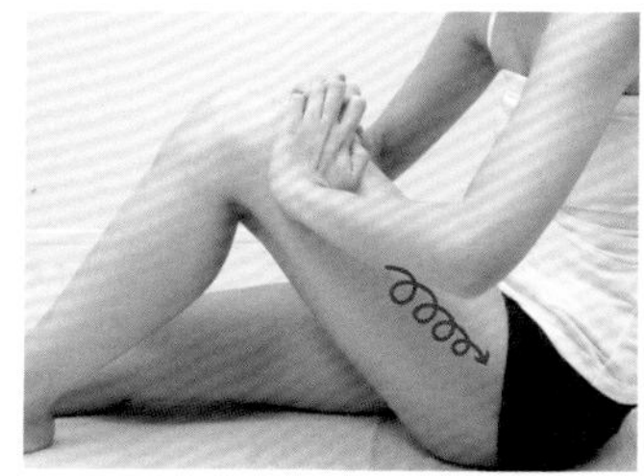

用左右手夾住大腿側面，以整個手掌壓畫螺旋，邊從膝蓋上方往大腿根部輕撫。6次

③ 輕～強擦膝上、後側

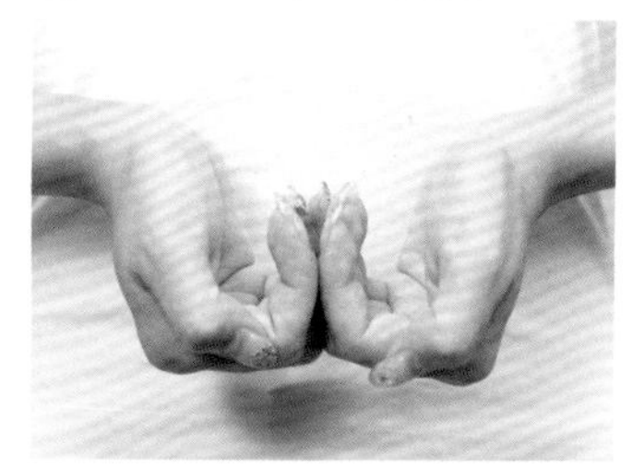

從膝蓋上方至大腿根部，摩擦大腿後側的中心部分。以照片上的手勢較容易進行。6次

④ 輕擦膝蓋後側、骨頭周圍

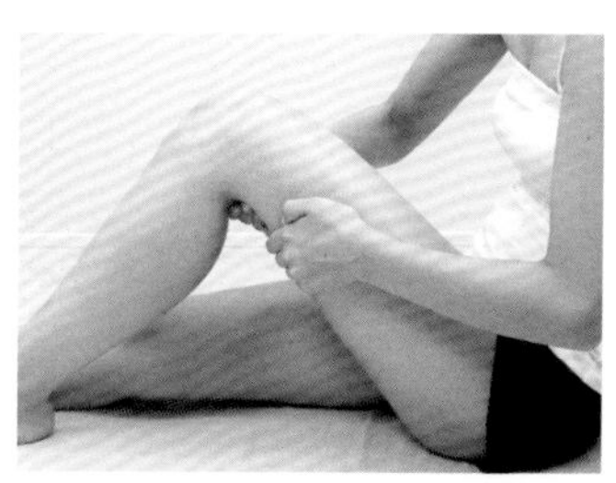

維持膝蓋立起，上下輕擦膝蓋的後側。膝蓋疼痛時，請參照P192。6次

⑤ 從腳踝至膝蓋，膝蓋至腳踝，進行輕擦

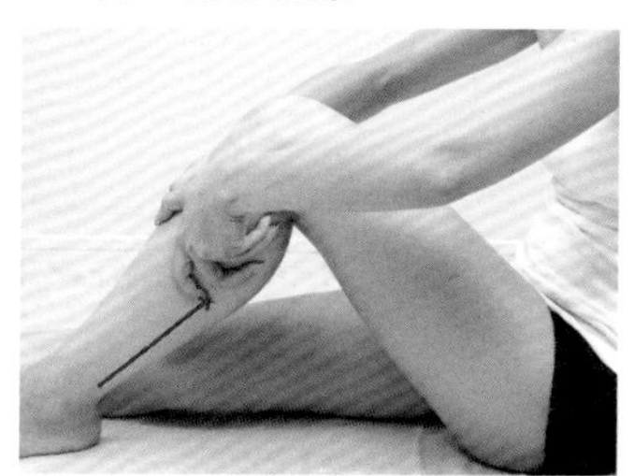

以雙手手掌貼和，從腳踝至膝蓋撫摸前側，再從膝蓋經由腿部側面回到腳踝。6次

⑥ 輕擦、強擦小腿肚後側

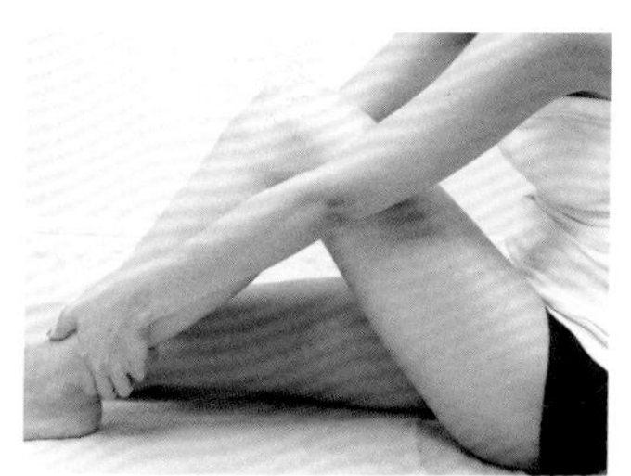

從腳踝至膝蓋輕擦小腿肚中央線，同時慢慢加壓。手勢和步驟③相同。6次

重點建議

- **大量使用按摩油，讓皮膚漸漸吸收。**
- **膝蓋疼痛時，手不要出力，於相同位置仔細進行。**
- **疼痛或感到寒冷的部位要特別細心施行。**

7 輕擦、強擦膝下外側

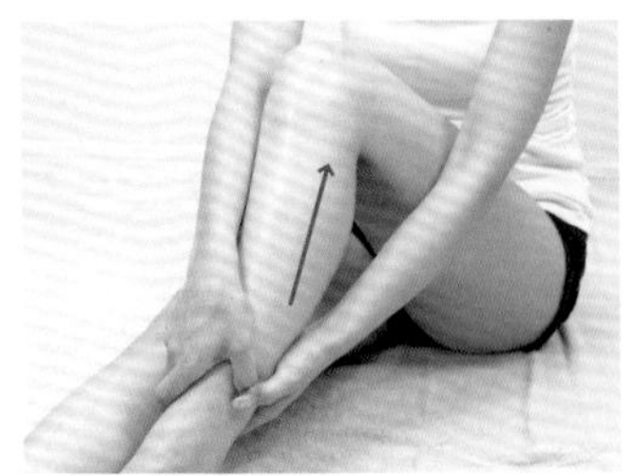

從外側腳踝至膝蓋，於骨頭下側重疊左右拇指。以重疊的狀態，沿骨頭下方至膝蓋為止，往上輕擦同時加壓。6次

8 輕擦、強擦膝下內側

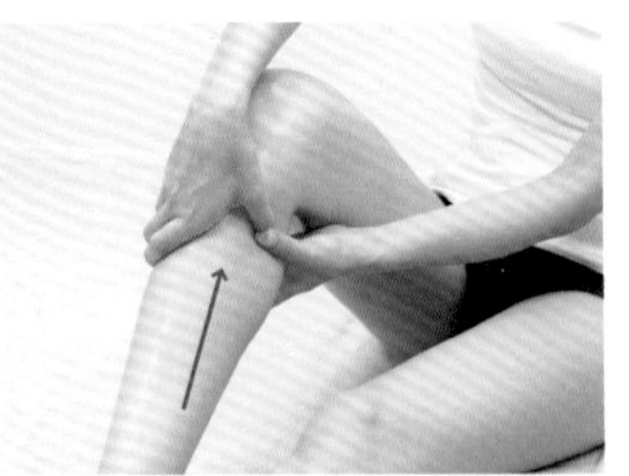

從內側腳踝至膝蓋，於骨頭下側重疊左右拇指。以重疊狀態，沿著骨頭下方至膝蓋為止，往上輕擦同時加壓。6次

9 強擦阿基里斯腱側邊和踝骨

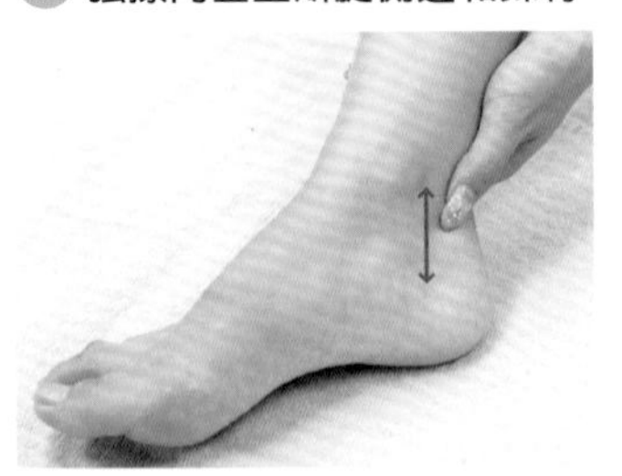

以拇指和食指，上下摩擦阿基里斯腱側面凹陷處。6次

10 輕擦踝骨四周

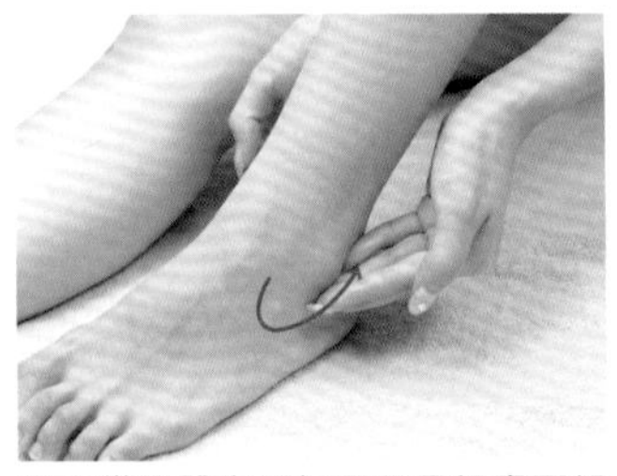

以手掌整體宛如包覆踝骨般畫圈輕擦。由於是體液容易滯留的位置，需要仔細進行。6次

11 按壓腳掌

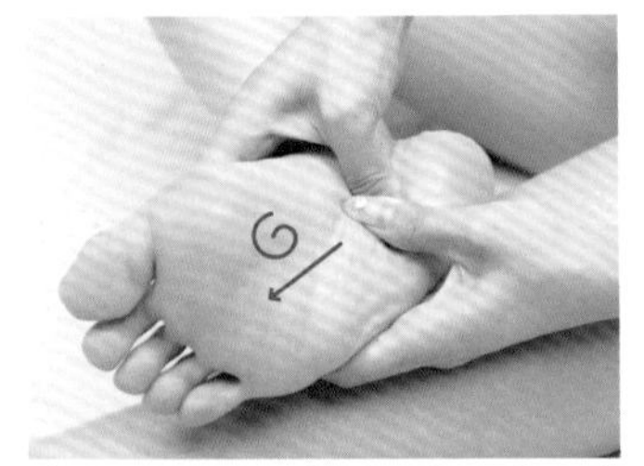

將拇指重疊於腳掌按壓後，上下摩擦。較硬的部分需仔細按壓，調整至不會疼痛的力道。3次

12 強擦腳趾

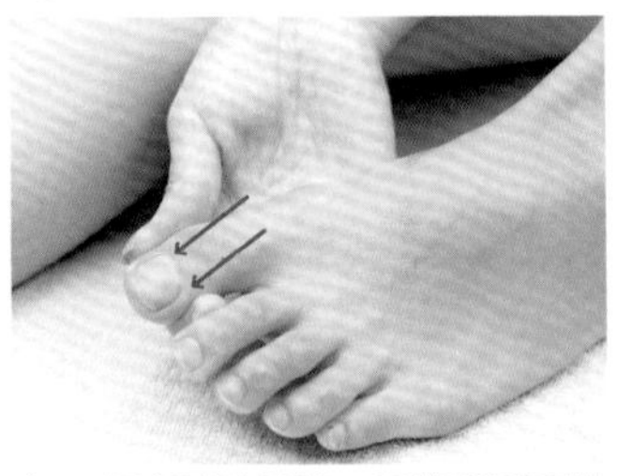

上下摩擦腳趾整體，最後像是要從趾尖排出穢氣般拉扯腳趾。1次

13 從腳踝至大腿根部輕擦

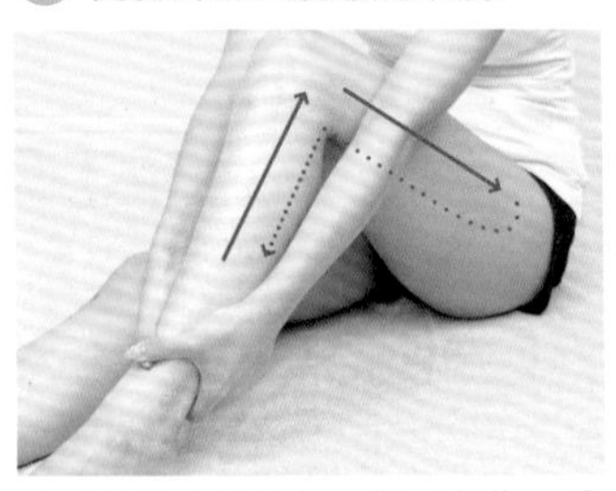

從腳踝至大腿根部用雙手輕撫。像是要讓老廢物質一口氣往大腿根部流動般，輕擦整隻腿。

重點建議

- **底下先鋪毛巾再進行按摩。**
- **整體細心按摩至腳底、趾尖，能消除腿部疲勞，提升舒暢感！**
- **一次進行單腳，務必兩腳都要進行。**

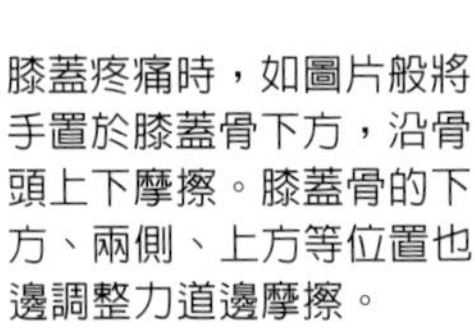

膝蓋疼痛時，如圖片般將手置於膝蓋骨下方，沿骨頭上下摩擦。膝蓋骨的下方、兩側、上方等位置也邊調整力道邊摩擦。

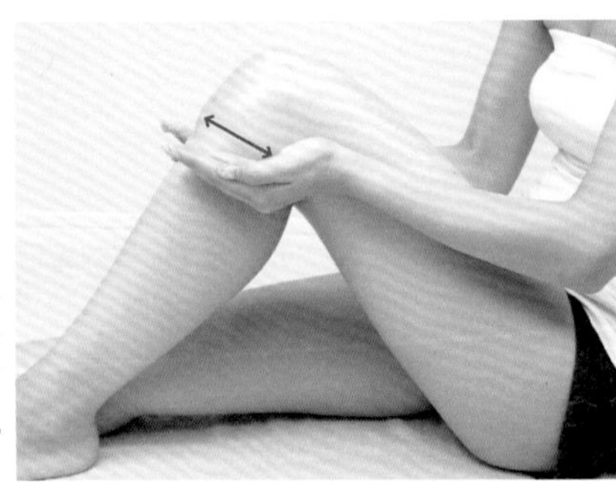

腹部按摩

腹部按摩不僅能改善惱人的便秘，也能從根本有效改善寒性體質，胃部疲勞時也很推薦施行。

① 於腹部整體塗抹按摩油輕擦

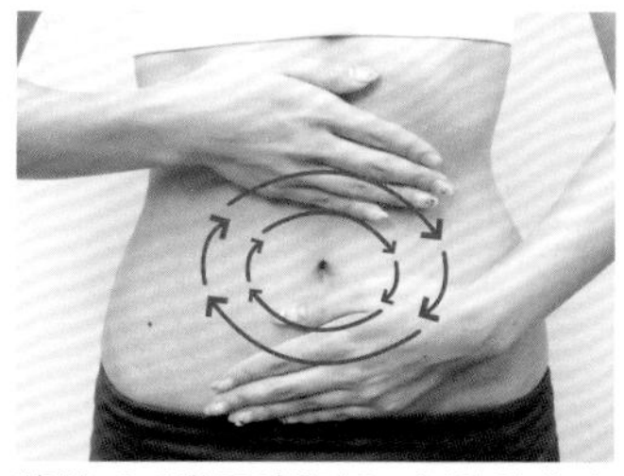

將雙手手掌緊貼腹部，以肚臍為中心畫圓，像是要讓大量精油滲入體內般輕撫整個腹部。6次

②-① 按壓大腸上方

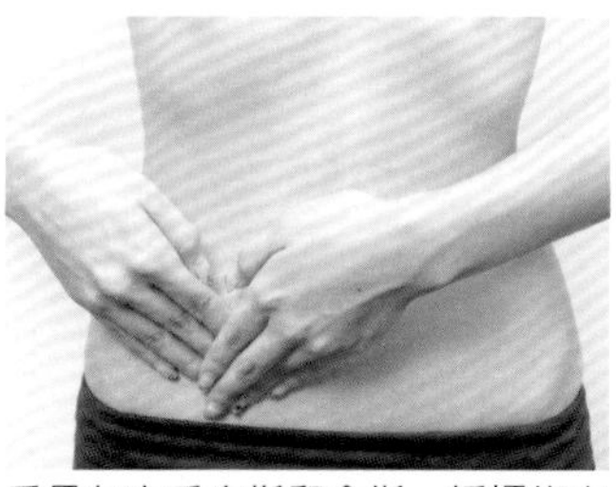

重疊左右手中指和食指，緩慢施力按壓右腹（如照片）。再邊往大腸上方挪動，邊按壓至左下腹部。6次

②-② 按壓位置

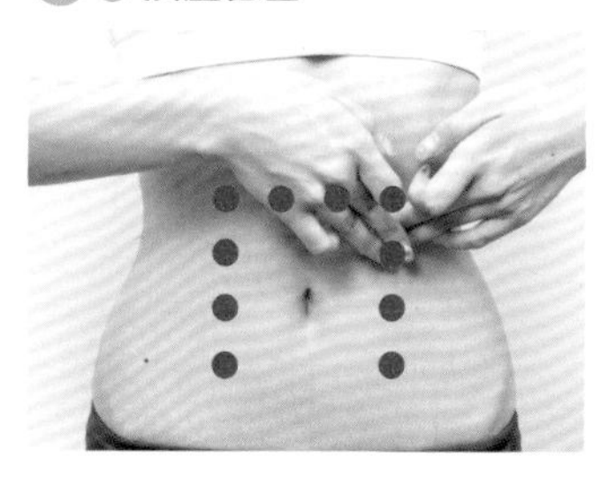

③ 小範圍輕擦肚臍周圍

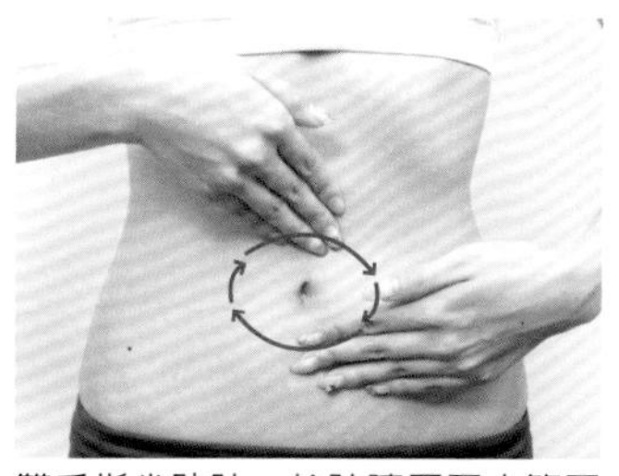

雙手指尖貼肚，於肚臍周圍小範圍畫圓般輕擦，同時慢慢增強力道。6次

④ 輕擦心窩

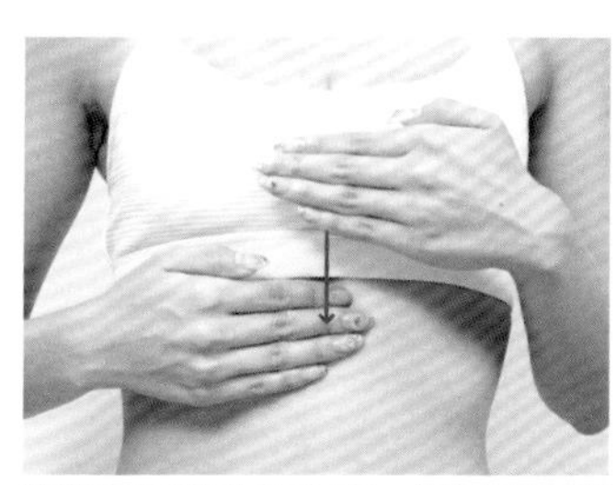

將雙手手掌放在心窩，慢慢向下移動撫摸心窩。6次

⑤ 執行步驟①，包覆心窩和整個腹部

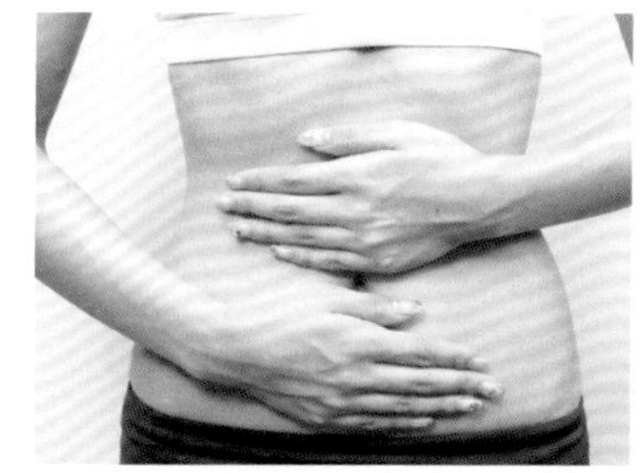

將雙手手掌放置在心窩處和肚臍周圍，當心窩和腹部感受到手溫時即可結束。

重點建議

- **腹部冰冷或有較硬的部分時，不要用力，重複輕擦或輕壓。**
- **身體仰躺，立起膝蓋較易進行。**

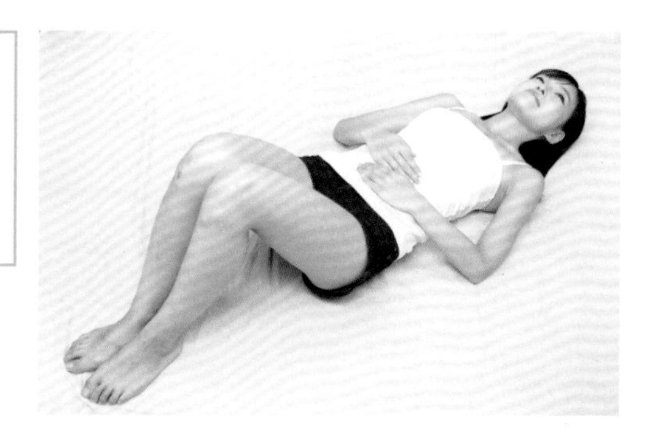

頭皮按摩

徹底放鬆頭皮也能消除疲勞感。

1-① 按摩頭皮整體

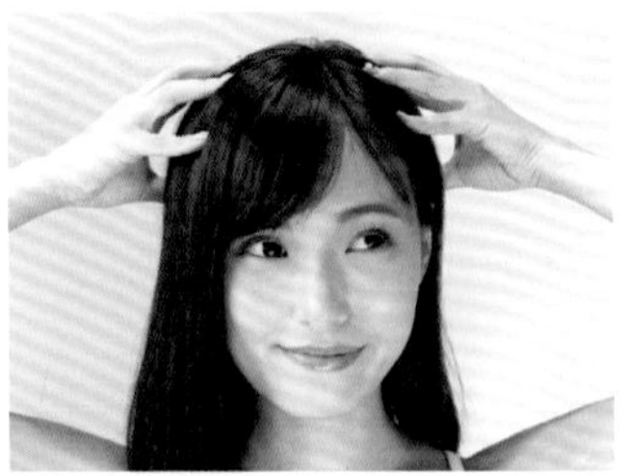

以指腹沾取按摩油，將左右5隻手指放在頭皮上，在輕輕施力的狀態下，固定手指位置整隻手如畫圈般輕晃，或是連同髮根按摩頭皮。

1-② 按摩顳葉部分

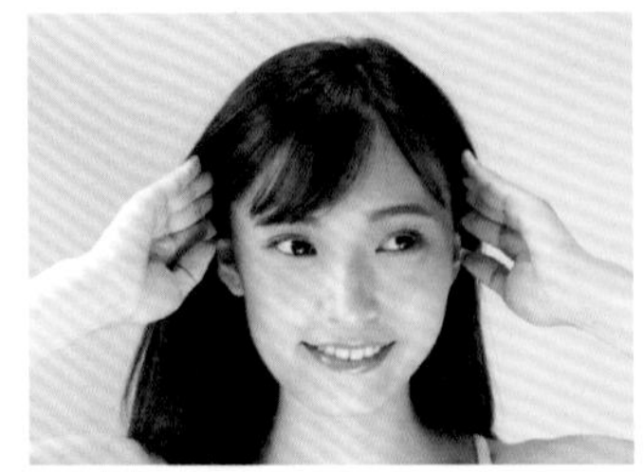

頭皮有許多穴道，對頭皮整體按摩最佳，尤其耳上部分(顳葉部分)對於拉提或改善口齒清晰度特別有效果，特別建議於此處施行。

2 壓迫頭皮

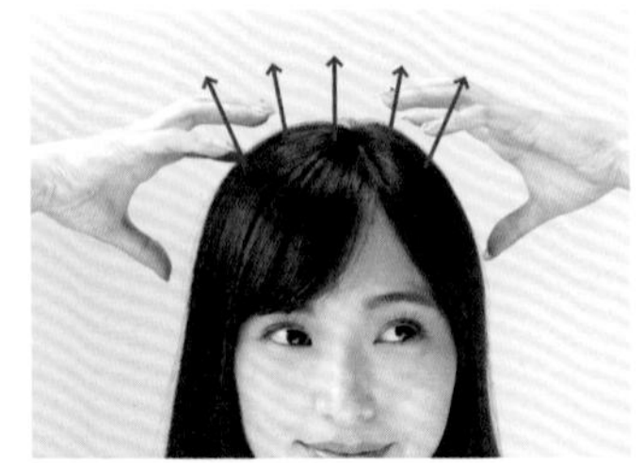

將5隻手指放在頭皮上，按壓後立即鬆手，再移動位置，按遍整個頭皮。

3-① 按壓頭皮3排點

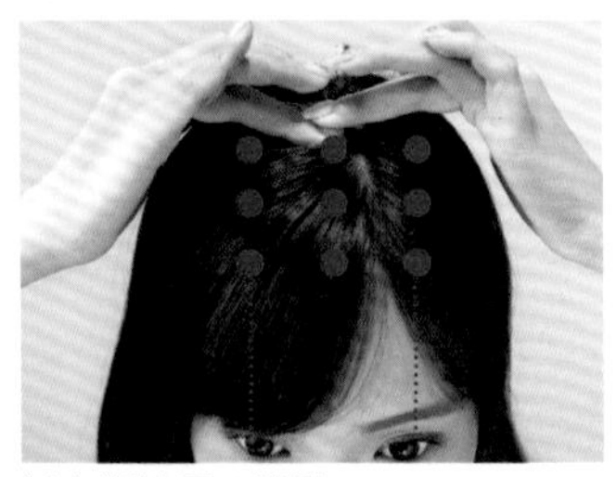

以中指按壓3排點。

3-② 按壓點的樣子

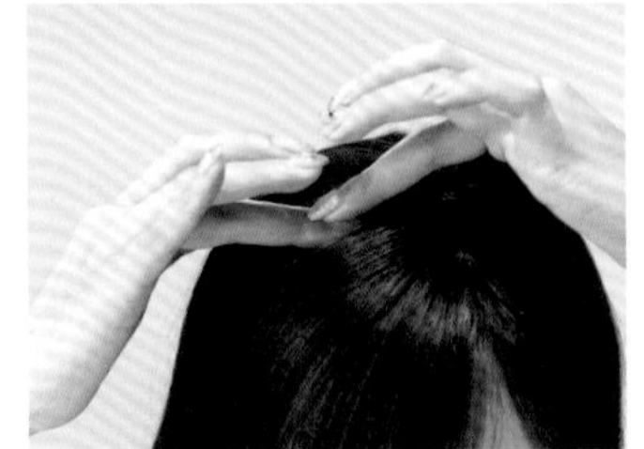

4-① 從髮際線往頭頂輕擦

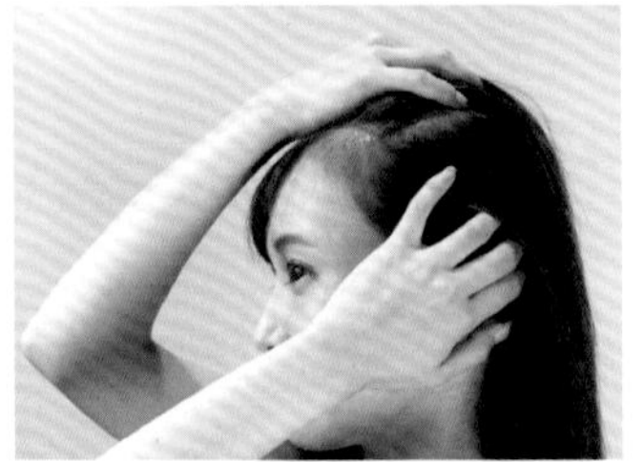

用手從額頭中央髮際線滑向側邊，再從顳葉輕擦至頭頂。6次

4-② 輕擦的路徑

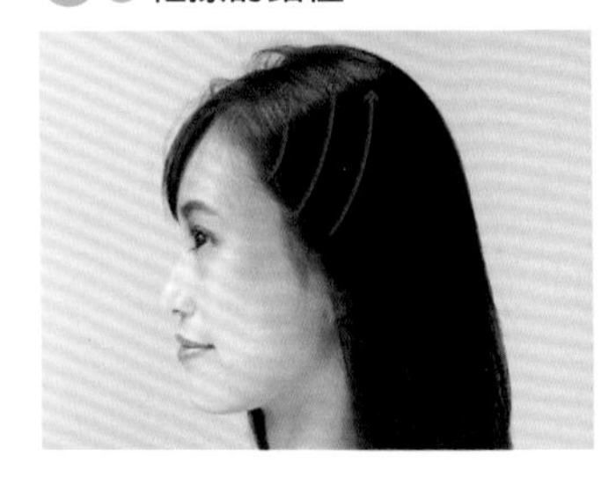

5-① 摩擦頭頂至後腦杓

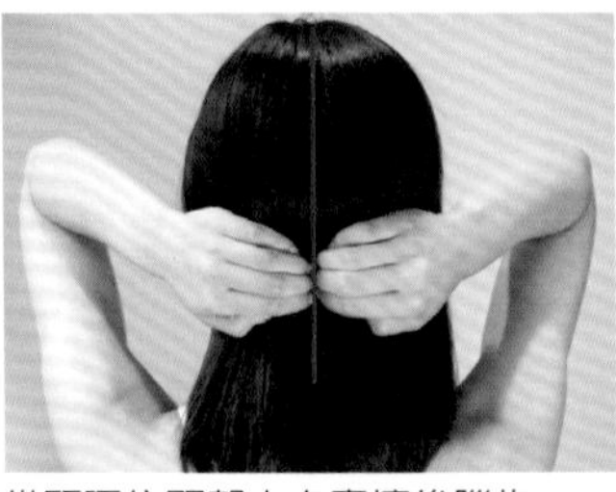

從頭頂往頸部方向摩擦後腦杓。6次

5-② 回到 1-① 後結束

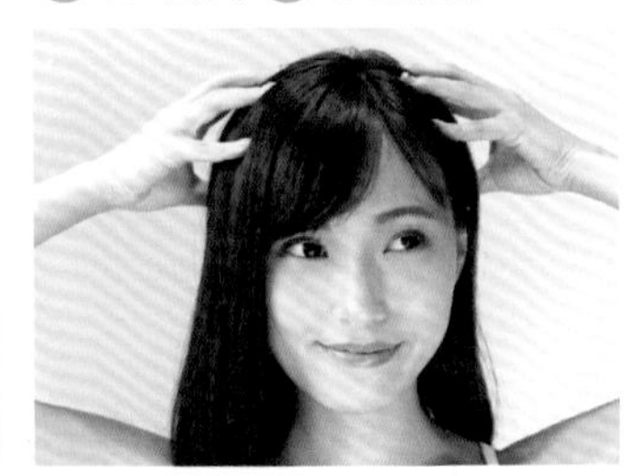

按摩頭皮整體。

替重要的人施行按摩的「爲他人護理」

精油按摩中，眼睛看不見的「香氣」和帶來溫暖手溫的「撫觸」，其相乘效果具有療癒對方，使其安心並獲得活力、帶來幸福感的力量。尤其撫觸不僅是「觸碰身體」，也是能感覺到「觸碰心靈、靈魂」、「有所共鳴」等肉眼無法看見的交流。一般認為亦能促進催產素(參照P180)，進而維持良好人際關係並提升意識，所以十分推薦。精油按摩也能為施術者帶來正面的影響，雙方皆能放鬆身體，共享諸多好處。

為他人按摩時的注意事項

・按摩前的注意事項(請一併參照P54、P55、P185)

- 以自然的姿勢進行。
- 在手部溫熱的狀態下進行。
- 保持在對方感到舒適的室溫。
- 為避免對方害羞，僅露出按摩部位，其他部分則用毛巾覆蓋。
- 大量使用按摩油。
- 若是進入懷孕中後期的孕婦，或是要幫年長者進行等情況時，須小心不要用力，同時注意按摩部位。
- 指甲不可過長。
- 力道勿過大，確認對方可接受的範圍再進行。

方便用品

可使用家中現有的墊被或毛巾，先備好下列物品就很方便：

- 墊被　●枕頭(置於胸部下方)
- 大浴巾4條(覆蓋受術者的身體2條、枕頭1條、覆蓋於墊被1條)

背部、腰部按摩

為了平衡自律神經、調整內臟狀態、消除平日疲勞，保養背部也是非常重要的。由於是自已無法進行按摩的部位，手技熟練的話能使對方相當舒適。讓對方放鬆身體，保持輕鬆進行吧！　※ ———→：適度用力　……‥›：不用力，貼在皮膚上

1 在頸部、背部、腰部全面塗抹精油，直接輕擦

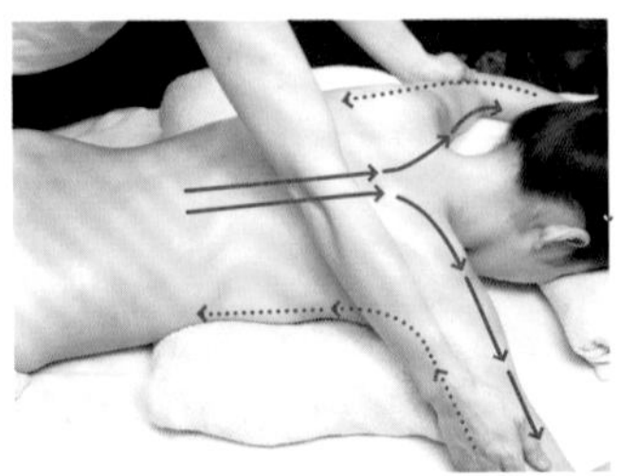

於肩部、背部、手臂至手肘大量塗抹按摩油。6次

2 搖動薦骨

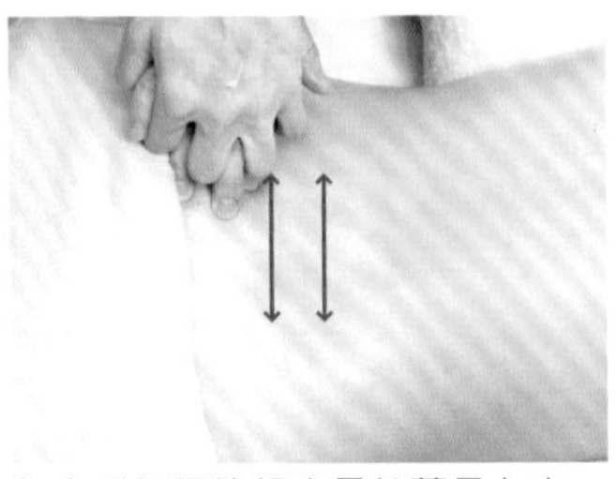

左右手如照片般交疊於薦骨上方，左右搖晃動薦骨。薦骨位於身體中心，因此以調整左右平衡的感覺搖動。3次

3-1 輕擦～強擦背部整體

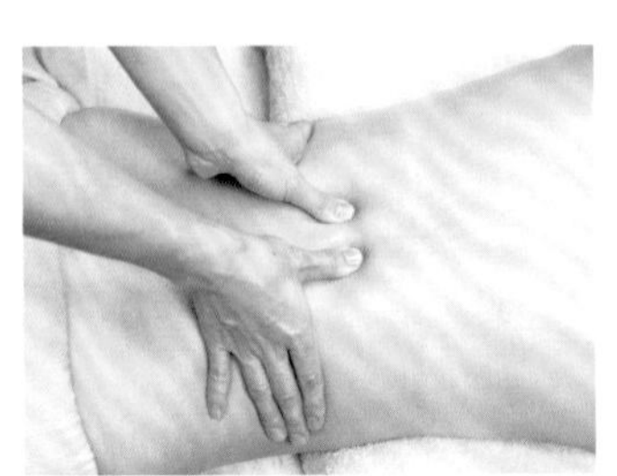

從薦骨沿著脊椎側邊的肌肉輕擦肩部、手臂、手肘，再沿著手肘經由手臂內側、背部兩側，至腰部為止進行輕擦。以讓肌膚大量吸收精油的感覺進行。6次

3-2 強擦脊椎側邊

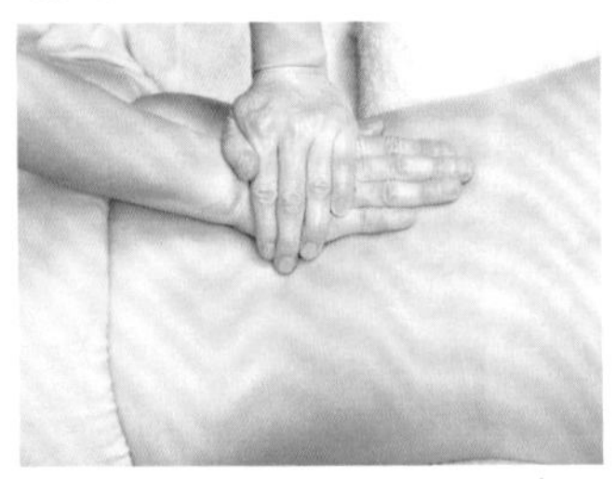

從薦骨沿著脊椎，至肩頸連接處為止，邊施力邊移動強擦。到肩膀後放鬆手部力道，經由肩膀、手臂、手肘、手臂內側、背部側邊回到腰部。強擦時要邊施加身體重量邊進行。6次

4 揉捏肩部

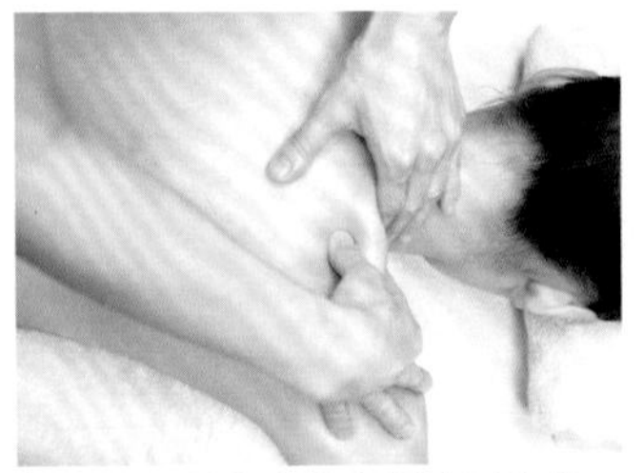

揉捏肩胛骨和脊椎之間的肩膀處。以左右拇指交互揉捏，施行於右肩時站在受術者的左側。移動手指，揉捏肩膀整體。

5 強擦肩胛骨

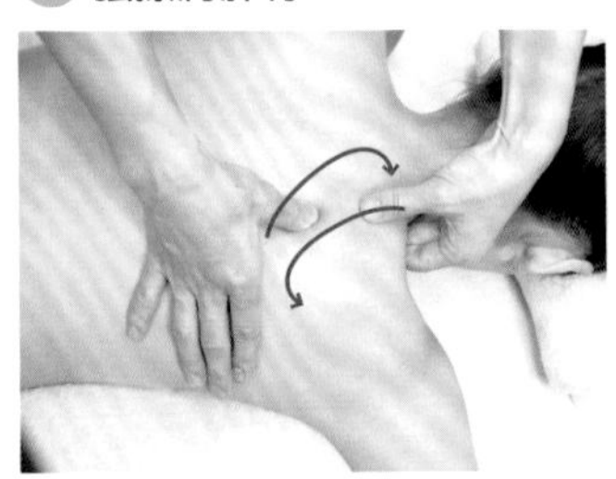

以左右拇指交互強擦肩胛骨邊緣。站立位置同步驟4

※步驟4、5另一側也要施行。

6 輕擦背部整體

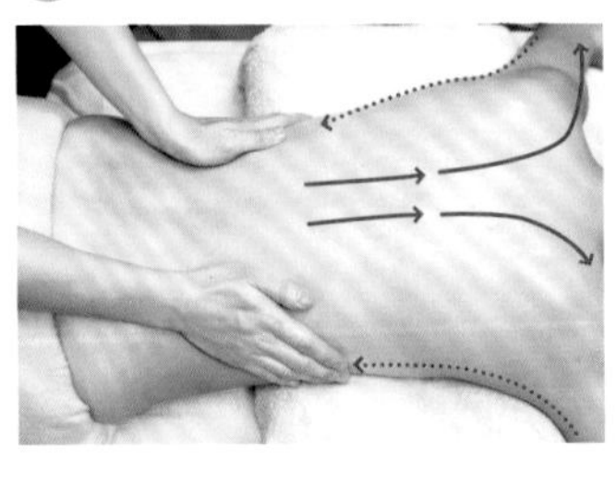

輕擦背部整體、肩膀、手臂、手肘及背部側邊，再回歸原點即結束。
※頸部只需讓按摩油滲透即可。

重點建議

- **讓手掌確實緊貼背部進行，便可提高對方的舒適度。**

腿部按摩

雙腳是平日最容易疲憊的部位。是能讓坐辦公室、工作久站、無法活動的人都會感到舒適的按摩。

1-① 輕擦腿部整體

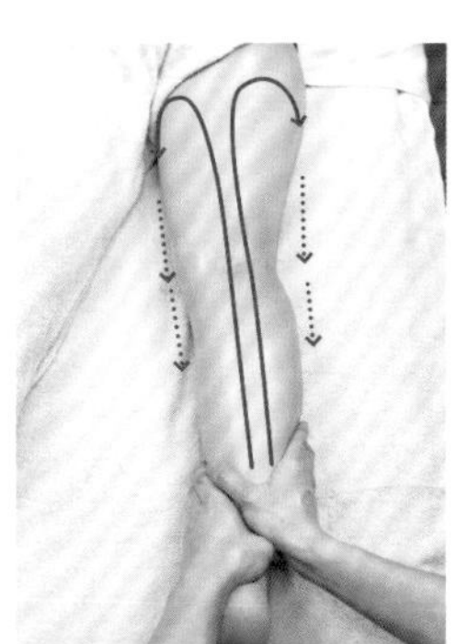

先大量塗滿按摩油。從腳踝至大腿根部，用雙手往上輕擦腿部兩側。再由大腿根部收回雙手，回到腳踝。6次

1-② 輕擦腿部整體

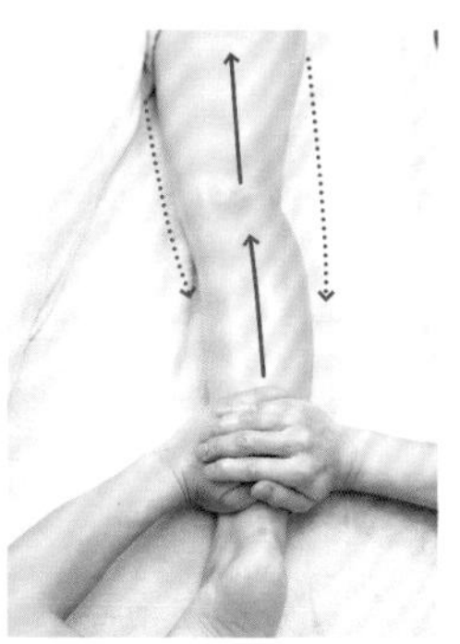

將雙手重疊朝下，以下方的手掌緊貼腿部，從腳踝至大腿根部進行輕擦。再從大腿根部，經由腿部兩側回到腳踝。6次

1-③ 輕擦腿部整體中心線

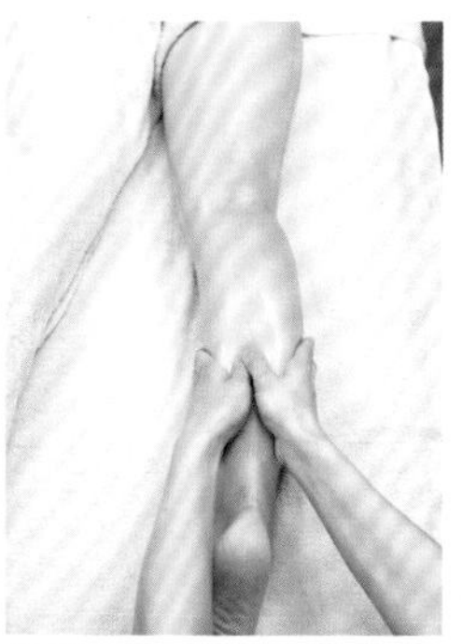

從腳踝至大腿根部，以拇指壓住中心線，同時利其他4指確實支撐側邊進行輕擦。再從大腿根部，經由雙腿兩側回到腳踝。6次

2 以畫螺旋的方式輕擦腿部整體

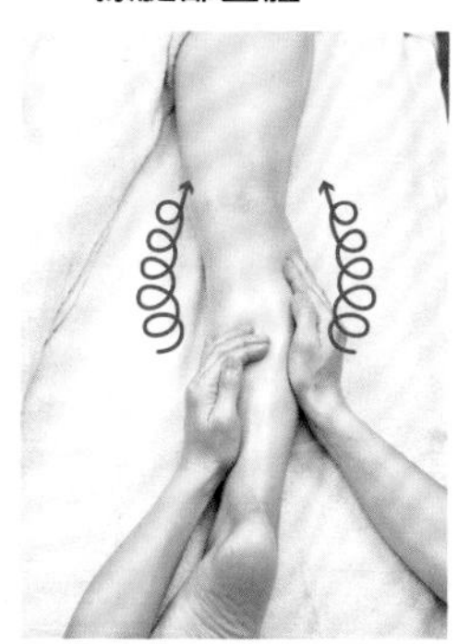

從腳踝至大腿根部，以雙手手掌緊貼，在畫螺旋的同時以揉捏深層肌肉的感覺輕擦，讓體液流向大腿根部。6次

3 輕擦膝蓋至大腿根部中心、外側線條

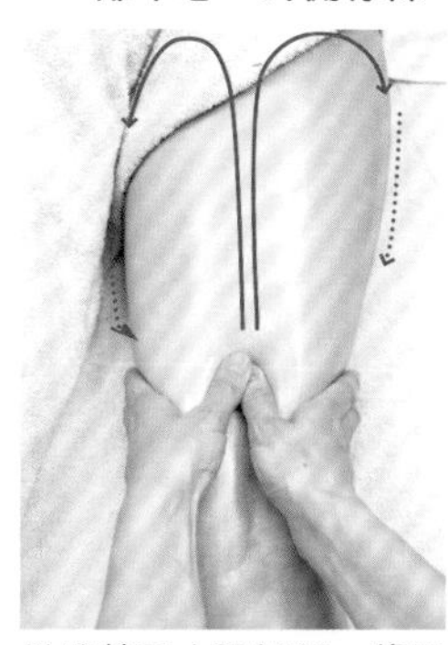

從膝蓋至大腿根部，將拇指置於中心線，其他4指固定於側邊進行輕擦。逐漸增加力道尤佳。6次

4 輕擦膝蓋後側

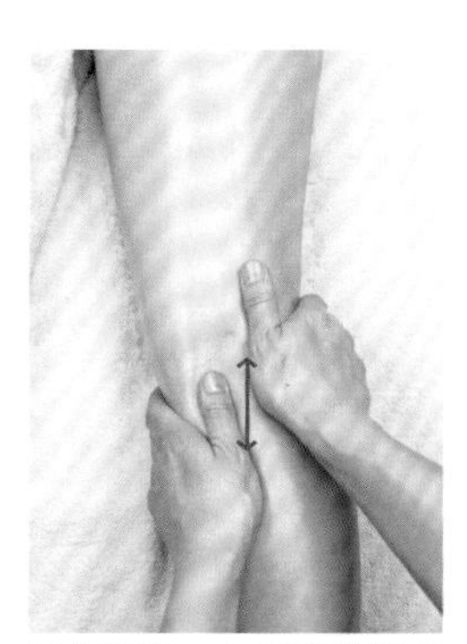

抓住膝蓋，上下移動拇指進行輕擦，使皮膚大量吸收按摩油。膝蓋疼痛者，則進行到該處感覺溫熱。

5-① 從腳踝至膝蓋下方，輕擦兩側

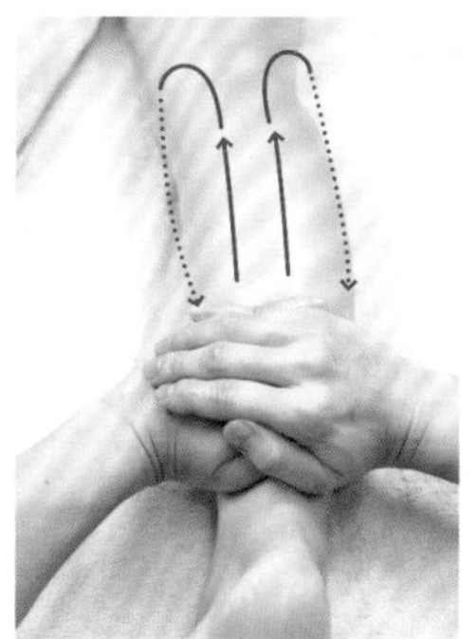

從腳踝至膝下，用雙手從兩側夾住腿部輕擦。再從膝蓋經由兩側回到腳踝。6次

5-② 輕擦腳踝至膝蓋下方

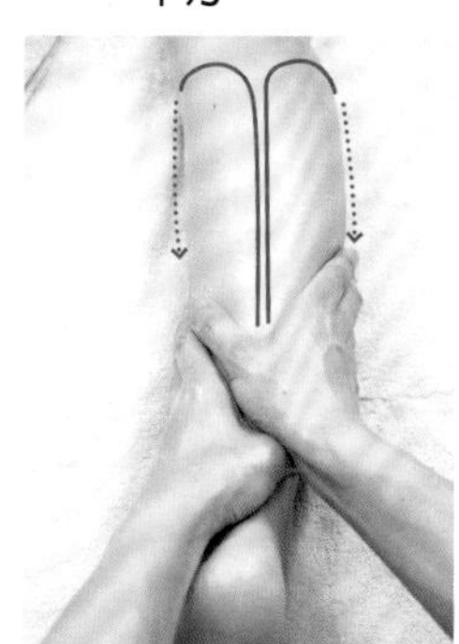

從腳踝至膝下，重疊雙手邊輕壓邊向上輕擦。再從膝蓋經由腿部兩側回到腳踝。6次

⑥ 強擦腳踝

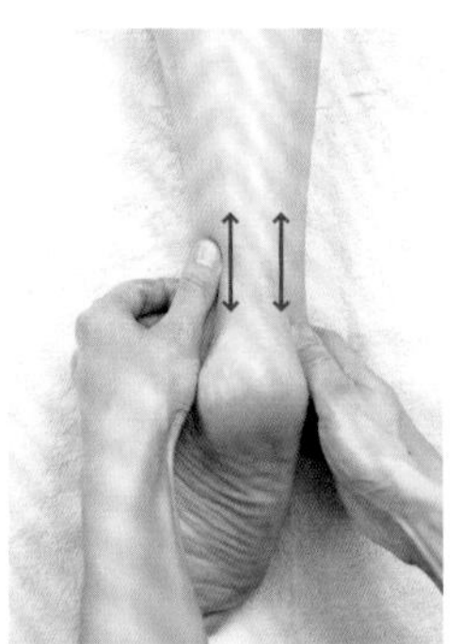

左右拇指壓住阿基里斯腱兩側凹陷處，上下強擦。

⑦ 強擦腳跟

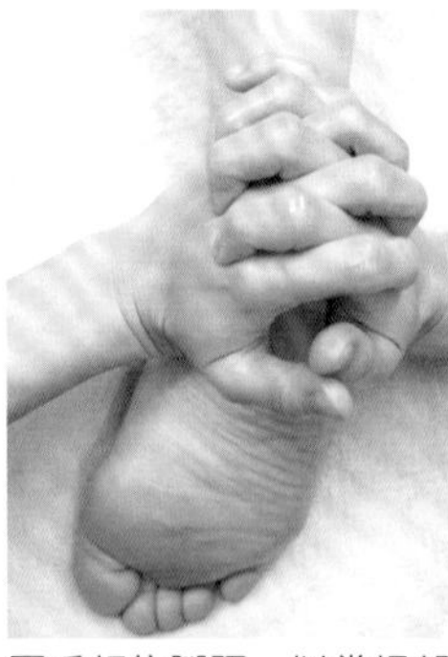

兩手扣住腳踝，以掌根部分畫圓般地強擦。

⑧ 強擦並按壓腳掌整體

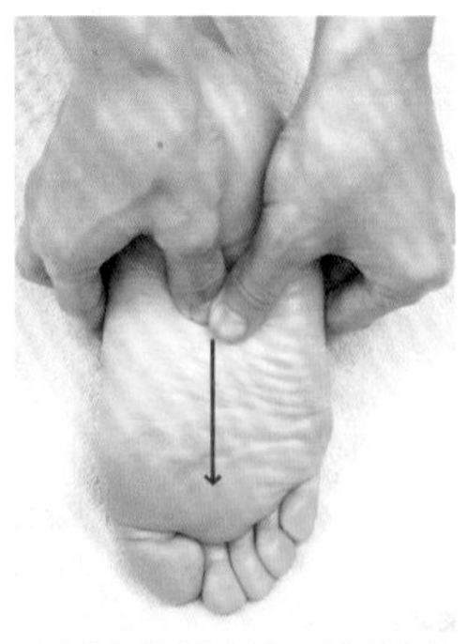

自腳底的腳跟部分朝趾尖強擦，按壓整體。

⑨ 拉扯腳趾

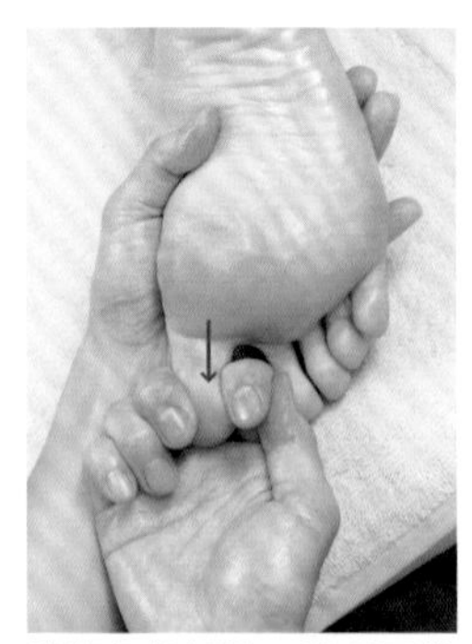

強擦每隻腳趾，像是要從趾尖排出穢氣般拉扯。

重點建議

- **有靜脈曲張時不要用力，使肌膚大量吸收按摩油，進行輕擦即可。**
- **務必兩腳都要進行。**

⑩ 以1-3→1-2→1-1的順序進行

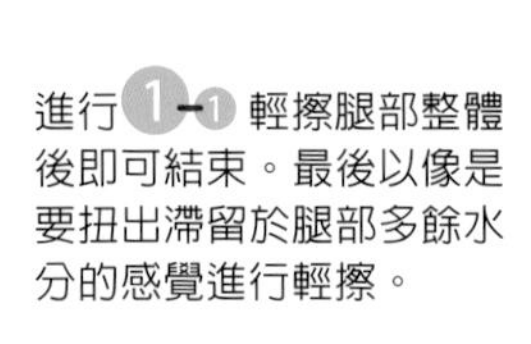

進行1-1輕擦腿部整體後即可結束。最後以像是要扭出滯留於腿部多餘水分的感覺進行輕擦。

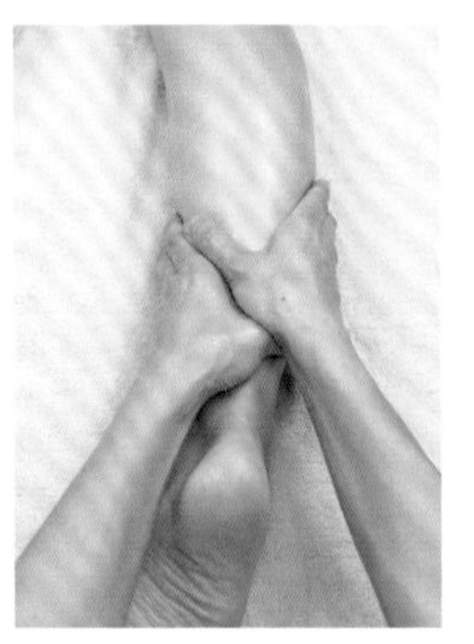

腹部按摩

與背部、腿部相比，腹部較容易疏於保養。若想從根本解決寒性體質，腹部保養是非常重要的，邊注意調整力道邊進行吧！

① 於腹部整體塗抹按摩油輕擦

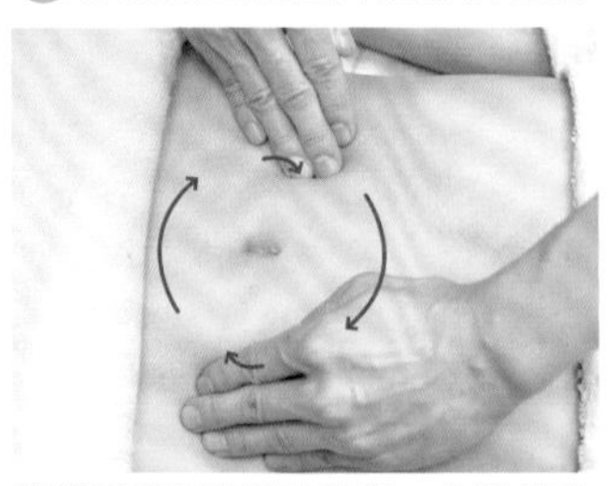

將雙手置於腹部上緊貼，以肚臍為中心，大範圍順時針慢慢移動。像是要讓皮膚大量吸收按摩油般，在肚臍四周畫小圓圈。若感到皮膚冰冷，就進行至溫熱為止。6~10次

② 按壓大腸

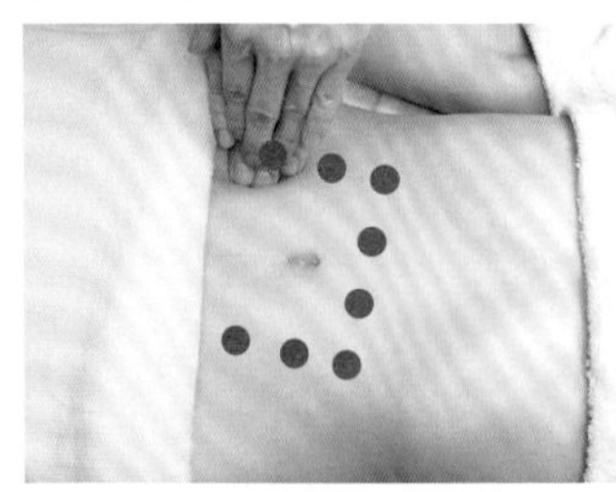

用右手(或左手)的食指、中指、無名指按住①的部分，輕輕按壓再慢慢鬆手。6次

③ 揉捏側腹

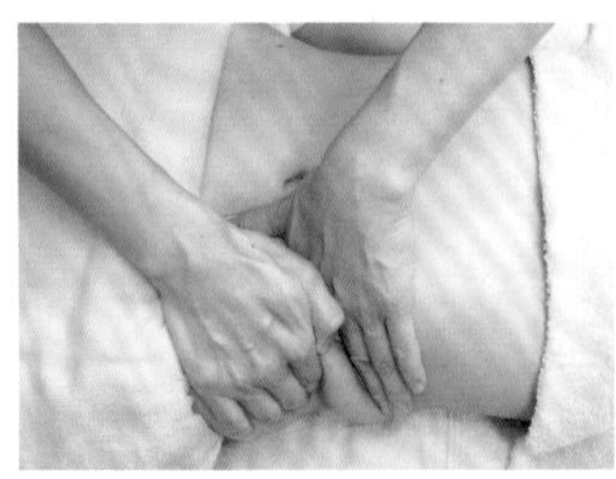

用雙手抓住側腹揉捏，另一側也要進行。6次

④ 輕擦心窩

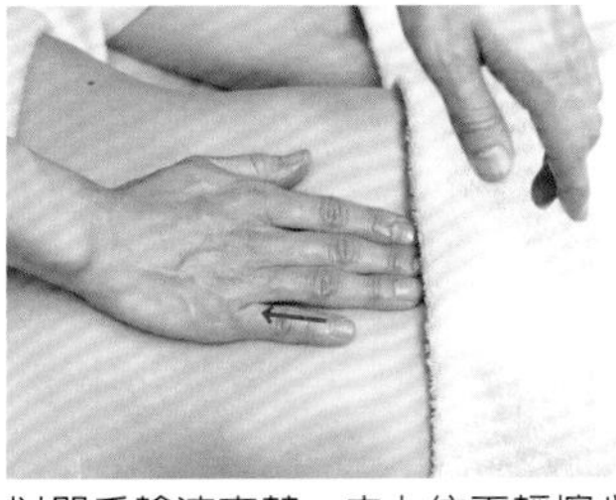

以單手輪流交替，由上往下輕擦心窩。6次

⑤ 輕擦腹部整體

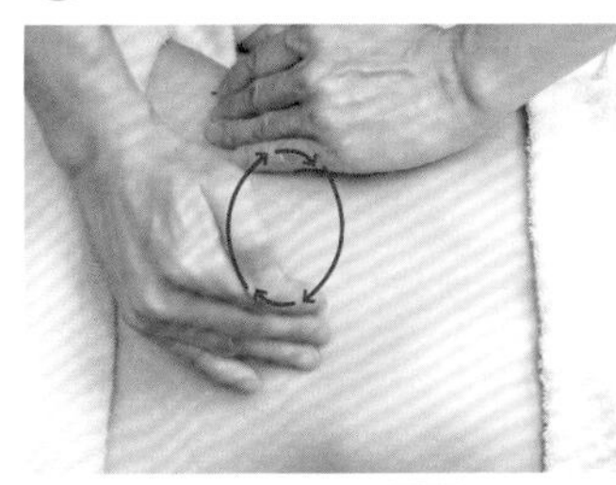

再進行一次步驟①。6次

重點建議

- 以緩慢的節奏移動手摩擦腹部整體。
- 特別感到寒冷、較硬的部位，則以較輕的力道仔細重複進行。

手部、前臂（手肘以下）按摩

被人撫摸，最舒服的地方是「臉部」，其次是「手臂與手部」。特別是手肘以下，由於可穿著服裝輕鬆按摩，請務必先學起來。

① 輕擦手肘以下

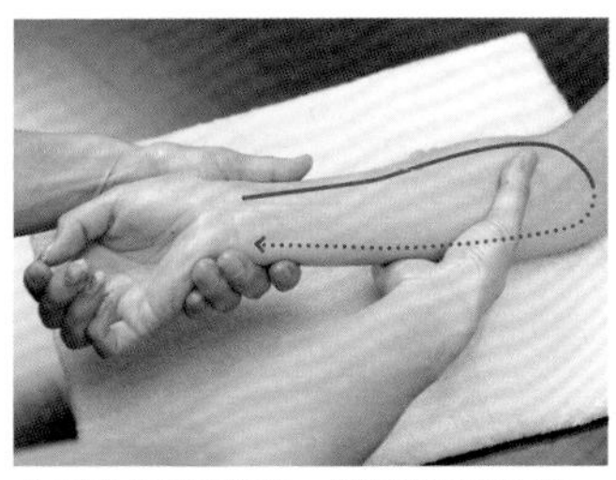

大量使用按摩油，從手腕至手肘，以手掌緊貼輕擦。

② 從手肘至手腕，以3條線進行輕擦～強擦

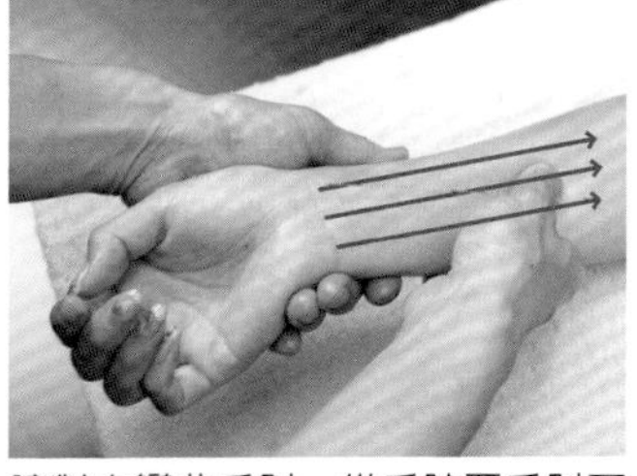

讓對方彎曲手肘，從手腕至手肘下方的3條線，以拇指壓住輕擦，再慢慢增加力道強擦。肌肉較僵硬、感到疼痛處則重點按壓。各6次

③ 輕擦手背

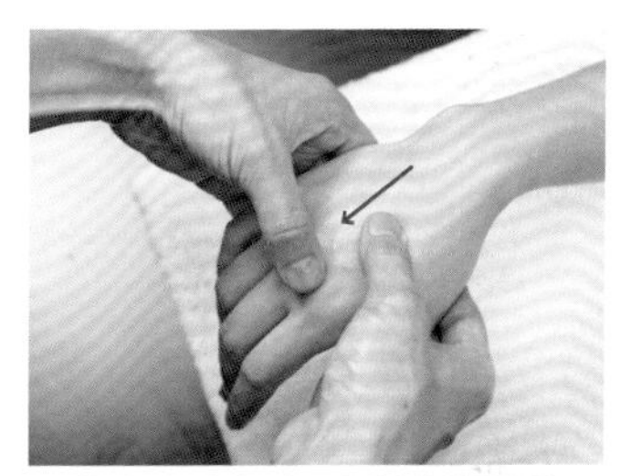

手背也塗按摩油，輕擦指根間隙。

④ 輕擦並按壓手指

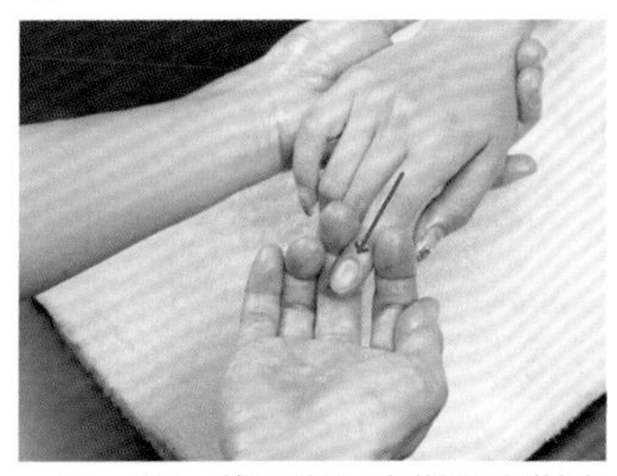

一次一隻，將手指以食指和中指夾住，整個輕擦，自指尖釋放壓力。

⑤ 揉捏手掌

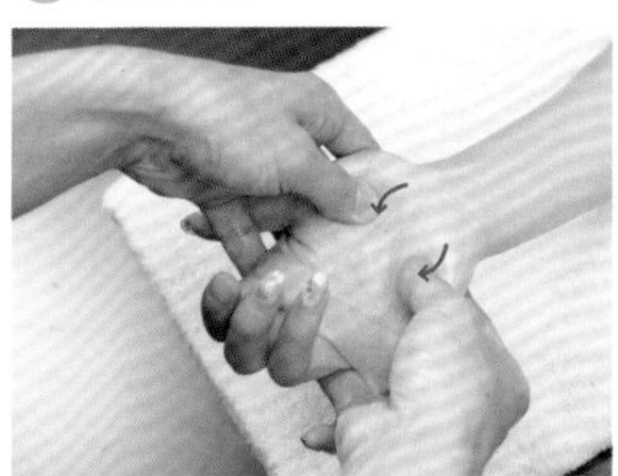

將自己的小指置於對方的中間3指背面，以拇指邊施力於手掌隆起處邊揉開。

⑥ 再次進行步驟②→①即結束

重點建議

- 進行手肘以下部分時，讓對方坐在椅子上，將手肘靠在桌上為佳。

頭皮按摩

由於頭皮連接臉部，藉由促進頭皮血液循環，可脫胎換骨般提升眼睛神采。配合臉部按摩一同進行，即可長時間維持拉提效果。

❶ 按壓頭皮整體

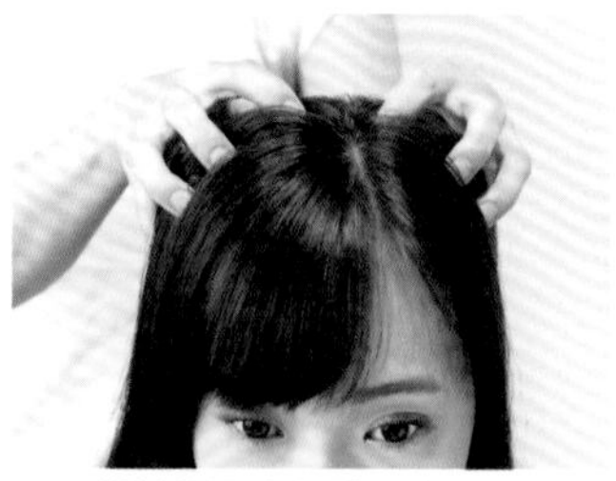

以手指按壓頭皮整體，先輕壓再慢慢加強力道。

❷ 按壓顳葉

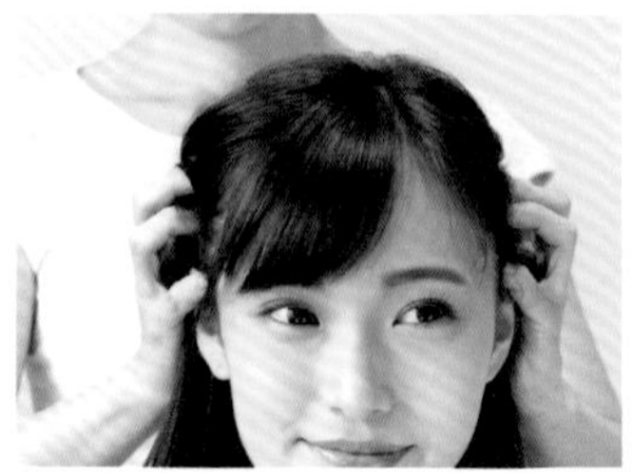

耳上的顳葉為語言中樞所在，很容易累積疲勞，需特別仔細按摩。

❸ 塗抹按摩油(頭皮3排點)

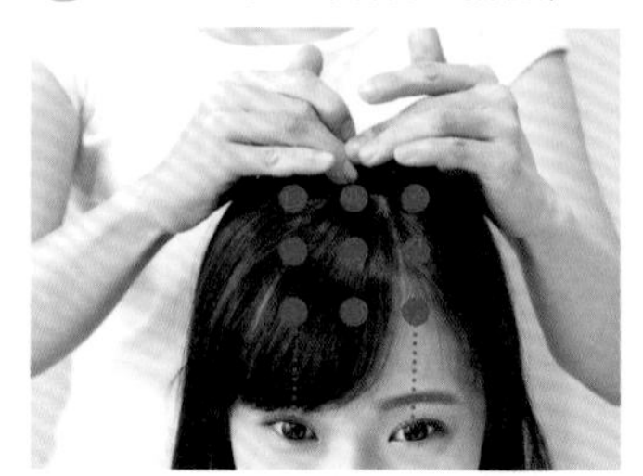

以手指沾取按摩油(不致於油膩的量)塗抹在頭皮上(僅使用少量油，或是不使用也沒關係)。

❹ 按壓頭皮3條線

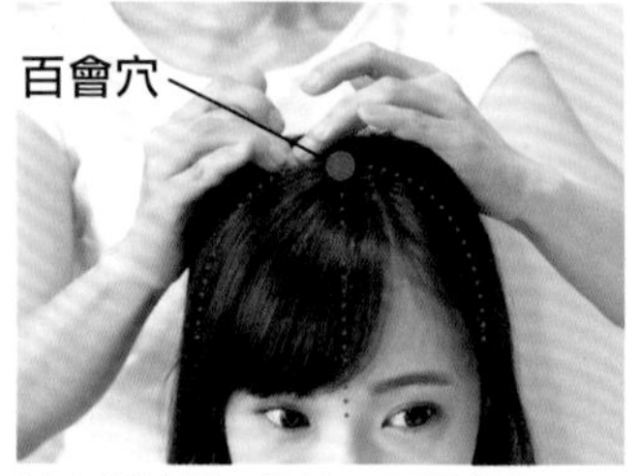

以中指按壓3條線，再慢慢放開。各3次 會疼痛的位置則減輕力道進行數次。按壓頭頂的百會穴數次。

❺ 輕擦整體

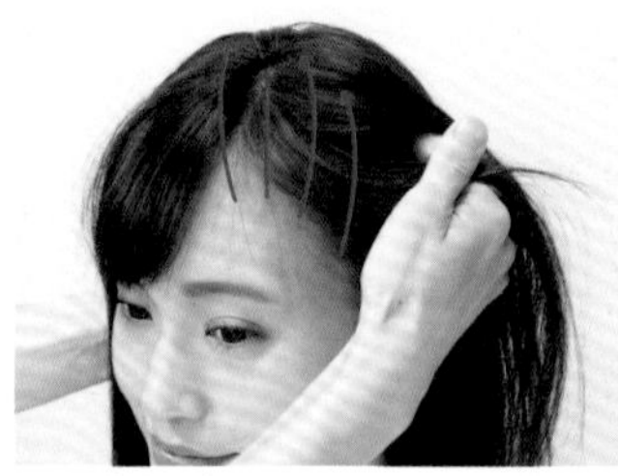

用拇指以外的手指，自頭皮前方的髮際線附近，朝百會穴方向輕擦。將手指慢慢往側邊滑動，從顳葉往百會穴輕擦。另一隻手固定頸部與頭部連接處，以免頭部晃動。兩側都要施行。單側3次

❻ 從百會穴朝頸部輕擦

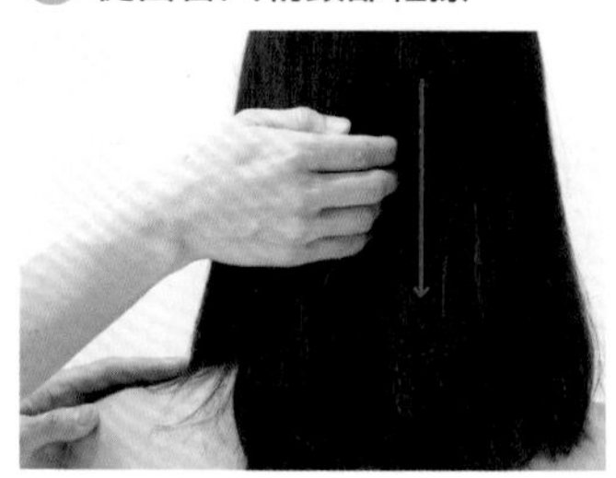

從百會穴朝頸部方向輕擦。6次

❼ 按壓頭皮整體

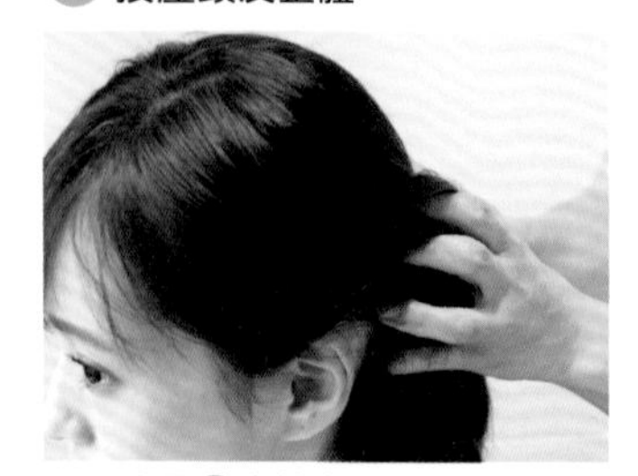

回到步驟❶後結束。

重點建議

- **依照步驟❶～❼的順序進行，有拉提臉部的效果。也可先進行單側，觀察比較左右臉部肌肉。**
- **當眼睛疲勞時，仔細進行步驟❹。**
- **注意不要拉扯到頭髮，小心地以推動頭皮的方式進行。**

Chapter 7

應用範圍竟然如此多元！「芳香療法的165帖對症處方」

試著靈活運用可說是天然急救箱的精油吧！當身心有點小狀況時，精油所含的植物能量能給予相當大的幫助。現在就成為自我管理達人，打造不畏風雨的強健身心！

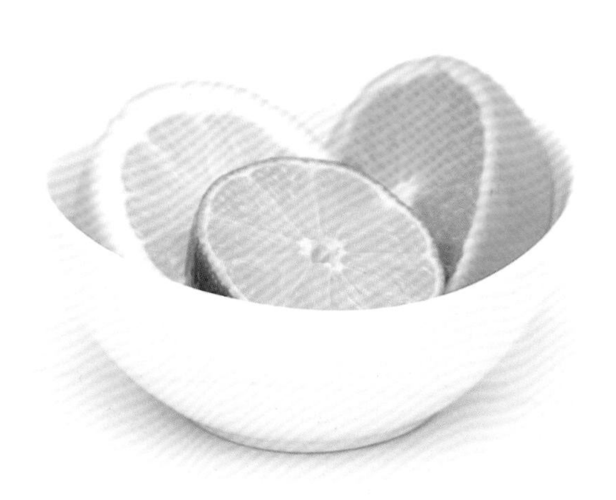

01 使用對症處方前的10項須知

由於芳香療法並非醫療行爲，不是所有病症都能用精油加以護理，但在生活中運用芳香療法，便可應付各式各樣的症狀。藉由瞭解身體機制並加深相關知識，能爲自己和重要的家人、伴侶各種身心上的不適或障礙提供幫助。

◆使用對症處方前的須知

須知	原因
❶掌握自己的症狀	首先要掌握身心狀態。出現症狀時，原因是精神面還是身體面，在本書的處方類別即不同。
❷觀察過程	使用處方後，在情緒或身心上有什麼些微的變化嗎？建議最好能夠記錄下來。
❸最少持續3天	有時能立刻覺得改善，有時則會緩慢地感受到變化，可能出現各種情況。
❹相同處方最多使用2週	若每天不斷使用相同處方，最多至2週就必須停止。休息1週後，再繼續使用或是嘗試別種處方。
❺改變方式	持續一段時間都沒有變化時，再次思考病症的原因，嘗試看看其他處方吧！
❻遵守一天的精油用量	成人可使用的精油量1天最多6滴。同時試用好幾種處方時，應考慮到一天的使用量。
❼確認禁忌	請務必確認精油的禁忌後再開始調配使用(參照P54)。
❽使用於照護他人	為他人護理時需特別小心，先詢問對方香氣的喜好、身心狀態，並務必確認禁忌後再開始進行。特別是孕婦、年長者、正在服藥者一定要特別注意。
❾勿過度依賴精油	一旦將開始採用芳香療法後，很容易養成使用精油應付所有病徵的習慣。精油並非藥物，若發生急性症狀等情形請務必就醫。
❿至醫院接受治療	身體狀況莫名地不適等，自己也不清楚原因時，先到醫院就診，讓醫生來診斷自己的身體狀態吧！若擅自判斷，選擇錯誤的精油進行調理的話，可能會導致情況惡化。

02 體 呼吸系統＆免疫系統

各位感冒時，是否有過喉嚨腫得跟紅豆一樣大的經驗呢？那是因爲隨著空氣一起吸入的病毒或細菌接觸到喉嚨粘膜時，爲避免體內遭受入侵，扁桃腺奮力抵抗下的結果。扁桃腺是有許多淋巴球待命的淋巴結。由於喉嚨有許多扁桃腺，爲避免病毒或生病，需要最細心的呵護。

呼吸系統的構造

喉嚨是感染源的入侵點

喉嚨裡一共有7個扁桃腺，隨著空氣一起進入的病毒或細菌接觸到喉嚨粘膜時，扁桃腺中的淋巴球就會擊退它們。當免疫力不足，淋巴球的數量比平時少時，病毒或細菌就會占優勢，造成扁桃腺腫脹發炎。要如何保養喉嚨入口，使病毒或細菌不侵入體內是很重要的。在芳香療法中，藉由吸入精油等方式，能幫助喉嚨粘膜抗菌、抗病毒、抗發炎。關於精油的體內吸收和代謝，請參照第27頁。

◆口腔內的扁桃腺

魏氏環（Waldeyer's ring）

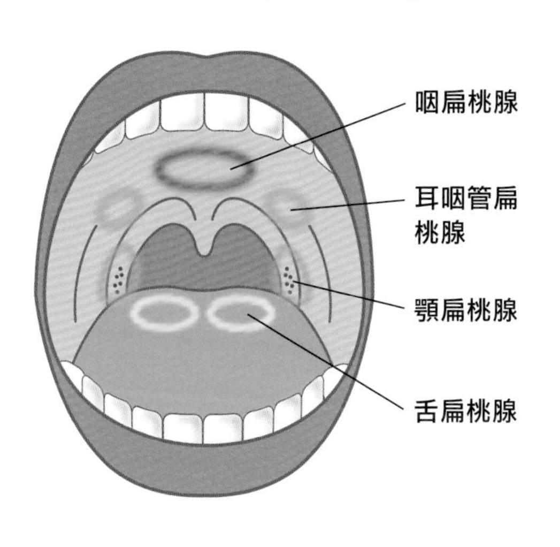

◆呼吸系統的構造

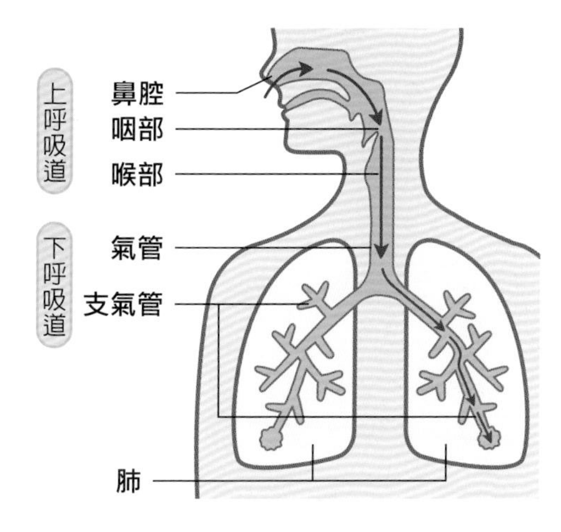

呼吸器官每個部位有不同名稱

咳嗽、生痰、支氣管炎、喉嚨痛

喉嚨為病毒或細菌的入侵途徑，喉嚨疼痛或有異樣時，就以有抗菌、抗發炎、抗病毒效果的精油來對付吧！可選擇能使用原液的茶樹或真正薰衣草，咳嗽時就用有抗痙攣作用的精油；痰液則用有化解黏液或分解脂肪作用的精油。

【建議精油】

具抗菌、抗病毒、抗發炎、增強免疫力、化痰、化解黏液作用的精油

茶樹、尤加利(藍膠、澳洲)、羅文莎葉、胡椒薄荷、綠花白千層、桉油醇迷迭香、檸檬、真正薰衣草、日本柚子等

1 塗抹1滴原液就清爽！塗抹茶樹原液

茶樹、真正薰衣草、羅文莎葉可在皮膚上小範圍塗抹原液，事先常備於化妝包中，外出時就能立即使用，非常方便。

- **茶樹　塗抹1滴原液**

※在喉嚨疼痛或異樣感部位周圍的皮膚直接塗上1滴。

---

2 隨身攜帶，出門在外也方便！口腔噴霧

一旦乾燥，喉嚨的疼痛感會更加劇烈。方便攜帶、能在外使用的口腔噴霧，不僅是喉嚨痛，也可用於餐後清新口氣。

- **攜帶用噴霧容器(30ml)**
- **無水酒精3ml＋水27ml**
- **胡椒薄荷2滴、茶樹2滴(或是羅文莎葉、綠花白千層2滴)、檸檬2滴**
- **茶樹7滴＋檸檬3滴**

作法　裝入無水酒精和水，滴入精油充分搖勻。

※保存期限：2週。

---

3 連心情都變暢快！簡易吸入法

精油的另一特徵就是粘膜的吸收率相當高。咳嗽不舒服時，大量吸取含精油的蒸氣吧！

- **馬克杯和熱水(180ml)**
- **澳洲尤加利、絲柏、醒目薰衣草(滴1滴喜好的精油)**

作法　在馬克杯裝入熱水並滴入精油。

※閉上眼睛，進行時避免一口氣吸入蒸氣。

※精油先從1滴開始慢慢增加。

---

4 外出也好舒適！清爽口罩

外出時咳嗽或咳痰，不僅自己困擾，也怕影響到周遭。只要戴上滴精油的口罩，連心情都會不可思議地變得舒暢。

- **口罩、面紙1張**
- **茶樹1滴**

作法　將面紙折疊成較小的面積，滴上1滴精油，夾在口罩與口鼻間。

※滴精油的一側朝口罩或折入中間層，避免緊密接觸皮膚。

感冒、流感

避免感冒或流感的早期預防措施相當重要。精油從粘膜的吸收力也很高，因此喉嚨保養是芳香療法中最能感受到改善的作法。覺得快要感冒時便可即早實行，同時也能夠提高免疫力，是從幼兒到年長者都能養成的好習慣。

【建議精油】

具抗菌、抗病毒、增強免疫力作用的精油

茶樹、藍膠尤加利、羅文莎葉、綠花白千層、胡椒薄荷、桉油醇迷迭香、檸檬、真正薰衣草等

5 先進行預防措施吧！漱口

出外返家時最好養成添加精油的漱口習慣。有感冒前兆時，也是最能迅速採取的措施。

- **杯子**
- **水180ml**
- **茶樹1～2滴**

作法 將精油滴入水中。

※注意勿吞入。

6 超強殺菌力！洗手乳

只要在無添加的洗手乳中，調和具有強力抗菌、抗病毒作用的精油即可。若使用放鬆類型的精油，亦可帶來療癒效果。

- **按壓式容器(30ml)**
- **無添加洗手乳30ml**
- **茶樹4滴＋胡椒薄荷2滴＋真正薰衣草6滴**

作法 在無添加洗手乳中加入精油，充分混勻。

7 感受舒適的同時提升免疫力！浴鹽

製成浴鹽(參照P173)使用，徹底消除疲勞的同時也提升免疫力。

- **保存容器(50g)**
- **粗鹽**
- **真正薰衣草7滴＋羅文莎葉4滴＋綠花白千層4滴**

作法 在粗鹽中加入精油充分混合。

8 睡覺時也確實預防！擴香

在擴香器、薰香台、面紙滴入數滴精油，於睡眠中進行擴香，不僅有殺菌作用，也能因香味帶來優質睡眠。

- **《使用面紙時》茶樹1滴＋真正薰衣草1滴**

作法 於面紙上滴入精油

※使用擴香器或薰香台時，依房間大小調整精油滴數。

發燒、全身痠痛

有些精油具有解熱效果。一旦退燒，感冒症狀逐漸緩解，但有時關節周圍會產生疼痛。無論哪種症狀皆能藉著使用精油，協助早日康復。

【建議精油】

具解熱、冷卻、促進體液循環、增強免疫力的精油

胡椒薄荷、藍膠尤加利、佛手柑、真正薰衣草、綠花白千層、杜松、檸檬、甜橙等

9 舒緩發燒不適！冷敷巾

發燒時不只難受，連意識也會恍惚，此時建議選擇具有暢快香氣及冷卻作用的胡椒薄荷製作冷敷巾使用。全身痠痛則使用熱敷巾。

- **臉盆和水**
- **胡椒薄荷 2 滴**

作法 在臉盆裝水，滴入精油混合均勻再浸入毛巾扭乾，置於額頭上。

※無法入浴時，以熱水製作熱敷巾擦拭身體就會比較舒服。

帶狀疱疹、單純疱疹（病毒性疾病）

病毒性疾病是身體免疫力不足時，沉睡於體內的病毒引發的疾病。先就醫接受診療後再進行自我護理吧！

【建議精油】

具抗病毒、抗發炎、止痛作用的精油

綠花白千層、茶樹、羅文莎葉、佛手柑、檸檬香茅、澳洲尤加利、天竺葵等

10 感覺刺痛！帶狀疱疹用噴霧

由於帶狀疱疹會沿著三叉神經，於身體或單側臉部發疹，同時伴隨著疼痛，難以進行皮膚接觸護理，此時就採用噴霧吧！

- **噴霧容器（30ml）**
- **無水酒精 3ml＋水 27ml**
- **藍膠尤加利 3 滴＋佛手柑 4 滴＋真正薰衣草 3 滴**

作法 於噴霧容器中裝入無水酒精、水和精油，充分搖勻。

※於發疹部位頻繁且大量噴霧（使用前充分搖勻）。

11 想要早點痊癒！唇疱疹用精油

疱疹有發病於嘴部周圍的唇疱疹，以及發病於生殖器的類型。這裡介紹的是針對唇疱疹的療法，可塗抹於患部上。

- **植物油 5ml（一次份量）**
- **茶樹 1 滴**

作法 在植物油中滴入精油。

※茶樹可使用原液塗抹。

※若疱疹破裂呈咖啡色的話，以植物油 5ml＋真正薰衣草 1 滴＋天竺葵 1 滴，按摩即可加速復原。

03 體 肌肉、關節痠痛

每天忙碌生活，累積疲勞所導致的身體疼痛，多半發生於肌肉和關節。透過鬆弛僵硬肌肉，消除造成疲勞的乳酸並促進體液循環，再針對隨年齡增長加重負擔的關節進行護理，可體會到驚人的改善效果。對於肌肉痠痛或關節痛等不適症狀，事前預防也很有助益。當天的疲勞在當天消除，就是能夠常保年輕的秘訣。

疲勞時的肌肉、關節周圍機制

肌肉痠痛、肩膀僵硬、腰痛

運動或用力過度，對肌肉造成比平時更重的負擔時，肌肉便會收縮。承受負擔的肌肉感到疼痛時即為「肌肉痠痛」，會在體內產生疲勞物質「乳酸」。乳酸雖然能透過血液運送，自體內代謝排出，但因血液循環不良殘留於體內時，就成為致痛原因。

消除肌肉痠痛的4個重點

●消除乳酸　●促進血液循環　●提高體溫　●放鬆

◆肌肉、血管與乳酸圖

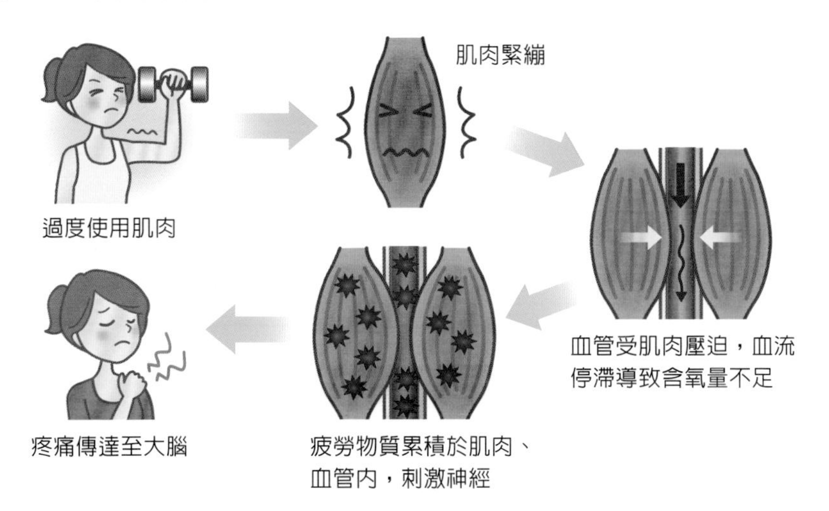

採用芳療因應！ 疼痛時要熱敷？還是冰敷？

若是肩頸痠痛等狀況時，可在浴缸享受泡澡，或是以微波爐製作熱敷巾溫暖患部。患部發炎灼熱且腫脹時，則使用具冷卻及鎮靜作用的精油以冷敷巾冰敷。

◆關節的構造

在身體各個部位中，最容易感到疼痛的部位就是關節。關節以各種形態連接骨頭，使手腳和身體可做出各種動作。每天走路、上下樓梯等動作，在日常生活中不知不覺便形成關節的負擔。此外，隨著年紀增長，體內女性荷爾蒙分泌的減少也會導致關節周圍產生變化，使膝蓋變得容易疼痛。

關節的周圍被一種名為關節囊的結締組織包覆，而強韌地連接關節兩側骨頭，使關節不移位的便是韌帶。被關節囊包覆的內側，是由一種叫滑液膜的組織覆蓋著關節腔。關節囊內充滿著液體，也就是滑液膜分泌的滑液，在關節活動時具有潤滑效果。

因退化或過度使用導致軟骨耗損、滑液減少或滯留，會引起骨頭碰撞或膝蓋變形，因而產生疼痛。退化所致的關節疼痛，與雌激素（女性荷爾蒙）的減少有著密不可分的關係。特別是女性會隨著年齡增加，常於膝蓋等部位發生關節疼痛的情況，建議使用具有類雌激素作用的精油來改善。走路時產生的震動會傳遞至腦部，可活化大腦。據說走路速度較慢，失智症的發病率會高達７倍，而關節疼痛會直接影響到行走，因此膝關節的保養相當重要。

◆關節的構造

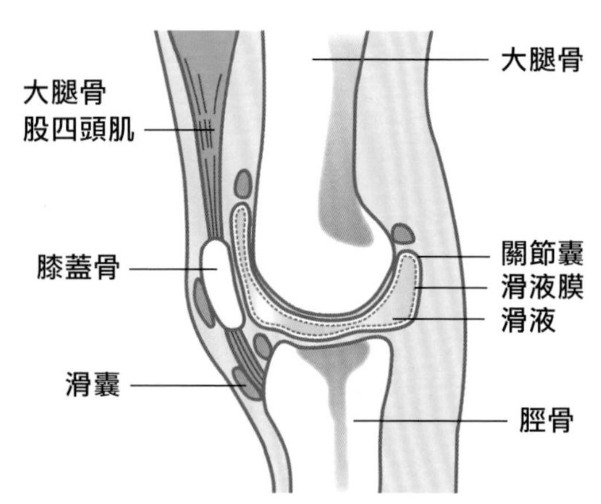

移動關節的肌肉是以夾住關節的方式生長，連結肌肉與骨頭的則是一種叫肌腱的結締組織，亦具有滑液膜。當致痛物質滯留於滑液中時，便會造成關節疼痛。

肌肉痠痛、肩膀僵硬、腰痛

肌肉僵硬的部位，是因肌肉緊繃呈現硬化的狀態。原因大致可分為2種：「❶因運動或工作等因素，過度使用肌肉所致」、「❷長期處於壓力之下，維持緊張狀態所致」。❶和❷無論是護理方式或選用的精油都不同，所以首先要找出確切原因。

【建議精油】

具促進體液循環、提高體溫、抗發炎、止痛、鎮靜作用的精油

迷迭香(樟腦、桉油醇)、真正薰衣草、永久花、甜馬鬱蘭、杜松、黑胡椒、檸檬尤加利、冬青、胡椒薄荷、依蘭、甜橙、檸檬香茅等

12 想要迅速止痛時的按摩油

疼痛會為日常生活帶來不便，想盡快改善嚴重疼痛時用的按摩油。

- **小碟子**　**・植物油10ml(一次份量)**
- **冬青1滴＋檸檬香茅1滴＋甜馬鬱蘭2滴**

作法　在植物油中滴入精油。

※讓肌膚大量吸收按摩油。

※短期使用就必須停止。

13 可能會肌肉痠痛時的預防用按摩油

過度運動或是從事操勞工作後，避免隔天肌肉痠痛的預防用按摩油。疲憊時更要以芳療加以預防。

- **小碟子**　**・植物油10ml(一次份量)**
- **檸檬香茅1滴＋真正薰衣草2滴＋甜馬鬱蘭2滴**

作法　在植物油中滴入精油。

※以可能會肌肉痠痛的部位為中心按摩。

14 連穿衣服都很痛苦！四十肩、五十肩用油

由於手能夠處碰到肩膀，因此可自行塗抹按摩油。當肩部覺得不舒服時，建議立即開始護理。

- **小碟子**　**・植物油10ml(一次份量)**
- **檸檬尤加利2滴＋杜松2滴＋甜橙1滴**

作法　在植物油中滴入精油。

※讓肩關節大量吸收按摩油。

※有發炎跡象、產生灼熱紅腫症狀時應避免按摩。

15 不管坐著還站著都難過！腰痛用油

腰是身體的樞紐，相當重要的部位，同時也是日常生活中負擔最沉重的部位。因辦公作業或運動不足等因素，引起血液循環不良導致腰痛時可使用的按摩油。

- **小碟子**
- **植物油10ml(一次份量)**
- **迷迭香(樟腦、桉油醇)1滴＋杜松2滴＋檸檬香茅1滴**

作法　在植物油中滴入精油。

※讓薦骨、腰椎、臀部(尾椎)吸收精油。

關節痛(膝蓋、手肘、風濕、腱鞘炎等)

關節痛的主要原因大致可分為2種：「❶身體過度操勞所致」、「❷年紀增長」。❶和❷無論是護理方式或選用的精油都不同，所以首先要找出確切原因。藉由每天持續護理，可確實體會到疼痛的改善。不過還是先接受醫師診斷之後，再進行護理吧！

【建議精油】

具止痛、鎮靜、抗痙攣、抗發炎、提高體溫、促進體液循環作用的精油

真正薰衣草、甜馬鬱蘭、檸檬香茅、迷迭香(樟腦、桉油醇)、冬青、杜松、絲柏、天竺葵、黑胡椒、檸檬尤加利、永久花、胡椒薄荷、日本薄荷、羅馬洋甘菊、依蘭等

16 想快樂外出！膝蓋用按摩油(劇烈疼痛)

膝蓋疼痛剝奪外出的樂趣。亦有報告指出步行速度越慢，越容易罹患失智症，說是步行＝大腦健康一點也不為過，每天有毅力地持續護理吧！

- **遮光瓶(30ml)**
- **植物油30ml(常備用)**
- **檸檬尤加利4滴＋杜松4滴＋檸檬香茅2滴**

作法 在植物油中滴入精油。

※讓膝蓋周圍大量吸收精油。

※保存期限：陰涼處保存3個月。

17 彎曲膝蓋也好難受！膝蓋用按摩油(嚴重腫脹)

覺得膝蓋疼痛時，會因難以活動導致膝蓋周圍滯留水分。此外，滑液中含有致痛物質，疼痛亦會伴隨腫脹而生。不僅是膝蓋，建議同時進行膝上護理。

- **遮光瓶(30ml)**
- **植物油30ml(常備用)**
- **絲柏4滴＋天竺葵3滴＋真正薰衣草5滴**

作法 在植物油中滴入精油。

※讓膝蓋周圍大量吸收精油(按摩方式參照P191)。

※保存期限：陰涼處保存3個月。

18 手抖個不停？預防腱鞘炎按摩油

過度使用雙手而引起的發炎就是腱鞘炎。若覺得最近手好像太操勞的話，先溫熱患部後再進行精油按摩。

- **小碟子**
- **植物油5ml**
- **冬青1滴(或是真正薰衣草2滴＋檸檬香茅1滴)**

作法 在植物油中滴入精油。

※手肘以下部分，特別是肘關節和手背也要進行按摩(按摩方式參照P190)

扭傷、挫傷、閃到腰

先以冰敷緊急處理，抑制疼痛和發炎產生的灼熱和腫脹是相當重要的。藉由緊急處理可大幅提升後續的復原力。

【建議精油】

具抗發炎、鎮靜、抗痙攣作用的精油

胡椒薄荷、永久花、西洋蓍草、檸檬尤加利、真正薰衣草、甜馬鬱蘭、迷迭香（樟腦、桉油醇）等

19 扭傷、挫傷、閃到腰用的冷敷巾

先確實冷卻，絕對不可加溫。若是扭傷，將扭傷部位直接浸泡於冷水中，再於患部放上冷敷巾。

- **水**
- **胡椒薄荷2滴＋真正薰衣草4滴**

作法 冷敷巾的作法參照P174。

※邊冷敷同時靜養。

20 扭傷、挫傷、閃到腰用的蘆薈凝膠

許多時候在冷敷後依然會感到疼痛，因此不採精油按摩，而是塗抹蘆薈凝膠。先製作多次使用份量，剩餘的份量可裝入密封容器中，放入冰箱冷藏備用。

- **密封容器（30ml）（常備用）**
- **市售蘆薈凝膠30g**
- **冬青1滴＋胡椒薄荷3滴＋真正薰衣草5滴**

作法 在蘆薈凝膠中滴入精油。

※保存期限：冰箱冷藏保存2個月。

21 加速復原！不痛後使用的按摩油

暫時靜養不移動的部位，會因血液循環不良導致冰冷，肌肉也較容易僵硬。藉由徹底鬆弛肌肉，也能夠加速復原。

- **小碟子**
- **植物油5ml（一次份量）**
- **永久花1滴（西洋蓍草1滴）＋甜馬鬱蘭1滴＋杜松1滴**

作法 在植物油中滴入精油。

※於患部及其周圍進行按摩。

22 也可用於舊傷護理！韌帶、肌肉損傷用按摩油

扭傷或骨折後，若先護理好周圍的肌肉和韌帶，不但容易消腫，復原速度也會變快。避開患部，讓周圍肌膚吸收精油即可。舊傷產生疼痛時也相當推薦使用。

- **遮光瓶（30ml）**
- **植物油30ml（常備用）**
- **真正薰衣草5滴＋永久花3滴（西洋蓍草3滴）＋胡椒薄荷1滴＋檸檬香茅1滴**

作法 於植物油中滴入精油。

※避開患部，於僵硬的肌肉施行。

※保存期限：陰涼處保存3個月。

04   循環系統

早晨醒來充滿活力地度過一天，晚上則放鬆以取得優質睡眠，這是最理想的生活方式。這樣的一天節奏，和自律神經的運作有著密不可分的關係。日常生活中不經意的「倦怠」、「腫脹」等症狀，其實就是因自律神經失調所導致的循環系統不順。自律神經也會受天候影響，若瞭解其中的運作機制，就能夠緩解生活中各種小毛病。

關於自律神經

自律神經和各臟器的運作

自律神經是自動維持生命活動的神經。體溫、呼吸、血壓、心跳、荷爾蒙分泌、血液循環、各臟器的運作，是在無意識中由自律神經所掌控。自律神經是由名為「交感神經」和「副交感神經」的２種系統所構成，交感神經占優勢時，就會抑制副交感神經，呈現兩者不斷互相制衡的狀態。自律神經的中樞位於下視丘，經由脊髓、腦幹，末梢遍布全身各個器官(包含皮膚)。讓我們先來確認，當交感神經、副交感神經占優勢時各器官的運作吧(參下頁圖)！

交感神經占優勢時 充滿活動力、緊張的狀態
副交感神經占優勢時 緊張被舒緩，呈現放鬆狀態

氣壓變化和自律神經的關聯性

下雨天或颱風接近時，各位是否有過打不起精神、疲倦、頭痛、嗜睡等身體不適的經驗呢？實際上，自律神經的運作也會隨著天候而變化。為了應付氣壓改變，我們的身體自然也會跟著改變。高氣壓的日子裡，血管會收縮；低氣壓的日子血管則會擴張。血管一旦擴張，便會造成血壓下降。我們的體重約60％是水分，其中40％的水分存在於細胞當中。由於水分具有流動性，低氣壓的日子裡，細胞中的水分會朝壓力較低的空氣中移動，也就會產生浮腫。自律神經會偵測到因下雨而缺乏日照的狀態，讓副交感神經

占優勢。這是進入休息、儲備能量的狀態，所以會產生嗜睡、打不起勁等症狀。此外，目前已知在低氣壓的日子裡，容易分泌會造成過敏的組織胺。當天候惡劣時，我們就會流鼻水、打噴嚏或過敏，身體變得不舒服等情形，這些並非錯覺，而是副交感神經占優勢所引起的現象。

◆體內自律神經的運作情形

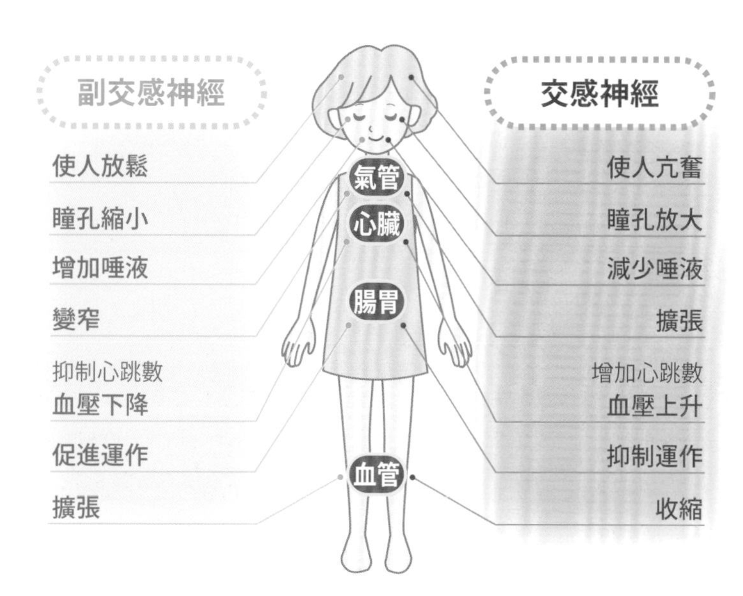

採用芳療因應！ 持續緊張狀態無法放鬆時

一旦煩惱、心事或思考的事情較多時，就算想放鬆，交感神經卻依然占優勢。為了使副交感神經占優勢，選擇具鎮靜、止痛、抗痙攣作用的精油吧！

全身的血液循環和淋巴循環

全身的血液循環

血液由心臟送出，通過全身再回歸心臟。自心臟送出的血液是流經動脈，流回心臟的血液則是流經靜脈，動脈與靜脈皆為3層結構的粗大血管。另外還有便於細胞攝取養分與氧氣等物質的微血管，呈單層結構，由薄膜形成。動脈將氧氣和養分運送至各個細胞，靜脈則自細胞中回收二氧化碳和老廢物質，運回心臟。靜脈中流動的血液有90%會回歸心臟，剩下的10%則會進入淋巴管內。

全身的淋巴循環

人體當中，除了血管裡流動的血液之外，還有名為淋巴管的網狀管線遍布全身，裡面流動著淋巴液。淋巴液是由血管過濾出的液體，回收運送細胞所產生的老廢物質。全身上下存在著好幾個淋巴管的中繼點「淋巴結」，於淋巴結過濾老廢物質，最後回歸靜脈。血液是被具有泵浦作用的心臟打出，但淋巴不具泵浦功能，只能依靠著肌肉活動，或附近血液被打出時的壓力流動，因此淋巴液以相當緩慢的流速運行。

寒性體質

要從根本消除寒性體質，除了透過飲食習慣、運動等方面以外，再使用具提高體溫和促進體液循環作用的精油保養，讓身體由裡而外溫暖起來是非常重要的。為避免內臟受寒，血液會聚集於內臟周圍，因此無法到達手腳，造成四肢末梢冰冷。進行腹部按摩，通暢手腳的血液循環吧！

【建議精油】

具提高體溫、促進體液循環、鎮靜、增強免疫力作用的精油

桉油醇迷迭香、胡椒薄荷、黑胡椒、薑、胡椒木、日本柚子、杜松、月桃、日本薄荷、真正薰衣草、花梨木、乳香、依蘭、茉莉、甜橙等

23 身體好溫暖！腹部用按摩油

來施行以肚臍為中心的腹部按摩吧！以仰躺姿勢立起膝蓋較容易操作，可藉由按摩活化腹部周圍，因此也很推薦給小腹突出或是容易便秘者。

- **小碟子**
- **植物油5ml（一次份量）**
- **桉油醇迷迭香1滴＋薑1滴＋月桃1滴**

作法 在植物油中滴入精油。

※腹部按摩方式請參照P193。

浮腫

雖然浮腫症狀不是只出現在腿部，但腿部浮腫不僅會增加疲勞，腿看起來還會變粗，實在令人鬱悶。消除疲勞、除去浮腫的保養，也有瘦身效果，可說是好處多多。

【建議精油】

具促進體液循環、利尿、強化靜脈、溶解血栓、收斂作用的精油

絲柏、檸檬、葡萄柚、檀香、杜松、天竺葵、永久花、雪松、胡蘿蔔籽、桉油醇迷迭香、甜馬鬱蘭

24 隔天早上就恢復纖細！消除浮腫的按摩油

腿部浮腫可趁當天之內進行按摩，隔天早上就會令人訝異地變輕盈舒爽，看起來也會變瘦，讓人心情愉快。

- **遮光瓶（30ml）**
- **植物油30ml（常備用）**
- **絲柏5滴＋天竺葵3滴＋葡萄柚4滴**

作法 在植物油中滴入精油。

※保存期限：6個月。

※按摩方式請參照P191。

靜脈曲張

靜脈曲張是指靜脈中的血液滯留，致使血管膨脹的症狀。常見於產後或高齡婦女，症狀一旦惡化就必須開刀治療，但即早進行護理，不僅是靜脈曲張，連腿部疲勞都可消除。

【建議精油】

具促進體液循環、利尿、強化靜脈、溶解血栓、收斂作用的精油

絲柏、檸檬、葡萄柚、檀香、杜松、天竺葵、雪松、甜馬鬱蘭、桉油醇迷迭香、花梨木、綠花白千層等

25 日積月累地持續下去！靜脈曲張用按摩油

由於靜脈曲張部位的血管壁很脆弱，所以重點在於不施加力道，讓肌膚大量吸收精油即可。試著製作常備用按摩油，每天都持續按摩吧！

- **遮光瓶（30ml）**
- **植物油30ml（常備用）**
- **絲柏5滴＋胡蘿蔔籽3滴＋檸檬4滴**

作法 在植物油中滴入精油。

※保存期限：6個月。

※按摩方式請參照P191。

心悸、頻脈、血壓

所謂血壓，是指當心臟打出血液時血管所承受的壓力。壓力過高就是高血壓，過低則是低血壓。由於血壓會受到自律神經運作的影響，因此可藉由調整自律神經平衡安定血壓。

【建議精油】

具降血壓、擴張血管、鎮靜、促進體液循環作用的精油

安息香、永久花、依蘭、快樂鼠尾草、真正薰衣草等

具提高血壓、促進血液循環作用的精油

黑胡椒、樟腦迷迭香、丁香、胡椒薄荷等

26 用於感到呼吸困難時芳香噴霧

出門在外時，用於保持呼吸平穩、心情穩定時相當方便。除了右側記載的精油之外，也可使用自己覺得舒適的香氣製作。由於是用來噴灑在空氣中的噴霧，須注意不要觸碰到皮膚。

- **攜帶用噴霧容器（30ml）**
- **酒精水（無水酒精3ml＋純水27ml）**
- **真正薰衣草10滴＋甜橙8滴＋雪松5滴**

作法 在酒精水中滴入精油。

※因為是噴灑於空氣中，所以濃度較高，須避免接觸肌膚。

27 可神奇地讓情緒安定！胸骨按摩油

胸骨一帶是只要有壓力就容易疲勞的部位。於胸骨上方或以鎖骨為中心，沿著左右肋骨進行按摩，便可神奇地獲得安心感。建議於就寢前進行。

- **小碟子**
- **植物油5ml（一次份量）**
- **依蘭（或是羅馬洋甘菊）1滴＋花梨木（或是柳葉木蘭）1滴＋檀香1滴**

作法 在植物油中滴入精油。

28 暢快清醒！晨間手浴

早上醒來時，低血壓的人通常會很沒精神，必須花很多時間才能讓身體醒來。不如借助精油的力量，度過充滿活力的早晨吧！或是一早感到疲勞，想打起精神時也很推薦。

- **臉盆和熱水（可浸泡手的溫度）**
- **迷迭香（或是胡椒薄荷）1～2滴**

作法 在臉盆裝熱水並滴入精油。

※將雙手浸泡在臉盆中約5分鐘左右，享受隨著蒸氣上升的精油香氣（參照P43）。

疲勞、倦怠、頭痛

莫名地倦怠，疲勞感難以消除，身體沒有毛病但提不起精神、覺得頭痛等，這些症狀也有可能是受到天候細微變化所影響，所以試著調整容易受天氣或壓力影響的自律神經吧！當人感到疲憊時也會懶得自我保養，建議選擇可輕鬆完成的護理。

【建議精油】

具促進體液循環、使頭腦清晰、提高體溫、鎮靜、振奮精神作用的精油

迷迭香(桉油醇、馬鞭草酮)、胡椒薄荷、檸檬、葡萄柚、杜松、羅文莎葉、綠花白千層、黑胡椒、丁香、佛手柑、真正薰衣草、花梨木、雪松、月桂、醒目薰衣草等

29 加強第一印象！臉部按摩

感到疲勞時，給人的臉部印象也容易模糊。據說第一印象占外表的80%。神采奕奕的神情任誰都會抱持好印象。精油能自皮膚滲透至血液流經全身，就算只進行小範圍的臉部按摩，也能夠感受到全身的變化。

- **小碟子**
- **植物油5ml～10ml(一次份量)**
- **桉油醇迷迭香1滴＋醒目薰衣草1滴＋檸檬1滴**

作法 在植物油中滴入精油。

※臉部按摩的方式請參照P187。

30 頭痛前兆!? 先塗抹1滴精油

該不會頭痛要發作了吧？這麼想時，就先及早護理吧。將可塗抹原液、具止痛作用的真正薰衣草事先放入化妝包中，隨時隨地都能使用，十分方便。

- **真正薰衣草1滴**

※於太陽穴塗抹真正薰衣草原液1滴。

31 放鬆同時溫熱！腹部的熱敷巾

只需製作熱敷巾置於腹部，就能變得溫暖、感覺舒服，讓人放鬆與安心。就寢時，採仰躺姿勢進行熱敷，就能溫暖並放鬆身體。

- **真正薰衣草1滴**
- **熱敷巾(作法參照P174)**

※先在心窩塗抹精油，再蓋上毛巾熱敷。
※睡前進行時，需將熱敷巾放入塑膠袋。

05   泌尿系統

女性的尿道較男性短，所以比男性更容易感染膀胱炎。雖說並非所有女性都一定會感染，只是一旦罹患過 1 次，就很容易復發爲其特徵。當累積疲勞或壓力等因素導致免疫力不足時，就很容易讓細菌由尿道口入侵造成感染。精油當中有許多種類具有抗菌、抗細菌、抗病毒的作用，要是覺得有膀胱炎或尿道炎的徵兆時，還是盡早處理吧！

腎臟與尿液

腎臟的運作

尿液是由腎臟製造。腎臟位於橫隔膜的正下方，於脊椎兩側形成左右一對，外觀是如拳頭大小般的豌豆形狀。雖然是很小的器官，但由心臟排出的血液，會有約 25% 被分配到腎臟，最後一部分會成為尿液排出。腎臟除了製造尿液之外，也會調整血液維持在 pH7.4 左右的弱鹼性。此外，也會確保體液的品質和份量，邊回收水分，邊調整與血液、細胞交換養分和老廢物質等工作。

我們吃飯、運動、從事各種活動，但並不會因活動內容而改變體內血液的量與質，就是因為腎臟持續運作使體液維持在一定的狀態。

成人一天的排尿量約為 2 公升，再形成尿液之前的原尿，1 天約為 200 公升。腎臟能讓身體不需要的部分做為尿液排出，並吸收需要的物質回歸血液當中。

◆血液和尿液的量

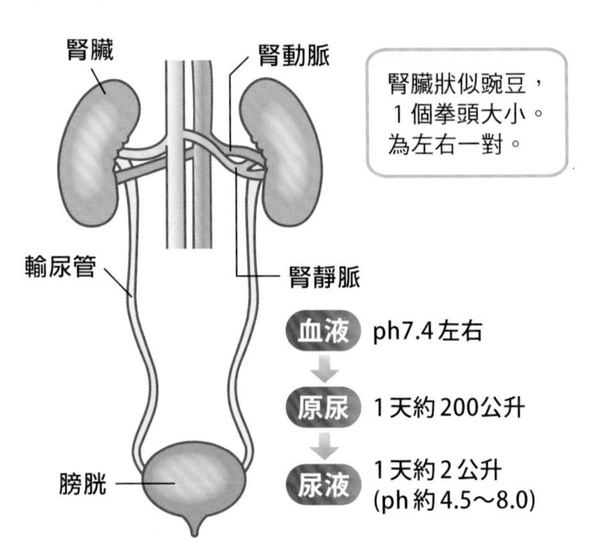

膀胱炎和腎盂炎

腎盂炎很容易與膀胱炎混淆，腎盂炎是由於感染呼吸器官的細菌或病毒，經由血液運送至腎臟所引發的症狀。膀胱炎和尿道炎是以下腹部為中心進行調理，但腎盂炎的感染源則位於全身，無論是何者都必須先就醫。腎盂炎會讓腎臟發炎，無法像平時一樣製造出尿液，因此不可以進行精油按摩。

※杜松有促進體液循環和排毒功能，因此當症狀發作時，若血液流動變好反而會造成腎臟的負擔，建議於症狀痊癒後再使用。

膀胱炎

當疲勞或壓力累積造成免疫力不足，或是經常憋尿時就很容易引發膀胱炎。由於是發病一次就很容易復發的感染疾病，只要尿道有異樣感時，就立即進行調理吧！

【建議精油】

具抗菌、抗真菌、抗病毒、排毒、解熱作用的精油

茶樹、佛手柑、雪松、檸檬、葡萄柚、真正薰衣草、桉油醇迷迭香、胡椒薄荷等

32 預防膀胱炎！下腹部精油按摩

容易復發膀胱炎的人，建議可每天以1%濃度進行精油按摩。先持續2週，並休息1週後，再慢慢拉長休息的間隔。

- **遮光瓶(30ml)**
- **植物油30ml(常備用油)**
- **雪松2滴＋天竺葵2滴＋茶樹2滴**

作法 在植物油中滴入精油。

※保存期限：6個月。

※下腹部按摩的方式請參照P193。

33 預防膀胱炎！浴鹽

細菌會自尿道口入侵引發膀胱炎，建議使用具有高效抗菌作用的精油沐浴。不但可以消除平日累積的疲勞，也能夠提升免疫力。

- **粗鹽30g(一次份量)**
- **茶樹4滴＋佛手柑2滴**

作法 在粗鹽中滴入精油，再添加於浴缸內。

06  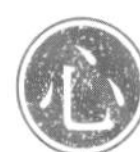 消化系統

包含胃、腸、肝臟、食道，消化器官是由自律神經的運行所掌控。若維持活動或緊張狀態，交感神經就會占優勢，導致消化系統機能被抑制；一旦放鬆狀態的副交感神經占優勢，消化系統的運作就會變得活躍。感到消化系統不適時，必須確實掌控生活模式和壓力。精油會在身體、肌膚、心靈方面發揮效果，因此芳療可說是最適合改善或預防消化系統問題的方法。

消化道與消化器官的構造

消化與吸收

消化道是指從口腔自肛門的途徑，負責分解(消化)食物，由身體攝取(吸收)養分，再排泄無營養價值的食物殘渣。為了打造、活動身體，我們需要汲取氧氣和各種營養素。消化道即是為了吞入外部物質，僅攝取養分而存在的器官。消化道從口腔至肛門，由1條長達9m的管線構成。食物對於身體細胞來說幾乎都過大且過硬，因此咀嚼食物使其變小、變柔軟的「消化」是必須的。此外，經由消化充分軟化、溶解成液狀的形態，可使養分通過覆蓋於消化道內的上皮細胞，被身體「吸收」。

◆消化道的構造

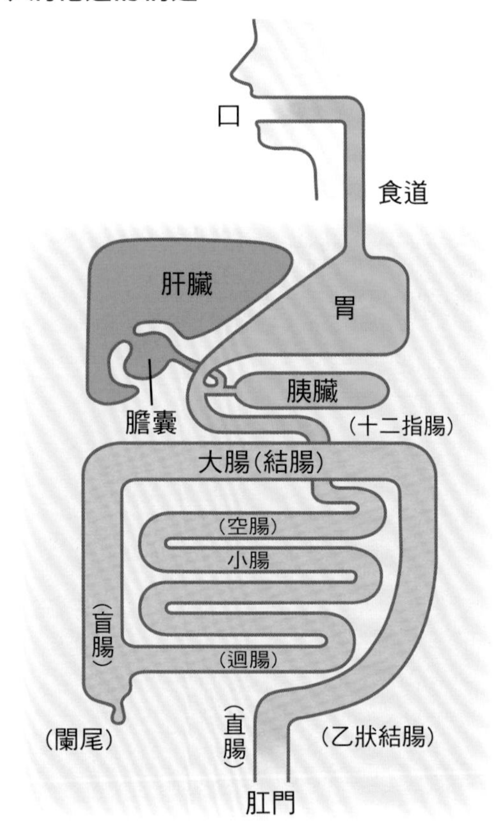

蠕動

蠕動是指消化道運送食物等物質的動作，肌肉交互收縮、鬆弛以進行移動，主要發生在食道、胃、小腸、大腸等部位。當食物通過食道時，僅有食物的所在位置會膨脹。此時是以收縮外層的縱走肌，並擴張食道內徑的方式運作。接著，膨脹的內層環狀肌會鬆弛緊繃，位於上方的環狀肌則為了將食物往下擠壓前進而收縮。持續進行這樣的肌肉運動，膨脹處便會如同波浪般不斷地往前移，這就稱為「蠕動」。

◆食道的蠕動

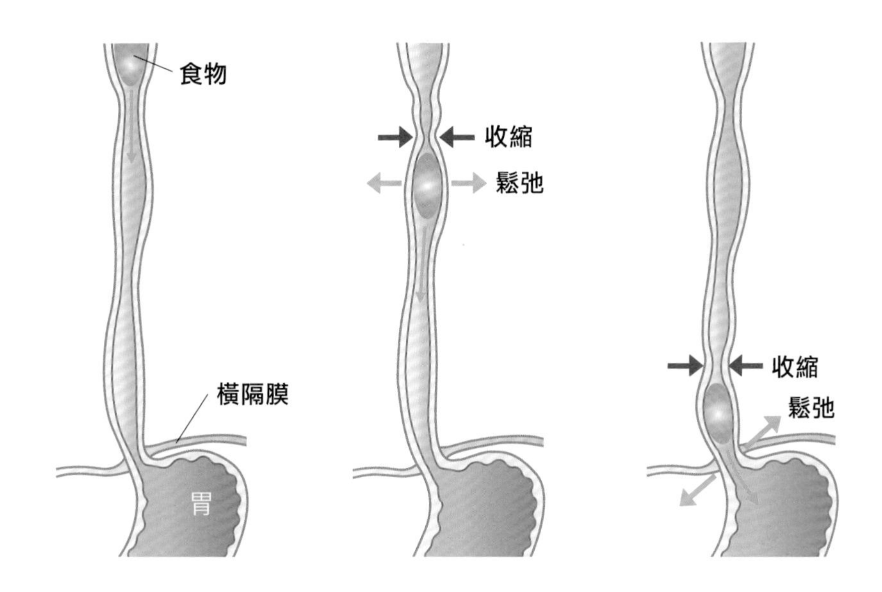

蠕動的關鍵「平滑肌」

肌肉占身體的40～50%，身體藉由肌肉的收縮得以活動。雖然肌肉的種類共約有500種，但大致區分的話，可分為介於關節之間活動身體的「骨骼肌」、活動心臟的「心肌」、打造內臟壁的「平滑肌」。骨骼肌受運動神經支配，而心肌和平滑肌則由自律神經掌控，不受我們的意志控制。一旦交感神經占優勢平滑肌就會收縮，副交感神經占優勢則會鬆弛。處於緊張或壓力狀態下，交感神經占優勢時，消化器官的機能就會變差，因此會感受到胃部沉重或便秘等消化器官的不適。

消化不良、食慾不振、食慾過盛

疲勞、壓力、不安、消沉、夏季倦怠等問題，皆會造成消化系統失調。充分利用精油平衡自律神經，可使消化系統的運作回歸正常。選擇可促進胃液分泌、蠕動的精油吧！

【建議精油】

具健胃、促進消化、增進食慾、止痛、鎮靜作用的精油

甜橙／苦橙、胡椒薄荷、豆蔻、葡萄柚、黑胡椒、檸檬、甜馬鬱蘭、杜松、馬鞭草酮迷迭香、真正薰衣草等

34 解決噁心想吐的胃部不適！促進消化按摩油

進食後感覺胃部不適、想吐，是由於胃功能不佳，處於無法消化食物的狀態。用香氣清爽的胡椒薄荷即可促進消化。

- **小碟子**
- **植物油5ml（一次份量）**
- **胡椒薄荷1滴＋檸檬1滴**

作法 在植物油中滴入精油。

※在心窩以溫柔撫摸的方式進行按摩。

35 先解除壓力再說！有益胃部的按摩油

胃部由自律神經掌管，就算命令它「好好消化食物！」也不會乖乖聽話。首先放輕鬆，調整好環境使胃部能夠好好進行蠕動吧！

- **小碟子**
- **植物油5ml（一次份量）**
- **甜橙1滴＋真正薰衣草1滴＋豆蔻1滴**

作法 在植物油中滴入精油。

※按摩心窩、臉部，藉以放鬆。

※緩解壓力也可幫助解決食慾過盛的問題。

36 飲食不適時用的按摩油

感到疲憊時，平常沒問題的食物有時也會引發過敏反應。產生嘔吐、發燒、腹瀉、腹痛等症狀時，先接受醫師診斷，等症狀改善再進行按摩吧。

- **小碟子**
- **植物油5ml（一次份量）**
- **胡椒薄荷1滴＋丁香1滴＋茶樹1滴**

作法 在植物油中加入精油。

※以心窩、下腹部為中心，用溫柔輕撫的方式進行按摩。

胃痛

胃部絞痛是由於長期過度緊張、經常感受到壓力，導致保護胃部的黏液減少分泌，胃部便容易被胃酸傷害。若放任不管的話，可能會演變成胃潰瘍或胃炎，建議及早因應。

【建議精油】

具有止痛、抗痙攣、鎮靜、健胃作用的精油

羅馬洋甘菊、胡椒薄荷、甜馬鬱蘭、真正薰衣草、安息香、甜橙／苦橙等

37 感覺胃好痛！緩解胃部疼痛的按摩油

使用具止痛、抗痙攣作用的精油，緩解胃部緊繃，同時因香氣使副交感神經占優勢，提高身心放鬆度。

- **小碟子**
- **植物油5ml（一次份量）**
- **羅馬洋甘菊１滴＋真正薰衣草１滴＋甜橙／苦橙1滴**

作法 在植物油中滴入精油。

※盡可能採仰躺姿勢，同時聆聽音樂等，在舒適的環境中進行吧。

38 舒適地放鬆！熱敷巾

於心窩位置按摩，並塗抹有止痛、抗痙攣作用的精油後進行熱敷吧。藉由溫暖胃部鬆弛平滑肌。

- **真正薰衣草原液１滴，或是處方37中的複方油**
- **熱敷巾**

作法 熱敷巾的作法參照P174。

※塗抹原液或是按摩之後，以熱敷巾敷在心窩處。

39 出門在外的緊急處理！原液塗抹

這是當人在外面，胃部突然開始絞痛的緊急處理。若是持續疼痛的話務必至醫院接受診斷治療。

- **真正薰衣草原液１滴**

※塗抹於心窩處。

40 消除緊張！室內噴霧

以放鬆類精油（或是自己感到舒適的香氣）製作室內噴霧，消除緊張狀態吧！

- **噴霧容器（30ml）**
- **酒精水（無水酒精3ml＋純水27ml）**
- **甜橙８滴＋羅馬洋甘菊４滴＋安息香３滴＋甜馬鬱蘭３滴**

作法 在酒精水中滴入精油。

※因為是噴灑於空氣中，所以濃度較高，須避免接觸肌膚。

排便、便秘

沒有吃太多卻一直處於便秘或腹瀉的狀態，或是輪流反覆發作，這些皆為自律神經失調所引發的症狀之一。自律神經失調，不僅對於消化系統產生負擔，也會使血液循環不良導致寒性體質。

【建議精油】

具調整、止痛、抗痙攣、鎮靜、亢奮、強健神經、健胃、促進體液循環、提高體溫作用的精油

佛手柑、天竺葵、乳香、葡萄柚、洋甘菊（羅馬、德國）、快樂鼠尾草、絲柏、薑、甜橙／苦橙、胡椒薄荷、豆蔻、橘子、檸檬、甜馬鬱蘭、萊姆、香蜂草、迷迭香、西洋蓍草、檸檬香茅、真正薰衣草、安息香、玫瑰、杜松、黑胡椒等

41 好像拉肚子了？調整腸胃平衡的按摩油

原因是自己沒注意到身體受寒。首先要避免腹部受寒，選擇具有提高體溫、促進血液循環作用的精油為主，進行腹部按摩。

- **小碟子**
- **植物油5ml（一次份量）**
- **黑胡椒1滴＋薑1滴**

作法 在植物油中滴入精油。

※腹部按摩方式請參照P193。

42 消除壓力因素的便秘！排解壓力按摩油

便秘的原因是腸道蠕動較弱，這也可以歸咎於遭受壓力或因年齡增長導致的腸道老化。此外，也有可能是有便意卻沒有充裕時間，或是總是錯過排便時機，先試著想想看是哪個原因吧！

- **遮光瓶（30ml）**
- **植物油30ml（常備用）**
- **佛手柑5滴＋羅馬洋甘菊2滴＋乳香4滴**

作法 在植物油中滴入精油。

※在下腹部、腹部、臉部進行按摩。

※按摩方式請參照P193。

※需持續施行一段時間。

43 消除熟齡因素的便秘！消除便秘按摩油

因年齡增長導致蠕動變弱，影響到排便機能時，以具有活化作用的精油刺激下腹部也很重要。

- **遮光瓶（30ml）**
- **植物油30ml（常備用）**
- **桉油醇迷迭香2滴＋杜松4滴＋薑3滴**

作法 在植物油中滴入精油。

※下腹部按摩方式請參照P193。

肝臟疲勞

肝臟是相當於身體排毒工廠的器官(參P226解說)，負責分解並代謝攝取的物質。攝取過多油膩食物或酒精，以及疲勞等狀況，便會讓肝臟過勞。一旦肝臟疲勞，就會引發各種症狀，所以用精油強化肝臟並淨化體內環境，讓身體恢復活力吧！

【建議精油】

具強化肝臟、排毒、淨化、提高體溫、促進體液循環作用的精油

馬鞭草酮迷迭香、薑黃、丁香、檸檬、葡萄柚、胡椒薄荷、胡蘿蔔籽、杜松、香蜂草、黑胡椒、天竺葵、月桃、日本薄荷等

44 不小心喝太多，要反省！宿醉按摩油

不小心喝太多而反省時，先用芳療讓心情和身體都舒暢吧。建議等酒精大略排出體外後再開始按摩。

- **植物油5ml(一次份量)**
- **馬鞭草酮迷迭香1滴＋葡萄柚2滴**

作法 在植物油中滴入精油。

※在肝臟周圍按摩，讓油脂滲入肌膚。

※感到噁心想吐時不可按摩。

45 不知為何無精打采 簡單熱敷

我們累積疲勞或壓力，臟器整體的機能就會衰退。特別是肝臟一旦勞累，便會增加疲憊感而提不起勁。此時建議採用可簡單施行的熱敷護理。

- **熱敷巾(作法參照P174)**
- **月桃1滴＋日本薄荷1滴**

※也很推薦就寢前進行熱敷。

※在5ml植物油加入上述的精油，於肝臟周圍進行按摩後再熱敷也不錯。

46 飲食不正常時 有益肝臟的按摩油

一旦忙起來，就很容易以方便的速食或點心零嘴果腹。過多添加物的飲食習慣會造成肝臟負擔，也會使臉部或身體暗沉、疲憊，有空時就好好保養肝臟吧！

- **遮光瓶(30ml)**
- **植物油30ml(常備用)**
- **薑黃3滴＋胡蘿蔔籽4滴＋檸檬5滴**

作法 在植物油中滴入精油。

07   慢性病

目前罹患人數持續上升的糖尿病、高血壓、高脂血症等疾病稱爲「慢性病」，與飲食習慣和運動習慣等生活模式密不可分。一般認爲慢性病與癌症、腦中風、心臟病等，多種疾病的發病或惡化有很深的關聯。接下來就爲各位介紹，利用芳香療法進行的各種慢性病預防措施。

慢性病的機制

慢性病的主要原因

日本厚生勞動省保健醫療局生活習慣病對策室，列舉出3項慢性病的原因：因遺傳導致的「遺傳因素」、有害物質或病原體等造成的「外在環境因素」、飲食習慣或運動等方面的「生活習慣因素」。其中生活習慣因素是指「營養」、「運動」、「休息」、「吸菸」、「飲酒」，而這5項生活習慣所引發的糖尿病、高血壓、高脂血症等疾病即稱為慢性病。這些慢性病可透過改變飲食習慣等行為來改善症狀。

肝臟機能與慢性病

肝臟位於橫隔膜下方，是人體最大的器官，負責進行身體養分的代謝、儲藏和排毒等運作，如同人體排毒工廠般的部位。自心臟流出的血液有25%會流入肝臟，其主要功能有：分解血液中所含的有害物質、老廢物質或酒精等的「排毒機能」。合成或分解醣類、蛋白質、脂肪，活化維他命等物質的「代謝機能」。儲藏肝醣或脂肪的「儲藏機能」。製造並分泌膽汁來消化、吸收脂肪的「製造機能」。

攝取過多脂肪、酒精、香菸是慢性病的原因之一，若能提高排解這些物質的肝臟作用，對於重整血液和淋巴液的循環、代謝多餘物質也相當有效。許多精油都有排毒或促進體液循環的功用，因此善加利用芳香療法，便有助於慢性病的預防。

利用芳香療法可做到的5項慢性病改善方式

❶	注意均衡飲食	以精油改變腦內神經傳導物質，可讓食慾抑制在八分飽，有效控管飲食。關於營養均衡，個人意志是非常重要的。
❷	適度運動	提高自我管理的意識。在運動前後使用精油以提升效率。
❸	致力於優質睡眠	利用精油的效果使睡前腦波呈α波，進入優質睡眠。
❹	注意體內排毒	以具有肝臟＆腎臟排毒作用、促進體液循環作用的精油按摩。
❺	不要累積壓力	靈活調整自律神經。

預防慢性病

為了提升身體排毒工廠的肝臟機能，排毒並代謝體內的多餘物質，以精油按摩來強化肝臟與腎臟，同時靈巧控制食慾吧！

【建議精油】

具強化肝臟、排毒、促進體液循環、促進膽汁分泌、降血糖、鎮靜、調整作用的精油

洋甘菊（德國、羅馬）、杜松、絲柏、天竺葵、胡椒薄荷、檸檬、玫瑰、馬鞭草酮迷迭香、尤加利（藍膠、澳洲）、胡蘿蔔籽、丁香、薑、乳香、佛手柑、真正薰衣草等

32 體內排毒！強化肝臟按摩油

過度攝取油脂或酒精、吸菸都會造成肝臟負擔。為了能讓肝臟徹底排毒，並強健負擔沉重的肝臟，好好進行保養吧！

- **遮光瓶（30ml）**
- **植物油30ml（常備用）**
- **馬鞭草酮迷迭香2滴＋檸檬5滴＋絲柏4滴**

作法 在植物油中滴入精油。

※於肝臟上方（右肋骨上方）進行按摩，讓油脂滲入肌膚。

48 推薦高血糖者的按摩油

天竺葵、檸檬、尤加利（藍膠、澳洲）被證實具有降低血糖的作用。雖然正在注射胰島素的糖尿病患者不可按摩，但是僅在飲食控制階段者仍可施行按摩。

- **遮光瓶（30ml）**
- **植物油 30ml（常備用）**
- **天竺葵 5 滴＋檸檬 4 滴＋藍膠尤加利 2 滴**

作法 在植物油中滴入精油。

※為避免造成微血管負擔，使用大量按摩油不出力進行按摩。

49 讓血管壁更堅固！排毒用按摩油

一旦血液中的三酸甘油酯或老廢物質增多，就會增加血液黏稠度，使血管壁脆弱。此時利用精油按摩，維持血管壁的堅固性同時進行排毒。

- **遮光瓶（30ml）**
- **植物油 30ml（常備用）**
- **絲柏 5 滴＋杜松 3 滴＋胡蘿蔔籽 2 滴**

作法 在植物油中滴入精油。

※使用大量按摩油不出力進行按摩。

50 減少橘皮組織和脂肪！排毒用按摩油

想預防慢性病的話，還可用具有淨化血液和燃燒脂肪作用的精油，努力改善橘皮組織。

- **遮光瓶（30ml）**
- **植物油 30ml（常備用）**
- **黑胡椒 3 滴＋檸檬 5 滴＋馬鞭草酮迷迭香 3 滴**

作法 在植物油中滴入精油。

※任何在意部位皆可進行按摩（臉部除外）。

51 抑制想進食的慾望！擴香

無論如何都無法控制想吃的慾望時，可藉由聞香刺激飽足中樞，進而抑制食慾。

- **面紙**
- **廣藿香 1 滴**

作法 在面紙上滴 1 滴廣藿香嗅聞。

※廣藿香具有暫時抑制食慾的作用。

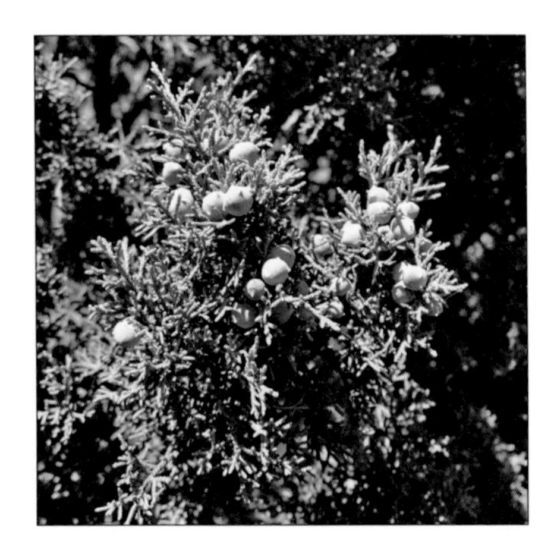

杜松（上圖為杜松漿果）亦有助於控制食慾及慢性病。

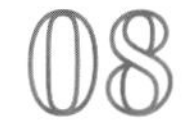  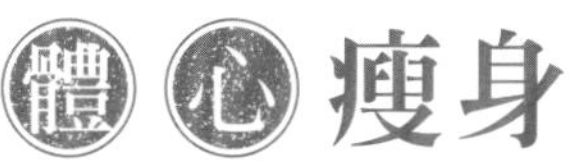

瘦身是女性們永遠的課題。雖然找到適合自己的瘦身方式也很重要，但被舒服的香氣包圍，在放鬆的同時從精神面著手，並維持飲食控制、運動與自我保養，便是瘦身的成功關鍵。對精神面和肉體面進行強化，打造出理想中的自己吧！來看看芳香療法中的瘦身方式。

食慾的運作機制

體脂肪增加的原理

每天進食的時候，我們都在攝取熱量。身體消耗熱量的方式可分為：為了維持生命運作內臟最低所需的「基礎代謝」，以及工作或運動時所需的「活動代謝」。用攝取熱量減去基礎代謝和活動代謝後，便是「多餘熱量」。多餘熱量越多，就越會被轉換成脂肪儲存。

攝取熱量（進食）
－消耗熱量（基礎代謝＋活動代謝）

多餘熱量（轉變為脂肪）

體脂肪增加的主要 9 個原因中，有 6 個可以使用芳香療法改善。先重新檢視自己體重增加的原因後，選擇適當的保養方式吧！

可以芳香療法改善的原因

❶快速進食　❷壓力　❸荷爾蒙平衡　❹代謝不良　❺體溫低　❻肝功能衰弱

其他

❼攝取過多鹽分與酒精　❽維他命攝取與運動不足　❾遺傳與環境

能讓瘦身成功的心靈

消除壓力

想要成功瘦身，重點在於無論選擇什麼方式，能持續下去才是最重要的。但長期處於壓力狀態下，一旦分泌腎上腺皮質激素，大腦就會無法滿足，被想要進食的強烈衝動所驅使。首先必須要消除壓力，請試著思考看看，適合自己、能夠對付壓力的方式吧！壓力是由大腦的下視丘所感受，由於可藉由嗅聞香氣刺激下視丘，因此充分運用精油就能夠排解壓力。

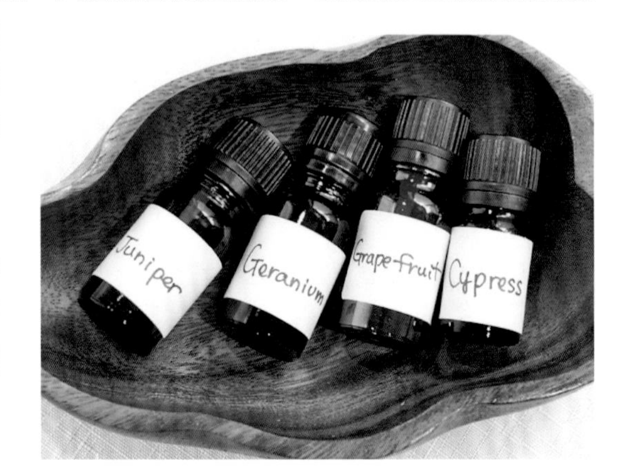

建議可有效運用具有分解脂肪、排毒、促進體液循環、提高體溫、強化肝臟等作用的精油進行按摩。用於改善橘皮組織時，溫暖並活化該部位很重要，結合精油作用與按摩刺激也是重點。

自我控制

雖然定期前往沙龍接受美體按摩等美容服務也是 1 種方式，但是「每天自我保養的累積」和「具有瘦身相關的知識與意識」是相當重要的。學習能讓人開心又有效的自我保養方式，讓保養的過程成為「開心、舒適！」的事，便能夠讓大腦記住這種「快樂」的感覺。由於大腦有想要重複體驗「快樂」的習性，因此能夠持續進行自我保養。只要持續進行就更容易體驗到成果，即可提升自我控制的意識，讓我們有效地利用香氣對大腦的影響吧！

瘦身

芳香療法的好處在於，可一口氣進行身體、肌膚、心靈的調理。瘦身處方能夠讓人確實感受到護理前後身體、肌膚、心靈上的變化，好好享受按摩吧！

【建議精油】

具分解脂肪、排毒、促進體液循環、淨化、抗氧化、強化肝臟、促進膽汁分泌、鎮靜、調整作用的精油

杜松、絲柏、月桃、迷迭香（桉油醇、馬鞭草酮）、洋甘菊（羅馬、德國）、天竺葵、胡椒薄荷、檸檬、玫瑰、尤加利（藍膠、澳洲）、胡蘿蔔籽、丁香、薑、黑胡椒、乳香、芫荽、真正薰衣草、胡椒木等

52 告別凹凸不平橘皮組織的按摩油

大腿或手臂凹凸不平的橘皮組織，不只肥胖者，苗條的人也會有。橘皮組織的調理是以「加溫」、「活動」、「排毒」為要點。

- **遮光瓶（30ml）**
- **植物油30ml（常備用）**
- **杜松5滴＋葡萄柚3滴＋黑胡椒2滴**

作法 在植物油中滴入精油。

※用拳頭於大腿的橘皮組織部分搓揉刺激，直到覺得暖和為止（參照P191）。

53 排除多餘水分！纖細腳踝按摩油

容易浮腫的腿部若放任不管的話，會變成沒有腳踝的象腿。使用纖細腳踝按摩油，也能夠恢復疲勞。

- **遮光瓶（30ml）**
- **植物油30ml（常備用）**
- **天竺葵4滴＋絲柏5滴＋月桃3滴（或是桉油醇迷迭香）**

作法 在植物油中滴入精油。

※不僅是腳踝或關節周圍，從膝上自大腿根部也進行按摩效果最佳（參照P191）。

54 提升血液循環、代謝按摩油

就算局部按摩也能夠提升血液循環和代謝。按摩刺激皮膚能軟化細胞、促進氧氣和營養補給，並促進排泄老廢物質。

- **遮光瓶（30ml）**
- **植物油30ml（常備用）**
- **杜松5滴＋玫瑰1滴（或是天竺葵4滴）＋丁香2滴**

作法 在植物油中滴入精油。

55 瘦了也漂亮！預防鬆弛按摩油

急速減少體重，會讓瘦下來的部分產生皮膚鬆弛。使用具有提升皮膚彈性作用的精油，從瘦身時期就開始進行按摩。

- **遮光瓶（30ml）**
- **植物油30ml（常備用）**
- **橙花3滴＋甜橙5滴＋乳香4滴**

作法 在植物油中滴入精油。

※包含臉部全身皆可使用，讓在意的部位大量吸收按摩油吧！

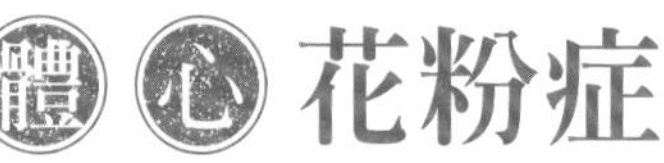

09 體 心 花粉症

花粉症是一種過敏反應，有些人花粉症的症狀會逐年惡化，也有些人會減輕。究竟爲何會有這樣的差異呢？改善症狀的基本作法是重新檢討飲食、休息、運動，藉由改善體質也能夠看見過敏反應的變化。接下來看看以芳香療法能做到的體質改善，以及痛苦的花粉症症狀調理方式吧！

花粉症的原理

當花粉入侵我們體內時，身體一旦認定花粉為異物(過敏原)，便會製造用以對抗的抗體。此抗體稱作 IgE 抗體，一旦產生 IgE 抗體，若是花粉再次入侵，就會和鼻腔或眼睛粘膜上的肥大細胞表面結合。帶有抗體的肥大細胞會分泌出名為組織胺的化學物質，為了將花粉排出體外，而引起打噴嚏、流鼻水、鼻塞、眼睛癢等症狀。另外還會產生一種叫白三烯素的物質，此物質會作用於血管，使血管擴張、粘膜腫脹，引起鼻塞、眼睛紅腫、充血。

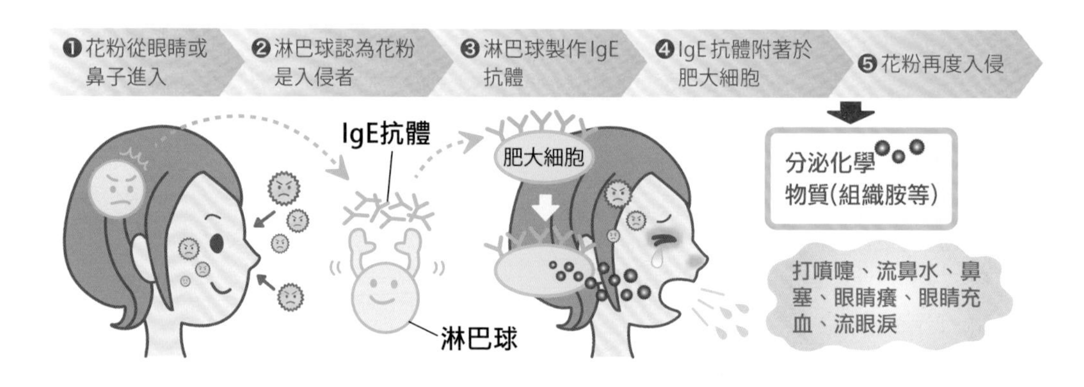

克服花粉症！
可藉由芳香療法改善體質的 3 項重點

由於鼻腔粘膜具有消滅病毒或細菌的作用，因此針對會造成不良影響的因素，如疲勞、壓力、睡眠不足、飲酒、吸菸、乾燥等習慣，多加注意是很重要的，多下點功夫在營養均衡飲食、優質睡眠、適度運動吧！此外，經常保持體內潔淨，同時避免多餘的水分滯留於體內，充分地排毒淨化也很重要。雖然不會立即見效，但慢慢地累積，就能打造出不輸給花粉症的體質。芳香療法可針對下列 3 大重點，協助改善體質。

❶ **排毒、淨化** **讓體內多餘的物質排出體外。提高體液循環，並消除造成身體老化的活性氧物質，使血液清澈。**

❷ **強化肝臟** **提高替身體排毒、代謝的肝臟機能，打造不易疲勞的體質。**

❸ **強健皮膚** **當乾燥或防禦機能不足時，肌膚就會因花粉症而變得粗糙，所以要培養出具有潤澤感，不輸給花粉的肌膚。**

花粉症

有些人會說「對抗花粉症就要用芳療！」，芳香療法能改善花粉症的效果眾所皆知。不僅是針對花粉症的緩解方式，為了打造不畏懼花粉症的強健體魄和肌膚，好好地進行自我保養按摩吧！

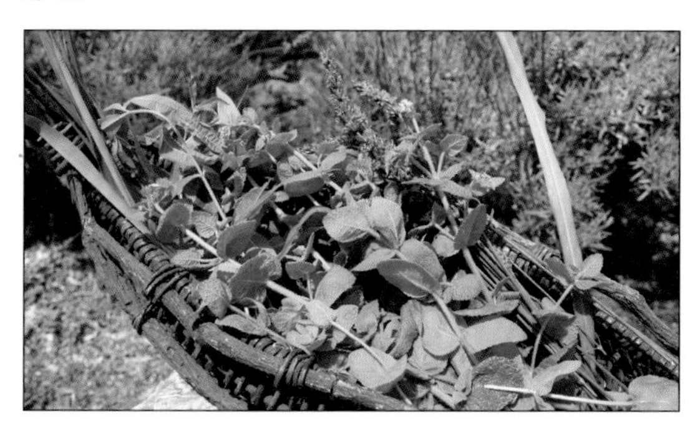

【建議精油】

具抗過敏、化痰、止咳、排出鼻腔黏液、強化肝臟、排毒、收斂、軟化肌膚作用的精油

德國洋甘菊、香蜂草、檀香、雪松、玫瑰草、茶樹、乳香、胡椒薄荷、佛手柑、安息香、甜馬鬱蘭、沒藥、尤加利（藍膠、澳洲）、桉油醇迷迭香、真正薰衣草、綠花白千層、羅文莎葉、醒目薰衣草、穗花薰衣草、檸檬、葡萄柚、天竺葵、胡蘿蔔籽等

56 外出返家後立即漱口

不使用市售的漱口水，而是使用精油。推薦具有抗菌、抗病毒、抗細菌作用，且可用原液塗抹的精油。

- **杯子和水（180ml）**
- **茶樹 1 ～ 2 滴**

作法 在杯中裝入水並滴 1 ～ 2 滴精油。

※漱口時注意勿吞入。

57 用於鼻塞、喉嚨痛！粘膜調理吸入法

鼻塞或喉嚨痛會導致注意力不足，實在難以置之不理。試著在馬克杯中裝入熱水，讓精油的成分直達喉嚨深處的粘膜，享受舒暢感吧！

- **馬克杯和熱水(180ml)**
- **藍膠尤加利1～2滴**

作法 在馬克杯中裝入熱水並滴1～2滴精油。

※先滴入1滴試看看。

※吸入時閉上眼睛，在深呼吸的同時，將隨著蒸氣上升的精油成分吸入鼻腔和喉嚨。

58 睜不開的眼睛也變舒暢！止癢噴霧

臉、頸部、雙手等部位因皮膚外露，會受到花粉侵襲。當乾燥發癢，或眼睛睜不開時就使用噴霧吧！甚至能不可思議地讓人忘卻發癢。

- **噴霧容器(30ml)**
- **喜愛的純露30ml**
- **茶樹5滴＋醒目薰衣草4滴**

作法 在純露中滴入精油。

※使用前充分搖勻，直接噴在肌膚上。

※眼瞼等部位則閉上眼睛再進行噴霧。

※除粘膜以外，皮膚任何部位皆可使用。

59 出門在外時肌膚刺痛！蜜蠟乳霜

花粉會飄散於季節變換之際，因此肌膚呈現容易乾燥的狀態。因花粉＋乾性肌膚產生刺痛感時，推薦外出也能使用的蜜蠟乳霜。

- **蜜蠟乳霜(作法參照P170)**
- **茶樹5滴＋玫瑰草3滴＋乳香2滴**

※不僅皮膚，也能夠塗抹於唇部。

※頻繁塗抹為佳。

60 花粉再見！排毒按摩油

就像花瓶裡的水好幾天不換會變混濁，身體容易滯留水分的人，不但容易浮腫且免疫力不足，因此藉由按摩排除體內多餘的水分。

- **遮光瓶(30ml)**
- **植物油30ml(常備用)**
- **桉油醇迷迭香4滴＋天竺葵5滴＋檸檬3滴**

作法 在植物油中滴入精油。

61 花粉掰掰！強化肝臟按摩油

藉由強化肝臟，打造不易疲勞的身體。調配出亦可增強免疫力的按摩油。

- **遮光瓶(30ml)**
- **植物油30ml(常備用)**
- **馬鞭草酮迷迭香3滴＋檸檬5滴＋藍膠尤加利2滴**

作法 在植物油中滴入精油。

※以肝臟周圍為中心按摩即可。

10 壓力

會造成身心傷害的壓力幾乎都牽涉到人際關係，大腦中有應對壓力的中樞，會將感受壓力的反應傳遞至身體各部位。壓力與身心密不可分，爲了維持兩者間的平衡以享受無壓力生活，來看看以芳香療法的功效。

大腦掌控心理狀態

關係密切的壓力與大腦

適度的壓力能夠為每天生活帶來刺激和價值，增強身心，但長期承受過度壓力，反而會危害身心引發疾病。造成創傷的壓力分為「因人際關係等方面的精神壓力」和「因疲勞、睡眠不足、氣溫變化、生病或受傷等因素的身心壓力」2種。

壓力會傳遞至腦部的下視丘，再由下視丘傳達至腦下垂體、腎上腺。腦下垂體和腎上腺會對壓力訊號產生反應，分泌荷爾蒙。另一個接收到訊號的是交感神經。交感神經和荷爾蒙分泌會影響心臟和肌肉等部位，形成壓力反應，結果便是在身體上引起心跳加速和呼吸次數增加、血壓上升等反應。若長期持續壓力反應，會使免疫力不足，或是形成憂鬱症，也容易引發自律神經失調等問題。

壓力
壓力
壓力
下視丘
分泌促腎上腺
皮質激素釋放激素
（CRH）
腦下垂體
受到CRH刺激，
分泌促腎上腺皮質素
（ACTH）
使交感神經系統
的機能亢奮
壓力
壓力
壓力

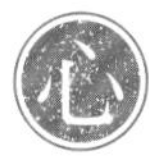

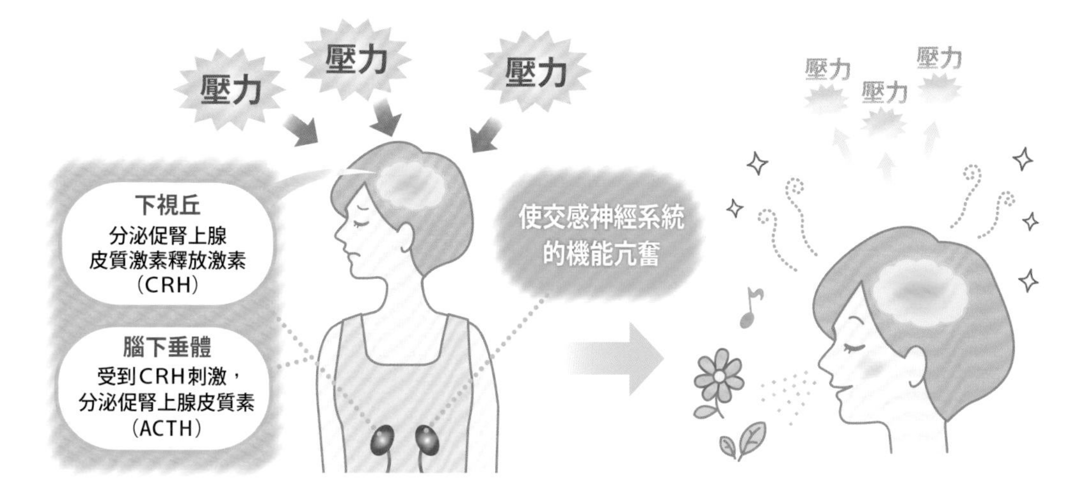

壓力與血清素

我們的心靈由大腦掌管，目前已知「喜悅」、「幸福」、「悲傷」等喜怒哀樂的情緒，是由大腦判斷所引起。那當我們遭受壓力時，大腦是呈現什麼樣的狀態呢？感受到喜怒哀樂時，大腦內會分泌出各種腦內神經傳導物質，其中與壓力有密切關係的是「血清素」，具有安定精神的作用。

◆血清素的主要功能

❶ 維持平常心　抑制因多巴胺或正腎上腺素造成的亢奮，維持在能適度控制狀態，讓人能冷靜地檢視自我。

❷ 冷靜清醒　能保持在理想的清醒狀態。

❸ 減輕疼痛　血清素在腦內有止痛劑作用，藉由活化血清素可抑制疼痛傳導。

如上述，我們可以瞭解到當血清素正常分泌時，大腦會保持平靜，心靈呈現安穩狀態，並且能夠忍受疼痛。

利用精油促進分泌血清素

血清素若分泌充足，可安定大腦和心靈，並可消除因壓力所引起的身體不適和情緒紊亂。希望各位回想一下，前面曾經提到精油具有影響精神和心靈的作用，藉由嗅聞香氣，可刺激杏仁核改變情緒。由於情緒改變是由腦內的神經傳導物質變化所引起，因此可知精油能使腦內神經傳導物質產生變化。想要打造抗壓性強的身心，關鍵在於有效利用能夠促進血清素分泌的精油。

◆與血清素相關的精油

●羅馬洋甘菊　●真正薰衣草　●橙花　●甜馬鬱蘭　等等

疲憊

什麼都不想做、想睡卻又睡不著、覺得鬱悶，這類的症狀多半是壓力所導致，症狀也會因人而異。找出症狀的原因，並尋找可排解壓力的手段，取回自己的原貌吧！

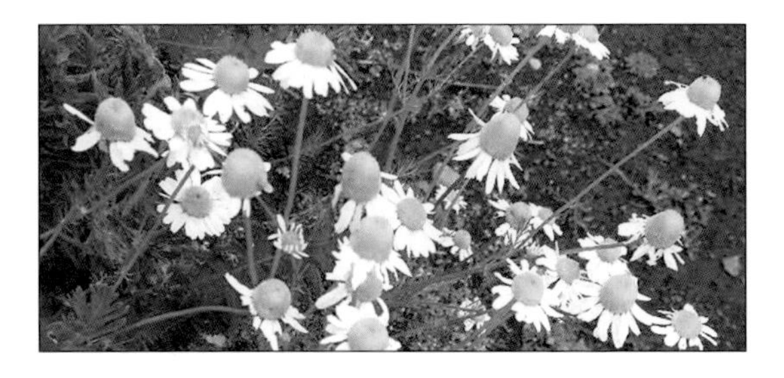

【建議精油】

具鎮靜、止痛、抗痙攣、健胃、排氣、促進消化、強化肝臟、提高體溫、促進體液循環、強健精神、增強免疫力作用的精油

依蘭、羅馬洋甘菊、甜橙／苦橙、杜松、葡萄柚、天竺葵、茶樹、黑胡椒、乳香、胡椒薄荷、佛手柑、綠花白千層、甜馬鬱蘭、尤加利（藍膠、澳洲）、真正薰衣草、羅文莎葉、醒目薰衣草、花梨木、迷迭香等

62 打造能徹底放鬆的空間

什麼都不想做，只想靜下心來好好放鬆時，享受自己覺得舒適的香氣是最棒的！為各位介紹幾帖放鬆處方。

- **擴香器、薰香台等**
- **花梨木＋真正薰衣草＋乳香**

※依房間大小調整精油滴數。

63 打造讓人充滿活力的空間

想放鬆的同時也想恢復活力、變得精力充沛時推薦使用的處方。

- **擴香器、薰香台等**
- **杜松＋胡椒木（或是丁香、肉桂）＋檸檬**

※依房間大小調整精油滴數。

64 調整自律神經平衡！脊椎熱敷

藉由溫暖脊椎可取得自律神經的平衡。先請家人或伴侶幫忙在脊椎上塗抹按摩油，再進行熱敷。

- **熱敷巾（作法參照P174）**
- **植物油5ml**
- **真正薰衣草2滴+佛手柑2滴**

作法 在植物油中滴入精油。

※在脊椎或是整個背部塗抹按摩油（若能請對方幫忙按摩效果更佳），接著將熱敷巾放入塑膠袋中，放置於脊椎上，直到熱敷巾冷卻為止。

呼吸短淺

吸氣時會吸入新鮮的氧氣，並以吐氣排出體內的二氧化碳和多餘物質，這是再理所當然不過的事。但自律神經一旦失調，呼吸就會變得短淺，無法平靜。以芳香療法進行調理，確實地深呼吸吧。

【建議精油】

具鎮靜、止痛、抗痙攣、健胃、促進體液循環、促進消化、提高體溫作用的精油

依蘭、羅馬洋甘菊、甜橙／苦橙、快樂鼠尾草、葡萄柚、杜松、乳香、胡椒薄荷、佛手柑、甜馬鬱蘭、醒目薰衣草、尤加利（藍膠、澳洲）、穗花薰衣草、花梨木、迷迭香、日本柚子、胡椒木、月桃等

65 在睡眠中也享受香氛吧！能調整呼吸的擴香

呼吸短淺的原因之一便是睡眠不足，為了擁有深層優質的睡眠，在舒適香氣的包圍下進入夢鄉吧！

- **擴香器、薰香台、面紙等**
- **乳香＋醒目薰衣草**

※依房間大小調整精油滴數。

66 呼吸不順暢時的簡單擴香

不知為何就是喘不過氣時，先試著大口吐氣吧，再邊吸氣同時吸收精油成分。建議使用能帶來暢快感的香氣。

- **面紙**
- **胡椒薄荷或是穗花薰衣草**

※在面紙滴上精油後深呼吸。

67 終止痛苦！舒暢呼吸的蜜蠟乳霜

萬用蜜蠟乳霜可使用在各方面，於外出地點也能臨機應變。使用於修護嘴唇、毛躁髮尾的同時，也有助於終止鼻子不適。

- **蜜蠟乳霜（作法參照P170）**
- **尤加利（澳洲、藍膠）3滴＋綠花白千層4滴＋杜松3滴**

作法　在蜜蠟乳霜中滴入精油。

※只要是能聞到香氣的位置，塗抹在任何喜好位置都沒問題。

情緒的控管

任誰都會有過不安、消沉、擔心等負面情緒，但一直帶著相同情緒的話，會不斷地流失新機會、無法前進。利用芳療靈巧轉換情緒吧！

【建議精油】

具強健精神、使頭腦清晰、增強免疫力、提高體溫、促進體液循環、鎮靜、止痛、抗痙攣、健胃、促進消化作用的精油

杜松、絲柏、天竺葵、葡萄柚、依蘭、羅馬洋甘菊、甜橙／苦橙、快樂鼠尾草、乳香、胡椒薄荷、佛手柑、甜馬鬱蘭、尤加利（藍膠、澳洲）、醒目薰衣草、穗花薰衣草、花梨木、迷迭香、月桂、日本柚子、玫瑰、橙花、胡椒木、月桃、樟樹、柳葉木蘭等

68 情緒紛亂的時候提升專注力的擴香

當要考慮的事情或擔心的事情變多，就很難專注在同一件事情上。先讓心靈沉澱，使用具有醒腦作用的香氣淨化大腦吧。

- **擴香器、薰香台、面紙等**
- **檸檬 2 滴＋花梨木 1 滴＋甜馬鬱蘭 1 滴**

※依房間大小調整精油滴數。

69 提升專注力！以香氣短暫冥想

在安靜的地方伸展背部，邊感受香氣，同時進行短時間的冥想吧。如此即可消除雜念，提升專注力。

- **擴香器、薰香台、面紙等**
- **檀香 1 滴＋雪松 1 滴＋橘子 1 滴**

※依房間大小調整精油滴數。

70 過度擔心時的手部按摩

穿著服飾的狀態下即可輕鬆進行。邊注意按摩方向邊進行，可刺激經絡，讓心情愉快。

- **小碟子**
- **植物油 5ml（一次份量）**
- **甜橙 1 滴＋釣樟 2 滴**

作法 在植物油中滴入精油。

※手部按摩方式請參照P190。

71 擺脫憂鬱心情！開朗情緒按摩油

為了隨時隨地都可使用，少量製作 1 瓶，事先放入化妝包吧。亦可代替香水，擦拭於耳後或手腕等位置。

- **附滴管遮光瓶（5ml）或是滾珠瓶（5ml）**
- **植物油 4.5ml**
- **玫瑰 1 滴＋葡萄柚 1 滴＋乳香 1 滴**

作法 在植物油中滴入精油。

72 情緒排毒！心靈的斷捨離按摩油

讓負面情緒或是回憶全部排出吧！為心靈排毒帶來從容，或許就會有新的發現或機會。

- **小碟子**
- **植物油5ml（一次份量）**
- **玫瑰1滴＋絲柏1滴＋佛手柑1滴**

作法 在植物油中滴入精油。

※進行胸骨按摩。

73 如散步般的心情！轉換情緒芳香噴霧

雖然沒有外出時間，但在想要稍微轉換情緒重整狀態時，芳香噴霧就很方便。宛如漫步於森林中的感覺，讓人不禁想要深呼吸！

- **噴霧容器（30ml）**
- **酒精水（無水酒精3ml＋純水27ml）**
- **羅漢柏8滴＋絲柏5滴＋真正薰衣草7滴＋萊姆5滴**

作法 在酒精水中滴入精油。

※因為是用於噴霧，所以濃度較高，須避免接觸肌膚。

74 壓力造成頭痛！頭痛用按摩油

一旦感到壓力時會讓自律神經失調，也有可能產生頭痛。能消除疼痛和壓力的按摩油。

- **附滴管遮光瓶（5ml）（常備用）**
- **植物油4.5ml**
- **胡椒薄荷1滴＋真正薰衣草1滴**

作法 在植物油中滴入精油。

※塗抹於疼痛位置。

75 考試或上台發表前！舒緩緊張的放鬆按摩油

明明努力做好準備，卻過度緊張導致無法集中，無法好好表達想傳達的事物……為了避免這種情形，就用按摩油保持平常心正式上場吧！

- **附滴管遮光瓶（5ml）（常備用）**
- **植物油4.5ml**
- **月桂1滴＋穗花薰衣草1滴＋甜橙1滴**

作法 在植物油中滴入精油。

※塗於耳後等位置，邊深呼吸邊感受香氣。

76 想努力完成目標！芳香噴霧

想要在關鍵時刻加把勁時，具有刺激性能提升鬥志的噴霧。

- **噴霧容器（30ml）**
- **酒精水（無水酒精3ml＋純水27ml）**
- **藍膠尤加利7滴＋肉桂3滴＋檸檬香茅5滴**

作法 在酒精水中滴入精油。

※因為是用於噴霧，所以濃度較高，須避免接觸肌膚。

※使用前充分搖勻。

11 肌 皮膚

學會並應用正確的保養方式，讓精神面維持在良好的狀態，便可使外表年齡不會增加，看起來總是很年輕。雖然只是持續進行簡單的保養，但將來會慢慢顯現與實際年齡的差距。從能夠每天輕鬆完成的方式到每週1次的特別保養，本篇介紹完全不含添加物的芳香療法。

皮膚的構造

皮膚的構造

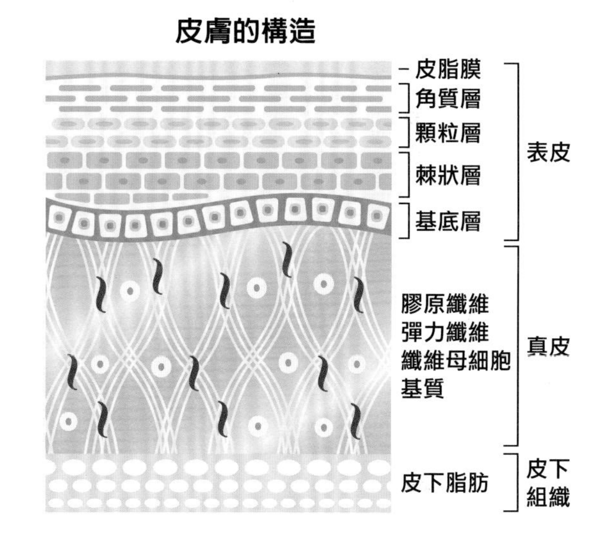

覆蓋全身的皮膚，是一張厚度約1.4mm，表面積達1.6m^{2}的巨大皮膜，為人體最大的器官。皮膚可分為「表皮」、「真皮」、「皮下組織」3層，汗腺、皮脂腺、末梢神經等則是皮膚的附屬器官。表皮是由4層組織(參右圖)與皮脂膜所構成，以28天為週期反覆代謝更新。真皮位於表皮下方，占皮膚厚度的95%，是和皮膚的緊緻、彈性關係最密切的部位。皮下組織是支撐表皮和真皮，位於最深層的組織，有靜脈和動脈通過，將養分傳遞至皮膚組織並運送老廢物質，因此會受到營養均衡、荷爾蒙、壓力影響。

美膚5原則

美膚的5大原則為「潤澤」、「滑順(柔細)」、「緊緻(光澤)」、「彈性」、「紅潤(透明感)」。肌膚會反映出內臟的狀態，配合自己肌膚狀態進行皮膚保養的同時，也以芳香療法進行體內調養吧！在舒適香氣的包圍下進行肌膚保養，不僅有美膚效果，連心靈也會變得充實。

皺紋

隨著年齡慢慢浮現的小細紋，不只是自己，在他人眼中也會顯現老態。由於原因在於乾燥，所以採用有乾性肌膚調理作用的精油按摩，即早處理掉淺層小細紋吧！

【建議精油】
具保溼、軟化肌膚、促進細胞生長、收斂作用的精油
羅馬洋甘菊、玫瑰草、真正薰衣草、花梨木、乳香、胡蘿蔔籽等

77 讓肌膚彈潤 潤澤臉部按摩油

乾燥問題不只發生在冬天，紫外線所造成的肌膚傷害、冷氣房帶來的乾燥，一整年都有可能讓肌膚變乾。先來學學能夠每天進行的簡單臉部按摩吧！

- **遮光瓶(30ml)**
- **植物油30ml(常備用)**
- **花梨木5滴＋玫瑰草3滴＋乳香3滴**

作法 在植物油中滴入精油。
※早晚皆可使用。
※在裸肌狀態下進行臉部按摩(參照P187)。
※使用後再開始塗抹基礎保養品。
※若要每天進行，可事先練習能在3分鐘左右完成。

78 加入基礎保養步驟中！ 早晨用油

試著在基礎保養步驟中加入手作油品吧！使用時機為化妝水→油品→乳液。避免使用添加乳化劑的乳液，就能使肌膚潤澤。

- **遮光瓶(30ml)**
- **植物油30ml(常備用)**
- **桉油醇迷迭香3滴＋天竺葵4滴＋乳香3滴**

作法 在植物油中滴入精油。
※塗上能滋潤肌膚的量，較容易乾燥的部位則重複塗抹。

79 加入基礎保養步驟中！ 夜晚用油

入浴後，在基礎保養步驟中也加入油品吧！大量塗抹後，輕拍使皮膚吸收是很重要的。夜間建議使用放鬆類香氣。

- **遮光瓶(30ml)**
- **植物油30ml(常備用)**
- **羅馬洋甘菊2滴＋真正薰衣草5滴＋檀香4滴(或是絲柏)**

作法 在植物油中滴入精油。
※塗上能滋潤肌膚的量，較容易乾燥的部位則重複塗抹。

敏感性肌膚

對其他人而言無刺激性的保養品，也會讓敏感性肌膚者覺得皮膚受刺激，變得又紅又刺痛。不僅是塗抹乳液等的肌膚防護保養，重新檢視目前使用的基礎化妝品、洗臉方式也很重要。使用對肌膚溫和的天然素材，先提高防禦力，接著補充營養，打造出強健的肌膚吧！

【建議精油】

具軟化肌膚、療傷、促進傷口結痂、促進細胞生長、收斂作用的精油

洋甘菊（德國、羅馬）、依蘭、甜橙、胡蘿蔔籽、古巴香脂、檀香、茉莉、天竺葵、玫瑰草、苦橙葉、乳香、安息香、橘子、沒藥、香蜂草、西洋蓍草、真正薰衣草、玫瑰（原精、奧圖）、花梨木、柳葉木蘭、釣樟等

80 再也不刺痛！回復防禦機能按摩油

不在裸肌的狀態下立刻塗抹按摩油，而是先在皮膚塗上純露後再加以按摩。用手掌大量取用按摩油，溫和地按摩。

- **遮光瓶（30ml）**
- **植物油30ml（常備用）**
- **羅馬洋甘菊2滴＋安息香3滴＋玫瑰草3滴**

作法 在植物油中滴入精油。

※按摩油容易被吸收，過程中不足的話需要追加。

※按摩後，使用熱毛巾幫助按摩油吸收效果更好。

81 外出乾燥時使用 乾燥護理用蜜蠟乳霜

外出地點大多乾燥，肌膚也難免會呈現乾燥狀態，此時就可塗抹蜜蠟乳霜。乾燥會引起肌膚問題，所以必須盡力預防乾燥，也可以直接在粉底上塗抹。

- **蜜蠟乳霜（作法參照P170）**
- **茉莉2滴（或是玫瑰2滴）＋真正薰衣草4滴＋沒藥2滴**

作法 在蜜蠟乳霜中滴入精油。

※若在意塗抹後的黏膩感，可再抹上純露，讓膚觸變清爽。

82 以洗臉改變肌膚！肥皂

由於必須盡可能減少肌膚刺激，洗臉也以大量泡沫輕撫進行。特別必須徹底洗淨，盡量以流動的水沖洗30次以上。

- **手工皂（作法參照P172）**
- **推薦羅馬洋甘菊、真正薰衣草等精油**

※沖洗時不用手碰觸肌膚，僅以清水洗滌。

油性膚質、皮膚粗硬

在意肌膚黏膩的油性膚質，或是肌膚變得粗硬的人，通常會避免使用油類產品，但其實這類膚質反而適合以油類進行保養。選擇具平衡皮脂分泌，或是軟化肌膚作用的精油，即可感受到肌膚的改善。

【建議精油】

具軟化肌膚、療傷、促進傷口結痂、促進細胞生長、收斂作用的精油

羅馬洋甘菊、檀香、雪松、茉莉、橙花、檸檬、乳香、佛手柑、安息香、沒藥、澳洲尤加利、真正薰衣草、醒目薰衣草、桉油醇迷迭香、日本薄荷、柳葉木蘭、日本柚子、月桃等

83 毛孔髒汙一掃而空！礦泥面膜

油性肌膚的人皮脂分泌旺盛，常會因皮脂氧化或髒汙而阻塞毛孔，所以第一要務就是先清潔毛孔。光是這樣，應該就能夠大幅改善肌膚。

- **礦泥面膜（作法參照P171）**
- **月桃1滴＋絲柏1滴**

※在入浴時進行。
※臉部跟頸部同時進行。

84 緊縮毛孔＆平衡皮脂按摩油

以礦泥面膜去除阻塞毛孔的汙垢後，以精油的收斂作用緊縮毛孔，再以平衡皮脂分泌作用調整肌膚整體平衡。

- **遮光瓶（30ml）**
- **植物油30ml（常備用）**
- **桉油醇迷迭香3滴＋古巴香脂4滴＋醒目薰衣草4滴**

※需大量使用按摩油。

85 心情暢快！緊緻毛孔化妝水

洗臉後，大量塗抹化妝水使肌膚吸收吧！清涼的香氣和舒暢感也能帶來愉快心情！

- **噴霧容器（30ml）**
- **純露（建議使用薰衣草）30ml**
- **乳香4滴＋檀香3滴＋澳洲尤加利1滴**

作法 在純露中滴入精油。
※使用前務必充分搖勻。

面皰

面皰最主要的成因是一種叫「痤瘡丙酸桿菌」的細菌，這是來自毛孔髒汙的產物，其他還有壓力、便秘、使用的化妝品、洗髮精等各種原因，但基本上最重要的保養就是「保持肌膚清潔」。雖然多數人不愛用，但油脂也具有排出阻塞毛孔髒汙的效果，因此相當有助益。

【建議精油】

具抗菌、抗真菌、療傷、促進傷口結痂、促進細胞生長、收斂作用的精油

茶樹、雪松、沒藥、真正薰衣草、檸檬香茅、尤加利（藍膠、澳洲）、花梨木、葡萄柚、絲柏、檀香、杜松、天竺葵、乳香、胡椒薄荷、檸檬、桉油醇迷迭香、玫瑰、羅馬洋甘菊、佛手柑、月桃、日本柚子等

86 放鬆的同時殺菌！臉部三溫暖

徹底去除毛孔汙垢，讓肌膚好清爽！清除毛孔汙垢能夠帶來美白效果，芬芳香氣也能暢快心情。建議每週在家進行２～３次保養。

- **洗臉盆和熱水**
- **茶樹1滴＋真正薰衣草1滴**

作法 在熱水中滴入精油。

※並非直接將臉泡入熱水中，而是享受上升的蒸氣。

※在臉盆中裝熱水並滴入精油，閉上眼睛，讓臉部接觸從臉盆冒出的蒸氣。為避免蒸氣飄散，可從頭部以浴巾覆蓋。在裸肌狀態下蒸臉，維持３～５分鐘，直到蒸氣不再冒出。

87 長痘痘時也可用！殺菌&煥膚按摩油

當面皰產生時，使用油類會讓人擔心是否反而帶來不好的影響。但搭配具有抗菌、促進細胞生長作用的精油，即可徹底改善面皰。

- **遮光瓶（30ml）（常備用）**
- **植物油30ml**
- **雪松３滴＋乳香５滴＋佛手柑３滴**

作法 在植物油中滴入精油。

※由於含有具光毒性的佛手柑，請於夜晚使用。

※早上使用時可將「佛手柑３滴」換成「天竺葵３滴」。

88 下巴長痘痘！荷爾蒙平衡油

面皰於臉部各部位的成因皆不同，長在下巴或臉部輪廓線上的面皰，是荷爾蒙失調或壓力所造成。

- **遮光瓶（30ml）（常備用）**
- **植物油30ml**
- **真正薰衣草４滴＋天竺葵３滴＋月桃３滴**

作法 在植物油中滴入精油。

美白、黑斑

想要解決年輕時日曬所導致的黑斑，或是生活疲憊而容易暗沉的肌膚時，就充分利用具有美白效果，或促進細胞生長作用的精油吧！讓肌膚徹底再生，即可慢慢感受到暗沉的消失。由於不少柑橘類精油都含有美白效果，因此必須考慮使用時段，有耐心地持續保養。

【建議精油】

具美白、促進細胞生長、軟化肌膚作用的精油

芹菜籽、真正薰衣草、花梨木、玫瑰草、胡蘿蔔籽、葡萄柚、檸檬、絲柏、檀香、天竺葵、乳香、桉油醇迷迭香、玫瑰、羅馬洋甘菊、佛手柑、甜橙、日本柚子等

89 全身暗沉護理！美白化妝水

可大量用於全身，讓肌膚清爽，心情舒暢。總之不吝嗇地大量抹在肌膚上就對了。

- **噴霧容器(30ml)(常備用)**
- **純露30ml**
- **芹菜籽3滴＋葡萄柚5滴＋真正薰衣草4滴**

作法 在純露中滴入精油。

※使用前務必充分搖勻，再噴灑於肌膚上。

※若不喜歡芹菜氣味，亦可換成甜橙、佛手柑、檸檬、日本柚子、萊姆等，但只能使用於夜晚。

90 清除毛孔髒汙同時美白！臉部按摩油

若進行臉部保養的同時，亦有許多讓人驚喜的作用，就能積極地每天持續保養下去。

- **遮光瓶(30ml)(常備用)**
- **植物油30ml**
- **月桃3滴＋乳香5滴＋佛手柑2滴(亦可用其他柑橘類精油代替)**

作法 在植物油中滴入精油。

※臉部按摩方式請參照P187。

91 再現透明感！美白花草茶

選擇以美白功效為主的香草，再搭配具放鬆或利尿功效的香草，即可帶來許多令人驚喜的效果。

- **玫瑰果1匙＋玫瑰1匙＋檸檬香茅1匙**

作法 將香草放入壺中，注入熱水，沖泡5分鐘以上。

※這邊的1匙是指1茶匙。

肌膚老化

一旦在保養方面偷懶，就可能會突然出現皺紋或鬆弛，讓臉部一口氣衰老。此時即早進行特別調理吧！

【建議精油】

具軟化肌膚、美白、保濕、收斂、促進細胞生長、促進體液循環作用的精油

胡蘿蔔籽、玫瑰草、天竺葵、葡萄柚、檸檬、絲柏、檀香、乳香、桉油醇迷迭香、玫瑰、羅馬洋甘菊、佛手柑、甜橙、日本柚子、芹菜籽、真正薰衣草、花梨木、月桃等

92 緊緻肌膚！拉提按摩油

鬆弛調理不只有臉部，若同時於頸、頸、鎖骨下方進行的話，便可大大提升效果。

- **小碟子**
- **植物油10ml（一次份量）**
- **玫瑰（原精、奧圖）1滴＋桉油醇迷迭香1滴＋乳香2滴**

作法　在植物中滴入精油。

※臉部按摩方式請參照P187。

93 促進血流，提升潤澤！臉部按摩油

寒性體質的人，會因血液循環不良導致營養和氧氣難以運送至細胞，容易使肌膚暗沉。為使肌膚代謝更新，必須改善血液循環，讓皮膚吸收養分。

- **小碟子**
- **植物油10ml（一次份量）**
- **檀香1滴＋天竺葵2滴＋羅馬洋甘菊1滴**

作法　在植物中滴入精油。

※關於臉部按摩請參照P187頁。

94 放鬆僵硬的臉部肌肉！美麗表情按摩油

臉部肌肉也會疲憊，僵硬的肌肉難以產生表情，有時看起來會很冷淡，所以好好舒緩平日疲憊的肌肉吧。

- **小碟子**
- **植物油10ml（一次份量）**
- **真正薰衣草2滴＋花梨木1滴**

作法　在植物中滴入精油。

※特別是咬肌（咬緊牙齒時會變硬的肌肉）和顴骨周圍的肌肉，一旦僵化就變容易變硬的部位需仔細按摩。

95 每週一次的特別護理！熱玫瑰面膜

除了平日保養，再加上特別護理，進一步擁有潤澤透明感肌膚吧！香氣也會發揮效果，提升女性特質，增添個人魅力。

- **蜜蠟乳霜（作法參照P170）**
- **熱毛巾**
- **玫瑰（原精、奧圖）1滴**

※在裸肌大量塗抹上蜜蠟乳霜，進行臉部按摩。接著臉部包覆保鮮膜，並鋪上熱毛巾直到冷卻為止，最後輕輕擦去蜜蠟乳霜即完成。

曬傷、唇部

日曬是百害而無一利。就算不小心曬傷，立即處理的話就可以防止乾燥或暗沉。不只肌膚，唇部傷害的修護也以芳香療法來進行吧！重點在於曬傷後不要拖延，立即保養。平時靠保養打造不怕紫外線的肌膚也很重要。

【建議精油】

具鎮靜、軟化肌膚、美白、保濕、促進細胞生長、收斂作用的精油

胡蘿蔔籽、玫瑰草、天竺葵、葡萄柚、檸檬、絲柏、檀香、乳香、桉油醇迷迭香、玫瑰、羅馬洋甘菊、佛手柑、甜橙、日本柚子、芹菜籽、真正薰衣草、花梨木、月桃等

96 冰涼舒暢！冷卻舒緩凝膠

將加入精油的蘆薈凝膠放冰箱冷藏，曬傷時塗抹於發熱部位，冰涼冷卻感覺舒暢。

- **附蓋容器 30g（常備用）**
- **市售蘆薈凝膠 30g**
- **真正薰衣草 3 滴＋羅馬洋甘菊 2 滴**

作法 在蘆薈凝膠中滴入精油。

※全身皆可使用。

※保存期限為 2 週。

97 放鬆的同時進行曬傷護理！冷卻舒緩化妝水面膜

日曬後的發燙肌膚，立即徹底冷卻並給予滋潤是很重要的。利用化妝水面膜在放鬆的同時進行保養，亦可改善日照後的疲勞感。

- **化妝水用面膜紙**
- **薰衣草純露（橙花亦可）10～30ml**
- **真正薰衣草 1 滴＋花梨木 1 滴**

作法 在小碟子裡放入純露和精油，充分混和後浸泡面膜紙。

※在臉部敷上面膜紙15分鐘。

98 冬天的強力夥伴！特級唇膜

將蜜蠟乳霜，或是以植物油稀釋精油的調和油塗抹於嘴唇，讓油脂被吸收，再以保鮮膜包覆，約10分鐘左右就能變成彈潤豐滿的嘴唇。

- **保鮮膜**
- **乾燥用調和油（植物油 30ml 中加入真正薰衣草 7 滴＋花梨木 4 滴＋羅馬洋甘菊 2 滴）**

※在嘴唇塗上油或是處方 81的蜜蠟乳霜，進行按摩使其充分吸收，再蓋上保鮮膜等待5～10分鐘。

※唇部、臉部、身體通用。

眼睛疲勞

經常使用筆電、智慧型手機，不僅會使眼睛過度操勞，也是增加眼周細紋等老化的因素。因疲憊而導致視力模糊時，就以具有促進血液循環和放鬆作用的精油，舒緩活化眼周緊繃的肌肉吧！

【建議精油】

具促進血液循環、鎮靜、保濕、促進體液循環作用的精油

杜松、桉油醇迷迭香、月桃、羅漢柏、依蘭、古巴香脂、芫荽、絲柏、天竺葵、玫瑰草、乳香等

99 眼睛霧茫茫！消除充血熱敷巾

眼睛過度操勞，就會乾燥模糊，還會呈現充血狀態。俗話說眼睛會說話，為了避免看起來疲憊，好好保養眼睛吧。

- **熱敷巾（作法參照P174）**
- **真正薰衣草4滴**

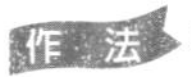
作法 在熱敷巾滴入精油。

※由於是直接覆蓋於眼皮上，所以選擇皮膚刺激性低的精油。

100 眼周抽搐緊繃！提升眼神按摩油

眼睛周圍布滿肌肉，若過度用眼的話，眼周肌肉也會僵硬。可能也會因僵硬導致血液循環不良，引發下黑眼圈。雖然眼睛周圍為敏感部位，但請務必每天持續進行正確保養。可選擇以止痛作用為主的精油。

- **遮光瓶（30ml）（常備用）**
- **植物油30ml**
- **羅馬洋甘菊3滴＋芫荽4滴＋羅漢柏3滴**

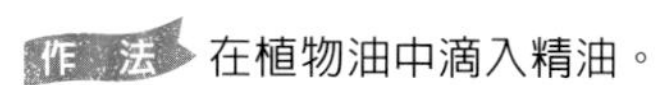
作法 在植物油中滴入精油。

※眼周按摩方式請參照P188。

※按摩後，進行熱敷（P174）更能體會效果。

101 越來越清爽！頭皮穴道按壓&擴香

頭皮上有許多穴道，可藉由刺激頭皮緩和疲勞，但特別針對「頭皮3排點」（參P194的頭皮按摩）刺激，可讓目光清晰。以真正薰衣草原液分次少量塗抹於3排點上就很有效果，但也很建議邊以喜好的香氣進行擴香邊按壓。

- **塗抹真正薰衣草原液**

※若不使用薰衣草，邊以喜好的香氣進行擴香邊按壓也不錯。

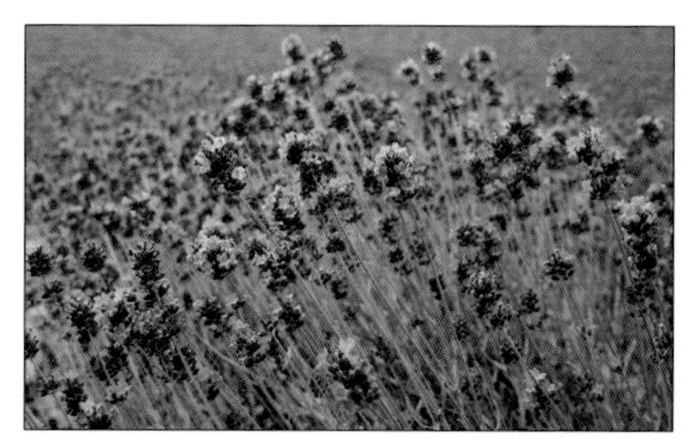

12 頭皮、頭髮

頭髮乾燥，變得沒有光澤與彈性，或是以前是直髮，卻越來越容易亂翹等，如同肌膚一般，隨著年齡增長，就越來越能感受到毛髮的變化。雖然是很理所當然的事，但讓我們以芳療保養阻止老化吧！明明皮膚或體型跟以往沒有太大的差異，卻顯得老態……有這種感覺的人，立刻開始嘗試頭髮護理吧！

毛髮與頭皮的結構

毛髮有80～90％是角蛋白，其餘則是由黑色素、脂肪、水分等物質構成。內部則為3層結構，各層構造皆不相同。

表皮層（毛鱗片）具有保護頭髮內部的作用，若表皮層剝落將會造成頭髮損傷。

頭皮是皮膚，因此是「表皮」、「真皮」、「皮下組織」的3層結構。微血管會將養分運送至頭髮，所以活化微血管對於維持健康的毛髮相當重要。毛髮當中具有黑色素，當黑色素的量越多，毛髮顏色越深，越少則會形成白頭髮。

◆頭髮的3層結構

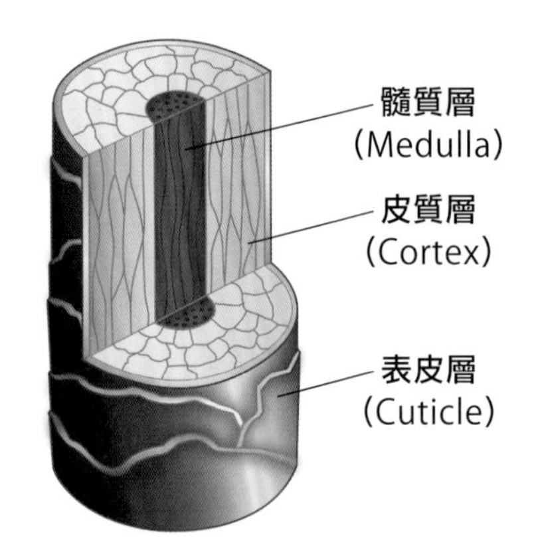

頭髮受損的原因和因應方式

頭髮和肌膚一樣會不斷代謝更新，也會因生活環境、染髮、紫外線、吹風機的熱度、梳頭等因素造成傷害。若想修復受損，選擇適合頭皮狀態的護理及減輕壓力也很重要。

◆頭皮與毛囊的構造

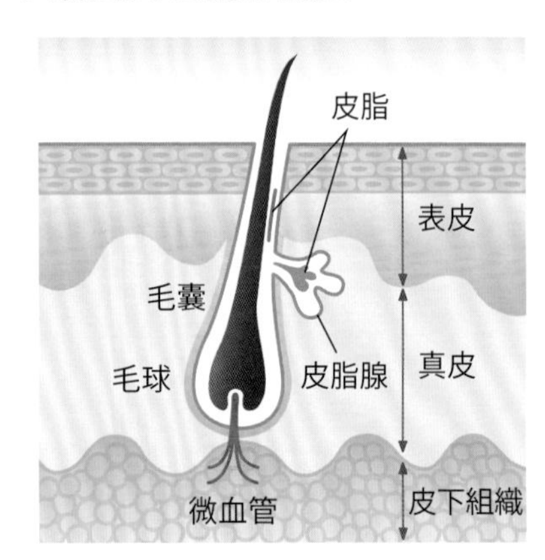

受損髮質、白髮

維持頭髮的健康，將養分確實運輸至頭髮非常重要，為此需保持頭皮清潔，使頭髮能確實代謝更新。接著必須促進血液循環，讓頭髮自微血管充分接收營養。

【建議精油】

具促進血液循環、抗菌、收斂、促進細胞生長、軟化肌膚、促進體液循環作用的精油

杜松、天竺葵、絲柏、雪松、檀香、野馬鬱蘭、丁香、古巴香脂、茶樹、綠花白千層、羅勒、玫瑰草、黑胡椒、乳香、胡椒薄荷、真正薰衣草、檸檬、佛手柑、桉油醇迷迭香、月桂、花梨木、日本薄荷、日本扁柏等

102 毛孔髒汙清潔溜溜！髮用按摩油

1個毛孔會長出2～3根頭髮，流汗、空氣中的汙垢附著，會讓頭皮毛孔比想像中還要髒。以大量按摩油塗抹於頭皮，將毛孔的汙垢推出，去除髒汙後再開始進行頭皮保養。

- **遮光瓶(30ml)**
- **植物油30ml(常備用)**
- **杜松4滴＋檸檬5滴＋玫瑰草3滴**

作法 在植物油中滴入精油。

※在頭皮大量塗抹上按摩油，邊刺激頭皮，同時進行頭皮整體按摩(按摩方式請參照P194)。

※若時間充足，在進行按摩之後，覆蓋上保鮮膜靜置10分鐘，不只是汙垢，還能軟化頭皮。

103 及早護理很重要！壓力導致頭髮稀疏用的按摩油

壓力、年齡增長，特別是女性生產後因荷爾蒙平衡變化導致頭髮稀疏，有這樣煩惱的人越來越多。不只是女性，男性也會因荷爾蒙失調產生相同狀態，需要及早修護。

- **遮光瓶(30ml)(常備用)**
- **植物油30ml**
- **對症處方精油**

女性荷爾蒙平衡 **天竺葵4滴＋依蘭2滴＋玫瑰草4滴**

壓力(放鬆類型) **花梨木5滴＋乳香5滴＋佛手柑2滴**

壓力(恢復活力類型) **胡椒薄荷3滴＋古巴香脂4滴＋丁香2滴**

男性 **絲柏4滴＋杜松4滴＋月桂3滴**

作法 在植物油中滴入精油。

※按摩方式請參照P194。

104 油膩膩的頭皮也好暢快！洗髮後的頭皮噴霧

為促進頭皮血液循環，洗髮後在頭皮上噴霧吧。使用具有清涼感、收斂效果良好的精油即可。

- **噴霧容器（30ml）（常備用）**
- **純露30ml或是酒精水（無水酒精3ml＋純水27ml）**
- **絲柏5滴＋胡椒薄荷3滴＋乳香4滴**

作法 在純露中滴入精油。

※洗髮後進行噴霧，再輕拍刺激整個頭皮。

---

105 配合當天心情使用！無添加洗髮精

在市售的無添加洗髮精中調和精油，製作獨創的香氛洗髮精吧！依心情或頭皮性質，事先做好2～3種款式，能讓沐浴時光更加愉快。

- **按壓式容器（30ml）（常備用）**
- **市售無添加洗髮精**
- **對症處方精油**
  - **提升促進頭皮血液循環** 杜松4滴＋桉油醇迷迭香3滴＋天竺葵4滴
  - **乾性頭皮** 羅馬洋甘菊3滴＋花梨木5滴＋真正薰衣草4滴
  - **油性頭皮** 絲柏5滴＋佛手柑3滴＋黑胡椒2滴

---

106 頭皮屑好惱人！平衡皮脂洗髮精

頭皮屑依是乾性頭皮還是油性頭皮，改善方式有所不同。選擇適合頭皮性質的洗髮精，並確實沖洗乾淨非常重要。

- **按壓式容器（30ml）**
- **無添加洗髮精30ml**
- **對症處方精油**
  - **乾性頭皮** 天竺葵4滴＋真正薰衣草5滴＋花梨木3滴
  - **油性頭皮** 茶樹4滴＋胡椒薄荷2滴＋絲柏3滴

作法 在洗髮精中滴入精油。

※早晨使用的話，避免使用含有柑橘類精油（具光毒性）的洗髮精。

---

107 針對乾燥髮尾！乾性頭髮也可使用的髮尾霜

就算打扮得漂漂亮亮，髮尾乾燥可就功虧一簣。以揉入髮尾的方式少量使用乳霜。

- **蜜蠟乳霜（作法參照P170）**
- **玫瑰草3滴＋羅馬洋甘菊2滴＋檀香3滴（或是雪松）**

※抹在髮尾時也會飄散出香氣，也很建議使用具保濕作用的喜好精油。

13 口腔

古希臘人會咀嚼乳香黃連木的樹脂「乳香脂(Mastic)」以促進唾液分泌，並利用乳香脂中所含的抗菌效果維護口腔衛生及胃部保養；在中東則會以咀嚼乳香樹脂(Frankincense)以維持健康，這種保養方式自古施行至今。不僅是病毒或細菌入侵點的「喉嚨」保養，在喉嚨之前的口腔護理也確實做好吧！

口腔的原理

口腔的原理

口腔除了由粘膜演變成皮膚的嘴唇、接收味覺的舌頭之外，還有牙齒、唾腺、臉頰、上下顎等器官所組成。口腔除了咀嚼、品嚐、吞嚥飲料或食物之外，也具有將聲帶所發出的音頻轉化為聲音或語言的作用。雖然口鼻皆可呼吸，但鼻腔的加濕、防塵作用可保護肺部等器官，以口呼吸的話對身體會造成不良影響。包含舌頭在內，口腔內部被粘膜所覆蓋，所以也有可能被病毒或細菌入侵。

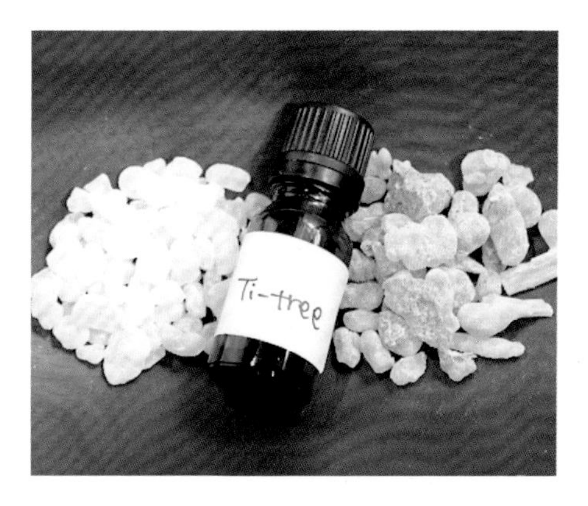

自古起用於口腔保健的乳香脂Mastic（左）、乳香 Frankincense（右）

精油的粘膜吸收

由口腔內部粘膜所吸收的物質，不需經由胃、腸、肝臟等器官，會直接滲透進入血液。例如當病症發作時，舌下錠會立即發揮效果，便是因為舌頭也是粘膜所構成，而粘膜的吸收力良好。精油同樣也是由粘膜吸收，因此精油所帶來的效果可期。精油也較常用以應付突發性牙痛、壓力所引起的口內炎等問題的緊急處理。

口腔保健

口腔內部的保健大多為簡易、可迅速完成的方式，因此能輕鬆應用於每天的生活當中。只要事先掌握精油用法，需緊急處理時就很方便。

【建議精油】

具有抗菌、抗真菌、抗病毒、抗痙攣、麻醉、收斂作用的精油

冬青、野馬鬱蘭、丁香、古巴香脂、胡椒薄荷、茶樹、羅勒、西洋蓍草、澳洲尤加利、月桃、日本扁柏、日本薄荷、檸檬、佛手柑等

108 急性劇痛！於牙痛處塗抹原液

突然發生牙痛卻無法去看牙醫時，建議塗抹具有輕微麻醉效果的胡椒薄荷原液。

- **胡椒薄荷 1～2 滴**
- **棉花棒**

※以棉花棒沾取 1～2 滴胡椒薄荷，塗抹於疼痛牙齒的牙齦處。

※注意避免讓精油沾到嘴巴周圍或雙手。

109 口內炎不斷復發！漱口、原液塗抹

因壓力或疲勞累積、腸胃狀態不佳時，就很容易引發口內炎。建議平日養成漱口習慣以便預防。

- **杯子、水**
- **茶樹 1～2 滴**

作法 在水中滴入精油。

※口內炎發作時，用棉花棒沾取 1～2 滴茶樹精油，試著直接塗抹於口內炎位置。

110 餐後保有好口氣 芳香噴霧

外出不便刷牙時，用芳香噴霧改善口氣就很方便。

- **噴霧容器(30ml)(常備用)**
- **酒精水(無水酒精 3ml＋純水 27ml)**
- **胡椒薄荷 3 滴＋檸檬 4 滴**

※注意勿噴到嘴巴周圍的皮膚。

111 進行牙齦護理！牙膏

使用具有抗菌、抗真菌效果的精油自製牙膏吧！抗病毒作用可提升免疫力，收斂作用亦有助於牙齦緊實。

- **附蓋容器(50g)**
- **粗鹽(1 小匙)＋礦泥(2 大匙)＋小蘇打粉(3g)＋椰子油(1.5 大匙)**
- **丁香 1 滴＋胡椒薄荷 1 滴＋檸檬 2 滴**

作法 在容器中放入材料和精油，充分混合。

※椰子油在 24 度以下會凝固，但即使凝固使用上也沒問題。

14 女性的生理週期與困擾

雖然女性荷爾蒙一輩子只會分泌約1茶匙的量，份量極少，但卻是控制情緒和身體狀態的重要荷爾蒙。無論是誰，都會發生隨著年齡增長產生荷爾蒙變化。許多精油都富含類似女性荷爾蒙的作用，先好好瞭解女性荷爾蒙的運作模式，利用芳香療法靈巧面對身體變化吧！

女性荷爾蒙的運作模式

女性荷爾蒙

女性荷爾蒙分為「雌激素」和「黃體素」兩種，與月經週期關係密切。依這兩種荷爾蒙的分泌週期，會使身體、情緒、肌膚等方面產生不同狀態。女性荷爾蒙是自下視丘的腦下垂體接受指令，由卵巢的濾泡分泌雌激素，排卵後則由黃體分泌黃體素。下視丘或腦下垂體同時也是控制情緒的部位，一旦遭受巨大打擊等壓力時，就會擾亂月經週期。此外，女性荷爾蒙失調所導致的經前症候群(PMS)，則會讓人多愁善感等，難以控制情緒。

◆女性荷爾蒙分泌的指令系統

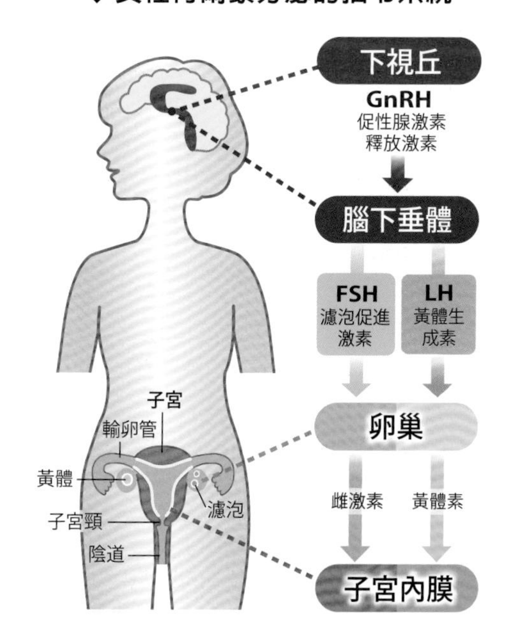

月經週期導致的身體、心靈、肌膚的變化

接下來比較看看，雌激素和黃體素各自的週期，會讓「身體」、「感情」、「肌膚」方面產生什麼樣的變化吧！

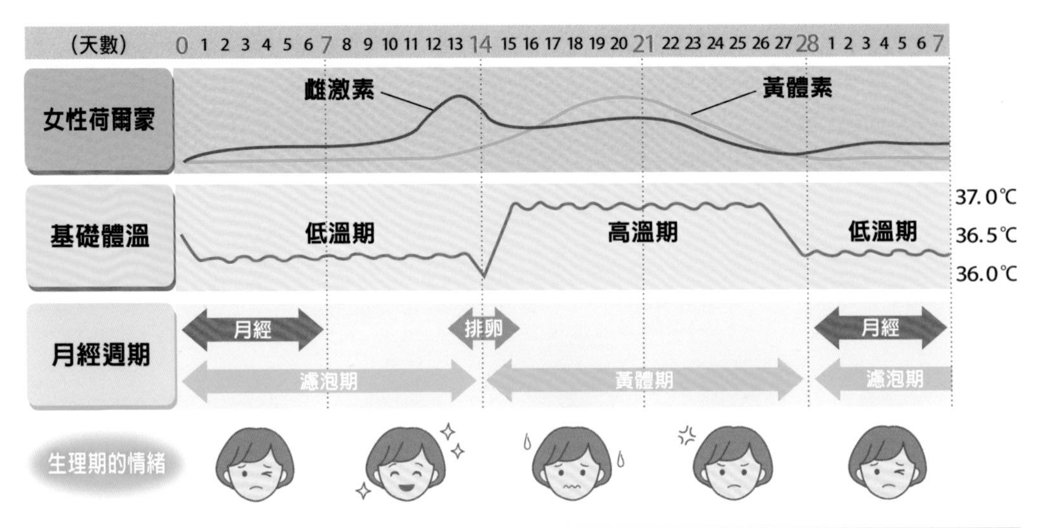

月經期	
體	・會產生生理痛、倦怠感、嘔吐感等身體不適 ・容易貧血　・容易浮腫 ・免疫力衰退　・身體虛寒
心	・容易不安或消沉 ・變得神經質　・對氣味敏感
肌	・變得容易失去光澤且粗糙，狀況不佳
雌激素分泌期：月經後至排卵前。雌激素分泌旺盛	
體	・身材變得凹凸有致 ・女性生殖器發育（青春期） ・浮腫消失，變得開朗活潑
心	・變得充滿活力　・想挑戰新事物 ・變得正面積極　・精神狀態穩定
肌	・變得細緻　・具有光澤 ・容易上妝
黃體素分泌期：排卵後至月經前。黃體素分泌旺盛	
體	・容易浮腫、便秘 ・子宮內膜增厚，適合懷孕 ・水分滯留　・血液循環變差

心	・自律神經易失調 ・情緒起伏大，不穩定 ・沒有幹勁
肌	・面皰變多　・不易上妝 ・血液循環不良導致明顯的暗沉或黑眼圈

雖然症狀因人而異，但覺得狀況不佳時，試著確認自己的生理週期並對照上方表格吧！接受身體、心靈、肌膚的變化，便可與女性荷爾蒙和平共處。懷孕期或哺乳期時，請仔細確認「精油與按摩的禁忌」(P54)安全使用精油。

以芳香療法能改善的事

類雌激素作用和平衡荷爾蒙精油

許多精油具有類似雌激素的作用。當雌激素分泌不足引發症狀時，利用具類雌激素作用和平衡荷爾蒙作用的精油就相當有效。

- **依蘭**
- **杜松**
- **絲柏**
- **西洋蓍草**
- **快樂鼠尾草**
- **天竺葵**
- **雪松**
- **真正薰衣草**
- **茉莉**
- **玫瑰草**
- **甜馬鬱蘭**
- **玫瑰　等等**
- **羅馬洋甘菊**
- **胡蘿蔔籽**
- **沒藥**

使用注意事項

因子宮肌瘤等婦科疾病正在接受治療，或是正服用延經藥物時，由於含類雌激素作用的精油與藥效呈反效果，因此不可併用。請依循醫師的診斷，慎選精油再進行按摩。

生理痛

從經前到經期前半，一種叫做前列腺素的物質會增加。前列腺素是致痛物質，會促使子宮收縮，具有將子宮內膜排出體外的作用。一旦分泌量大，收縮變強就會產生疼痛。目前已知，有生理痛女性的前列腺素分泌量多於無生理痛女性。減緩子宮收縮即為調理重點。

【建議精油】
- 月經大量、月經過多者 天竺葵、玫瑰
- 月經少量者 快樂鼠尾草、真正薰衣草、甜馬鬱蘭、樟腦迷迭香
- 月經一般量者 依蘭、羅馬洋甘菊、橙花

112 想要擺脫劇烈疼痛 塗抹原液

試著在下腹部塗抹薰衣草原液，會不可思議地發現疼痛消失(有個人差異)。

- 塗抹薰衣草原液1滴

※直接塗抹在下腹部疼痛部位的皮膚上。

113 因劇烈疼痛導致疲勞！ 疼痛&療癒按摩

若長期承受疼痛，心靈或身體都會疲憊，陷入更痛苦的狀態。此時建議於下腹部、腰、薦骨四周輕輕按摩，使按摩油滲透，之後再以熱毛巾溫熱下腹部和薦骨。

- 小碟子
- 植物油5ml(一次份量)
- 快樂鼠尾草1滴＋真正薰衣草1滴

作法 在植物油中滴入精油。

※按摩之後，準備熱毛巾溫熱下腹部，或是入浴溫暖全身。

※可依月經流量更換精油。

114 溫暖腰、腿告別生理痛！ 足浴

月經時也容易覺得身體寒冷。從腿部一點一點加溫，也能溫暖下腹部周圍，藉由放鬆心情減弱子宮收縮，舒緩生理痛。

- 足浴桶(亦可用一般水桶，使用溫度較高的熱水)
- 依蘭1滴＋甜橙2滴

作法 在熱水中滴入精油。

※持續進行至熱水溫度下降。

※可依月經流量更換精油。

月經失調、無月經、懷孕準備

無月經可分為連續3個月沒有月經的續發性無月經症，以及一開始就沒月經的原發性無月經症。續發性是由於壓力過大或過度瘦身等原因所致，特別是年輕人因為荷爾蒙分泌不規律，也可能會有月經週期超過39天以上的「稀發月經」，與21天以內的「頻發月經」交替產生的情形。

【建議精油】

具調整荷爾蒙平衡、提高體溫作用的精油

依蘭、羅馬洋甘菊、雪松、絲柏、快樂鼠尾草、胡蘿蔔籽、天竺葵、真正薰衣草、玫瑰、玫瑰草、薑、黑胡椒等

115 下次不知何時會來？月經失調按摩

由於擔心不知月經何時來，可能會更加深不安導致月經週期紊亂。先不要太過於擔心，在舒適的香氣包圍下悠閒地進行按摩吧！

- **遮光瓶(30ml)(常備用)**
- **植物油30ml**
- **天竺葵5滴＋薑2滴＋胡蘿蔔籽3滴**

作法 在植物油中滴入精油。

※以腹部、下腹部為中心進行按摩。

116 下次不知何時會來？月經失調浴鹽

比起腹部按摩能夠更輕鬆使用。先調好多種配方，每天泡澡都能享受不同香氣。

- **粗鹽30g(一次份量)**
- **A真正薰衣草3滴＋雪松2滴　B羅馬洋甘菊2滴＋絲柏2滴　C玫瑰草2滴＋胡蘿蔔籽1滴**

作法 在粗鹽中滴入精油，再添加於浴缸內。

117 調整荷爾蒙平衡的複方精油

事先調和具有平衡荷爾蒙作用的精油，即可用於按摩、擴香、吸入法、手浴、足浴等方面，非常方便。

- **遮光瓶(5ml)(常備用)**
- **依蘭6滴＋絲柏10滴＋沒藥4滴**

作法 在遮光瓶中裝入精油。

※此為純精油，使用時需要稀釋。

118 提升雌激素！腿部和腹部按摩

透過血液檢測便可得知雌激素等數值。因雌激素不足導致續發性無月經症時，可使用具有類雌激素效果的精油進行護理。

- **遮光瓶(30ml)**
- **植物油30ml**
- **茉莉3滴＋快樂鼠尾草3滴**

作法 在植物油中滴入精油。

※在腹部和腿部內側進行按摩(按摩方式參照P191、193)。

經前症候群(PMS)

經前症候群亦簡稱為「PMS」，是月經前一週開始出現的身心不適，如浮腫、食慾增加、頭痛、腹痛、乳房腫脹、便秘、腹瀉、皮膚粗糙等身體方面的症狀，有時則是心情煩躁、多愁善感等精神方面的影響。一旦經期開始，症狀就會消失。由於不少具調整荷爾蒙作用的精油會影響月經流量，因此配合自己的月經流量選擇合適精油吧！

【建議精油】

具調整荷爾蒙平衡、帶來幸福感、強健精神作用的精油

- **對症處方精油**
  - 皆可使用(無需考慮月經量) **依蘭、羅馬洋甘菊、胡蘿蔔籽、葡萄柚、薑、香蜂草、花梨木、玫瑰草、萊姆等**
  - 月經大量、月經過多者 **天竺葵、玫瑰、絲柏等**
  - 月經少量者 **快樂鼠尾草、真正薰衣草、甜馬鬱蘭等**

119 安定精神，平穩度過！胸骨按摩

莫名地感到煩躁、易怒、多愁善感、遷怒旁人，在開始自我厭惡前先進行胸骨按摩吧！輕撫讓肌膚吸收大量按摩油。

- **小碟子**
- **植物油5ml(一次份量)**
- **佛手柑2滴＋羅馬洋甘菊1滴**

作法 在植物油中滴入精油。

※邊讓胸骨和肋骨周圍吸收按摩油，邊深呼吸。

120 緩和疼痛！PMS用滾珠瓶❶

腹痛、頭痛等疼痛會突然發生，為了出門在外也可輕鬆塗抹，製作滾珠瓶隨身攜帶吧！具有調整荷爾蒙平衡的作用。

- **滾珠瓶(5ml)**
- **植物油4.5ml**
- **玫瑰1滴(或是天竺葵)＋絲柏2滴＋依蘭1滴**

作法 在植物油中滴入精油。

※塗抹於疼痛部位。

121 緩和疼痛！PMS用滾珠瓶❷

與處方120相同，可直接使用於疼痛處，具止痛作用的複方精油。

- **滾珠瓶(5ml)**
- **植物油4.5ml**
- **胡椒薄荷1滴＋真正薰衣草1滴**

作法 在植物油中滴入精油。

※塗抹於疼痛部位。

生產、產後

生產或產後身心都容易陷入不安定的狀態，雖然芳香療法效果良好，但懷孕期、哺乳期需要注意的精油也很多。如哺乳期使用的話，使用後至少要間隔2個小時再進行哺乳等，先充分瞭解精油效果，再以正確方式使用。

【建議精油】

具強健精神、帶來幸福感、調整荷爾蒙作用的精油

玫瑰(原精、奧圖)、茉莉、快樂鼠尾草、葡萄柚、佛手柑、檸檬、甜橙／苦橙、橘子、萊姆、乳香

122 陣痛時建議使用！擴香

若是子宮收縮強烈，伴隨劇烈陣痛的類型，建議可使用具有強效抗痙攣、止痛作用的精油，但子宮收縮較弱的人則不適合，需要特別注意。

- **擴香器、薰香台、面紙**
- **快樂鼠尾草、茉莉**

※視情況進行擴香。

123 預防產後憂鬱！手部按摩

雖然產後充滿喜悅之情，但情緒也會變得敏感，可能會因小事而感到憂鬱。雖然很推薦擴香，但穿著衣服也可輕鬆施行的手部按摩也不錯。

- **遮光瓶(30ml)(常備用)**
- **植物油30ml**
- **羅文莎葉1滴＋葡萄柚2滴**

作法 在植物油中滴入精油。

※哺乳期使用0.5%的低濃度，按摩後至少需間隔2小時再哺乳。

※手部按摩方式請參照P190。

124 懷孕期、產後也可使用！妊娠紋預防按摩油

使用具有軟化肌膚作用的精油來預防妊娠紋吧！以摩擦的方式讓按摩油被大量吸收，建議從懷孕期就開始使用。

- **遮光瓶(30ml)(常備用)**
- **植物油30ml**
- **甜橙1滴＋橙花1滴**

作法 在植物油中滴入精油。

※不施加力道，以塗抹乳液的感覺使按摩油大量滲透。

更年期

一般來說，進入更年期的平均年齡為45～55歲。原因在於隨著年齡增長，女性荷爾蒙分泌量也逐漸減少。從完全無症狀者到需要臥床的症狀嚴重者，情況因人而異。症狀嚴重時，還是先到醫院接受診斷吧。

【建議精油】

具類雌激素、強健子宮、調整荷爾蒙平衡、鎮靜、帶來幸福感、強健精神作用的精油

依蘭、快樂鼠尾草、茉莉、乳香、甜馬鬱蘭、佛手柑、沒藥、香蜂草、洋甘菊(德國、羅馬)、杜松、胡椒薄荷、真正薰衣草、玫瑰、迷迭香(樟腦、桉油醇)、檸檬、葡萄柚、甜橙／苦橙、橘子、日本柚子、萊姆、日本薄荷、釣樟、柳葉木蘭等

125 適用於熱潮紅！雌激素按摩❶

突然臉部發燙、流汗、充血，受熱潮紅症狀所苦時，定期於下腹部或臉部進行按摩吧！

- **遮光瓶(30ml)(常備用)**
- **植物油30ml**
- **天竺葵4滴＋快樂鼠尾草2滴＋萊姆2滴**

作法 在植物油中滴入精油。

※臉部按摩於夜晚進行(臉部按摩方式參照P187，腹部按摩方式參照P193)。

126 適用於熱潮紅！類雌激素複方精油

熱潮紅在外出時也可能突然發作，此時便可將1滴精油滴於面紙上深呼吸。事先在化妝包準備1瓶精油就很方便。

- **遮光瓶(5ml)(10～20次份)**
- **天竺葵10滴＋快樂鼠尾草5滴＋萊姆5滴**

作法 在遮光瓶中裝入精油。

127 適用於壓力、情緒不安！雌激素按摩❷

變得容易感到壓力、才覺得莫名興奮卻又突然陷入消沉，當情緒像這樣不穩定時，於下腹部和胸骨進行按摩。

- **遮光瓶(30ml)(常備用)**
- **植物油30ml**
- **佛手柑4滴＋玫瑰(原精、奧圖)2滴＋樟腦迷迭香1滴**

作法 在遮光瓶中裝入植物油和精油。

※腹部按摩方式請參照P193。

※也很推薦晚上進行臉部按摩。

15 男性的生理週期與困擾

男性同樣也會隨年齡增長導致荷爾蒙分泌不足。由於男性的男性荷爾蒙占比多達90%，因此相較於女性，對於自我的感覺，甚至是生活方式會有巨大的改變。在適應轉換期的過程中，瞭解男性荷爾蒙的機制並利用芳香療法，好好適應身體變化吧！

男性荷爾蒙的運作模式

男性荷爾蒙分泌

男性荷爾蒙即是產生男性性徵的荷爾蒙，又稱作「雄激素」。

男性荷爾蒙有數種，90% 是名為睪固酮的荷爾蒙。睪固酮由精巢製造，下視丘發布指令後，通過腦下垂體，促使精巢分泌。

◆男性荷爾蒙分泌的指令系統

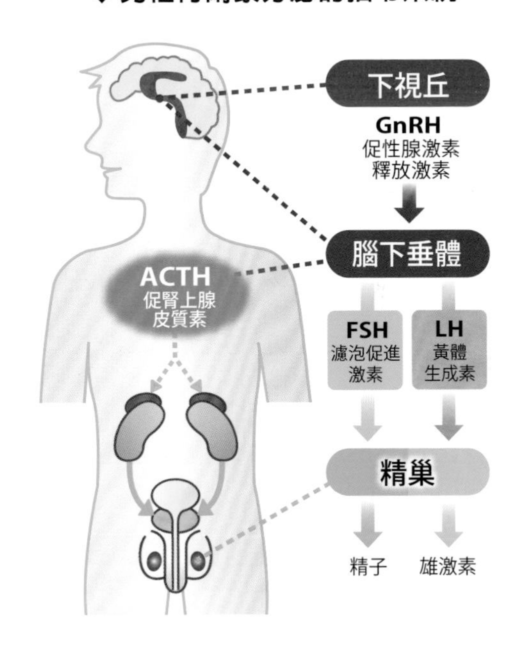

男女性荷爾蒙的差異

無論男性或女性都會分泌性荷爾蒙。性荷爾蒙是以膽固醇為原料，亦稱為類固醇激素。性荷爾蒙分為男性荷爾蒙與女性荷爾蒙，男性所分泌的性荷爾蒙中有90%為男性荷爾蒙，剩餘的10% 為女性荷爾蒙；女性所分泌的性荷爾蒙中女性荷爾蒙約占70%，剩餘約30% 為男性荷爾蒙。無論男性或女性皆擁有異性荷爾蒙，但分泌的比例卻大不相同。分泌的部位也不同，相對於男性由精巢分泌男性荷爾蒙，由腎上腺分泌女性荷爾蒙；女性則是由卵巢分泌女性荷爾蒙，由腎上腺分泌男性荷爾蒙。

性　別	荷爾蒙的作用
男性 （男性荷爾蒙約90%， 女性荷爾蒙約10%）	男性荷爾蒙⇒具男性性徵的身體 ・皮膚粗硬　・活絡皮脂分泌 ・血壓上升　・提高體溫 ・促進肌肉形成　・男性化的骨架 ・具有父性
女性 （女性荷爾蒙約70%， 男性荷爾蒙約30%）	女性荷爾蒙⇒具女性性徵的身體 ・觸感細緻光滑的肌膚　・抑制皮脂分泌 ・擴張微血管　・刺激黑色素細胞 ・增加皮下脂肪　・女性化的曲線 ・具有母性

具有類男性荷爾蒙作用的精油

雖然有許多精油含有類雌激素的作用，但類男性荷爾蒙作用的精油卻不常見。芳香成分中倍半萜醇類的「橙花叔醇」具有類男性荷爾蒙作用，含有此成分的精油有「綠花白千層」、「橙花」、「茉莉」。

綠花白千層的化學型態中，又有橙花叔醇綠花白千層和桉油醇綠花白千層。其中橙花叔醇綠花白千層有高達90%左右的成分為橙花叔醇，在精油當中類男性荷爾蒙作用含量最高。能提升男性荷爾蒙機能的植物性雄激素，最近才開始受到注意。雖然含有睪固酮的植物普遍存在，但相關研究卻甚少，期望今後能有更多研究報告。

◆目前已確認含植物性雄激素的植物

- **松科的花粉（松科）**
- **川百合（百合科）**
- **藥用人參（如人參、刺五加，同屬五加科）**
- **蕁麻（蕁麻科）**
- **蒺藜（蒺藜科）**

外在保養

當男性荷爾蒙分泌不足時，代謝或排毒能力就會變差，造成易囤積內臟脂肪、疲憊等各種變化。膚況不同於以往、產生體臭等問題也隨之而來。為了因應變化，試著改變保養方式吧！

【建議精油】
具收斂、抗菌、抗真菌、促進細胞生長、軟化肌膚、止汗作用的精油。

葡萄柚、絲柏、雪松、杜松、廣藿香、綠花白千層、乳香、胡椒薄荷、檸檬、花梨木、玫瑰、迷迭香等

128 調整皮脂分泌！鬍後水

男性原本皮脂分泌就較為旺盛，也有許多人屬於油性肌膚。但隨著年齡增長，皮脂分泌可能會慢慢減少，變得有些乾燥。特別是每天刮鬍子會讓皮膚受到傷害，所以還是細心調理吧！

- **噴霧容器（30ml）（常備用）**
- **薰衣草純露30ml**
  感覺乾燥時 花梨木3滴＋乳香2滴
  想變清爽時 迷迭香1滴＋絲柏2滴

作法 在噴霧容器中裝入純露和精油。
※使用前務必充分搖勻。

129 口氣好清新！漱口水

利用具有高抗菌效果，香氣清爽的精油製作漱口水。不只口腔內，連心情也好清爽！漱口也有提升免疫力的效果。

- **空瓶（30ml）（常備用）**
- **酒精水30ml（無水酒精3ml＋純水27ml）**
- **茶樹4滴＋胡椒薄荷2滴＋日本柚子2滴（或是檸檬2滴）**

作法 在容器中裝入酒精水和精油。
※使用前務必充分搖勻。

130 老人臭再見！沐浴乳

最令男性在意的是老人臭。因皮脂腺含有的棕櫚油酸產生氧化，加上過度油膩不均衡的飲食、常吃速食、吸菸、過勞、壓力等諸多因素，導致體內氧化而造成老人臭。首先盡力做好體內排毒與淨化吧！

- **按壓式容器（30ml）（常備用）**
- **無添加沐浴乳**
- **絲柏3滴＋綠花白千層3滴＋檸檬4滴**

作法 於無添加沐浴乳中滴入精油。
※若要早晨使用的話，將檸檬4滴改為檸檬香茅1滴。

精神層面

隨著睪固酮分泌減少，不僅會影響體力，亦會影響精神層面，變得沒有幹勁、容易消沉、無法完成跟之前一樣的工作行程等。難以向人啓齒的事，就以芳香療法悄悄地調理吧。

【建議精油】
具強健精神、鎮靜、止痛、增強免疫力、健胃、收斂作用的精油

杜松、丁香、絲柏、薑黃、野馬鬱蘭、胡蘿蔔籽、古巴香脂、芫荽、檀香、薑、百里香、茶樹、綠花白千層、黑胡椒、香蜂草、尤加利(藍膠、澳洲)、胡椒薄荷、佛手柑、羅文莎葉、真正薰衣草、醒目薰衣草、萊姆、月桂、檸檬香茅、月桃、日本薄荷、柳葉木蘭、芳樟、檸檬、葡萄柚、甜橙／苦橙等

131 無法對任何人說……消沉時的擴香

男性總是不說出煩惱，打算自行解決。消沉時也不對任何人說，自己整理心情就算了。有時也需要以香氛轉換情緒。

- **擴香器或薰香台**
- **胡椒薄荷＋古巴香脂＋萊姆**

※依房間大小調整精油滴數。

132 掌握忙碌的行程！芳香滾珠瓶

當工作忙碌時更需要強化精神面，以能湧現活力的複方，俐落地完成忙碌的行程吧。

- **滾珠瓶容器(5ml)**
- **植物油4.5ml**
- **綠花白千層3滴＋杜松1滴＋澳洲尤加利1滴**

作法 在植物油中滴入精油。

※塗抹於頸部或手腕以享受香氣。

133 提升男性荷爾蒙！背部按摩

請伴侶或家人幫忙在脊椎塗上按摩油吧，進行背部按摩可同時平衡自律神經，也能恢復有衰退跡象的衝勁。

- **植物油10ml(一次份量)**
- **茉莉1滴＋綠花白千層3滴**
- **杜松2滴＋綠花白千層1滴＋丁香1滴**

作法 於植物油中滴入精油。

※建議於脊椎、胸骨、肩、頸、臉、頭部等處進行。

134 性慾好像衰退了？❶ 放鬆浴鹽

男性的性功能中，勃起發生於副交感神經占優勢，射精則是發生在交感神經占優勢，因此需要適度放鬆與興奮。承受過度壓力時，建議先使用放鬆類型精油，之後再開始使用催情或具強健作用的精油。

- **粗鹽30g（一次份量）**
- **真正薰衣草4滴＋甜橙2滴**

作法 在粗鹽中滴入精油。

※加入浴缸内，悠閒地享受泡澡。

135 性慾好像衰退了？❷ 伴侶按摩

用處方134放鬆後，使用具催情或強健作用的精油，試著與伴侶相互按摩吧。藉由撫觸促進催產素分泌，進一步提升浪漫氛圍。

- **植物油10～20ml（一次，背部2人份）**
- **玫瑰1滴＋葡萄柚2滴＋樟腦迷迭香1滴**
- **依蘭1滴＋黑胡椒1滴＋橘子2滴**

※在植物油中滴入精油。

※情侶相互緩慢地輕撫背部，溫柔地按摩。

136 想要吸菸時 擴香＆漱口水

戒菸一段時間就會變得很想要吸菸，原因出在於殘留於體内的尼古丁。為了滿足想要吸菸的慾望，光是嗅聞香氣就能促使多巴胺分泌的精油會很有幫助，也很推薦給因壓力而吸菸的人。可採擴香或漱口水方式。

- **噴霧容器（30ml）**
- **酒精水30ml（無水酒精3ml＋純水27ml）**
- **葡萄柚4滴＋胡椒薄荷3滴**

作法 在酒精水中滴入精油。

※使用前務必充分搖勻。

※上述處方也推薦用於擴香，依房間大小調整精油滴數。

137 邁向成功戒菸！ 尼古丁排毒按摩

由於體内殘留尼古丁，大約以戒菸的第3天為高峰，想吸菸的狀態會持續約一週。這段期間藉由按摩排毒，亦可早日排出尼古丁。香氣也能發揮功效，緩和想要吸菸的症狀。

- **植物油15～20ml（一次份量）**
- **杜松2滴＋丁香1滴＋玫瑰1滴**

作法 在植物油中滴入精油。

※依按摩範圍調整植物油用量。

16 家庭保健

何不試著在家庭常備醫藥箱裡改放精油呢？精油具有的效果不但可用以應付緊急狀況，還具有能提升我們自體免疫力的美妙功效。在身邊感受植物原有的香氣，並融入生活當中，不但可豐富幼小孩童的心靈，也能為年長者帶來放鬆的休憩片刻。精油充滿許多西藥沒有的魅力，來看看能在家中發揮效用的活用方式吧。

嬰兒、兒童保健

精油融合了許多藥理成分，具有相當強大的效果，就算是大人也幾乎都必須稀釋精油使用。身體還小的嬰兒或幼童，代謝能力無法與大人相比，所以必須特別注意使用方式，如將精油稀釋成10分之1左右等。此外也因效果太強，能夠使用的精油有限。越深入瞭解精油，就越為精油的魅力所吸引。懂得越多，發生狀況時就很容易依賴精油，不過在嬰幼兒護理方面，還是多多注意精油的效果再施行吧。

❶擴香：僅能使用真正薰衣草、茶樹、羅馬洋甘菊
❷塗抹於皮膚：純露

兒童與成人的差異

兒童與成人不僅是體型大小的差別，也有許多只有兒童才會發生的疾病，產生病徵的方式也與成人不同。兒童是在疾病中成長茁壯，在成長過程中，症狀來得快去得也快為其特徵。「好像有點感冒？」才這樣想，馬上就燒到40度的例子也很常見，此時建議立刻就醫。此外，能立即反應環境的變化和壓力也是孩童的特徵，如呼吸似乎不順、沒有精神等等，只要感覺好像跟平常不太一樣時，不只是身體，大人也幫忙注意心理方面的變化是很重要的。

嬰兒、嬰幼兒

純露用於嬰兒或嬰幼兒的護理相當方便。建議直接以棉花球或毛巾沾取，為柔嫩的肌膚進行保健吧。

【建議精油】
真正薰衣草、茶樹、羅馬洋甘菊
※濃度稀釋為成人用量的1/10後再使用。

138 柔和香氣讓人開心！使用純露更換尿布

換尿布時，將臀部清潔乾淨後，以沾有純露的毛巾或無酒精濕紙巾擦拭。亦可預防尿布疹。

- **毛巾、無酒精濕紙巾**
- **薰衣草純露**

※直接以純露塗抹於臀部後再擦乾，或是以毛巾、濕紙巾沾取後擦拭即可。

139 辛勤擦拭！汗疹護理

嬰兒和嬰幼兒容易罹患汗疹，可使用純露保持肌膚清潔。由於薰衣草純露也有抗菌、抗病毒效果，幫寶寶洗澡洗到最後時，在溫水中加入薰衣草純露，為寶寶沖洗吧。

- **薰衣草純露**

※洗澡之外，也可用棉花球或毛巾沾取薰衣草純露擦拭肌膚。

140 午睡的同時增強抵抗力！空氣清淨噴霧

午睡時可在室內噴灑芳香噴霧，具有優異抗菌效果的茶樹精油很有幫助。

- **噴霧容器(30ml)(常備用)**
- **薰衣草純露或是酒精水(無水酒精3ml＋純水27ml)**
- **茶樹5滴**

作法 在噴霧容器中裝入純露(或酒精水)和精油。
※使用前務必充分搖勻。

141 提升免疫力！中耳炎預防吸入法

兒童容易罹患的中耳炎，甚至有引起重聽或神經麻痺等併發症的危險性，不可小覷。先確實做好預防吧！

- **馬克杯、熱水**
- **茶樹1滴**

作法 在熱水中滴入精油。
※以口鼻吸入馬克杯散出的蒸氣，此時一定要閉上眼睛。

銀髮族

一般我們會從白頭髮的增加、體力或肌膚上的變化，體會到自己老化。老化的症狀中，自己最難以察覺的是「嗅覺衰退」。由於失智症的初期症狀與嗅覺衰退關係密切，因此藉由在日常生活中使用芳香療法，對於維持腦部年輕也相當有效。

※關於銀髮族的詳細內容請參照P37。

【建議精油】

具抑制乙醯膽鹼酯酶活性、強健精神、增強免疫力、鎮靜、止痛、提高體溫、健胃作用的精油

甜橙、豆蔻、葡萄柚、茶樹、胡椒薄荷、綠花白千層、乳香、佛手柑、檸檬、羅文莎葉、萊姆、真正薰衣草、醒目薰衣草、橘子等

※請先確認精油的使用與禁忌(P51～55)再使用。

※服藥期間，請先經過主治醫師許可後再以芳香療法護理。

142 進入深層睡眠 胸骨按摩

於睡眠前30分鐘左右進行胸骨按摩，徹底放鬆吧。把整天的疲勞與緊張在當天消除，進入深層睡眠做好面對明天的準備。

- **植物油5ml(一次份量)**
- **玫瑰1滴＋日本扁柏1滴(或是羅文莎葉)**

※使胸骨大量吸收按摩油。也可進行手臂的自我按摩。

143 好像越來越聽不清楚？ 耳部按摩

老年重聽，是因為聽覺神經等器官衰退所引起，所以許多老年人開都會配戴助聽器。不過耳朵深處的內耳充滿著淋巴液，藉由按摩提高淋巴液的流動性，刺激淋巴液所在的聽覺細胞，可預防重聽惡化。

- **遮光瓶(30ml)(常備用)**
- **植物油30ml**
- **永久花3滴＋檸檬5滴＋絲柏4滴**

作法 在植物油中滴入精油。

※於耳朵周圍以摩擦按摩的方式使精油滲透(耳朵按摩方式參照P189)。

144 住院、看護適用！ 足部按摩

過著不常活動的生活，體液循環就會變差，容易造成浮腫。僅以輕撫的方式進行足部按摩，也能讓人感覺變舒適。施行時不要過於用力，經過主治醫師的許可後再進行吧。

- **植物油10ml(一次份量)**
- **葡萄柚2滴＋真正薰衣草1滴**

作法 在植物油中滴入精油。

17 居家環境

能讓居住者心靈平靜的舒適生活空間，不可或缺的就是打掃。若有能瞬間清除用水區域的汙垢或惡臭的方法，每天的清掃就會變得更輕鬆。許多精油具有可去除汙垢、抗菌、抗真菌、防霉、防蟎、防臭的效果，搭配天然素材製成天然清潔利器，可讓居住者舒適，同時友善地球。

有助於清潔的精油與基材

天然素材

用天然精油取代人工香料，再以天然材料取代合成界面活性劑，不僅不會造成自然環境的汙染，也能安心舒適地打掃。事先做好便可使用好幾次，相當方便。

◆事先準備好就很方便的材料

名稱	功能與用法
小蘇打粉	主要做為去汙研磨劑使用，可研磨黏附的髒汙，吸附味道的效果也很棒。
	作用 研磨、消臭、中和、起泡作用 用途 清除附著於廚房的汙垢，以及水槽、浴缸的水垢等 用法 直接使用粉末，或是以酒精稀釋做成噴霧 注意 會傷害木製品或鋁製品使其變色，須特別注意
檸檬酸、醋	主要做為清潔劑使用，針對杯子內側的茶垢、茶壺等容器的鈣化汙垢，或是浴室汙垢等具有優異的溶解力。
	作用 溶解、中和、消臭、抗菌效果 用途 清除茶杯茶垢、盤子的陳年髒汙、熱水壺或咖啡機的水垢、廁所清掃等 用法 以酒精稀釋進行噴霧，搭配小蘇打粉一起使用，更容易清除頑強汙漬 注意 不可用於大理石、鐵、木製品，嚴禁搭配含氯清潔劑一起使用

打掃

將天然香氣融入打掃之中，就能打造使心情愉快、開心、舒適的生活空間。此外，因為使用天然素材和精油，所以幾乎可打掃家中所有地方。對居住者身體溫和並可減少生活廢水，還能兼顧環保，現在就開始使用吧！

【建議精油】

具抗菌、抗真菌、溶解、防蟲作用的精油

甜橙、丁香、葡萄柚、雪松、天竺葵、檀香、茶樹、檸檬、檸檬香茅、萊姆、佛手柑、廣藿香、羅漢柏、樟樹、日本扁柏等

145 預防O157型大腸桿菌！廚房噴霧

目前已知使用具強力抗菌、抗真菌作用的胡椒薄荷稀釋液，可消滅O157型大腸桿菌。於廚房四周，特別是砧板和菜刀等進行噴霧可預防O157。

- **噴霧容器(30ml)(常備用)**
- **酒精水(無水酒精3ml＋純水27ml)**
- **胡椒薄荷5滴＋檸檬8滴**

作法 在酒精水中滴入精油。

※使用前務必充分搖勻。

※由於濃度較高，注意避免接觸皮膚。

※不只是廚房四周，也很推薦用於冰箱或水槽周圍的擦拭清掃。

※建議先在標籤貼紙記載用途、製作日期，黏貼於容器上。

146 對付頑強汙垢！❶ 去汙劑

將可中和並磨去油汙的小蘇打粉做為去汙劑使用。對於帶有油漬等頑強汙垢的瓦斯爐四周、平底鍋或烤盤等都相當方便！

- **附蓋容器**
- **小蘇打粉100g**
- **甜橙5滴(或是檸檬)＋胡椒薄荷3滴＋丁香2滴**

作法 在小蘇打粉中滴入精油。

※建議先在標籤貼紙記載用途、製作日期，黏貼於容器上。

147 對付頑強汙垢！❷ 小蘇打噴霧

搭配使用小蘇打粉與液體洗潔劑，提升洗淨力。可以使用方便的噴霧清除油汙，也很推薦用來去除附著在杯子或茶壺上的茶垢。亦可用醋代替小蘇打粉。

- **噴霧容器(200ml)**
- **小蘇打粉150g＋無添加液體皂50g(或是無添加液體皂30g＋醋20g)**
- **甜橙10滴(或是檸檬)＋茶樹5滴＋日本扁柏2滴**

作法 充分混合小蘇打粉和無添加液體皂，再滴入精油。

※建議先在標籤貼紙記載用途、製作日期，黏貼於容器上。

148 適用浴室、廁所！檸檬酸噴霧

檸檬酸可中和並溶解鹼性汙垢，因此用於清除浴室汙垢，或是打掃廁所都很方便。也很推薦用來去除茶壺或咖啡機的水垢。

- **噴霧容器(200ml)**
- **純水200ml＋檸檬酸2小匙**
- **胡椒薄荷5滴＋萊姆10滴**

作法 充分混合純水和檸檬酸，再滴入精油。

※使用前務必充分搖勻。

※建議先在標籤貼紙記載用途、製作日期，黏貼於容器上。

149 對付排水口的惡臭！清潔劑

使用處方148的檸檬酸噴霧和小蘇打粉，產生的氣泡可分解異味和汙垢。在排水口撒上約2大匙小蘇打粉，再噴入200ml檸檬酸噴霧吧！放置5～10分鐘後，以沸水或水龍頭的熱水沖洗。

- **處方148的檸檬酸噴霧200ml(含精油)**
- **小蘇打粉2～3大匙**

※檸檬酸噴霧若不加精油，則在小蘇打粉加入胡椒薄荷或茶樹5～10滴。

※建議先在標籤貼紙記載用途、製作日期，黏貼於容器上。

150 蟑螂不要來！乾燥香草

主要使用蟑螂討厭的丁香。在小碟子中放入香草茶用的乾燥胡椒薄荷，以及乾燥丁香後擺放。

- **小碟子**
- **乾燥胡椒薄荷1大匙＋乾燥丁香1匙**

作法 在小碟子中放入乾燥胡椒薄荷和丁香。

151 為洗滌物增添香氣

在加入洗衣精前，先在水中溶入小蘇打粉和精油，這麼一來不但可防止將衣物晾在室內時的異味，也能夠為衣物增添香氣。

- **小蘇打粉50g(一次份量)**
- **胡椒薄荷10滴(或是真正薰衣草、茶樹、迷迭香)**

作法 在小蘇打粉中滴入精油。

※在加入洗衣精前，事先於水中溶解添加精油的小蘇打粉。接著再以較平時少量的洗衣精進行一般洗衣程序。

152 用吸塵器也好舒服！面紙芳香

當吸塵器開始發出異味時，在面紙滴入1滴精油，讓吸塵器吸入，就感覺不到灰塵味或難聞的異味了。

- **面紙1張**
- **胡椒薄荷1滴(或是香氣清爽的柑橘類精油)**

18 應急措施、外出時、發生災難時

跌倒擦傷了！扭傷了！不小心燙傷了！諸如此類，在日常生活中總是伴隨著突發狀況。雖然精油並非藥物，但具有緩和疼痛或發炎的止痛、抗發炎、爲傷口消毒和殺菌，以及促進傷口癒合等作用，對於受傷時的緊急處理非常有幫助。此外，當災難突然發生，若是不需就醫的傷勢或症狀，亦可利用芳香療法隨機應變。接下來看看採用適合精油的緊急應對措施，以及發生意外時的應用方法吧！

精油急救箱

家家必備的急救箱，不妨試著將內容物換成精油吧！用於擦傷的抗菌作用精油、用於疼痛的止痛或抗發炎作用精油、用於呼吸系統的抗病毒及止咳作用精油，以及針對精神受創時的強健精神作用精油，只要備齊這些就能讓人放心。但畢竟只是暫時的應急措施，若是需要前往醫院進行診療的情況則應立即就醫。

◆事先準備好就很方便的芳療急救箱

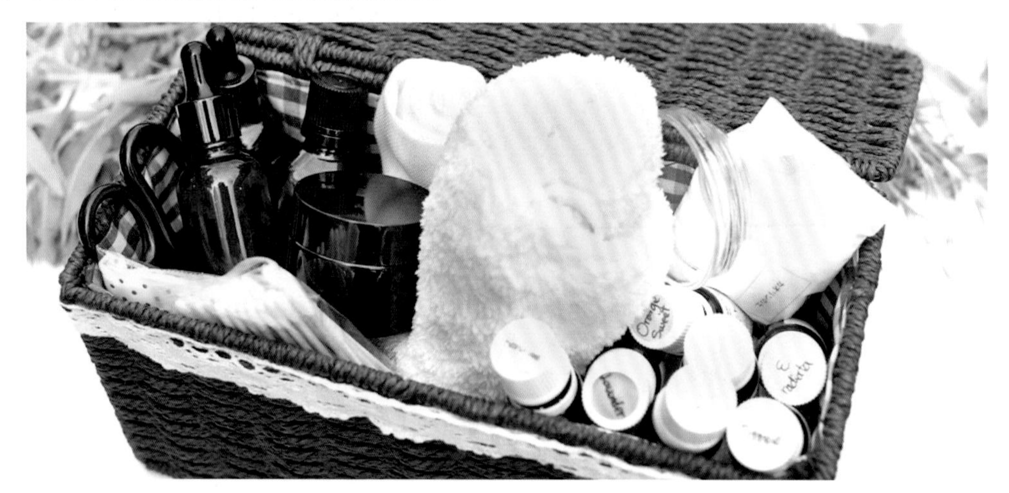

精油 茶樹、真正薰衣草、胡椒薄荷、檸檬、澳洲尤加利、羅文莎葉、甜橙
基底油 荷荷芭油30ml×2瓶、市售蘆薈凝膠、礦泥30g、純露100ml
常備自製用品 蜜蠟乳霜（乾燥用）
其他 棉花、面紙、棉花棒、消毒紗布、口罩、剪刀、小碟子2個

應急措施

若事先備妥具抗菌、止痛、抗發炎、抗病毒、止咳、強健精神、增強免疫力等作用的精油，就能即時運用於日常生活中的各種小狀況。但也希望各位務必瞭解，這些只是就醫前的暫時緊急處置，或是無需就醫的不適症狀等情況之舒緩用品。

【建議精油】

具抗菌、抗真菌、止痛、抗發炎、止咳、抗病毒、強健精神、增強免疫力、健胃作用的精油

甜橙、羅馬洋甘菊、葡萄柚、茶樹、胡椒薄荷、澳洲尤加利、羅文莎葉、真正薰衣草、檸檬

153 輕微擦傷用噴霧

方便應付跌倒擦傷或大範圍擦傷等狀況。

- **噴霧容器（30ml）**
- **純露或酒精水（無水酒精 3ml＋純水 27ml）**
- **茶樹 5 滴＋真正薰衣草 7 滴**

作法 在純露（或酒精水）中滴入精油。

※使用前務必充分搖勻。

※使用於兒童時，將精油滴數減半。

154 傷口止血噴霧

檸檬具有止血作用。緊急情況時，雖然可小範圍塗抹原液，但因具有光毒性，白天使用時需特別注意。

- **噴霧容器（30ml）**
- **酒精水（無水酒精 3ml＋純水 27ml）**
- **檸檬 5 滴＋茶樹 4 滴＋真正薰衣草 3 滴**

作法 在酒精水中滴入精油。

※使用前務必充分搖勻。

※使用於兒童時，將精油滴數減半。

155 用於急性牙痛！塗抹原液

牙痛會在意想不到時突然發作。在前往牙醫就診之前，可先以棉花棒沾取精油，塗抹在疼痛牙齒的牙齦。塗抹時注意避免沾到嘴巴皮膚。

- **棉花棒**
- **塗抹胡椒薄荷精油**

※以棉花棒沾取胡椒薄荷精油，塗抹於疼痛牙齒的牙齦。

156 蚊蟲叮咬發癢！塗抹原液&止癢油

被蚊蟲叮咬發癢時，塗抹茶樹原液和止癢油便能立即止癢。

- **遮光瓶(5ml)**
- **植物油4.5ml**
- **茶樹3滴**

※小範圍的話可以直接塗抹茶樹原液，大範圍則在遮光瓶中裝入植物油和精油，製作止癢油。

157 可隔著衣物使用！驅蟲噴霧

在被蚊蟲叮咬前先做好預防措施。具有驅蟲效果的精油多半對皮膚的刺激性也很強，所以採用可隔著衣服進行的噴霧。

- **噴霧容器(30ml)**
- **酒精水(無水酒精3ml＋純水27ml)**
- **天竺葵8滴＋檸檬香茅4滴＋真正薰衣草5滴＋胡椒薄荷3滴**

作法 在酒精水中滴入精油。

※使用前務必充分搖勻。

※由於濃度較高，需避免沾到皮膚，從衣服外側進行噴霧。

※使用於幼童時，將濃度減至一半以下。

158 用於輕微燙傷！立即塗抹原液&舒緩油

燙傷時，立即用流動的水冷卻患部，直到感覺不燙為止。接著再塗上真正薰衣草精油原液，就比較不易起水泡。之後觀察狀況，不時塗抹舒緩油吧！也推薦使用處方96。

- **遮光瓶(5ml)**
- **真正薰衣草1～3滴**
- **橄欖油4.5ml**

作法 在植物油中滴入精油。

※小範圍的話可塗抹原液，大範圍或是灼熱疼痛減緩時，則塗抹舒緩油。

※起水泡的話，使用茶樹原液塗抹。

※本處方僅能應付小燙傷，大範圍燙傷請立即就醫。

159 扭傷或挫傷用冷敷巾

扭傷或挫傷時應立即冰敷，若是腳踝也可以冷水進行足浴。

- **冷敷巾(作法參照P174)**
- **胡椒薄荷2～3滴**

※將冷敷巾敷於患部。

※以冷水進行足浴時，滴入2～3滴胡椒薄荷。

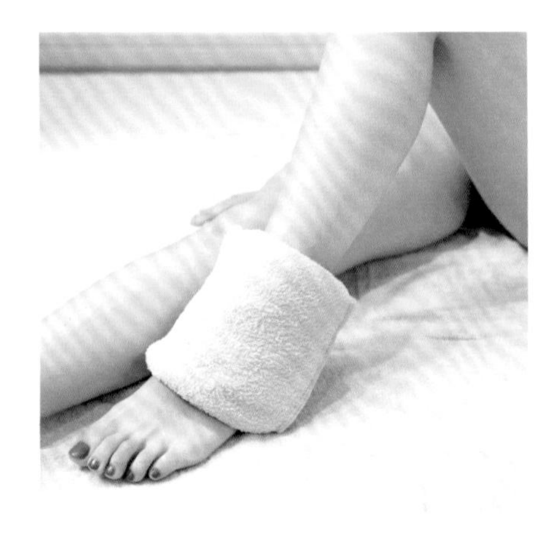

外出時

旅行時或出差時，因環境變化或時差等影響，容易造成生理時鐘紊亂，引起時差症候群、失眠、食慾不振、暈眩等身體不適。充分利用精油，調回生理時鐘，充滿活力地享受旅行或出差吧！

【建議精油】

具止吐、鎮靜、止痛、健胃、促進體液循環、抗凝血作用的精油。

檸檬、胡椒薄荷、真正薰衣草、花梨木、乳香、依蘭、甜橙、葡萄柚、日本柚子、萊姆、月桃、杜松、迷迭香(桉油醇、樟腦)、絲柏、丁香、黑胡椒、肉桂(僅用於擴香)等

160 預防動暈症！擴香

搭乘交通工具容易暈眩者，將具止吐作用的精油滴在面紙上進行擴香。

- **面紙**
- **檸檬1滴＋胡椒薄荷1滴**

作法 在面紙滴上精油。

161 長途航班也舒適！噴霧

搭長途航班，因一直維持坐姿、氣壓變化、空間狹窄等因素影響，會使血液循環變差，一旦小腿或大腿靜脈產生血栓阻塞血管，就容易引發經濟艙症候群。在舒展腳踝的同時以香氣轉換心情，預防經濟艙症候群。

- **噴霧容器(30ml)**
- **酒精水(無水酒精3ml＋純水27ml)**
- **胡椒薄荷4滴＋檸檬3滴＋葡萄柚3滴**

作法 在酒精水中滴入精油。

※使用前務必充分搖勻。

※可直接塗抹於小腿肚。

162 找回平時的自己！消除時差症候群的擴香

用芳療回復生理時鐘，找回平時的自己吧！首先讓身體適應目的地的時間很重要，為了調整一天的節奏，改變早晚使用的精油，以回復生理時鐘。採用外出時可簡單使用的香氛方式。

【早上到達時 晨間香氛】

- **面紙**
- **樟腦迷迭香1滴＋杜松1滴＋檸檬1滴**

【夜間到達時 夜間香氛】

- **面紙**
- **真正薰衣草1滴＋乳香1滴＋甜橙1滴**
- **依蘭1滴＋葡萄柚1滴**

※在面紙滴上精油享受香氣。

※睡前放置於枕邊。

發生災難時

發生不可預期的災難時，會讓人失去平常心、變得手足無措。在撫慰不安、孤獨或悲傷等情緒的同時，預防感染以保持身體健康也是很重要的。用香氣和撫觸，代替語言進行照護吧。

【建議精油】

體 具抗菌、抗真菌、抗病毒、增強免疫力、鎮靜、止痛、健胃、促進體液循環、抗凝血作用的精油

檸檬、胡椒薄荷、黑胡椒、真正薰衣草、花梨木、乳香、依蘭、甜橙、葡萄柚、日本柚子、萊姆、月桃、杜松、迷迭香(桉油醇、樟腦)、絲柏、丁香、茶樹、肉桂(僅用於擴香)、羅馬洋甘菊、綠花白千層、羅文莎葉等

心 具鎮靜、止痛、強健精神、健胃作用的精油

甜橙／苦橙、依蘭、丁香、古巴香脂、芫荽、檀香、杜松、茉莉、天竺葵、乳香、苦橙葉、胡椒薄荷、佛手柑、橘子、日本柚子、萊姆、澳洲尤加利、真正薰衣草、月桂、日本薄荷等

163 保持身體、環境清潔！噴霧

因停水導致無水可用時，使用具抗菌、抗真菌作用的噴霧不僅能進行手部消毒，也可維持身體或周遭環境的清潔。

- **噴霧容器(30ml)**
- **酒精水(無水酒精3ml＋純水27ml)**
- **茶樹10滴**

作法 在酒精水中滴入精油。

※使用前務必充分搖勻。

164 無法沖澡時 擦澡

無法沐浴時，即使僅以香氣清新的精油擦拭身體，也能讓身體與心靈感覺清爽舒適。

- **熱毛巾**
- **熱水或水**
- **真正薰衣草5滴**

※為年長者擦拭身體時，朝心臟方向擦拭手腳。

165 安撫孤獨與不安 擴香撫觸

他人的孤單或不安難以用言語治癒，此時就使用具有放鬆、正面樂觀效果的精油擴香，邊在肩膀或背部進行撫觸吧！來自雙手的溫暖和舒適香氣，或許可傳達到內心深處。

- **面紙**
- **甜橙1滴＋真正薰衣草1滴(或是胡椒薄荷)**

※在面紙滴上精油使香氣擴散，再將雙手置於對方的肩膀或背部，用手掌以緩慢的速度緊貼輕撫。

Chapter 8

進一步提升你的魅力！「腦內神經傳導物質與芳香療法」

能夠依照特性分別使用精油，就等於能靈活控制大腦，幫助我們產生勇氣踏出新的一步。以香氣提升每天的動力，引導出自己才華吧！

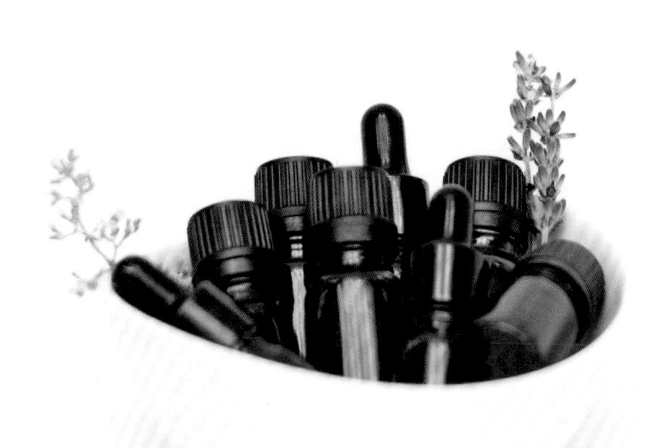

01 以香氣控制腦內神經傳導物質

「湧現活力，能專注在工作或念書上」、「注意力渙散」等，能左右這類情緒及行爲的是神經細胞所產生的腦內神經傳導物質分泌量。只要充分利用與大腦關係密切的「香氣」提升動力，就能進一步提升個人魅力，幫助我們活躍於職場上。不只用來療癒身心或維持健康，來看看更聰明的芳香療法運用方式吧！

用香氛將大腦能力發揮到120%！

用有科學根據的「香氣」來改變動力！

先來複習一下，若嗅聞天然香氣，不但可以放鬆，也能夠回憶過往。我們知道這是由於嗅覺刺激邊緣系統的海馬迴或杏仁核，造成我們情緒或記憶的變化(參照P23)。此外，精油為藥理成分的集合體，目前以藉由成分分析結果知道其所包含的化學物質。根據所含化學物質的作用，可將香氣進行分類，因此也能夠掌握香氣對於大腦的影響，以及大腦帶來的身心變化。如「嗅聞薰衣草的香氣就能放鬆」這樣的結論，並不是憑藉幾個人的經驗、感覺所提出，而是隨著近年來科學進步，根據「嗅覺與大腦」的相關研究而得知，因此是基於科學理論所證明的結果。

在五感的相關實驗中，嗅覺的發展較緩慢，但對於香氣如何提升「動力」、「專注力」、「學習能力」、「記憶力」、「工作效率」等情緒、活動或人類能力，而大腦又是哪個部位如何關係到提升這些能力等，近年來已一一解開謎底。

控制情緒和感情的是大腦，腦內存在多達60種以上的神經傳導物質，這些物質扮演著調整情緒、運動或內臟活動等各種功能的角色，帶給身體相當大的影響。例如當身體分泌「多巴胺」這種神經傳導物質，就會增加我們的意願、提升動力。

接下來，試著將腦內神經傳導物質的基本作用與香氣連結吧。藉由使用「和大腦關係密切，有科學根據的精油」，便能大大提升平凡上班族或主婦在工作或時間效率的掌控。在嗅聞舒適的香氣同時刺激腦部，巧妙控制自己的情緒和感情，便可將令人苦悶的工作或極度平凡的生活變得有趣。不妨試著使用具有科學根據的精油提升動力，度過充實的每一天，發揮出120%的大腦機能吧！

「心」位在大腦之中

假設現在你要對有好感的對象表示「我喜歡你」。像這樣有些忐忑不安的情況下，不知不覺中是否會將手按壓在心臟位置呢？這是想要表達深藏在內心的思念時，無意識間常會使用的手勢。緊張、心情激動時會心跳加速，感覺到自己心臟噗通噗通地跳，彷彿「心」好像就位於心臟之中，於是心跳變快時就會想按住左胸。但隨著大腦研究的發展，我們已知心並非位於心臟，而是由大腦所控制。德國哲學家特騰斯(J. N. Tetens)將心的功能分為「知」、「情」、「意」3個作用。

◆位於腦中的3個心

腦中的心	精油名稱
知	指知能。如思考判斷、高級精神活動等，主要以大腦皮質的額葉聯合區為中心控制。
情	指感情。如愉快、不快、喜歡、討厭等喜怒哀樂，由邊緣系統所控制。
意	指意欲或意志。由間腦的視丘、下視丘、腦下垂體、腦幹控制生存意志等方面。

「知」、「情」、「意」3個心理功能也可說是「有效率地工作」、「度過快樂幸福的時光」、「充滿幹勁地朝目標前進」等，我們生活中的各種動力。不過從控制這些的正是大腦這件事來看，可以說我們的心靈或動力實際存在於腦中。

◆ 心與腦

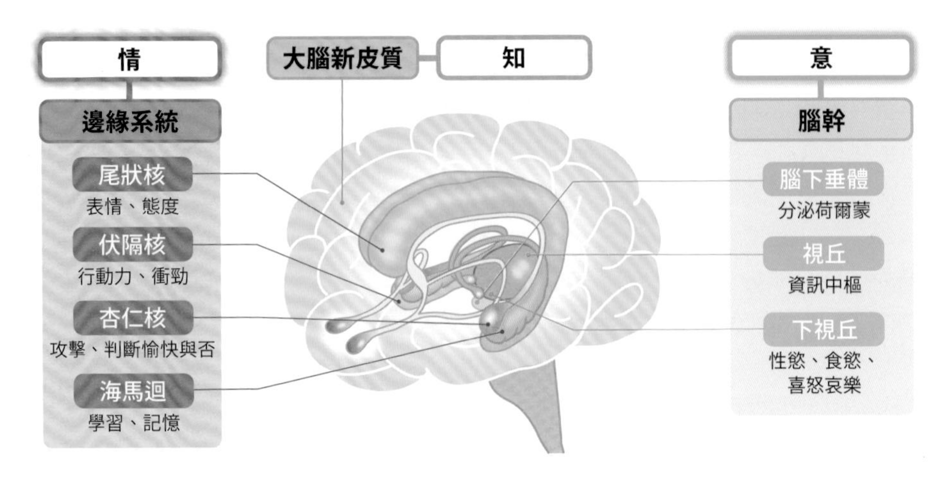

對全身造成重大影響的腦內神經傳導物質到底是什麼？

由腦內神經傳導物質所構築的「感情」

我們的腦內約有140億個神經細胞，其中數個至數萬個於腦中相互連結傳遞資訊。連結的方式非常複雜，資訊在1個神經細胞中是以電訊號的形式進行傳遞。然而，與鄰近神經細胞連結的「突觸」之間有一段非常微小的距離，無法直接傳送電訊號。於是突觸的間隙就必須使用「神經傳導物質」這種化學物質傳遞資訊。根據要以何種方式分泌何種腦內神經傳導物質，神經的連結方式也會隨之改變。腦內物質扮演著調整情緒、運動或內臟活動等各種功能的角色，帶給身體相當大的影響。因此，進一步瞭解、深入探討腦內神經傳導物質的作用，便可改變情緒或意願。

◆ 突觸間交流的神經傳導物質

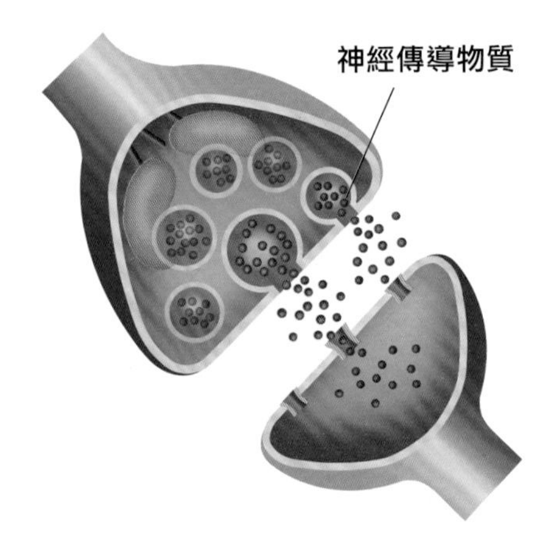

分為興奮性與抑制性的神經傳導物質和種類

腦神經細胞能夠帶來鎮靜、清醒、快感等情緒，其數量也高達60種以上。不僅是情緒或意願，亦可影響內臟運作，是對於全身影響深遠的物質。作用大致可區分為讓神經細胞「興奮」和「抑制」2種，具有興奮作用的是多巴胺和正腎上腺素，而具有抑制作用的是血清素。接著來看與芳香療法關係密切的腦內神經傳導物質。

◆興奮性和抑制性的主要腦內傳導物質與作用

腦內傳導物質名稱		作　用
興奮性	乙醯膽鹼	具有讓神經興奮的作用，關係到認知能力、記憶、學習、快速動眼期、靈感
	正腎上腺素	引起不安或恐懼，對記憶、專注、清醒方面產生效果
	多巴胺	產生行動的動力，以及快樂、喜悅、意願的感覺
抑制性	血清素	控制多巴胺或正腎上腺素，可安定精神
	β腦內啡	又稱腦內麻醉劑，帶來幸福感、快感以及強力鎮靜作用
	催產素	消除大腦疲勞、安定情緒、增加對人的信賴感

香氣帶給「情緒」的影響

讓心靈瞬間轉變的香氣力量

我們在與人交流時，無意識中會從對方的表情讀取情緒並解讀，這與邊緣系統的功能有著相當大的關係。邊緣系統的「杏仁核」是判斷是否愉快，以控制喜怒哀樂等情緒的部位。在日常生活中，除了開心、幸福這些正面的情緒之外，也會產生無聊、不愉快等負面情緒。負面情緒會讓表情變得陰沉，給予對方不好的印象。雖然立刻轉換情緒即可，但能輕易改變負面情緒的人恐怕不多。

當我們嗅聞到天然香氣時，香氣的資訊會透過嗅覺神經傳遞至邊緣系統的海馬迴和杏仁核(參照P25)。就算當下情緒激昂，只要聞到放鬆類型的香氣，感受到「好舒服」時就能夠放鬆。這是因為杏仁核受到刺激，由於是以0.15秒的高速傳遞，所以聞到香氣的一瞬間便能夠產生情緒變化。

香氣帶來的放鬆效果

我們已知道腦内神經傳導物質在精神、肉體上帶來的各種影響，接著來看針對香氣與腦内神經傳導物質關聯性的幾個實驗數據吧。

人們聞到香氣放鬆，或是情緒平穩且安定時，腦内會產生一種叫「α波」的腦波。以下介紹「嗅聞香氣時，腦波會產生何種變化」的實驗結果。

實驗內容 **於濾紙沾上香氣讓受試者嗅聞5分鐘。**

結果可知，嗅聞尤加利精油後，會於頂葉中心呈現出代表放鬆狀態的α波。下圖是使用植物性香氣的尤加利，以及動物性香氣的麝香所進行的實驗結果比較。

◆嗅聞尤加利和麝香香味時的α波狀態

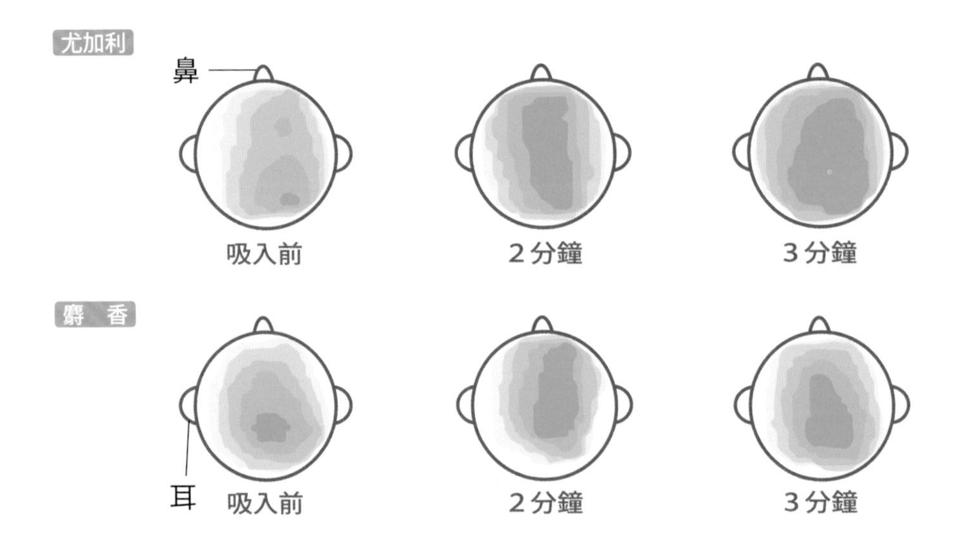

吸入尤加利精油和麝香香氣時的α波分布圖
出處「香りの生理心理 」(FRAGRANCE JOURNAL社)

香氣所喚醒的記憶與情緒變化

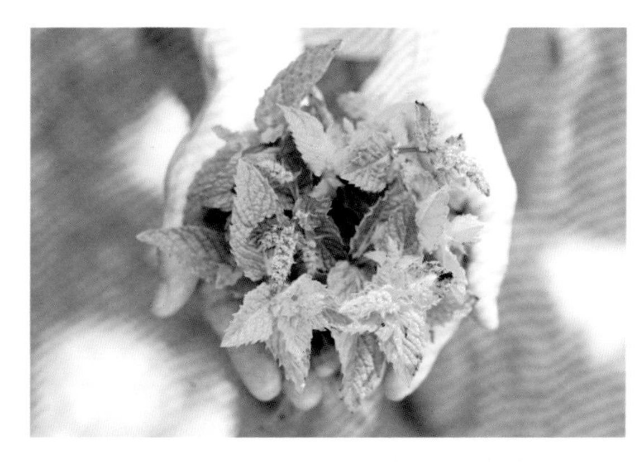

住在美國東岸麻薩諸塞州的大學生愛麗絲，離家住進大學宿舍。但是剛開始宿舍生活時，由於無法入睡、覺得寂寞想家，經常顯得情緒不穩。

某天愛麗絲找到了薄荷精油，在房間內薰香。於是心情就自然地穩定下來，晚上也能睡得安穩。其實她是在庭園種滿胡椒薄荷的家庭中長大成人，在胡椒薄荷香氣包圍的院子裡，有著與雙親和手足玩耍的快樂回憶。胡椒薄荷的香氣喚醒了愛麗絲愉快的家庭回憶，讓她的心情趨於平穩。這可說是最典型的香氣與記憶連結，並且產生情緒變化的芳香療法案例。

受香氣影響的人們喜好

針對具有催情作用的依蘭、抑制性慾作用的甜馬鬱蘭，曾經進行過一個實驗。實驗內容是請男性們分別嗅聞依蘭和甜馬鬱蘭的香氣，同時觀看女性照片。嗅聞依蘭的男性較嗅聞甜馬鬱蘭的男性，對於女性的評價較高。從這個結果可說，嗅聞依蘭讓男性對於女性的好感度評判標準變得較為寬鬆。

從這些案例也可瞭解，嗅聞香氣不只讓心情放鬆、克服思鄉之情，對於異性喜好的判斷等，由「心」斷定的事物也會受到香氣極大影響。由此可知，藉由嗅聞香氣可讓各種腦內神經傳導物質發揮作用，「由心決定」也可以說是「由大腦決定」。

下頁表格是針對嗅聞香氣時，相關的腦內神經傳導物質，以及相關症狀和情緒的彙整內容。

◆香氣和腦內神經傳導物質的關係

腦內神經傳導物質	精神作用	相關症狀、情緒	主要對應精油
乙醯膽鹼	專注力、記憶力	精神疲憊、專注力不足、記憶力不足、靈光一閃、θ波	黑胡椒、檸檬、胡椒薄荷、迷迭香、甜橙、葡萄柚、尤加利等
正腎上腺素	活力、鼓舞	無精打采、恐懼、不安、專注、壓力反應、工作記憶、交感神經	豆蔻、杜松、迷迭香、檸檬香茅等
多巴胺	幸福感	消沉、喪失自信、幸福、快感、報酬、學習	快樂鼠尾草、葡萄柚、茉莉、玫瑰等
血清素	鎮靜	沉著、平常心、壓力、急躁、緊張、憤怒、失眠	羅馬洋甘菊、橙花、甜馬鬱蘭、真正薰衣草等
血清素、多巴胺、正腎上腺素等多種	調整	情緒不穩、意志消沉、生理期前的煩躁	天竺葵、佛手柑、香蜂草、乳香等

讓香氣做為助手，應用於工作或各種生活場合吧！

對於日常生活中的各種情況，我們會緊張或放鬆、感覺消沉或幸福等，產生各種不同情緒。如前述，香氣可改變腦內神經傳導物質和情緒，因此產生負面情緒等狀況時，就巧妙利用香氣的功效，隨心所欲地自我控制吧！不只是健康和美容，還能提升每天的動力，幫助我們展現魅力，成為理想中的自已！香氣就是我們最強的隊友。

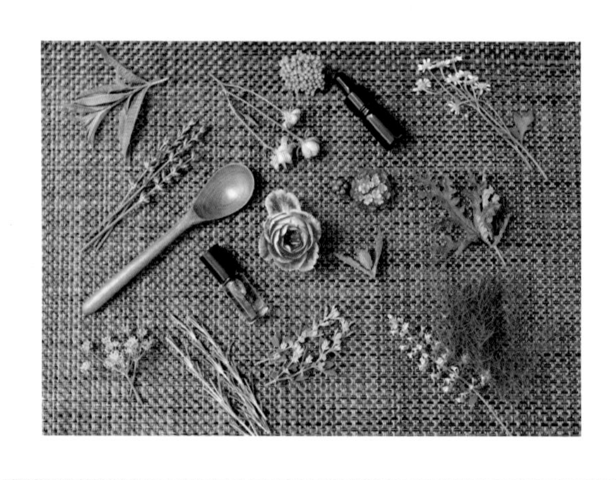

02 用香氣提升！3種腦內神經傳導物質活用術

爲了提升動力，維持良好的身心平衡狀態是最基本的。營養均衡的飲食、適度的運動、規律的生活都是很理所當然的重點，但爲了進行這些行爲，也必須先具備良好的大腦狀態，才能讓我們正確判斷。大腦會視情況適當分泌腦內傳導物質，本篇就來看看運用香氣的腦內神經傳導物質活用術吧！

帶來成就感、快樂的「多巴胺」

多巴胺是大家所熟知，密切關係「快樂」情緒和動力的神經傳導物質。當內心忐忑、雀躍，充滿期待感、興奮感、成就感的時候，就會分泌多巴胺。例如，受到朋友或家人稱讚、享受美味餐點，或是和最喜歡的人一同度過幸福時光、完成任務而獲得社會性的評價或是報酬等情形，就會大量分泌多巴胺。

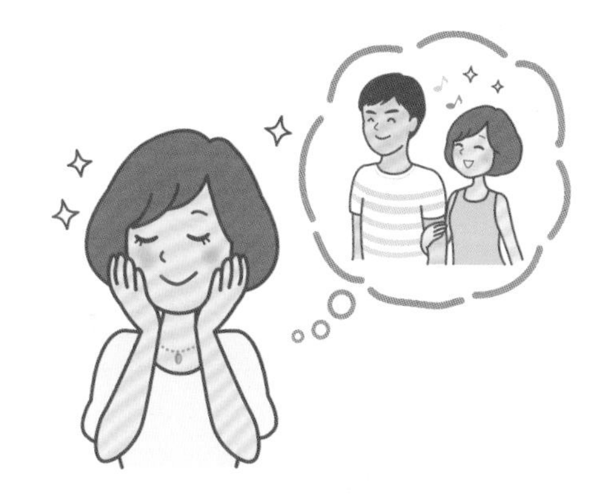

以多巴胺提升動力！

多巴胺是大腦反應成就感或快樂所釋放的物質。一旦釋放多巴胺，大腦會自動記住獲得該成就感或快樂的行為。實際上這個記憶會儲存於海馬迴中，下次再發生相同狀況時，為了效率良好地分泌多巴胺，神經元會改變連結方式，產生新的突觸，於是我們會產生想要再次感受成就感或快樂的動力。在重複得到成就感和快樂的行為時就會更加強化突觸，我們也會採取能夠體驗成功的行動。

我們會為了尋求成就感或快樂而挑戰各種事物，多巴胺也具有提升動力以面對新的挑戰的作用。

多巴胺不足會導致工作記憶降低

當我們挑戰新的刺激性事物，充滿動力地想「我要加油！」，情緒變得雀躍高亢時就會大量分泌多巴胺。但是相同的事情重複太多次，大腦便會逐漸習慣，多巴胺的分泌量就會下降。若多巴胺持續不足，意願、興趣、好奇心等方面都會衰退，呈現出意興闌珊的狀態，工作記憶的機能也會下降，無法順利處理複雜的資訊。另一方面，一旦多巴胺分泌過多時，大腦會處於過度興奮的狀態，有時甚至具有攻擊性，例如酒精、藥物、吸菸等「成癮症」便是如此。大腦迴路中帶來快樂的「獎賞」，是為了增加生活動力的機制，但若不同於以往，可輕易獲得「獎賞」的話，便容易掉入成癮症的陷阱當中。多巴胺不足也不行，分泌過剩也不行，以良好的平衡適量分泌才是最理想的。

利用「香氣」巧妙提升多巴胺！

當多巴胺持續分泌不足時，再一次促使多巴胺分泌，提升幹勁才是最好的方式。一般會建議「將行為與成就感、快樂進行組合」。例如為了瘦身而運動時，一旦覺得運動「好開心！」、「好舒服」，將行為與快感組合記憶的話，只要運動大腦便會自動獲得快樂，使運動的習慣得以持續。但若從事運動感到痛苦，與瘦身難以連結時，就很難組合行為與快樂，此時就輪到「香氣」上場了。當我們要進行不擅長、不想做的事情時，就要利用可使多巴胺分泌的香氣。由於嗅聞香氣大腦便能自動分泌多巴胺，因此可達成「將行為與成就感、快樂進行組合」的效果。此外，由於香氣與記憶互相關聯，因此只要嗅聞香氣，就能夠回想起和香氣有關的行為。

能促使多巴胺分泌的精油 **快樂鼠尾草、葡萄柚、茉莉、玫瑰等**

用法 **以單方或複方使用上述精油（用法參照Chapter 7）**

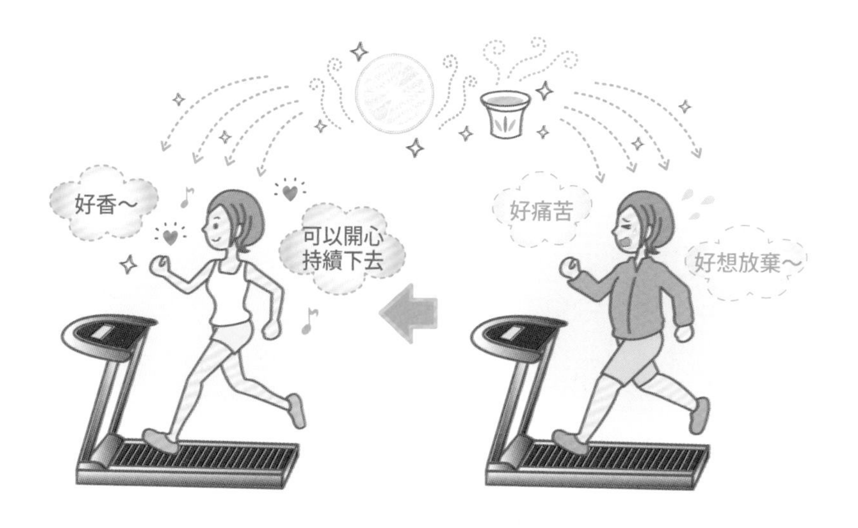

香氣也與提升動力有關。邊從事活動邊聞葡萄柚的香氣促使多巴胺分泌，藉由多巴胺的效果能夠讓成就感、快樂與行為組合。光是聞到葡萄柚的香氣，便可回想起帶來成就感、快樂的行為，因此能夠持續進行相同行為。

安定精神「血清素」

血清素是具有「有助於維持平常心」、「冷靜清醒」、「使交感神經適度興奮」、「減輕疼痛」、「安定精神」作用的神經傳導物質。「維持平常心的狀態」，是指抑制多巴胺或正腎上腺素(參照P293)所引起的亢奮，適當地進行控制，能自我冷靜地審視喜怒哀樂感覺的狀態。「冷靜清醒」是指適度抑制大腦皮質的活動，同時讓機能維持在高水準，是對大腦而言理想的清醒狀態。「使交感神經適度興奮」則是配合血清素循環進行變化。血清素也能夠抑制「被活化的痛覺傳遞」。相對於多巴胺以「達成目標努力獲得報酬」為目的，血清素則像是「維持原本的自我」，充滿「平靜充實感」。

利用血清素隨心所欲地控制情緒！

充分釋放血清素，以保持冷靜的頭腦和安穩的心境，便能巧妙「控制情緒」，變得擅於面對壓力。喜怒哀樂等情緒是由邊緣系統所產生，而接收壓力的是大腦皮質的額葉聯合區。額葉聯合區的機能是由多巴胺、血清素、正腎上腺素的調整。血清素可控制多巴胺和正腎上腺素的分泌，具有防止失控的機能。分泌血清素，可在多巴胺的「快樂」和「意願」，正腎上腺素的「面對危機的亢奮」和「憤怒」等情緒之間取得平衡，如此即可打造不受他人言語或行為傷害的心靈，並可掌控憤怒情緒，進一步提升抗壓性。

血清素不足將招致偏頭痛或憂鬱症！

維繫著大腦各種功能的血清素若不足，將會難以維持冷靜清醒和平常心，招致偏頭痛或憂鬱症。偏頭痛的原因據說與腦血管，以及圍繞腦血管的三叉神經有關。血清素一旦不足，將會刺激三叉神經，分泌出發炎物質，導致血管擴張演變成發炎，進而引起偏頭痛。其他亦會造成意願或好奇心、思考力或自信不足，或是引起失眠及食慾不振等身心不適的症狀。

利用「香氣」巧妙提升血清素！

血清素關係著睡眠和清醒的週期。人在活動時會分泌一定濃度的血清素，但在快速動眼期則不會分泌，等到清醒才會開始分泌。此外，血清素也能調整自律神經的機能。

促使血清素分泌的精油，大多具有鎮靜、止痛作用，只聞香也能夠緩和呼吸，並具有調整自律神經平衡、使內臟機能回歸正常、擴張血管的效果。一旦血清素不足，睡眠節奏將會被打亂，因此利用具有鎮靜、止痛作用的精油，以維持優質睡眠，讓血清素從早晨醒來就開始分泌是最理想的狀態。

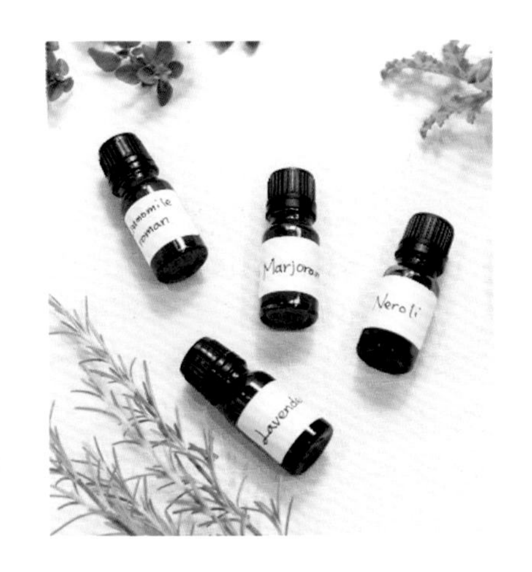

能促使血清素分泌的精油 羅馬洋甘菊、橙花、甜馬鬱蘭、真正薰衣草等

用法 以單方或複方使用上述精油(用法參照Chapter 7)

湧現鬥志「正腎上腺素」

何謂正腎上腺素？

正腎上腺素是讓大腦興奮的神經傳導物質，會使人「憤怒」或「對危險產生亢奮感」。遭逢生命危險或憤怒時，就會分泌大量正腎上腺素，使大腦興奮。與血清素相反，會讓整個腦部呈現興奮狀態，湧現鬥志。廣泛散布於整個大腦的正腎上腺素迴路，能分析狀況、對照經驗以選擇最佳行動，宛如「危機處理中心」般的作用。

利用正腎上腺素提升工作效率！

正腎上腺素的作用遍及整個大腦，因此分泌適量正腎上腺素可讓大腦產生適度的緊張感，使工作記憶的機能順暢。學習和記憶、不安、疼痛、心情、專注等，正腎上腺素關係著各種腦部機能，具有調整作用。正腎上腺素是多巴胺稍微變化的物質，自腎上腺分泌至血液中。當我們感受到壓力，交感神經占優勢，使脈搏加速、血壓上升，就是身體開始準備好要應對危機狀況。一旦分泌正腎上腺素，大腦為應付壓力呈興奮狀態，湧現戰勝壓力的鬥志，也能提升工作效率。

正腎上腺素不足會導致腦部失控和精神疾病！

恰到好處的壓力狀態下，會分泌適量正腎上腺素，但如果長期處於壓力過大的狀態下，大腦也會一直呈現緊繃狀態，工作記憶便無法運作，以致專注力或資訊處理能力下降，產能也會不足。此症狀若持續發展，就會無法控制大腦，亦有可能使腦部失控。結果將引發讓人消沉的憂鬱症，或是會產生心悸、出汗、暈眩的恐慌症等精神疾病。

利用「香氣」靈活提升正腎上腺素！

正腎上腺素不論是分泌過剩或不足，都關聯到各種精神疾病。雖然憂鬱症的成因尚未明朗，但被認為與正腎上腺素和血清素分泌不足有關。此外，在特定狀況會產生突發性呼吸器官症狀或心悸、出汗等的「恐慌症」，也是正腎上腺素神經元聚集部位異常所引起。其他像是擔心是否已上鎖而不斷確認的「強迫症」，目前已知是因視丘和基底核連結迴路出現異常所致。

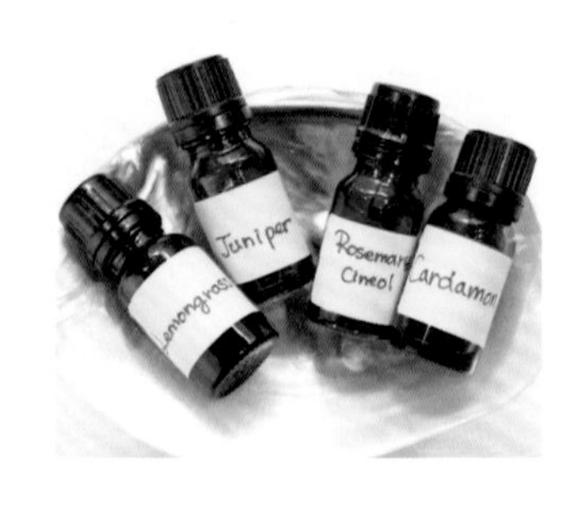

正腎上腺素不足，可使用含正腎上腺素的精油提升分泌量；正腎上腺素過多，則可使用含血清素的精油回復穩定，這兩點非常重要。

能促使正腎上腺素分泌的精油 豆蔻、杜松、檸檬香茅、迷迭香等

能促使血清素分泌的精油 羅馬洋甘菊、橙花、甜馬鬱蘭、真正薰衣草等

用法 以單方或複方使用上述精油(用法參照Chapter 7)

提高大腦性能的多巴胺、正腎上腺素、血清素的平衡

多巴胺、正腎上腺素、血清素負責大腦的主要機能。多巴胺使大腦興奮，產生「快樂」和「意願」，能讓人樹立目標，透過達成便給予獎勵的機制，激起想達成目標的意願。另一方面，正腎上腺素同樣會使大腦興奮，但是帶來的是「憤怒」或「面臨危機的緊張感」。適量分泌的話可提升專注力和判斷力，加強工作效率。血清素則是抑制大腦機能，可避免因多巴胺或正腎上腺素造成過度興奮，防止失控。多巴胺尋求「快樂」，正腎上腺素迴避「不愉快」，血清素則是擔任調節兩者平衡的角色。大腦若失衡就無法順利運行，因此腦內神經傳導物質正是為了維持平衡而運作。若多巴胺分泌過剩會導致「成癮」，正腎上腺素分泌過多或不足都會罹患「精神疾病」。多巴胺、正腎上腺素、血清素處於平衡的狀態，最能夠提升大腦性能。

◆多巴胺、正腎上腺素、血清素的功能

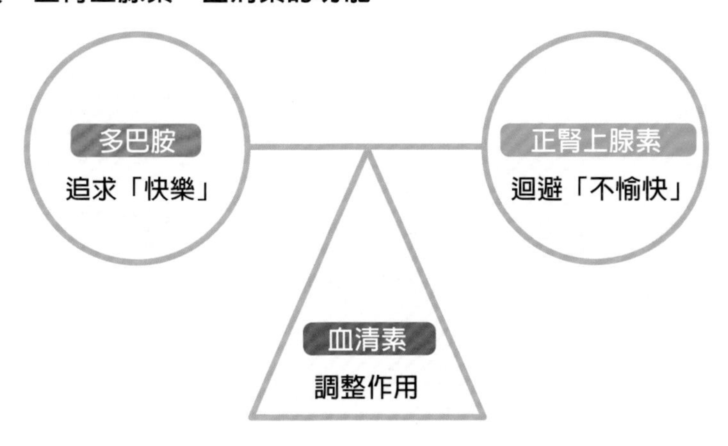

◆與多巴胺、正腎上腺素、血清素的功能對應的精油

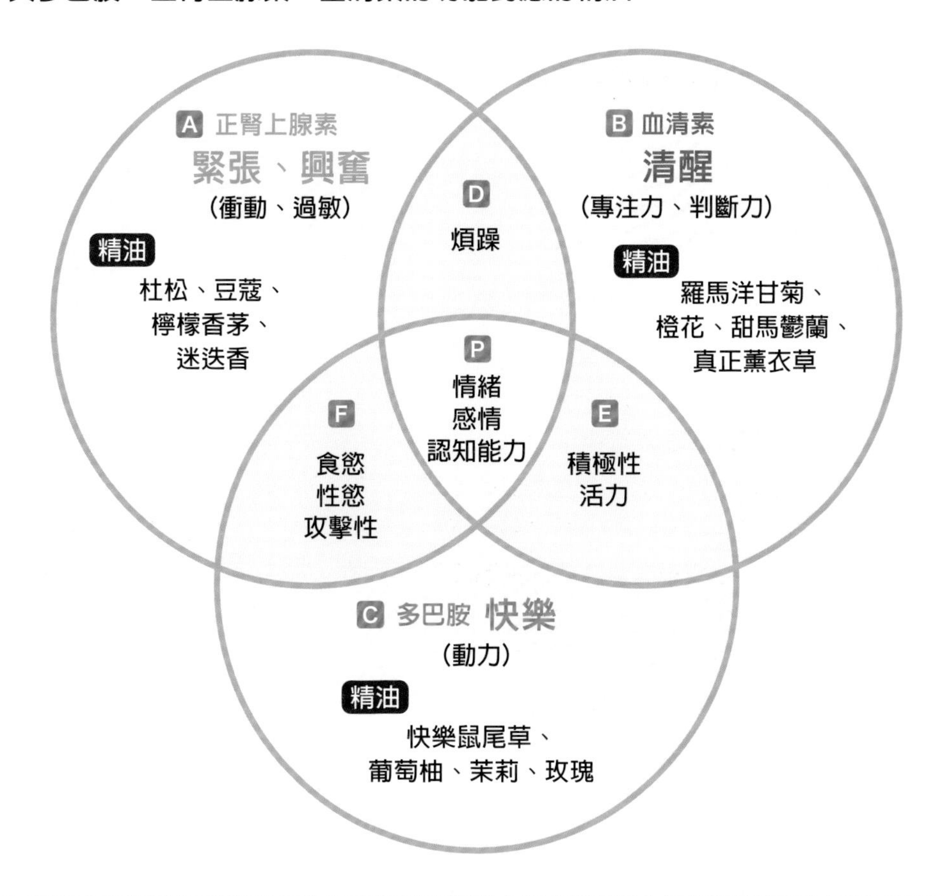

保持多巴胺、正腎上腺素、血清素間的平衡！15種情境適用的情緒處方

有助於工作，加倍提升個人魅力！

配合日常生活中工作或家庭的情況，從前頁「與多巴胺、正腎上腺素、血清素的功能對應的精油」圖中選擇精油使用吧！可利用香氣克服想要加強的弱點，並維持3種神經傳導物質的良好平衡。圖中央的 P 是指完美(Perfect)的意思。在此介紹針對生活常見的情境，以芳療因應的情緒處方。其中亦包含具有調整3種腦内神經傳導物質作用的天竺葵、乳香、佛手柑、香蜂草等精油。

● 促進分泌正腎上腺素，提升緊張、興奮感(圖 A)

情境：在會議上台發表的關鍵時刻

❶ 以無比衝勁散發成功氣場的「香水」

使用方法 滾珠瓶

精　油 杜松1滴＋檸檬香茅1滴＋玫瑰(或天竺葵)1滴

作　法 於滾珠容器(5ml)中裝入植物油4.5ml及上述精油。

！ 於會議前擦拭在耳後或手腕等位置，在深呼吸的同時將香氣吸入體内。

❷ 使人從容不迫的「香水」

使用方法 香水或滾珠瓶

精　油 **女性** 檸檬香茅＋杜松＋桉油醇迷迭香＋真正薰衣草＋玫瑰(或天竺葵)＋葡萄柚
男性 杜松＋豆蔻＋桉油醇迷迭香＋甜馬鬱蘭＋乳香＋月桂

作　法 製作香水時，在容器(5ml)中裝入4.5ml的90%酒精水，再將上述精油以偏好滴數共滴入20滴(香水作法參照P76)。
做成滾珠瓶時，則在滾珠瓶容器(5ml)中裝入植物油4.5ml和喜好的精油共3滴。

！ 於會議前擦拭在耳後或手腕等位置，在深呼吸的同時將香氣吸入體内。

● 促進分泌血清素，讓人冷靜清醒、引導心靈穩定(圖 B)

情境：在意周遭人們的目光，情緒不穩時

❸ 安定睡眠循環的「胸骨按摩」

使用方法 胸骨按摩

精　油 真正薰衣草5滴＋橙花2滴＋花梨木3滴

作　法 在遮光瓶(30ml)中裝入植物油30ml與上述精油。

！ 睡前於胸骨部分進行按摩。

❹ 能集中於自我！讓心情變得開朗正面，提升行動力的「擴香」

使用方法 擴香
精　油 甜馬鬱蘭＋真正薰衣草＋佛手柑
！ 以擴香器或薰香台進行室內擴香，依房間大小調整精油滴數。

● 促進分泌多巴胺，提升快樂與意願（圖 C ）

情境：設定高目標，並想更進一步提升自我行動時

❺ 討厭的事物也能夠樂在其中進行的「擴香」

使用方法 擴香
精　油 葡萄柚＋尤加利（澳洲、藍膠）＋茉莉（或是快樂鼠尾草）
！ 以擴香器或薰香台進行室內擴香，依房間大小調整精油滴數。

❻ 將達成目標的喜悅烙印在腦海中，讓人變美的「獎勵臉部保養」

使用方法 臉部按摩
精　油 玫瑰 1 滴＋葡萄柚 1 滴＋乳香 1 滴（一次份量）
作　法 將植物油 5ml 和上述精油倒入小碟子中，進行臉部按摩（按摩方式參照 P187）。

● 緩和不安與煩躁（圖 D ）

情境：必須進行不擅長的事物時

❼ 緩和過去失敗或創傷的不安，邁向未來的「頭部按摩」

使用方法 頭部按摩
精　油 迷迭香 1 滴＋杜松 1 滴＋羅馬洋甘菊 1 滴
作　法 將植物油 5～10ml 和上述精油倒入小碟子中，進行頭部按摩（按摩方式參照 P194）。

❽ 想放鬆緊繃感，沉著地專注於事務時的「手部按摩」

使用方法 手部按摩
精　油 甜馬鬱蘭 1 滴＋豆蔻 1 滴
作　法 將植物油 5ml 和上述精油倒入小碟子中，進行手肘以下的按摩（按摩方式參照 P190）。

● 提升積極性、活力（圖 E ）

情境：不得不和不擅長應付的公司同事或親戚交流時

❾ 能讓人敞開心胸擅於社交的「香水」

使用方法 香水、滾珠瓶
精　油 橙花＋玫瑰＋真正薰衣草＋檸檬香茅＋佛手柑
作　法 製作香水時，在容器（5ml）中裝入 4.5ml 的 90% 酒精水，再將上述精油以偏好滴數共滴入20滴。做成滾珠瓶時，則在滾珠瓶容器（5ml）中裝入植物油 4.5ml 和喜好的精油共 5 滴。

⑩ 用迷人的笑容風靡眾人的「臉部按摩」

使用方法 臉部按摩
精　油 茉莉3滴(或是玫瑰)+葡萄柚4滴+真正薰衣草5滴
作　法 在遮光瓶(30ml)中裝入植物油30ml與上述精油，進行臉部按摩。僅限於夜間用，可做為常備使用。

提升食慾、性慾、活動力(圖 F)

情境：下定決心要成為充滿魅力的女性(男性)，讓幸福自然靠過來

⑪ 聰明控制食慾，防止進食過量的「擴香」

使用方法 在空腹時以擴香、滾珠瓶享受香氣
精　油 迷迭香(1滴)+檸檬香茅(1滴)+杜松(1滴)
作　法 進行擴香的情況，在空腹時於擴香器或薰香台滴入上述精油使用(依房間大小調整滴數)。做成滾珠瓶時，則在滾珠瓶容器(5ml)中裝入植物油4.5ml和上述精油滴數。

⑫ 體內抗老「排毒按摩」

使用方法 身體按摩
精　油 杜松1滴+葡萄柚1滴+迷迭香1滴
作　法 將植物油5～10ml和上述精油倒入小碟子中，針對在意的身體部位進行按摩(一次份量)。
※植物油用量有個人差異。

⑬ 提升女性特質(男性特質)的「臉部&鎖骨按摩」

使用方法 臉部&鎖骨按摩
精　油 **女性** 玫瑰1滴(或是天竺葵)+迷迭香1滴(一次份量)
男性 杜松1滴+橙花1滴
作　法 將植物油5～10ml和上述精油倒入小碟子中，進行臉部、頸部、鎖骨按摩。

⑭ 提升行動力的晨間「擴香」

使用方法 擴香
精　油 迷迭香+豆蔻+葡萄柚
作　法 以擴香器或薰香台進行室內擴香，依房間大小調整精油滴數。

⑮ 發揮直覺，提升判斷力和行動力！「冥想擴香」

使用方法 擴香
精　油 甜馬鬱蘭+真正薰衣草+檸檬香茅
作　法 以擴香器或薰香台進行室內擴香，依房間大小調整精油滴數。在安靜房間內閉上雙眼，度過邊享受香氣，邊集中於自我呼吸的時光。

索引

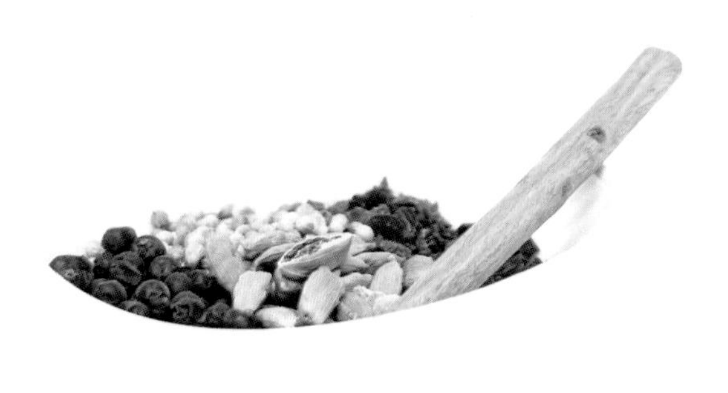

索引

英文字母、符號

ㄅ

ㄆ

ㄇ

ㄈ

ㄉ

ㄓ

ㄔ

ㄕ

ㄖ

後記

非常感謝各位在眾多書籍之中選擇本書。

本書是基於已證實之精油資料及研究，再加上我個人數十年的芳香療法經驗所撰寫而成。精油(植物)各具特性，只要確實掌握基礎知識，理解其特性並正確使用，就能找出專屬於自己的精油調配方式。

請先翻閱本書找到有興趣的處方，再實際接觸精油，試聞香氣後嘗試使用。藉由累積實際經驗，就能夠加深您與植物的關係，享受豐潤人生。

充滿自然恩惠的精油，具有能溫柔包容我們的強大力量。當我們感到痛苦、需要協助時，精油便是最好的幫手。

香氣有數不盡的組合，將能直接影響大腦機能的精油依作用分類使用，便可隨心所欲控制大腦掌管的心靈、精神、身體、肌膚。把香氣融入日常生活中，就像香氣的組合一樣，能將我們的可能性擴展到無限大。相信透過本書，能隨著香氣發揮出各位潛藏的無限可能。

最後，在此衷心感謝ソーテック社的福田清峰先生等所有工作人員，以及負責書籍設計的清水佳子小姐、插畫師佐藤和子小姐、模特兒引地裕美小姐、承蒙照顧的各位老師們，以及撰寫本書時給予支持、協助的所有人，有大家的協助才得以完成這本書。對於在天堂守護我的父親，以及喜愛植物的母親也滿懷感激。

最重要的是，對於購買本書的各位打從心底致上謝意。
希望各位能夠總是帶著笑容並洋溢幸福。
並期盼這股能量能擴散至周圍的人們，讓全世界都充滿著幸福與豐裕。

小 野 江 里 子

staff

作者 ■ 小野江里子
插圖 ■ 佐藤和子
攝影 ■ 福田清峰
譯者 ■ 周欣芃
編輯 ■ 林俞萱
潤稿 ■ Peco
校對 ■ Peco
內頁排版 ■ 華漢電腦排版有限公司
封面設計 ■ 葉馥儀設計工作室

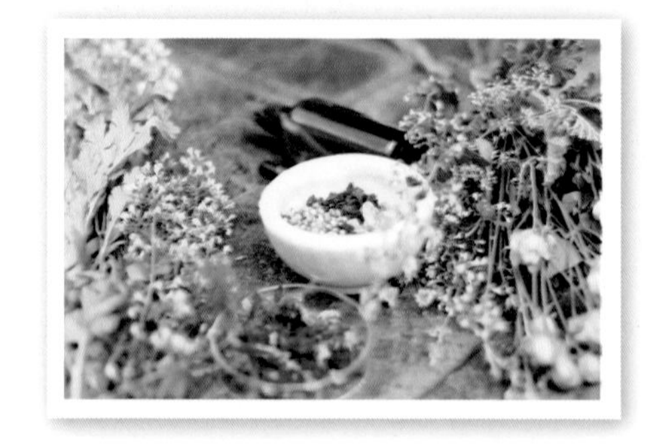

愛生活79

精油芳療教科書

最新! アロマセラピーのすべてがわかる本

總編輯 林少屏
出版發行 邦聯文化事業有限公司 睿其書房
地址 台北市中正區泉州街 55 號 2 樓
電話 02-23097610
傳真 02-23326531
電郵 united.culture@msa.hinet.net
網站 www.ucbook.com.tw
郵政劃撥 19054289 邦聯文化事業有限公司
製版印刷 彩峰造藝印像股份有限公司
發行日 2019 年 4 月初版
2020 年 2 月初版二刷
港澳總經銷 泛華發行代理有限公司
電話：852-27982220
傳真：852-31813973
E-mail：gccd@singtaonewscorp.com

國家圖書館出版品預行編目資料

精油芳療教科書/小野江里子著；周欣芃譯.
—初版.—臺北市：睿其書房出版：
邦聯文化發行, 2019.04
304面；17*23公分. -- (愛生活；79)
譯自：最新! アロマセラピーのすべてがわかる本

ISBN 978-957-8472-59-4 (平裝)

1.芳香療法 2.香精油

418.995 108001792